Hermann Lossen

Die Resektionen der Knochen und Gelenke

Verlag
der
Wissenschaften

Hermann Lossen

Die Resektionen der Knochen und Gelenke

ISBN/EAN: 9783957005595

Auflage: 1

Erscheinungsjahr: 2015

Erscheinungsort: Norderstedt, Deutschland

Hergestellt in Europa, USA, Kanada, Australien, Japan
Verlag der Wissenschaften in Hansebooks GmbH, Norderstedt

Cover: Sandro Botticelli "die Geburt der Venus"

DEUTSCHE CHIRURGIE

BEARBEITET VON

Dr. Bandl, weil. Prof. in Wien, Prof. Dr. Bardenheuer in Cöln, Prof. Dr. v. Bergmann in Berlin, Prof. Dr. Bessel-Hagen in Worms, Dr. Billroth, weil. Prof. in Wien, Dr. Breisky, weil. Prof. in Wien, Prof. Dr. P. Bruns in Tübingen, Prof. Dr. Chrobak in Wien, Prof. Dr. Dittel in Wien, Prof Dr. v. Eiselsberg in Utrecht, Prof. Dr. v. Esmarch in Kiel, Prof. Dr. H. Fischer in Berlin, Dr. G. Fischer in Hannover, Prof. Dr. E. Fischer in Strassburg, Doc. Dr. F. Fischer in Strassburg, Prof. Dr. Fritsch in Bonn, Prof. Dr. Gerhardt in Berlin, Doc. Dr. J. Grunfeld in Wien, Prof. Dr. Gussenbauer in Prag, Prof. Dr. Gusserow in Berlin, Dr. Haeser, weil. Prof. in Breslau, Prof. Dr. Heineke in Erlangen, Prof. Dr. Helferich in Greifswald, Prof. Dr. Kaposi in Wien, Dr. Kappeler in Münsterlingen, Doc. Dr. Kaufmann in Zürich, Prof. Dr. W. Koch in Dorpat, Prof. Dr. Kocher in Bern, Prof. Dr. Th. Kölliker in Leipzig, Prof. Dr. Koenig in Göttingen, Prof. Dr. Kraske in Freiburg, Prof. Dr. Krause in Altona, Prof. Dr. Krönlein in Zürich, Prof. Dr. Kuster in Marburg, Prof. Dr. Langenbuch in Berlin, Prof. Dr. Ledderhose in Strassburg, Prof. Dr. Lossen in Heidelberg, Dr. Luecke, weil. Prof. in Strassburg, Prof. Dr. Madelung in Rostock, Prof. Dr Mikulicz in Breslau, Prof. Dr. P. Müller in Bern, Dr. v. Nussbaum, weil. Prof. in München, Prof. Dr. Olshausen in Berlin, Prof. Dr. Pawlik in Prag, Prof. Dr. v. Recklinghausen in Strassburg, Prof. Dr. Reder in Wien, Prof. Dr. Riedel in Jena, Prof. Dr. Riedinger in Würzburg, Prof. Dr. Rose in Berlin, Prof. Dr. Rosenbach in Göttingen, Dr. M. Schede in Hamburg, Prof. Dr. B. Schmidt in Leipzig, Prof. Dr. Schüller in Berlin, Prof. Dr. Schwartze in Halle, Prof. Dr. Socin in Basel, Prof. Dr. E. Sonnenburg in Berlin, Prof. Dr. Störk in Wien, Prof. Dr. Thiersch in Leipzig, Prof. Dr. Tillmanns in Leipzig. Prof. Dr. Trendelenburg in Bonn, Dr. Ultzmann, weil. Prof. in Wien, Dr. Vogt, weil. Prof. in Greifswald, Dr. Wagner in Königshütte, Prof. Dr. Winckel in München, Prof. Dr. v. Winiwarter in Lüttich. Prof. Dr. A. Wölfler in Graz, Prof. Dr. Zahn in Genf, Prof. Dr. Zweifel in Leipzig.

BEGRÜNDET VON

TH. BILLROTH UND A. LUECKE.

HERAUSGEGEBEN VON

Dr. E. v. BERGMANN UND Dr. P. BRUNS
Professor in Berlin.   Professor in Tübingen.

Lieferung 29 b.

Prof. Dr. Hermann Lossen: Die Resectionen der Knochen und Gelenke.

MIT 50 HOLZSCHNITTEN.

STUTTGART.

VERLAG VON FERDINAND ENKE.

1894.

DIE RESECTIONEN

DER

KNOCHEN UND GELENKE.

Geschichte der Resectionen und der Osteotomie.
Anlässe zur Resection. Subperiostal-subcapsuläre Resection. Technik, Verlauf und
Endergebnisse der Gelenkresectionen.
Resection in der Continuität. Exstirpation der Knochen. Osteotomie.

VON

Dr. HERMANN LOSSEN,

a. o. Professor der Chirurgie in Heidelberg.

MIT 50 HOLZSCHNITTEN.

◀•●•▶

STUTTGART.

VERLAG VON FERDINAND ENKE.

1894.

Inhaltsverzeichniss.

Literatur.

ausschliesslich der im Text angegebenen.

———

Geschichte der Resectionen.

Charles White: Cases in Surgery with Remarks. London 1770, pag. 57.
— H. Park: An Account of a new Method of treating Diseases of the Joints of
the Knee and Elbow, in a Letter to Mr. Percival Pott. London 1783. 8. —
P. F. Moreau: Observations pratiques relatives à la résection des articulations
affectées de carie. Paris. An XI. 1803. — James Jeffray: Cases of the Ex-
cision of carious Joints, by H. Park, Surgeon in the Liverpool Hospital, and
P. F. Moreau, de Bar-sur-Ornain; with Observations. Glasgow 1806. — P. F.
Moreau: Essai sur l'emploi de la résection des os dans le traitement de plu-
sieurs articulations affectées de carie. Paris 1816. — Michael Jäger in Rust's
Handbuch der Chirurgie; Art. „Decapitatio". Bd. V, pag. 559—694 und Art. „Excisio ossium". Bd. VI, pag. 481—564. 1831—32. — Cajetan Textor: Ueber
Wiedererzeugung der Knochen nach Resectionen beim Menschen; nebst Uebersicht
aller seit 1821 im Julius-Hospitale gemachten Resectionen. Würzburg 1842. —
Karl Schweinberger: Geschichtliche Entwickelung der Resection der Knochen.
Dissert. inaugur. München 1843. — Franz Ried: Die Resectionen mit beson-
derer Berücksichtigung der von M. Jäger ausgeführten Operationen. Nürnberg
1847. — Petruschky: De resectione articulorum extremitatis superioris. c. tab. II.
Dissert. inaugur. Berolini 1851. — Esmarch: Die Resectionen bei Schusswunden.
Kiel 1851.

Indicationen zur Resection.

Wilh. Scholz (k. k. Regimentsarzt): Amputation und Resection bei Ge-
lenksverletzungen, ihre Anzeigen, ihre technische Ausführung und ihr Werth ver-
gleichungsweise. Gekrönte Preisschrift. Bevorwortet von Prof. v. Pitha. 7 Fig.
Wien 1866. 8. VIII u. 223 pp. — W. Roser: Ueber einige Verirrungen in der
Kriegschirurgie. Berl. klin. Wochenschrift 1867, Nr. 14, 16, 17, 18, 20, 21. —
P. A. F. Rivet: Essai sur les lésions traumatiques des os longs qui réclament la
résection. Thèse de Strasbourg. 1869. 3. Série. Nr. 230. — Antony Chipault:
Fractures par armes à feu, expectation, résection sous-périostée, évidement, am-
putation. Paris 1872. — P. Champenois: Importance du rôle de la chirurgie
conservative dans le traitement des fractures les plus graves des membres supérieurs.
Recueil de mémoires de méd. etc. milit. März, April 1872. pag. 161. — R. Volk-
mann: Beiträge zur Anatomie und Chirurgie der Geschwülste. II. 2 Fälle von
Gelenkresectionen wegen Neoplasmen. Archiv f. klin. Chirurg. Bd. XV, pag. 562.
1873. — A. Bryk (Krakau): Beiträge zu den Resectionen. Archiv f. klin. Chirurg.
Bd. XV, pag. 199, 487. 1873. — Rich. Volkmann: Die Resectionen der Ge-
lenke. Sammlung klin. Vorträge v. Rich. Volkmann. 1873, Nr. 51. — Oré:
Tribut à la chirurg. conservatrice. Résections, évidements. Paris 1874. — David
W. Cheever (Boston): On Excision of Joints. Bost. med. and surg. Journal 1874,
March 12, pag. 257. — Eilert (Königsberg): Kriegschir. Beiträge. A. Ueber

Wundbehandlung im Felde. B. Zur Frage v. d. Gelenkresectionen im Felde. Deutsche milit.-ärztl. Zeitschr. 1875, Heft 4, pag. 184. — E. Spillmann: Remarques sur les résections articulaires de cause traumatique. Recueil de mém. de méd. etc. milit. 1875, Juli, Aug., pag. 321. — R. Volkmann: Ueber den Charakter und die Bedeutung der fungösen Gelenkentzündungen. R. Volkmann's Sammlung klin. Vorträge 1879 Nr. 168, 169. — Jean Bapt. Bide: Etude sur les résections anaplastiques articulaires. Thèse de Paris 1879. — Weljaminow: Ueber die Indicationen zur Operation b. Schussverletzungen der Gelenke, welche mit septischer Infection höheren Grades complicirt sind. Wratsch 1880, Nr. 13. 14, 15, 17, 19, 20. Ref. Centralbl. f. Chir. 1880, pag. 507. — F. König: Die Frühresection bei Gelenktuberculose. Verhandlg. d. deut. Gesellsch. f. Chir. X. Congr., II, 93. 1881. — Ollier (Lyon): Des résections et des amputations chez les tuberculeux. Lyon méd. 1883, Nr. 21, 22, pag. 103, 146. Journal de thérap. 1883, Nr. 12 und 13, pag. 449, 493. Heusner (Barmen): Ueber Hüftresection wegen angeborener Luxation. Archiv f. klin. Chir. 1884, Bd. XXXI, pag. 666. — Selenkow (St. Petersburg): Zur operativen Behandlung der Tuberculose. St. Petersburger med. Wochenschr. 1884, Nr. 19, pag. 203. — Ollier (Lyon): Traité des résections et des opérations conservatrices, qu'on peut pratiquer sur le système osseux. T. I avec 27 figg. 1885. — Nikoladoni (Innsbruck): Zur Arthrotomie veralteter Luxationen. Wiener med. Wochenschr. 1885, pag. 729. — A. Schreiber (Augsburg): Die Gelenkresectionen spec. bei tuberculösen Erkrankungen. Münchener med. Wochenschr. 1886, Nr. 15—19. — Ollier (Lyon): Des opérations conservatrices dans la tuberculose articulaire (arthrotomie, évidement, résection typique). Congrès périod. internat. des sciences médic. 1884 Copenhague, 8. session. Comptes rendus, 1887, T. II. Sect. d. Chir., pag. 47. — Riedel (Jena): Die operative Behandlung tuberculöser Gelenke. Correspondenzblatt d. allgem. ärztl. Vereins von Thüringen 1888, Nr. 12. — H. Euringer: Ein Beitrag zur Arthrodesis paralytischer Gelenke. Münchener med. Wochenschr. 1889, Nr. 6. — A. G. Podres (Charkow): Ueber die operat. Behandlg. bei Tuberculose der Gelenke. Verhandlg. d. Sect. f. Chir. auf d. dritten Congress russ. Aerzte in St. Petersburg, Jan. 1889; Centralbl. f. Chir. 1889, Nr. 24, pag. 428. — L. Ollier: Traité des résections et des opérations conservatrices, qu'on peut pratiquer sur le système osseux. T. I: Introduction. Résections en général. Avec 127 figg. dans le texte. Paris 1885, VI et 664 pp. — T. II: Résections en particulier. Membre supérieur. Avec 136 figg. dans le texte. Paris 1889, 615 pp. — L. Ollier: Traité des résections et des opérations conservatrices, qu'on peut pratiquer sur le système osseux. T. III (Fin de l'ouvrage) Résections en particulier. — Membre inférieur — Tête et tronc. Avec 225 figg. dans le texte. Paris 1891. 1032 pp. — A. v. Bergmann (Riga): Ueber das Indicationsgebiet der Gelenkresectionen. Petersburger med. Wochenschr. 1891. Nr. 11, pag. 89. — Guermonprez (Lille): Résection partielle des deux os de l'avant bras droit après les traumatismes graves limités aux parties molles. Gaz. des hôpit. 1891, pag. 518. — Riedel (Jena): Die Häufigkeit der Sequester bei der Tuberculose der grossen Gelenke, nebst Bemerkungen über die Behandlung der Gelenktuberculose. Centralblatt f. Chir. 1893, Nr. 7 u. 8.

Methodik der Gelenkresectionen. Instrumente.

R. Biefel: Einige Bemerkungen über die Nachbehandlung der Gelenkresectionen. Preuss. militärärztl. Zeitung 1860, Nr. 4—8. — A Dubrueil: Manuel opérat. des résections. Avec fig. Paris 1872. — Eman. Kusy: Die Spiralschnursäge oder Spiralschnurfeile. Wien. med. Presse 1876, pag. 1090. — Eman. Kusy: Ein billiger Ersatz der Jeffray'schen Kettensäge. Wien. med. Presse 1876, pag. 1063. — Rich. Barwell: Clinical Lectures on Antisepticism in Sections and Resections. Brit. med. Journ. 1877. Vol. I, pag. 506, 541. — Eman. Kusy: Die vereinfachte und verbesserte Spiralschnurfeile. Wien. med. Presse 1877, pag. 1165. — B. A. Watson (Jersey City): Lever Exsection-Saw. New York med. Record 1878, Nr. 2. pag. 39. — Ollier: Nouvelle scie à résection. Scie à volant à transmission élastique. Bullet. de la Soc. de Chir. 1879, Nr. 9, pag. 811. (Von Collin construirt; wird durch Schwungrad mittelst Kautschukstrang bewegt.) — G. Poinsot (Bordeaux): De la méthode de Lister dans les résections pathologiques des os et les abscès ossifluents. Journal de méd. de Bordeaux, Nr. 48, 49. 1880. — Ollier: Résections articulaires et pansements antiseptiques. Revue mensuelle de Chir.

Dec. 1880. — Fr. König (Göttingen): Die Resection am Fuss-, Hüft- und Ellenbogengelenk mit Erhaltung d. Epicondylen und d. Muskelfortsätze. Centralblatt f. Chir. 1882, Nr. 28, pag. 457. — Paul Vogt (Greifswald): Zur Resectionstechnik. Centralblatt f. Chirurgie 1882, Nr. 34. pag. 553. — Neuber (Kiel): Ueber Hüft- u. Kniegelenkresectionen. Verhandlg. d. deutsch. Gesellsch. f. Chir. 1884, XIII. Congress. I. pag. 52. — G. Tiling (St. Petersburg): Vorschläge zur Technik der Arthrektomie resp. Resection an Schulter-, Ellenbogen-, Hüft-, Knie- und Fussgelenk. St. Petersburger med. Wochenschr. 1887, Nr. 33, 34. — A. Ricard: De la section des os dans les résections articulaires: ostéotomie sous-périostée avec extraction consécutive de l'extrémité articulaire. Gaz. des hôpit. 1888, Nr. 41, pag. 373. — Theod. Kocher: Mittheilungen aus der chir. Klinik in Bern. 1. Die Methoden d. Arthrotomie. Archiv f. klin. Chirurgie 1888, Bd. 37, pag. 777.

Subperiostal-subcapsulare Resection. Knochenneubildung.

B. v. Langenbeck: Ueber subperiostale Gelenkresectionen. Deutsche Klinik 1864, Nr. 1. — Ollier: Résections souspériostées articulaires. Gaz. des hôp. 1866, Nr. 70, pag. 279; Nr. 140, pag. 555. — Ollier: Des résections souspériostées des grandes articulations en général. Gaz. hebdomad. de méd. et de chirurg. 1866, Nr. 51, 52. — E. Böckel: Résections souspériostées. Gaz. des hôp. 1866, Nr. 149, pag. 590. — Sédillot: De la nullité radicale des résections souspériostées comme moyen de régénération des os. Communication à la Soc. de Chirurgie. (Séances du 2 et 16 Janv.) Gaz. médic. de Strasbourg 1867, Nr. 2, pag. 17, 18. — Dubrueil: Reproduction de l'os sans l'intervention du périoste. Gaz. des hôpit. 1867, Nr. 35, pag. 138. — L. Ollier: Traité expérimental et clinique de la régénération des os et de la production artificielle du tissue osseux. Avec 9 planches gravées sur cuivre et 45 figures intercalées dans le texte. Paris. 2 Vol. 8. T. 1: Partie expériment. XX et 443 pp. T. II: Partie clinique. 531 pp. 1867. — Arth. Menzel: Osteoplastische Versuche v. Prof. Th. Billroth, Dr. Janny u. Dr. Menzel. Wien. med. Wochenschr. 1868. Nr. 95, 96. — Th. Billroth: Osteoplastik und osteoplastische Operationen. Wochenblatt d. k. k. Gesellsch. d. Aerzte in Wien 1868, pag. 417, 453, 462. — William Stokes, jun.: Periostal Preservation in operative Surgery. Brit. med. Journ. 1868, Vol. II, pag. 463. — Weinlechner: Ueber Osteoplastik. Aus den Protokollen d. k. k. Gesellsch. d. Aerzte zu Wien. Wochenblatt d. Gesellsch. 1869. — André Sanson: Note sur l'alimentation des opérés de résection osseux. Gaz. des hôp. 1869, Nr. 94, pag. 370. — Willième: Fracture comminutive de l'extrémité inférieure de l'humérus avec large plaie pénétrante de l'articulation du coude; ablation des esquilles et résection souspériostée immédiate d'une grande portion de la diaphyse humérale, sortant par la plaie; reproduction des parties osseuses enlevées; formation d'une nouvelle tête articulaire; mouvement d'extension et de flexion de l'articulation conservée. Bulletin de l'Académie de méd. de Belgique 1870, Nr. 5, pag. 644. — Michaux: Rapport de la commission, qui a examiné la communication. dont M. Willième à donné lecture dans la séance du 2 Octob. 1869, sur les résections souspériostées. Bullet. de l'Académie de méd. de Belgique Nr. 5, pag. 575, 1870. — Chassaignac: De la valeur des résections souspériostées. Gaz. des hôp. 1872, pag. 339, 348. — Chassaignac: Des origines du procédé des résections souspériostées. Gaz. des hôp. 1872, pag. 539—562. — Verneuil: De la résection par les procédés souspériostées. Gaz. des hôp. 1872, pag. 363, 950. — Ollier: Résections souspériostées. Gaz. des hôp. 1872, pag. 669, 677. — Jules Rochard: Progrès accompli récemment dans l'étude et le traitement des principales maladies des os et des articulations. Résections souspériostées; Evidement osseux. Gaz. méd. de Paris 1874, pag. 494, 507. — Ollier (Société nationale de médecine de Lyon): Présente un premier sujet, sur lequel il a arrêté l'accroissement du péroné par l'excision des cartilages juxta-épiphysaires de cet os. Lyon médical 1875. Nr. 50, pag. 545. — Pamard: Deux résections sous-périostées de l'extrémité inférieure du tibia chez les sujets ayant plus de 30 ans, suivies de réformation de l'os. Bull. de la Société de Chir. de Paris. T. V, Nr. 4—6. 1880. — Mac. Ewen: De la transplantation des os. Expériences de transplantation osseuse intra-humaine. Gaz. méd. de Paris 1881, Nr. 27. — Daniele Bajardi: Sulla reproduzione dei capi articolari nelle resezioni sottocapsulo-periostee. Ricerche sperimentali eseguite nell laboratorio di patologia generale diretto dall Prof.

Bizzozero. Archivio per le scienze mediche. 1882. Vol. VI, Nr. 7, pag. 73. - John S. Miller (Philadelphia): A contribution to the study of bone repair. Reprinted from the Transactions of the Philadelphia County med. Soc. 1888. Juni 27. — Schüller: Mittheilung über die künstliche Steigerung des Knochenwachsthums beim Menschen. Berliner klin. Wochenschrift 1889, Nr. 2 uud 3. — Ollier: Nouvelles expériences sur l'accroissement des os longs après l'ablation d'uu des cartilages de conjugaison et sur l'hyperplasie compensatrice par le cartilage conservé. France méd. 1889, T. 1, Nr. 58. — Ferd. Petersen (Kiel): Zur Frage des ausgleichenden Knochenwachsthums an den langen Röhrenknochen. Centralblatt f. Chir. 1889, Nr. 40, pag. 705.— Ollier: De l'ostéogeuèse chirurgicale. Verhandlg. des X. internat. Congresses 1891, Bd. III, Abthlg. 7, pag. 2 und Wiener Presse 1891, Nr. 23—26, pag. 908.

Partielle Resection und Arthrectomie.

Ludw. Mayer (München): Zur Frage der partiellen Resectionen der Gelenke. Deutsche Zeitschr. f. Chir. 1873, Bd. III, pag. 444. — Carl Hüter: Ueber partielle Resectionen am Fuss- und Ellenbogengelenk. Verhandlg. d. deutschen Gesellsch. f. Chir., VI. Congress, 1877. 1, pag. 5. — O. Kappeler (Münsterlingen): Ueber grosse atypische Resectionen am Fusse. Deutsche Zeitschr. f. Chir., Bd. XIII, pag. 433. — Richard Volkmann: Die Arthrectomie am Knie. Centralbl. f. Chir. 1885, Nr. 9, pag. 137. — Erasmus (Aachen): Die Arthrectomien des Fussgelenkes nach König. Deutsche med. Wochenschr. 1885, pag. 349. — Lothar Heidenhain: Ueber Arthrotomie und Arthrectomie. Inaugur.-Dissert. 1886. Halle. — Girard: Ueber die Arthrectomie des Fussgelenkes. Corresp.-Blatt f. Schweizer Aerzte 1887, Nr. 19. pag. 583. — G. Mandry: Zur Frage der Arthrectomie des Kniegelenkes bei Kindern. P. Bruns' Beiträge z. klin. Chir. 1887, III, Heft 2. pag. 235. — Lucas-Championnière: Arthrectomie et résection. Bulletin de la Soc. de chir. 1888, pag. 245. — F. Petersen: Ueber Arthrectomie des ersten Mittelfuss-Zehengelenkes. Archiv f. klin. Chir. 1888, Bd. 37, pag. 677. — Meinhard Schmidt (Cuxhaven): Vorderer und hinterer Längsschnitt zur Ausführung der Arthrectomia synovialis am Talocruralgelenk. Centralbl. f. Chir. 1889, Nr. 2. — Herm. Serr: Osteoplast. Methode der Fussgelenksarthrectomie. Deutsche Zeitschr. f. Chir. 1889, Bd. XXX, pag. 165. -- Kr. Poulsen: Ueber Arthrectomie des Fussgelenkes mit temporärer Exstirpation des Talus. Centralbl. f. Chir. 1889, Nr. 31. pag. 537. — John B. Deaver (Philadelphia): Arthrectomy of the Knee-joint. Med. News 1889, Nr. 24, pag. 645. — Paul Sendler (Magdeburg): Aufgaben und Endergebnisse der Arthrectomie am Knie. Deutsche Zeitschr. f. Chir. 1889. Bd. XXX. pag. 107. — John Ashhurst: Arthrectomy of the Knee-joint as a substitue for excision. Philad. Rep. 1889, Vol. LX, April 27, pag. 510. — Israel: Zwei Fälle von Arthrectomia synovialis des Kniegelenkes mit erhaltener Beweglichkeit. Deutsche med. Wochenschr. 1889, Nr. 8, pag. 157. — Julius Wolff: Ueber einen Fall von Arthrectomie des Kniegelenkes wegen neuropathischer Gelenkaffection. Berliner klin. Wochenschr. 1889, Nr. 6, pag. 105. — Rudolf Schömann: Zur Casuistik der Arthrectomia genus. Diss. inaug. Greifswald 1889. — Heuston: Arthrectomy or erasion of the Knee-joint. Dublin med. Journ. 1889, Aug., pag. 160. — Richelot: Sur l'arthrectomie et de la résection du genou. Bull. et Mém. de la Soc. de Chir. 1890. pag. 727; Uuion méd. 1890, Nr. 145, pag. 817. — Sendler (Magdeburg): Zur Frage der Beweglichkeit nach Arthrectomie im Knie. Verhandlg. d. deutschen Gesellsch. f. Chir. 1890, Bd. XIX, I, pag. 88. — Angerer: Ueber die Resultate der Arthrectomien des Knies. Verhandlg. d. deutsch. Gesellsch. f. Chir. 1890, Bd. XIX. 1. pag. 63. — Edmund Owen: Arthrectomy. erasion of joints. Med. chir. Transact. 1890, Vol. LXXII. pag. 57. — Ström: Arthrectomia synovialis des Fussgelenkes mit temporärer Exstirpation des Talus. Norsk Magazin 1890, pag. 147. — P. Bruns: Zur Arthrectomie des Fussgelenkes. Münchener med. Wochenschr. 1891, Nr. 24, pag. 415. — G. Bornitz: Ueber die Arthrectomie des Fussgelenkes nach dem König'schen Verfahren und über eine neue Modification desselben. P. Bruns' Beiträge z. klin. Chir. 1891, Bd. VIII. pag. 53. -- Graff: Ein Fall von Arthrectomie des Ellenbogengelenkes wegen Tuberculose. Norsk Magazin 1891. pag. 49.

Endresultate der Gelenkresectionen.

T. Holmes: The Sequel of some Cases of Excision and Amputation. Lancet 1866, Vol. I, pag. 203. — Theod. Billroth: Chirurgische Erfahrungen in Zürich. 1860—1867. Archiv f. klin. Chir. 1869, Bd. X; Zur Statistik d. Amputationen und Resectionen. pag. 892 ff. (Gelenkresectionen). — Ad. Hannover: Das Endresultat der Resectionen im Kriege 1864 in den Unterklassen der dänischen Armee. Oesterr. med. Jahrbücher 1869, Bd. XVIII, Heft 4 u. 5, pag. 109—137. — C. Sédillot: Des modifications qui subissent les membres réséqués pendant leur période de développement et en particulier du siège et des degrés du raccourcissement observé à la suite de la résection coxofémorale. Comptes rendus de l'Académie des sciences T. LXVIII, Nr. 25. pag. 1444; Gaz. méd. de Strasbourg 1869, Nr. 13, pag. 155. — Hjort: Resectio cubiti. Norsk Magazin s. Laegevidensk. Bd. XXIII, pag. 175. 1870. — J. Neudörfer: Die Endresultate der Gelenkresectionen. Wiener med. Presse 1871, pag. 265, 291, 321, 345, 369, 405, 460, 508, 532. — Theod. Billroth: Ueber die Endresultate der Gelenkresectionen. Wiener med. Wochenschrift 1871, Nr. 1—7. — F. Löffler: Die Enthüllungen des Herrn Generalarztes Dr. A. Hannover über das Endresultat der Resectionen des Schulter- und des Ellenbogengelenkes. Archiv f. klin. Chir. Bd. XII, pag. 305. 1871. — Kratz: Resultate der während des letzten Feldzuges ausgeführten Gelenkresectionen. Deutsche militärärztl. Zeitschr. Bd. I, pag. 399, 497. 590. 1872. — Podrazki (Wien): Endresultat einer Resection des Schultergelenkes. Oesterr. Zeitschr. f. prakt. Heilkunde Nr. 1, 2. 1872. — G. Heiberg: III og IV Pröveforeläsning for den ledige Professorpost i Medicin uden Benyttelse af literäre Hjälpemidler. Kristiania 1873. — Seggel: Resultate der während des Krieges von 1870—1871 ausgeführten Gelenkresectionen. Deutsche militärärztl. Zeitschr. II. Jahrg., Nr. 6, pag. 318. 1873. — Eilert: Resultate der während des Krieges 1870—1871 ausgeführten Gelenkresectionen. Deutsche militärärztl. Zeitschr. II. Jahrg., pag. 536. 1873. — Hugelshofer (Basel): Ueber die Endresultate der Ellenbogengelenkresectionen. Deutsche Zeitschr. f. Chir. 1873, Bd. III, pag. 1. — Girard: Zur Frage der Endresultate nach der Ellenbogenresection. Deutsche Zeitschr. f. Chir. 1874, Bd. IV, pag. 246. — Ph. Jagetho: Beiträge zur chirurg. Osteologie. III. Zur Reproduction der Knochen nach subperiost. Resection. Deutsche Zeitschrift f. Chir. 1874, Bd. IV, pag. 393, Taf. X. — B. v. Langenbeck: Ueber die Endresultate der Gelenkresectionen im Kriege. Archiv f. klin. Chir. Bd. XVI, p. 340. 1874. — E. Bergmann: Die Resultate der Gelenkresectionen im Kriege. Nach eigenen Erfahrungen mit 20 Tafeln Albertotypie und einer lithographischen Tafel. Giessen 1874. — Paschen (König): Eine knorpelige Synostose nach Knieresection nebst Bemerkungen über die Endresultate kindlicher Kniegelenkresectionen. Deutsche Zeitschr. f. Chir. 1874, Bd. IV, pag. 441. — A. Hannover (Kopenhagen): Fernere Mittheilungen über das Endresultat der Resectionen im Kriege 1864 in der dänischen Armee. Oesterr. med. Jahrbücher 1875, Heft 2. pag. 189. — J. Wolff: Ueber einen Fall von Ellenbogenresection nebst Bemerkungen über die Frage von den Endresultaten der Gelenkresectionen. Arch. f. klin. Chir. Bd. XX, p. 771. 1877. — Ollier: Des résultats définitifs des résections articulaires (Congrès de Genève). Gaz. des hôpit. 1877. Nr 129, pag. 1027. — V. P. Gibney: The ultimate Results of Excision of Hip-Joint. New-York med. Record 1878, March 16, pag. 218. — Oscar Elben: Ueber die Gebrauchsfähigkeit der Extremität nach Resection im Hüftgelenk. Diss. inaug. Würzburg 1878. — Holmer: Bidrag til Bedommelse af Alburesectionens Endresultater. Nord. med. Arkiv 1879, Bd. XI. Nr. 32. Ref. in Virchow-Hirsch 1879, II, pag. 375. — J. Neudörfer: Die Endresultate der Gelenkresectionen. Wiener med. Presse 1879. p. 833. 878. 937, 963. — Ch. Leroux: Des amputations et des résections chez les phthisiques. Paris 1880. — Franz König: Ueber die Resultate der Gelenkresectionen bei Gelenktuberculose unter antiseptischer Behandlung. Verhandlg. d. deutsch. Gesellsch. f. Chir., IX. Congress, 1880, II. pag. 1. — Boudon: Résultats constatés dans trois résections de la hanche quatre ans et demi après ces opérations. Bull. de la soc. de chir. 1879, Nr. 10, p. 902. 1880. — Theod. Kocher (Bern): Results of fifty-two cases of excision of the Knee-joint for strumous disease. Transact. of the Internat. med. Congress 1881, Vol. II, pag. 334. — Ollier (Lyon): Démonstration anatom. de la reconstitution du coude après la résection sous-périostée. Examen d'une série de 106 cas de cette opération. Bulletin de l'Académie de médecine 1882, Nr. 16, pag. 425. — Vetsch: Ueber die Endresultate der Gelenkresectionen an der oberen Extremität. Deutsche Zeitschr. f. Chir. 1882, Bd. XVI. pag. 459. — Julius Wolff: Ueber Ellenbogen- und Hüftgelenkresection. Verhandlg. d. deutsch. Gesellsch. f. Chir. 1882, XI. Congress, I, pag. 121. — Kraske (Halle): Vorstellung eines Falles von Kniegelenkresection. Verhandlg. d. deutsch. Gesellsch. f. Chir. 1882, XI. Congress, I, pag. 128. — L. Baraban: Des résultats éloignés des résections des grandes articulations. Thèse de concours 1883, 179 pp. — A. Bidder: Ueber Resectionen des Handgelenkes und ihre Endresultate. Archiv f. klin. Chirurgie 1883, Bd. XXVIII, pag. 822. — Th. Billroth: Wachsthums-verkürzung nach Resectio genus. Anzeiger der Gesellsch. der Wiener Aerzte 1883, Nr. 30, pag. 205. — C. Giebe-Richter (Gross-Vernich, Reg.-Bez. Cöln): Ueber die Resection des Ellenbogengelenkes. Aus der chir. Klinik d. Prof. Maas in Freiburg. Archiv f. klin. Chir. 1884, Bd. XXX, pag. 119, 409, 626. — Berthold Korff: Ueber die Endresultate der Gelenkresectionen. Würzburg, Inaug.-Diss. 1885. Deutsche Zeitschr. f. Chir. 1885, Bd. XXII, pag. 149. — Ferd. Petersen (Kiel): Zur Frage der Kniegelenkresection bei Kindern mit Demonstration eines bezüglichen Präparates. Archiv f. klin. Chir. 1886, Bd. XXXIII, pag. 445. — Gust. Middeldorpf: Weitere Beiträge zur Resection des Ellenbogengelenkes. Aus der chir. Klinik d. Prof. Herm. Maas in Würzburg. Archiv f. klin. Chir. 1886, Bd. XXXIII, pag. 226, 331, 608. — Ollier (Lyon): Résultats éloignés des opérations conservatrices du pied. Lyon méd. 1887, Nr. 32, pag. 493. — Cabot (Boston): Result of resection of the ankle-joint. Bost. Journ. 1888, pag. 289. — Henry Lee: Results after twenty years of two cases of excision of the Knee-joint. Laucet 1888, Vol. I, pag. 769. — Schmid-Monnard (Halle): Ueber den Zeitpunkt für Bestimmung endgültiger Resultate der Resection tuberculös erkrankter Gelenke. Centralbl. f. Chir. 1889, Nr. 52. pag. 945. — Ollier: De la résection de la hanche dans les cas de coxalgie suppurée, envisagée spécialement au point de vue de ses résultats définitifs. Bullet. de l'Acad. de méd. 1889, Nr. 19, pag. 693. — C. Neugebauer: Ueber Endresultate der Kniegelenkresectionen. Deutsche Zeitschr. f. Chir. 1889, Bd. XXIX, pag. 379. — J. Lucas-Championnière: Résection du genou. Statistique de quarante-quatre cas. Procédés opératoires. Bull. et Mém. de la Soc. de Chir. 1890, pag. 572. — Alfred Bothe: Aus der Tübinger chir. Klinik des Prof. P. Bruns. Ueber die Endresultate der Resection des Kniegelenkes, im Anschlusse an 132 Operationen aus der Bruns'schen Klinik. P. Bruns, Beiträge zur klin. Chir. 1890, Bd. VI, pag. 253. — Paul Baehr: Ueber Endresultate der Hüftgelenkresectionen. Deutsche Zeitschr. f. Chir. 1890, Bd. XXX, pag. 849. — Charles S. Scudder (Boston): Excision of the elbow-joint. Ultimate results at the Massachusetts General Hospital. Boston med. Journ. 1891, Nr. 124, pag. 375. — Hermann Leuchtenberger: Einige Endergebnisse der Resectio coxae. Diss. inaug. Berlin 1891.

Sectionsbefunde nach Gelenkresection.

Barwell: Parts removed in two Cases of the Hip. Transact. of the path. Soc. 1867, Vol. XVII, pag. 239. — Jonath. Hutchinson: Bones of the Carpus nine Years after an Excision of the Wrist-Joint. Transact. of the pathol. Soc. 1867, Vol. XVII, pag. 239. — Doutrelepont: Präparat nach geheilter Ellenbogengelenkresection. Berliner klin. Wochenschr. 1867, Nr. 44, pag. 463. — Henry J. Bigelow: Periosteal Reproduction of the Condylus of the Humerus after Excision of the Elbow-Joint. Boston med. and surg. Journ. 1867, Aug. 30, pag. 345. — Doutrelepont (Bonn): Zur Regeneration der Knochen nach subperiostaler Gelenkresection (1 Tafel). Archiv f. klin. Chir. Bd. IX, 1868, pag. 911. — John Hill: Pathological Specimens of three Cases of Resection of the Knee-Joint. Transact. of the patholog. Society of London 1870, Vol. XX, pag. 262. — Wagstaffe: Specimen of bony Union after successful Excision of the Knee-Joint. Transact. of the patholog. Society of London 1870, Vol. XX, pag. 264. — Ollier: Nouvelle démonstration de la régénération osseuse après les résections souspériostées articulaires. Comptes rendus de l'Académie des sciences 1870, T. LXXI, pag. 275. — V. Czerny: Beschreibung eines neugebildeten Gelenkes nach der totalen Resection des Ellenbogengelenkes wegen Ankylose. Archiv f. klin. Chir. Bd. XIII, pag. 225. 1872. — Löffler: Präparat einer mit grosser Difformität geheilten Kniegelenk-resection. Verhandlg. d. deutsch. Gesellsch. f. Chir., 1. Congress, pag. 54. 1872. — Ollier: Résection ancienne du coude. Autopsie. Gaz. des hôpit. 1872, pag. 948. —

Jasseron Paulet (Oran): Résection sous-périostée du coude. Autopsie. Gaz. des hôpit. 1872, pag. 685. — Edm. Bellamy: Parts after Excision of the Astragalus. Transact. of the patholog. Society 1873, Vol. XXIV, pag. 172. — Schoemaker (Almelo, Holland): Beschreibung eines neugebildeten Gelenkes nach der totalen Resection im Fussgelenk vor 5½ Jahren, nebst einigen Bemerkungen über die Regeneration der Knochen. Arch. f. klin. Chir. Bd. XVII, I, pag. 130. 1874. — A. Weichselbaum: Anatom. Untersuchungen von drei geheilten Gelenkresectionen. Arch. f. klin. Chir. Bd. XVI, pag. 248. 1874. — Smith, G. J. Malcolm (Edinburgh): Note of a Dissection of an excited Elbow. Journal of Anatomy and Physiology 1874, Bd. VIII, pag. 380. — W. Adams: Articular Extremities of the Bones removed in four Cases of Resection of the Hip- and Elbow-Joints. Transact. of the path. Soc. 1875, Vol. XXXVI, pag. 154. — A. H. Corley (Dublin): Excision of the hip-joint. Med. Press and Circular 1881, April 27, pag. 358. (Präparate.) — E. Müller (Stuttgart): Zur Lehre von der Fussgelenkresection. Med. Corresp.-Bl. d. Württemb. ärztl. Vereins 1881, Nr. 21, pag. 161. Mit 1 Tafel. (Präparat.) — Ollier (Lyon): Du degrés de reproduction osseuse dans la reconstitution des articulations nouvelles; néoformation latérale; néoformation longitudinale. Gaz hebdom. de méd. et chir. 1882, Nr. 16, pag. 258. — Verneuil: Résection sous-périostique de l'humérus et des os de l'avant-bras. Gaz. des hôpit. 1883, Nr. 126, pag. 1002. — G. Nepveu: Contributions à l'étude des résections du coude. Bull. et mém. de la Soc. de Chir. 1883, pag. 586. — James Israel (Berlin): Neubildung eines Hüftgelenkes nach Resectio subtrochant. Archiv f. klin. Chir. 1883, Bd. XXIX, pag. 411. (Mit Abbildungen.) — E. Küster (Berlin): Neubildung einer Art von Schenkelkopf nach Hüftgelenkresection. Archiv f. klin. Chir. 1883, Bd. XXIX, pag. 409. (Mit Abbildungen.) — Arnold Sack: Ueber Neubildungsvorgänge im Hüftgelenk nach geheilter Resection. Deutsche Zeitschr. f. Chir. 1891, Heft 3, pag. 257. — Max Schede: Demonstration einiger Präparate von geheilten Hüftgelenkresectionen. Verhandlg. d. deutsch. Gesellsch. f. Chir., XXII. Congress 1893, I, pag. 93.

Kriegschirurgische Berichte und Statistiken.

Circular Nr. 6: Reports on the Extent and Nature of the Materials available for the preparation of a medical and surgical History of the Rebellion. Philadelphia 1865. — Ochwadt: Kriegschirurgische Erfahrungen. Berlin 1865. — Theod. Demel (Verona): Zur Casuistik d. Resectionen. Allgem. militär-ärztl. Zeitschrift 1866, Nr. 1, 2, 4. — Bernhard Beck: Kriegschirurg. Erfahrungen während des Feldzuges 1866 in Süddeutschland, 360 pp. mit 2 lithograph. Taf. Freiburg i. Br. 1867. — Löffler: Generalbericht über den Gesundheitsdienst im Feldzuge gegen Dänemark 1864, I (302 S. 20 Holzschnitte). Berlin 1867. — B. v. Langenbeck: Ueber die Schussfracturen der Gelenke und ihre Behandlung. Rede etc. Berlin 1868. — J. C. Chenu: Statistique médico-chirurg. de la campagne d'Italie en 1859 et 1860. Service des ambulances et des hôpitaux militaires et civils. Paris, 2 Voll. Atlas, 118 planches. 1869. — R. Biefel: Im Reservelazareth. Kriegschirurg. Aphorismen von 1866. Archiv f. klin. Chir. Bd. XI, pag. 369. 1869. — H. Maas: Kriegschirurgische Beiträge aus dem Jahre 1866. Breslau 1870. — Ad. Hannover: Die dänischen Invaliden aus dem Kriege 1864 in ärztl. Beziehung. Archiv f. klin. Chir. Bd. XII, pag. 386. 1870. — Herrgott: Ambulance du Petit- et du Grand-Séminaire pendant le siège de Strasbourg. Gaz. méd. de Strasbourg Nr. 24, pag. 280. 1870. — Caspari (Meinberg): Mittheilungen aus dem Reservelazareth II zu Frankfurt a. M. Deutsche Klinik 1870, pag. 436, 451, 465. — Verneuil: Plaies par armes à feu. Gaz. hebdom. de méd. 1871, Nr. 10, pag. 171. — Tachard: Réflexions pour servir à l'histoire de la chirurgie en campagne. Gaz. des hôpit. Nr. 58, 60, 67. 1871. — Max Schüller: Kriegschirurg. Skizzen aus dem deutsch-französ. Kriege 1870—71 Hannover 1871. — Poncet: Contribution à la rélation médicale de la guerre de 1870—71. Hôpital milit. de Strasbourg. Montpellier médical Janv. pag. 22; Février pag. 119, Mars pag. 219. 1871. — Ed. Ott, Oesterlen, Romberg: Mittheilungen aus d. Ludwigsburger Reservespital. Württemb. Corrospond.-Blatt Nr. 1—26. 1871. — Baron de Mundy et Mosetig: Service médico-chirurgical de l'ambulance du Corps législatif etc. Gaz. des hôpit. 1871, Nr. 149. — Mac Cormac Will: Notizen und Erinnerungen eines Ambulanz-Chirurgen. Ein Be-

richt über seine Thätigkeit unter d. rothen Kreuze 1870. Aus d. Engl. v. Louis
Stromeyer. Hannover 1871. — Alb. Lücke: Kriegschirurg. Fragen und Be-
merkungen 1871. Bern. — Jössel: Sur l'ambulance du petit quartier de Hagenau.
Gaz. méd. de Strasbourg pag. 7. 20. 1871. — C. v. Hübbenet: Die Sanitätsverhält-
nisse der russischen Verwundeten während des Krimkrieges 1854—1856. Berlin 1871.
— O. Heyfelder: Bericht über meine Wirksamkeit am Rhein u. in Frankreich
während des deutsch-französ. Krieges. Petersburger med. Zeitschr. 1871, Nr. 1. —
F. Gross: Notice sur l'hôpital civil pendant le siège et le bombardement de
Strasbourg. Gaz. méd. de Strasbourg Nr. 10. 11. 12, 16. 1871. — Goltdammer:
Bericht über die Thätigkeit des Reservelazarethes des Berliner Hülfsvereins in der
Garde-Ulanenkaserne in Moabit. Berliner klin. Wochenschr. 1871. pag. 189, 149.
— Feltz u. Grollemund: Relation clinique sur les ambulances de Hagenau.
Gaz. méd. de Strasbourg pag. 101 ff. 1871. — Alessandro Cecarelli: Reso-
conto di ambulanza nell' ospedale militare pontificie di Roma nel 1870, contri-
huzione alla storia delle resezione. Torino 1871. — Berger: Exemples de guéri-
son obtenue sans suppuration profonde dans quelques blessures graves par coups
de feu des membres inférieurs. Union médicale 1871, Nr. 45, 46. — Aus den
Lazarethen der Doctoren Barthelmes und Joh. Merkel (Nürnberg): Bayer. ärztl.
Intellig.-Blatt Nr. 22, 23. 1871. — Herm. Lossen: Kriegschirurg. Erfahrungen
aus den Barackenlazarethen zu Mannheim, Heidelberg u. Karlsruhe 1870—71.
Deutsche Zeitschr. f. Chir. Bd. I, pag. 505 u. II, pag. 1 u. 111. 1872. — H. Leisrink: Notizen aus Reservelaz. Seemannshaus in Hamburg. Archiv f. klin. Chir.
Bd. XIII, pag. 682. 1872. — Steinberg: Die Kriegslazarethe und Baracken von
Berlin etc. 1872. Berlin. Hirschwald. — Socin u. Klebs: Chirurg. u. pathol.-
anat. Beiträge zur Kriegsheilkunde. Leipzig 1872. — C. Kirchner: Aerztl. Bericht über das k. pr. Feldlazareth in Versailles etc. Erlangen 1872. — Wilh.
Koch: Notizen über Schussverletzungen nach eigenen im Feldzuge 1870—71 gemachten Erfahrungen. Archiv f. klin. Chir. Bd. XIII, 1872, pag. 468. — Paul
Mossakowski (Basel): Statistischer Bericht über 1415 französ. Invaliden des
deutsch-französ. Krieges 1870—71. Deutsche Zeitschr. f. Chir. Bd. I, pag. 321.
1872. — Bernh. Beck: Chirurgie d. Schussverletzungen. Militärärztl. Erfahrungen
auf d. Kriegsschauplatze d. Werder'schen Corps gesammelt. Freiburg 1872. —
Berthold: Statistik der durch den Feldzug 1870—71 invalid gewordenen Mann-
schaften des X. Armeecorps. Deutsche mil.-ärztl. Zeitschr. Jahrg. I, 1872, pag. 422,
449, 505. 563. — Theod. Billroth: Chirurg. Briefe aus den Kriegslazarethen in
Weissenburg u. Mannheim 1870. Ein Beitrag zu den wichtigsten Abschnitten der
Kriegschirurgie mit besonderer Rücksicht auf Statistik. Berlin 1872, 349 ss. Auch
Berliner klin. Wochenschr. 1870, pag. 513—621 u. 1871, Nr. 1—42. — Stumpf:
Bericht über d. Kriegsspital d. St. Georg-Ritterordens in Neuberghausen 1870—71.
Bayer. ärztl. Intellig.-Blatt 1872, pag. 647 u. 655. — J. Christian: Relation sur
les plaies de guerre observées à l'ambulance de Bitschwiller 1870—71. Gaz. méd.
de Strasbourg 1872, Nr. 22, 23. 24. — A. Cousin: Histoire chirurgicale de l'ambulance de l'école des ponts et chaussées. L'Union médicale 1872, Nr. 10. 11. 13.
14. — H. Fischer (Breslau): Kriegschirurg. Erfahrungen. Erlangen 1872. —
Graf (Elberfeld): Die königl. Reservelazarethe in Düsseldorf während des Krieges
1870—71. Elberfeld 1872. — E. Grellvis: Histoire médicale de Metz 1872. Paris
et Metz. — Georg Fischer (Hannover): Dorf Floing und Schloss Versailles.
Kriegschirurg. Erinnerungen. Deutsche Zeitschr. f. Chir. Bd. 1, pag. 153, 1 Tafel.
1872. — Julius Arnold: Anatomische Beiträge zu der Lehre von den Schusswunden, gesammelt 1870—71. Leipzig 1873. — Schinzinger: Das Reservelazareth
Schwetzingen im Kriege 1870—71. Freiburg 1873. — Hopmann (Cöln): Aus
Vereinslazarethen d. Jahre 1870—71. Deutsche Zeitschr. f. Chir. Bd. II, 1873,
pag. 555. — Gilette: Remarques sur les blessures par armes à feu observées
pendant le siège de Metz 1870 et celui de Paris 1871. Archives générales de méd.
1873. Février, Mars. — Ludwig Mayer: Kriegschirurg. Mittheilungen aus den
Jahren 1870-71. Deutsche Zeitschr. f. Chir. Bd. III, pag. 35. 1873. — Evers:
Gelenkwunden und ihr Ausgaug. Deutsche mil.-ärztl. Zeitschr. 1874, pag. 371. —
Richard Geissel (Essen): Kriegschirurg. Reminiscenzen von 1870—71. Deutsche
Zeitschr. f. Chir. 1874. Bd. V. pag. 25. — J. C. Chenu: Aperçu historique, statistique et clinique sur le service des ambulances et des hôpitaux de la société
française de secours aux blessés des armées de terre et de mer pendant la guerre
de 1870—71. 2 Vol. 1874. — Stoll: Bericht aus d. königl. württemb. IV. Feld-
spital 1870—71. Deutsche milit.-ärztl. Zeitschr. 1874, pag. 129, 177. — Dominik
(Potsdam): Ueber die Schussverletzungen des Ellenbogengelenkes und die Resultate

ihrer Behandlung, besonders während des letzten Feldzuges. Deutsche milit.-ärztl. Zeitschr. Jahrg. 5, 1876, pag. I, 69. — G. Fischer (Rechnungsrath im Justizministerium): Statistik d. im Kriege 1870—71 im preussischen Heere und in den mit demselben im engeren Verbande gestandenen Norddeutschen Bundescontingenten vorgekommenen Verwundungen und Tödtungen. Berlin 1876. Kl. Folio. — George A. Otis: The med. and surg. History of the War of the Rebellion. Part. II, Vol. II, Surg. History. Prepared under the Direction of Joseph K. Barnes. Washington 1876. — Ernesti: Ueber die Schussverletzungen des Schultergelenkes und die Resultate ihrer Behandlung, besonders während des letzten Krieges. Deutsche milit.-ärztl. Zeitschr. 1878, Jahrg. 7, Heft 12, pag. 541. — A. Bolton: Surgery in Bulgaria. Lancet 1878, Vol. II, pag. 289. — The medic. and surg. History of the war of the rebellion. Part. III, Vol. II, Surg. History. Prepared under the direction of Joseph K. Barnes, Surgeon General U. S. A., by George A. Otis and D. L. Hundington. Second issue. Washington. 986 and XXIX pp. gr. 4. 1883. — H. Nimier: Histoire chirurgicale de la guerre au Tonkin et à Formose 1883—1884—1885. Paris 1889. 178 pp.

Hospitalberichte und Statistiken.

Gustav Simon: Mittheilungen aus der chirurg. Station des Krankenhauses zu Rostock. Amputationen, Resectionen, Exarticulationen an grösseren Knochen und Gelenken. Deutsche Klinik 1866, Nr. 29—38. — Adolf Fischer (Pest): Aus d. chirurg. Klinik des weiland Prof. von Balassa in Pest. Zur Casuistik d. Resectionen. Wiener med. Presse 1869, pag. 896, 1017, 1040, 1067, 1088, 1109, 1135, 1162. — C. Uterhart: Mittheilungen aus der chir. Klinik d. Prof. Hüter in Rostock (9 Resectionen). Berliner klin. Wochenschr. 1869, Nr. 43, pag. 457; Nr. 44, pag. 471. — A. H. Schoemaker: De Waarde van het beenvlies voor het behoud der ledematen. Nederl. Tijdschr. voor Geneesk. 1869, pag. 380—426. — F. Busch: Statistischer Bericht über das königl. chirurg. Universitätsklinikum in Berlin f. d. Jahr 1869. Archiv f. klin. Chir. Bd. XIII, 1872, pag. 1. — Joh. Merkel (Nürnberg): Ueber Knochenoperationen in der Privatpraxis. Bayer. ärztl. Intellig.-Blatt 1872, pag. 558, 577. — Alb. Lücke: Bericht über die chirurg. Universitätsklinik in Bern von Ostern 1865 bis Ostern 1872. Deutsche Zeitschr. f. Chir. Bd. II, pag. 199. 1872. — R. Danzel: Chirurg. Erfahrungen aus dem Marien-Krankenhause in Hamburg. Archiv f. klin. Chir. Bd. XV, pag. 63. 1873. — v. Mosengeil: Jahresbericht der chirurg. Klinik zu Bonn für das Jahr vom 1. October 1870 bis 1. October 1871. Langenbeck's Archiv Bd. XV, pag. 133. 1873. — Buchanan: Clinical surgical Report for 1872. Glasgow med. Journal Aug. 1873. — Johann Merkel (Nürnberg): Ueber Knochenoperationen in der Privatpraxis. Bayer. ärztl. Intellig.-Blatt 1873, Nr. 49, 50. — Bartholom. Hospit. Reports 1874—1875. Resectionen. — Aschenborn: Bericht über die äussere Station von Bethanien. 1877. Archiv f. klin. Chir. Bd. XXV, Heft 1 pag. 140; Heft 2 pag. 322 (Resectionen pag. 364). — Johann Merkel (Nürnberg): Die Knochenoperationen in der Privatpraxis. 4. Fortsetzung. Bayer. ärztl. Intellig.-Blatt 1876, Nr. 42, 43. — R. Köhler: Amputationen, Exarticulationen, Resectionen im Jahre 1875 (Chirurg. Klinik v. Bardeleben im Charité-Krankenhause z. Berlin). Charité-Annalen 1877, pag. 463. — Köhler: Bericht über die chir. Klinik v. Bardeleben pro 1877, Charité-Annalen Bd. IV, pag. 527 ff. — W. Stark: Beiträge zu der Statistik und den Endresultaten der Gelenkresectionen. In V. Czerny's „Beiträge zur operativen Chirurgie". 1877. Separatabdruck pag. 194. — Joh. Merkel (Nürnberg): Die Knochenoperationen in der Privatpraxis. 5. Fortsetzung. Bayer. ärztl. Intellig.-Blatt 1878, Nr. 27, 28. — Riedinger: Chirurg. Klinik im königl. Julius-Hospitale zu Würzburg v. 15. Juli 1877 bis 28. April 1878. Beiträge zur prakt. Chirurgie. Würzburg 1879. — A. Socin: Jahresberichte über d. chirurg. Abthlg. d. Spitals zu Basel 1875—1879. Basel bei Ferd. Riehm. — H. Settegast: Bericht aus dem Krankenhause Bethanien, umfassend die Jahre 1873—1876. Archiv f. klin. Chir. 1879, Bd. XXIV, Heft 4. — F. Esmarch: Die chirurg. Klinik zu Kiel im Jahre 1878 (Separatabdruck). 1879. — Köhler: Statist. Bericht über die chir. Klinik d. Geh. Rath Bardeleben pro 1878. Charité-Annalen 5. Jahrg. 1879. — Theod. Billroth: Chirurg. Klinik Wien 1871—1876, nebst einem Gesammtbericht über die chirurg. Kliniken in Zürich und Wien während der Jahre 1860—1876. Erfahrungen auf dem Gebiete der prakt. Chirurgie. Mit 12 lithograph. Tafeln und

4 Holzschnitten. Berlin 1879. — Hüter: Statistischer Jahresbericht der königl.
chirurg. Klinik zu Greifswald für die Jahre 1878—1880. 1880. — H. Liévin und
R. Falkson: Die chirurg. Universitätsklinik (Prof. Schönborn) zu Königsberg
i. Pr. in d. Jahren 1878—1879. Deutsche Zeitschr. f. Chir. Bd. XIII, 5. u. 6. Heft,
pag. 379—431. 1880. — Esmarch: Jahresbericht über die chirurgische Klinik zu
Kiel im Jahre 1879. Kiel 1880. — W. Körte: Bericht über die wichtigeren Ereignisse auf der chir. Abth. des Krankenh. zu Bethanien im Jahre 1878. Archiv
f. klin. Chir. Bd. XXV, Heft 3. 1880. — Jaminowitsch: Mittheilungen aus d.
chir. Klinik des Prof. A. Bergmann zu Würzburg. Deutsche Zeitschr. f. Chir.
Bd. XV, Heft 3. 4. 1881. — A. Socin u. Burkhard: Jahresbericht über die
chir. Klinik zu Basel während des Jahres 1880. Basel 1881. — Walzberg und
Riedel: Die chir. Klinik in Göttingen vom 1. Oct. 1875 bis 1. Oct. 1879. Deutsche
Zeitschr. f. Chir. Bd. XV, pag. 44. 1881. — Ottmar Angerer: Aus der chir.
Klinik d. königl. Juliusspitales zu Würzburg. Statist. Bericht über die vom 1. Jan.
1878 bis 1. Jan. 1883 ausgeführten Gelenkresectionen. Bayer. ärztl. Intellig.-Blatt
1882, Nr. 24 ff. — Joh. Fries: Beiträge zur Resection d. Gelenke. Inaug.-Dissert.
Würzburg 1885. — Th. Westendorf: Beitrag zu d. Gelenkresectionen. Inaug.-
Dissert. Würzburg 1886. Rostock. — John Ashhurst: A contribution to the
study of excisions of the larger joints. Philadelphia Reporter 1888, pag. 459. —
Gabriel v. Bartha: Studien über Gelenkresectionen auf Grund der vom 1. Jan. 1880
bis 1. Jan. 1886 ausgeführten Operationen. Aus d. II. chir. Universitätsklinik d. Prof.
Alex. Lumniczer in Budapest. Archiv f. klin. Chir. 1889, Bd. XXXVIII, pag. 697.

Gesammelte Casuistik und Statistik.

O. Heyfelder: Operationslehre u. Statistik der Resectionen. Wien 1861. —
Van Biervliet: Statistik d. Resectionen in d. v. Langenbeck'schen Klinik 1851
bis 1865. Diss. inaug. Berlin 1866. — Bernh. Beck: Statistik der Resectionen.
Archiv f. klin. Chir. Bd. V, 1864, pag. 171. — Löffler: Generalbericht für den
Gesundheitsdienst im Feldzuge gegen Dänemark 1864, pag. 226. — Cutter: Cases
of Excisions of Bones. Americ. Journ. of med. Sc. 1866 Januar, pag. 139. —
Englisch (Aus Dittel's chir. Abthlg.): Beiträge zur Lehre von den Resectionen.
Wiener med. Presse 1866, Nr. 45. 46, 47, 48, 49. — Johann Mohns (Itzehoe):
Beiträge zu den Resectionen der Knochen. Diss. inaug. Jena 1866. — C. Hüter:
Die Resectionen, welche in den Jahren 1862—1864 im königl. chirurg. Klinikum
ausgeführt worden sind etc. Archiv f. klin. Chir. Bd. VIII, pag. 94. 1866, Taf. 4
und 5. — R. Volkmann: Gelenkresectionen. Correspondenzblatt d. Vereins d.
Aerzte im Reg.-Bez. Merseburg 1867, Nr. 1. — G. Jaesche: Ein Beitrag zur Ca-
suistik d. Resectionen. Arch. f. klin. Chir. Bd. VIII, pag. 162. 1867. — Lucas
Siebert: Statistik der Resectionen, welche von Herrn Geh. Hofrath Prof. Dr.
F. Ried in der chirurg. Klinik zu Jena vom Mai 1846 bis Ende December 1867
ausgeführt worden sind. Jena 1868. Diss. inaug. — Henry Lee: On Excision
of the larger Joints; with a Table of Cases. Lancet 1868, Vol. II, pag. 667.
21. Novemb. — C. F. Maunder: Clinical Surgery. Excision of Joints. London
Hosp. Reports 1868, IV, pag. 243. — L. Ollier: Des résections des grandes
articulations des membres. Lyon méd. 1869. Nr. 7, pag. 440. Nr. 8, pag. 531. —
Henry Lee: On Excisions of the larger Joints; with Table of Cases. Med.-
chirurg. Transactions 1869. Vol. LII, pag. 1. — Thomas Nunneley: On the
Operations performed in the general Infirmary at Leeds, during the Period of over
16 Years, from the End of November 1852 to May 1869. Excisions of Joints.
Lancet 1870. Vol. I, pag. 154. — Fred. James Gant (London): On Excision of
the Joints for Disease and specially of the Knee, Hip and Elbow; with the Histories
of twenty typical Cases and their Results. Med.-chir. Transact. Vol. LIII, pag. 97.
1870. Med. Times and Gaz. Vol. I. pag. 592. 1870. Brit. med. Journal Vol. I,
pag. 502. 1870. — Fr. Saltzmann: Om resection i armbagsleden. Akad. Afhandl.
Helsingfors 1871. Nord. med. Ark. 1871, Bd. III. Nr. 18. — H. Culbertson:
Excisions of the larger Joints of the Extremities. Philadelphia 1876. 8. XIX and
672 pp. (Transactions of the Americ. Med. Association. Prize Essay. Supplement
to Vol. XXVII. 1876.) — W. W. Cheyne: Statistical Report of all Operations performed on healthy Joints in hospital Practice by Mr. Lister from Sept. 1871 to
the present Time etc. Brit. med. Journ. 1879, Nr. 29 — E. Gurlt: Die Gelenkresectionen nach Schussverletzungen. ihre Geschichte. Statistik. Endresultate. Mit
26 Holzschnitten. Berlin b. Hirschwald 1879, 1333 S. 8°.

Resection des Schultergelenkes.

W. Fergusson: Excision of Shoulder-Joint. Med. Times and Gaz. 1866. Vol. II. pag. 556. — H. W. Berend: Zur Casuistik d. Ellenbogen- und Oberarm-resectioncn nach Schussverletzungen. Wien. med. Presse 1867, Nr. 15, 16, 17. — Mosetig: Resection des Oberarmkopfes in Folge einer ganz ungewöhnlichen Indication. Wochenblatt d. k. k. Gesellsch. d. Aerzte in Wien 1867, Nr. 4. pag. 29. — Arth. Jackson (Sheffield): Disease of Shoulder-Joint. Excision. Brit. med. Journ. 1868, Vol. I, pag. 167. — Warren: Resection of Shoulder-Joint. Baltimore med. Bullet. and Philadelph. med. and surg. Reporter 1869, Sept. 25, pag. 257. — Schmiedt (Glogau): Resectiou des ob. Gelenkendes d. Humerus in einer Länge von 4½" mit sehr günstigem Resultate. Berlin. klin. Wochenschr. 1870, pag. 480. — C. Santesson: Resection of armbagsleden. Hygiea 1871, pag. 348. Jahresber. v. Virchow-Hirsch 1872. — Ollier: Des résultats cliniques de la résection sous-périostée de l'articulation scapulo-humérale. Bull. de l'Académie d. méd. de Paris 1872. pag. 246. — Hulke: Excision of the Shoulder-Joint. Med. Times and Gaz. 1872. Vol. I, pag. 598. — Roderick Maclaren: On a Case of subperiostal Excision of the Head and Part of the Shaft of the Humerus. Lancet 1873, Vol. I, pag. 800. — J. A. Donovan: Subperiotal Excision of Humerus. Lancet 1874. Vol. II, pag. 77. — S. John Rose Cormack: Successful Resection of the Shoulder-Joint in a Case of Gunshot-Wound. Brit. med. Journ. 1874, Vol. II. pag. 299. — N. Davies-Colley: Case of partial Resection of the Head of the Humerus, followed by unimpaired Movement of the Joint. Guy's Hosp. Rep. 1875, Bd. XX, pag. 525. — Pasquale Landi (Pisa): Resezio-disarticolazione sotto-cassulo-periostea della estremità superiore dell' omero destro, per osteite con necrosi e semianchilosi. Lo Sperimentale. Agosto 1876, pag. 133. — Gustav Spieker: Der Axillarschnitt zur Resection des Schultergelenkes bei irreponibler Luxation. (Nach B. v. Langenbeck.) Diss. inaug. Berolin. 1876. — F. Esmarch: Zur Resection d. Schultergelenkes. Archiv f. klin. Chir. Bd. XXI. pag. 831. 1877. — Henry Smith (London): Excision of the Shoulder-Joint and Removal of necrosed Bone from Scapula; Recovery. Lancet 1877, Vol. II, p. 201. — Rydygier (Greifs-wald): Eine neue Methode von Resection des Schulter- und Hüftgelenkes. Vor-läufige Mittheilung. Przeglad lekarski Nr. 25. 1877. Virchow-Hirsch Jahresber. 1877, II, pag. 365. — B. v. Langenbeck: 2 Fälle von Resectio humeri mittelst axillarem Längsschnitt (Luxat. humeri inveterata). — R. U. Krönlein: Die v. Langen-beck'sche Klinik und Poliklinik zu Berlin. Archiv f. klin. Chir. Bd. XXI. Supple-mentheft 1877, pag. 362 u. 364. — Franklin Hinkle (Columbia): On Resection of the Humerus. Philadelph. med. and surg. Reporter 1878, Jan. 19, pag. 42. — Napieralski: Deux cas de résections osseuses. Bull. de la Soc. de chir. 1879, Nr. 7, pag. 658. (Res. humeri, 10 cm. Durch Colliu'schen Stützapparat brauch-barer Arm.) — F. Cramer (Wiesbaden): Resection des Oberarmkopfes wegen habitueller Luxation. Berlin. klin. Wochenschr. 1882, Nr. 2, pag. 21. — E. Küster (Berlin): Ueber habituelle Schulterluxation. Verhandlg. d. deutsch. Gesellsch. f. Chir. 1882, XI. Congress. I, pag. 112. — A. Sheild, Marmaduke (London): A case of neglected dislocation of the humerus followed by paralysis of the nerves of the hand and forearm, treated by excision of the head of the humerus. Med.-Chir. Trans. 1888, Vol. LXXI, pag. 173. — Heinrich Hinsel: Resectio humeri bei veralteter Luxation. Diss. inaug. Berlin 1891.

Resection des Ellenbogengelenkes.

Thore: Statistik v. 102 Ellenbogenresectionen. Schmidt's Jahrb. Bd. XLII, pag. 122. — D'Outrelepont: Beitrag zur Resection des Ellenbogengelenkes (Statistik von 333 Ellenbogenresectionen). Archiv f. klin. Chir. Bd. VI, pag. 86. 1865. — Pierre Marduel: De la résection sous-capsulo-périostée de l'articulation du coude. Thèse de Paris. 1867. Nr. 47. — Stromeyer: Erfahrungen über Schusswunden im Jahre 1866; als Nachtrag zu den Maximen der Kriegsheilkunde. Hannover 1867. — H. W. Berend (Berlin): Drei Heilungen von Ellenbogen- und Oberarmresectionen nach Schussverletzungen. Deutsche Klinik 1867, Nr. 19, pag. 105. — John Hill (Royal Free Hosp.): Case of Excision of the Elbow-Joint after Injury. Brit. med. Journal 1867, Vol. II, pag. 488. — George H. Porter (Dublin): Complete Excision of the Elbow-Joint for strumous Disease. Recovery. Dublin quart. Journ. 1867, May, pag. 261. — Ollier: Nouveaux cas de résection souspériostée du coude. Examen des articulations nouvelles au point de vue de leur configuration et de leur fonctionnement. Gaz. méd. de Lyon 1867, Nr. 38, 39. — A. Viennois (Lyon): Nouveau cas de résection souspériostée du coude. Gaz. méd. de Lyon 1867, pag. 55. — Laroyenne (Charité zu Lyon): Arthride chronique suppurée du coude. Résection souspériostée etc. Gaz. méd. de Lyon 1867, Nr. 2, pag. 36. — Stelzner: Aus der Diakonissenanstalt zu Dresden. Jahresbericht der Gesellschaft für Natur- und Heilkunde in Dresden 1867, pag. 81. — Alexander Loewenthal: De resectionibus cubiti partialibus atque totalibus. Diss. inaug. Regimonti Pr., 8. 36 pp. 1867. — Hjort (Christiania): Ueber die Resection des Cubitus. Forhandlinger ved de Skandinaviske Naturforskeres. X. Möde i Christiania 1868, pag. 344. — James Buchanan: Cases of Excision of the Elbow. Glasgow med. Journ. 1868, Nov., pag. 102. — John Birkett: Excision of the Olecranon Ulnae. Lancet 1869, Vol. I, pag. 427. — C. F. Maunder (London): On primary Excision of the Elbow-Joint. Lancet 1869, Vol. I, pag. 6 — Roman Wieczoreck: Zur Resection des Ellenbogengelenkes. Diss. inaug. Breslau 1869. — Georg Heinr. Kolbe: Ueber Resection des Ellenbogengelenkes. Diss. inaug. Berolin. 1869. — Zach. Johnson: Excision of diseased Elbow-Joint etc. Dublin quart. Journ. of med. Sc. 1870, Nov., pag. 309. — Willet: Barthol. Hosp. Reports 1870 (22 Ellenbogenresectionen von 1863—1868, 1†). — Louis Bauer (St. Louis): Total Exsection of the Elbow-Joint. Recovery with a flexible and moderately useful Extremity. St. Louis med. and surg. Journal 1870, May, pag. 193. — Will. Stokes: Subperiosteal Excision of the Elbow-Joint. Dublin quart. Journ. of med. Sc. 1870, Febr., pag. 134. — Bernh. Beck: Frühzeitige Resection des rechten Ellenbogengelenkes wegen Comminutivbruches des Humerus. Deutsche Klinik 1870, pag. 44. — Demarquay: De la résection du coude. Mouvement médical 1870, Nr. 7, pag. 74. — Hofmokl: Eine Lagerungsschiene für die Resection des Ellenbogengelenkes. Wiener med. Presse 1871, Nr. 53, pag. 13, 45. — C. F. Maunder: On primary Excision of the Elbow-Joint. Lancet 1871, Vol. I, pag. 678. — C. F. Maunder: Excision of the Elbow-Joint; Preservation of Extension of the Forearm. British med. Journ. 1871, Vol. II, pag. 121. — Ollier: De la résection souspériostée de l'articulation du coude; résultats de 27 Opérations pratiques sur l'homme. Bullet. de l'Académ. d. méd. de Paris 1872, Nr. 26, pag. 774. — Ollier: Résections souspériostéo-capsulaires de l'articulation du coude. Conclusions d'un mémoire lu à l'Académie de méd. dans la séance du 13 août 1872. Gaz. des hôpit. 1872, Nr. 96, pag. 764. — Martin Hinkens: Resultate der an der Klinik zu Greifswald von April 1868 bis Aug. 1871 gemachten Ellenbogenresectionen, nebst Angabe eines Operationsverfahrens. Oesterr. Zeitschr. f. prakt. Heilkunde 1872, Nr. 22 u. 25. — C. Hüter: Der radiale Längsschnitt zur Resection des Ellenbogengelenkes. Deutsche Zeitschrift f. Chir. 1872, Bd. II, pag. 67. — Thomas Annandale: On a new Method of excising the Elbow-Joint in Cases of Anchylosis. Lancet 1872, Vol. II, pag. 877. — Léon le Fort: Vorstellung einer von B. v. Langenbeck ausgeführten Ellenbogenresection. Schlottergelenk, brauchbar gemacht durch einen Apparat von Collin (Société de Chirurgie). Gaz. des hôpit. 1873, Nr. 24, pag. 189. — Cousin: Note pour servir à l'histoire de la résection du coude en temps de guerre. L'Union méd. 1873, Nr. 67. pag. 861; Nr. 71, pag. 917; Nr. 72, pag. 929. — W. Koch: Ellenbogenresection. Berlin. klin. Wochenschr. 1873, Nr. 44, pag. 529. — Pilate (Orléans): Résection du coude suivie de la conservation complète de mouvements. Gaz. méd. de Paris 1873, Nr. 9, pag. 111. — Poncet: Nouvelles observations de résections souspériostées du coude, démontrant la régénération des extrémités osseuses, la reconstitution d'une articulation solide et l'activité de l'extension par les contractions du triceps. Gaz. des hôp. 1873, 6, 11, 13 Novembre. — Patrick Heron Watson: On Excision of the Extremity of the Humerus, as a remedial Measure in Case of Anchylosis of the Elbow-Joint, resulting from Injury. Edinb. med. Journ. 1873, May, pag. 985. — Alfr. Bidder: Ein neuer Schienenapparat zur Correction der Schlotterverbindungen im Ellenbogengeleuk, nebst einem Beitrage zur Beurtheilung und Casuistik der Resection dieses Gelenkes. Archiv f. klin. Chir. Bd. XVII, pag. 108. 1874. — R. J. Levis (Roberts John): Pennsylvania Hosp. Philadelphia. Compound Fracture of Elbow, Excision of the Joint. Tetanus. Philadelphia med. Times 1875, Dec. 25, pag. 153. — John Ashurst: Excision of the Elbow. Philadelph. med. Times 1875, May 22, pag. 239. — Mac Dougall Aymers: Cases illustrative of the Principles of conservative Surgery. Edinburgh med. Journ. 1875, May, pag. 981. — Walter Rivington (London): Excision of the Elbow-Joint. Lancet 1875, Nr. 20, pag. 732. — C. F. Maunder: A useful Method of Excision of the Elbow-Joint. Lancet 1875, Vol. II, Nov. 13, pag. 695. — J. H. Porter (Netley): Some Remarks on Excision of the Elbow-Joint; with two Cases. Dublin Journ. of med. Sc. 1876, Octob., pag. 281. — Wilh. Roser: Die Ursachen des Schlottergelenkes nach Ellenbogenresectionen im Kriege. (Glückwunsch zur Feier der 50j. Doktorwürde des Herrn Louis Stromeyer.) Stuttgart 1876. — H. J. Bigelow: Excision of the Elbow-Joint by a new Method; Death from multiple Embolism. Boston med. and surg. Journ. 1876, March 30, pag. 362. — J. P. Bramwell (Perth): Case of Excision of the Elbow-Joint. Edinburgh med. Journ. 1876, March, pag. 817. — Genzmer (Halle): Articulirter Wasserglasverband zur Nachbehandlung von Ellenbogengelenkresectionen. Verhandlg. der deutsch. Gesellsch. f. Chir., VI. Congress 1877, I, pag. 110. — Lieber (Glatz): Drei Fälle von Resectionen des Ellenbogengelenkes. Deutsche militärärztl. Zeitschrift 1877, pag. 388. — H. H. A. Beach: Excision of the Elbow-Joint, showing Results. From a Series of 21 Cases operated in the Massachusets General Hospital. Boston med. and surg. Journal 1877, Vol. XCVI, pag. 1. — Conrad Köhnhorn: Zur Statistik der Resectionen des Ellenbogengelenkes. Deutsche militärärztl. Zeitschrift Jahrg. 7. 1878. Hft. I, pag. 10. — José M. Jorge: Ablacion del cubito: operacion practicada par et Ignacio Pirovano. Annales del circulo médigo argentino 1878, T. I, Nr. 4. Buenos-Ayres. — Ollier: De la résection du coude dans les cas d'ankylose. Revue mensuelle de méd. et de chir. 1878, Nr. 6 und 12. — Vogt (Greifswald): Ueber die functionelle Indication zur Ellenbogenresection mit Krankenvorstellung. Verhandlg. d. deutsch. Gesellsch. f. Chir. VII. Congress 1878, I, pag. 47. — Podrazky (Wien): Ein Fall von Ellenbogenresection nebst einigen allgemeinen Bemerkungen über diese Resection. Der Feldarzt 1879, Nr. 7, 8. — H. Leisrink: Totale Resection d. Ellenbogengelenkes u. Entfernung der Ulna bis zur Handgelenksepiphyse. Heilung. Gutes Resultat mit Abbildg. Deutsche Zeitschrift für Chir. Bd. XIII, pag. 367. 1880. — Rich. Fritz: Ueber Resection des Ellenbogengelenkes nebst Mittheilungen über die auf der chir. Klinik zu Kiel in den Jahren 1868—80 vorgekommenen Fälle. Inaug.-Diss. Kiel 1880. 8. — Poluillon: Résection du coude pour une arthrite fongueuse suppurée. Conservation des mouvements. Bulletin de la Chir. Nr. 6, pag. 354. 1880. — Zeissl: Ein Beitrag zur chirurg. Casuistik (v. Dumreicher's Klinik). (Resect. cubiti wegen veralteter Luxation; Osteotomie beider Tibiae und Fibulae wegen Genu valg. dupl.) Wiener med. Presse 1880, Nr. 3, 4, 6. — v. Mosetig-Moorhof (Wien): Ueber osteoplast. Resection des Ellenbogengelenkes. Wiener med. Presse 1883, pag. 825, 857. — Wilh. Spuhn: Aus der chirurg. Klinik zu Bonn. Ueber die Resection des Ellenbogengelenkes. Inaug.-Diss. 1885. Bonn. — Richet: Ankylose du coude, arthrotomie et résection de l'olecrane. Gaz. des hôpit. 1889, Nr. 115, pag. 1037. — Kuno Pescatore: Ueber die Endergebnisse der Resection des Ellenbogengelenkes; 32 Fälle aus der Klinik v. Bardelebens. Diss. inaug. Berlin 1892. — Th. Kölliker: Eine Methode der Resection und Arthrectomie des Ellenbogengelenkes. Deutsche Zeitschrift f. Chir. Bd. XXXIV. 1892. pag. 317. — Urasaburo Kosima (Japan): Ueber den Verlauf und Ausgang der tuberkulösen Erkrankung des Ellenbogengelenkes. (Aus der chirurg. Klinik zu Göttingen.) Deutsche Zeitschrift f. Chir. Bd. XXXV, Hft. 65. [1893.

Resection des Handgelenkes.

Danzel: Zur operativen Casuistik (Endresultat einer Handgelenksresection). Archiv f. klin. Chir. Bd. VII. 1866, pag. 890. — Eug. Böckel: Contributions à l'histoire de la résection totale du poignet. Gaz. méd. de Strasbourg 1867, Nr. 15, pag. 181. — J. Fayrer (Calcutta): Excision of the Carpal-Ends of the Radius and Ulna. Med. Times and Gaz. 1867, March 16. — Henri Folet: De la résection du poignet. Thèse de Paris. 1867, Nr. 260. — Podrazki: Ueber Resection des Handgelenkes. Wiener med. Wochenschr. 1868, Nr. 39 u. 40. — Johannes Bancken: Ueber Totalresection des Handgeleukes. Diss. inaug. Berol. 1868. — B. v. Langenbeck: Zwei Fälle von Resection des Handgelenkes. Berlin. klin. Wochenschr. 1870, pag. 151. — James F. West (Birmingham): On Excision of the Wrist-Joint. Dublin quart. Journal of med. Sc. 1870, Febr., pag. 87. —

James Gillespie (Edinburgh): On Resection of the Wrist-Joint. Edinb. med.
Journ. Dec. 1870, pag. 499. — Joseph Lister: On some Cases illustrating the
Results of Excision of the Wrist for Caries etc. Edinb. med. Journal 1871, Aug.,
pag. 144. — Bérenger-Féraud: Etude sur les blessures du poignet traitées
dans la II division des blessés du Val de grâce pendant le siège de Paris. Bullet.
génér. de thérapeutique 1872, Avril 15, pag. 302. — Viennois (Ollier): Résection
radio-carpienne pour un coup de feu. Lyon médicale 1872, Nr. 12, pag. 184. —
H. Folet (Lille): Contribution à l'étude de la résection du poignet. Gaz. hebdomad.
de méd. et de chir. 1875, Nr. 10, pag. 148. — E. Küster: Ueber die Resection
des Handgelenkes nach Traumen. Berlin. klin. Wochenschr. 1874, pag. 87. —
B. v. Langenbeck: Demonstration zweier Kranken, an welchen die Resection des
Handgelenkes ausgeführt wurde. (Berlin. med. Gesellsch. 10. Jan.) Berlin. klin.
Wochenschr. 1875, Nr. 14, pag. 183. — v. Scheven (Berlin): Ueber die Schuss-
verletzungen des Handgelenkes. besonders während des letzten Krieges, und die
Resultate ihrer Behandlung. Deutsche militärärztl. Zeitschrift, Jahrg. 5, 1876,
pag. 114. — J. H. Porter (Netley): Excision of the right Wrist-Joint for Caries.
Brit. med. Journal 1878, Vol. 1, pag. 893. — Reverdin: Note sur un cas de
résection totale du poignet. Gaz. des hôpit. 1878, Nr. 141, pag. 1125. — Walter
Pye (St. Mary's Hosp. London): Case of excision of the wrist following compound
dislocation. Med. Times and Gaz. Vol. 11, 1879. pag. 532. — Benno Hentschel:
Ueber Resectio manus (Fall v. Bardenleben). Diss. inaug. Berlin 1879. — W. Roger
Williams (Wigan): An improved Method for Excising the Wrist-Joints. Lancet.
Vol. II, pag. 932, 1880. — H. Hinsch: Ueber Handgelenksresectionen nebst Mit-
theilungen über derartige auf der Kieler chirurg. Klinik in den Jahren 1854—80
vorgekommene Fälle. Inaug.-Diss. Kiel 1880. 4. — Heath (London): A Case of
Excision of the Wrist-Joint. Med. Times and Gaz. Vol. 1, pag. 663. 1880. —
J. F. West (Birmingham): Resection of wrist-joint. 1881. Lancet Vol. II, pag. 89.
— John K. Barton (Dublin): Excision of the wrist for caries. 1881. Med. Press
and Circular. Jan. 12, pag. 24. — J. Collins Warren: Excision of the wrist-
joint. Boston med. and surg. Journal 1882, Vol. CVII, pag. 388. — Ollier (Lyon):
Présentation de trois malades opérés de la résection du poignet. Lyon médicale
1882, Nr. 19, pag. 15. — Gustav Brandt: Die Handgelenksresection. Inaug.-Diss.
1883. Berlin. — Ollier (Lyon): De la résection radio-carpienne. Bullet. de la
soc. de Chir. 1883, T. 9, pag. 292. — O. Fahrenbach (aus der Göttinger chirurg.
Klinik): Ueber modificirte Resection bei Tuberkulose des Handgelenkes. Deutsche
Zeitschr. f. Chir. 1886. Bd. XXV, pag. 12. — Carl Lauenstein (Hamburg): Ein
Vorschlag zur Handgelenksresection. Centralbl. f. Chir. 1889, Nr. 41, pag. 721. —
Edward Martin: Two cases of excision of the wrist-joint. Med. News 1889,
pag. 660. — Eg. Hoffmann (Greifswald): Ueber Resection des Handgelenkes mit
dorsalem Querschnitt. Deutsche med. Wochenschr. 1890, Nr. 52, pag. 1233. —
Attillio Catterina: Della resezioni della mano e del piede. Padova 1893. —
Catterina: Nuovo Metodo per la resezione dell' articolazione Radio-Carpica.
Riforma med. 1893, März 21. — C. Studsgaard: Behandlingen as Osteoarthroitis
tarsometatarsea et carpometacarpea ved longitudinel Spaltning af Haand og Fod.
Ferhandlingens ved de skandinav. Naturforskeres. Kjöbenhavn 4—9 Juli 1892.
Referat im Centralblatt f. Chir. 1893, Nr. 14, pag. 315.

Resectionen der Fingergelenke.

Bellamy: Excision of the first interphalangeal Joint of the Ringfinger;
Recovery with Flexion and Extension of the Finger. Lancet 1871, Vol. II, pag. 637.
— Engledue Prideaux: Note on the Excision of the phalangeal Joints.
Lancet 1878, Vol. II. pag. 291.

Resection des Hüftgelenkes.

Léon Le Fort: La résection de la hanche etc. Paris 1860. — Boeckel
(Strasbourg): Coxalgie grave. Résection de la tête du fémur. Guérison. Gaz.
méd. de Strasbourg 1866, Nr. 1, pag. 11. Gaz. des hôp. 1866, Nr. 18, pag. 69. —
Phil. Delagarde: Resection of the Head of the Femur for unreduced Dislocation into the ischiadic Notch. St. Barthol. Hosp. Reports 1866, Vol. II.

pag. 183. — Frank H. Hamilton: Resection of upper End of Femur. The Head of the Boue containing a true Sequestrum of cancellous Tissue. New York med. Record 1866, pag. 441. — D'Outrelepont (Bonn): Zwei Fälle von Resection des Hüftgelenks. Berliner klin. Wochenschr. 1866, Nr. 35, 36. — Ch. Sédillot: De la résection coxofémorale. Comptes rendus de l'Acad. des sciences, T. LXIII, 1866, Nr. 16, pag. 629. — Albert Eulenburg (Greifswald): Beiträge zur Statistik und Würdigung der Hüftgelenkresection bei Caries. Archiv f. klin. Chir., Bd. VII, 1866, pag. 701. — Max Schede: De resectione articulat. coxae. Diss. inaug. Halae Sax. 1866. — Holmes: Fatal Excision of the Hip. Osteomyelitis of the Femur and Pyaemia. Transact. of the pathol. Soc. 1867. Vol. XVII, pag. 229. — Shrimpton (Galignani Hospital): Coxalgie, luxation spontanée, résection de la tête du fémur gauche. Gaz. des hôp. 1867, Nr. 50. pag. 197. — Henry Lee: Excision of carious Hip Joint previously to the Formation of Abscess. Favourable Recovery. Brit. med. Journ. 1867, II, 362. — Sayre: Caries of Head of Femur with Exsection. New York med. Record 1867, pag. 413. — David W. Cheever: Two successful Cases of Excision of the Head of the Femur for morbus coxarius. Boston med. and surg. Journ. 1867, Vol. LXXVII, Nr. 14, pag. 281. — Rogers: Resection of Femur for Morb. coxarius. New York med. Record 1867, II. Nr. 25, pag. 17. — Salzer: Ueber Resectionen im Hüftgelenk. Wochenblatt der k. k. Gesellschaft der Aerzte in Wien 1867. Nr. 45, pag. 386. — G. A. Kretschmar: Ueber Hüftgelenksresection. Diss. inaug. Jena 1867. — George A. Otis: Observations on some recent Contributions to the Statistics of Excisions and Amputations of the Hip for Injury. Americ. Journ. of med. Sc. 1868, July, pag. 128. — S. W. Gross: Head of the Thigh-Bone removed by Excision on Account of Gunshot Injury. (58 Fälle v. Resect. coxae.) Americ. Journal of med. Sc. 1868, April, pag. 440. — Richard Good: De la résection coxo-fémorale pour carie. Thèse de Paris 1869, 110 pp. — Hermann Joachim: Die Frühresection bei Coxarthrocace. Diss. inaug. Greifswald 1869. — Bourneville: De la résection de la hanche. Le mouvement médical 1869, Nr. 4, 6, 20. — Rooke („Dreadnought", Hosp. Ship): Excision of Head of Femur with great Trochanter for Hip-Joint-Disease; subsequent Perforation of the Floor of the Acetabulum from extensive Caries. Death. Lancet 1869, Vol. II, pag. 507. — George A. Otis: A Report on Excisions of the Head of the Femur for Gunshot-Injury. Circular Nr. 2. War-Departement Washington Jan. 2, 1869 (mit zahlreichen Holzschnitten und Tafeln). — v. Pitha: Ein Fall von Resection des Hüftgelenkes. Oesterr. Zeitschr. f. prakt. Heilkunde 1870, Nr. 7—10. — Ernst Reger: Ueber Resection des Hüftgelenkes. Diss. inaug. Berolin. 1870. — H. Leisrink (Hamburg): Zur Statistik der Hüftgelenkresection bei Caries und Ankylose. Archiv f. klin. Chir. Bd. XII, 1871, pag. 134. — Rich. Barwell: On Dr. Sayre's „subperiosteal Exsection" of the Hip-Joint. Lancet 1871, Vol. II, pag. 107. — Circular Nr. 3: A Report of surgical Cases treated in the Army of the U. St. A. from 1865, 1871. Washington 1871 (vier Hüftgelenkresectionen wegen Schussverletzung). — Kappeler (Münsterlingen): Beitrag zur Hüftgelenksresection. Archiv d. Heilkunde 1872, Jahrg. 13, pag. 43. — Ed. v. Wahl: Acht Hüftgelenkresectionen aus dem Kinderhospital S. K. Hoheit des Prinzen v. Oldenburg. Petersburger med. Zeitschr. N. F. Bd. II, 1872, pag. 229. — B. v. Langenbeck: Ein Fall von Hüftgelenkresection. Berliner klin. Wochenschr. 1872, Nr. 48. — Verhandlungen der militärärztl. Gesellschaft zu Orleans. Winter 1870 — 71. Deutsche militärärztl. Zeitschrift 1872, Jahrg. 1, pag. 63 (Verletzungen des Hüftgelenks, Resection und Exarticulation in demselben). — Julius Wolff: Ueber Drahtgypsverbände. Berliner klin. Wochenschr. 1872, Nr. 24, pag. 293. — Ed. v. Wahl: Ueber eine zweckmässige Lagerung nach der Hüftgelenkresection. Deutsche Zeitschrift f. Chirurgie, Bd. II, pag. 543. 1873. — Julius Wolff: Ueber Hüftgelenkresection. Berliner klin. Wochenschr. 1873, Nr. 36, pag. 423. — John Croft: Subperiosteal Excision of Hip-Joint. Brit. med. Journ. 1873, Vol. I, June 7, pag. 659. — Julius Wolff (Berlin): Fall von Hüftgelenkresection. Verhandlg. der deutschen Gesellschaft f. Chir. II. Congress 1873, I, pag. 44. — B. v. Langenbeck: Resection des Oberschenkelkopfes. Verhandlg. der deutschen Gesellsch. für Chir., II. Congress 1873, I, pag. 35. — Hofmokl: Ein Fall von Caries des linken Hüftgelenks mit nachfolgender Resection desselben, nebst einigen Bemerkungen über die Lagerung nach ausgeführter Resection. Wiener med. Presse 1873, pag. 992. — Maarwell Troup (New Castle): Excision of the Hip-Joint successfully performed. Philad. med. Times 1873, June 7, pag. 563. — Bellamy: Subperiosteal Excision of the

Hip. Recovery. Lancet 1873, Vol. II, pag. 772. — Paul Belcher: Excision of Head of the Femur. Lancet 1873, Vol. II, pag. 453. — T. Edward Williams (Talgarth. Brecoushire): Disease of the Hip-Joint; Excision; Cure. Lancet 1874, Vol. II, pag. 115. — Levis A. Sayre: Excision of the Hip-Joint. New York med. Record 1874, Aug. 15, pag. 432. — Ludwig Jacobsen: Om Resection of Hofteleddet i Tilfälde af Karies og Suppuration. Diss. inaug. Kopenhagen 1874. Ref. Virchow-Hirsch, Jahresber. 1874, II, pag. 543. — B. v. Langenbeck: Ueber die Schussverletzungen des Hüftgelenks. Archiv f. klin. Chir. 1874, Bd. XVI, pag. 263. — Deininger: Beiträge zu den Schussfracturen des Hüftgelenks unter besond. Berücksichtigung der Erfahrungen aus dem Feldzuge 1870—71, und Benutzung der Acten des königl. Kriegsministeriums. Deutsche militärärztl. Zeitschr. 1874, Bd. III, pag. 237. — H. Lenox Hodge: Excision of the Hip-Joint in chronic Arthritis or Hip-Disease; with Analysis of seven Cases of the Operation. Philad. med. Times 1874, Dec. 19, pag. 177. — Mac Cormac: Cases of Hip- and Knee Joint-Disease. Med. Times and Gaz. 1875, Vol. I, June 12, pag. 634. — George A. Woods (Southport): Excision of the Hip-Joint and Removal of the Acetabulum with a Portion of the Dorsum ilii. Lancet 1875, May 29, pag. 757. — Hulke (Middlesex Hosp.): Cases of Coxitis treated by Excision. Lancet 1875, Vol. I, pag. 268, 303, 334, 371, 403. — Lewis A. Sayre: Eight additional Cases of Resection for Morbus Coxarius, making 61 in all. New York med. Record 1876, May 20, pag. 335. — Lewis A. Sayre: Exsection of the Hip-Joint. (Klinischer Vortrag.) Philadelphia med. and surg. Reporter 1876, Nr. 4, pag. 379. — Max Schede: Drei Fälle von Hüftgelenksresection. Verhandlg. d. deutsch. Gesellsch. f. Chir., VI. Congress 1877, I, pag. 46. — Timothy Holmes: A clinical Lecture on the Results of the Operation of Excision of the Hip. Medical Times and Gaz. 1877, Vol. II, pag. 483. — Discussion über Hüft- gelenksresection. Verhandlg. der deutsch. Gesellsch. f. Chir. 1877, VI. Congress. I, pag. 17 ff. — James Morton (Glasgow): A Year's-Experience of Excision of the Hip-Joint in the Wards of the Glasgow Royal Infirmary. Glasgow med. Journ. 1877, Oct., pag. 493. — Hans Rauke: Ueber Hüftgelenksresection. (Resul- tate R. Volkmann's.) Amtlicher Bericht der 50. Versammlg. deutsch Natur- forscher und Aerzte in München 1877, pag. 314. — John K. Barton (Dublin): Disease of Hip; Excision; Recovery. Med. Press and Circul. 1878, March. 6, pag. 190, 193. — Lewis A. Sayre: The cure of Hip-Disease by Operation. New York med. Record 1878, May 4, pag. 237. — C. Taylor (New York): Excision of the Hip-Joint. New York med. Rec. 1878, March 2, pag. 173. — Lewis A. Sayre: Remarkable Repair after Excision of Hip. New York med. Record 1878, May 4, pag. 355. — Max Schede: Ueber Methodik u. Nachbehandlg. der Hüft- gelenksresection. Verhandlg. der deutsch. Gesellsch. f. Chir. VII. Congress 1878, I, pag. 68. — J. Croft: Analysis of forty-five Cases of Excision of the Hip-Joint. New Method of Excising the Hip-Joint. Lancet 1879, Vol. II, pag. 943; Med. Times and Gaz. 1879, Vol. II, pag. 703. — Charles Poore (New York): Four Cases of Exsection of the Hip-Joint. New York med. Record 1879, Vol. XV, pag. 100. — R. W. Parker: On a new Method of Excising the Hip-Joint, with Remarks on the Pathology and Treatment of Hip-Disease. (Schede's vord. Längsschnitt.) Med. Times and Gaz. 1879, Vol. II, pag. 704. — A. Bidder: Ein Beitrag zur Früh- resection des fungös erkrankten Hüftgelenkes. Centralblatt f. Chir. 1879, Nr. 48. pag. 801. — J. W. Howe: Excision of the Head of the Femur iu ununited intracapsular Fracture. New York med. Rec. 1879, Dec. 13, pag. 569. — Jan Driessen: Ueber die Resection des Hüftgelenks bei acuter infectiöser Osteomye- litis. Nebst einigen Bemerkg. über die verschiedenen Formen d. bei Osteomyelitis acuta infectiosa vorkommenden Gelenksentzündungen aus Volkmann's Klinik. Centralblatt f. Chir. Nr. 42. pag. 673. 1880. — Timothy Holmes: Address in Surgery (British medical Association). Fergusson and conservative Surgery. Ex- cision of the Knee and of the Hip. Brit. med. Journ. Vol. II, p. 252. Med. Times and Gaz. Vol. II, p. 201. Lancet Vol. II, p. 251. 1880. — Ollier: De la résection de la hanche au point de vue de ses indications et de ses résultats définitifs. Revue de chir. 1881, Nr. 3, 5, 7. — Ollier (Lyon): De la résection de la hanche au point de vue de ses indications et de ses résultats définitifs. Accroissement du membre réséqué. Description d'un nouveau procédé opératoire. Revue de chirurgie, paraissant tous les mois. 1881, pag. 177, 369, 548. — Ollier (Lyon): Sur la résection de la hanche dans les coxalgies suppurées. Lyon médical, 1881. Nr. 18, pag. 19. — Lewis A. Sayre: Specimen of reproduction of the hip-joint after exsection, in a case complicated with Pott's disease and albuminuria; with a synopsis of the results in seventy-one cases of exsection of the hip-joint. Transactions of the International Medical Congress 1881. Vol. II, pag. 336. — S o p h u s M e y e r: Om Resektion ved Coxitis. Afhandl. for den med. Doctorgrad. 1881. Kjöbenhavn, 230 pp. — G e o r g e C o w e l l: Experiences of resection of the hip-joint. British med. Journ. 1882, Vol. II, p. 360. — K a r l R o t h: Ueber Hüftgelenksresectionen. Inaug.-Diss. 1883, Berlin. — K a r l L ö h k e r (Greifswald): Ein Löffelelevatorium für die Herausbeförderung des resecirten Oberschenkelkopfes. Centralblatt f. Chirurgie 1883, Nr. 3. — C. B. K e e t l e y (West-London-Hosp.): Osteotomy of the hip. Brit. med. Journ. 1884, Vol. I, pag. 261. — R i c h a r d V o l k m a n n: Osteotomie und Resection am Oberschenkel bei Hüftgelenkankylosen mit besond. Berücksichtigung der Fälle von doppelseitiger Ankylose. Centralblatt f. Chir. 1885, Nr. 15, pag. 249. — E u g è n e B o e c k e l (Strassburg): De la résection de la hanche dans la coxalgie. Gaz. des hôp. 1885, Nr. 43, pag. 341. — H e r m a n n B r o l l: Die Nachbehandlung der Hüftgelenksresection mittelst antisept. Tamponade der Wunde. Inaug.-Diss. 1886 Greifswald. — F. D u m o n t (Bern): Die Resection des Hüftgelenkes nach K o c h e r. Correspondenzblatt f. Schweizer Aerzte 1887, Nr. 8, pag. 225. — H. S c h ü s s l e r (Bremen): Ueber Hüftresection wegen angeborener Luxation. Berliner klin. Wochenschr. 1887. Nr. 22, pag. 398. — D. G. Z e s a s (Bern): Ueber Resection des Hüftgelenks bei Arthritis deformans. Deutsche Zeitschr. f. Chir. 1888, Bd. XVII, pag. 586. — R o c h e t: Appréciation des incisions préconisées pour la résection de la hanche. Proc. méd. 1888 Sept., pag. 517. — P e r m a n: Bidrag till den operative behandlingen of höftledsankylos. Hygiea 1889, pag. 295–319; 391–429. — A l f r e d B i d d e r (Berlin): Eine Methodus ischiadica zur Arthrotomie oder Resection des Hüftgelenks. Archiv f. klin. Chir. 1889, Bd. XXXIX, pag. 742. — F e d o r K r a u s e: Ueber die Behandlung und besonders über die Nachbehandlung der Hüftgelenksresectionen. Archiv f. klin. Chir. 1889, Bd. XXXIX, pag. 466. — H a n s Z a n d e r: Ein Fall v. Hüftgelenksresection wegen Arthritis deformans. Diss. inaug. Würzburg 1889. (Fall von Schönborn operirt, nebst 4 anderen von Fock. Küster, Riedel, Niehans.) — A r t h u r B a r k e r: Seven cases of excision of the hip, combined with the hot-water flushing method. Primary union in six. Brit. med. Journ. 1890, Vol. II, pag. 1009 u. Medico-Chir. Transactions 1891, pag. 39. — B i l t o n P o l l a r d: On primary union after excision of tubercular hip-joints. Med.-Chir. Transact. 1890, Vol. LXXII, pag. 111. — V i n c e n t: Résection de la hanche avec conservation des mouvements. Lyon méd. 1890, Nr. 17, pag. 598. — L a g r a n g e (Bordeaux): Rapport par E. Kirmisson. Sur une observation de Résection orthopédique de la hanche pour une luxation pathologique. Bull. et Mém. de la Soc. d. Chir. 1890, pag. 132. — R i c a r d (rapport par Nélaton): Luxation ancienne de la hanche. Résection de la tête du fémur, évidement de la cavité cotyloide oblitérée, réduction du col fémoral dans cette cavité. Guérison avec une néarthrose solide. Bullet. et Mém. de la Soc. d. Chir. 1890, pag. 114. — B a r d e n h e u e r: Resection der Gelenkpfanne der Hüfte bei septischer Epiphysenlinienentzündung. Archiv f. klin. Chir. 1891, Bd. XLI, pag. 553. — H a n s S c h m i d (Stettin): Die Resection der Hüftpfanne. Archiv f. klin. Chir. 1891, Bd. XLII, pag. 842. — B a r d e n h e u e r: Resection der Hüftgelenkspfanne und partielle Resection des Oberschenkelkopfes. Archiv f. klin. Chir. 1891, Bd. XLII, pag. 375. — V i n c e n t: Résection de la hanche. Lyon méd. 1891, Nr. 1, pag. 17.

Resection des Kniegelenkes.

V e r n e u i l: Ueber Knieresection, 2 Fälle, Heilung (Schussverletzung). L'Union méd. 1864, Nr. 61. — P. H. W a t s o n: Cases of Excision of the Knee-Joint. Edinb. med. Journ. 1866, Jan., pag. 659. — J u l i a n J. C h i s h o l m: How should Gun-Shot Wounds perforating the Knee-Joint be treated? Med. Times, Decemb. 1866. — H e n r y S m i t h: Cases of Excision of the Knee. Med. Times and Gaz. 1866, Vol. I, pag. 224. — E. B o e c k e l: Résection cunéiforme du genou pour une ankylose angulaire osseuse, avec saillie en dedans. Guérison. Gaz. méd. de Strasbourg 1866. Nr. 8, 9. — P a t r i c k W a t s o n (Edinburgh): On Excision of the Knee-Joint and the Employment of a new Apparatus in the After-Treatment. Edinb. med. Journ. 1867, Jan., pag. 607, April, pag. 909. — H e n r y S m i t h: On the Results of Excision of the Knee-Joint at King's College Hospital during last Year, commencing 1. Oct. 1866. Med. Times and Gaz. 1867. Vol. II, pag. 474; Brit. med. Journ. 1867, Vol. II, p. 460. — D a u v é: Lésions traumatiques des deux genoux par coup de

feu. Articulation du genou gauche ouverte et broyée, résection du genou etc.
Recueil de mém. de méd. etc. milit. 1867, Juillet, pag. 29. — Paul Hase:
Casuist. Mittheilung aus der Klinik des Prof. Volkmann, Halle (Verbrennung
des Knies mit Eröffnung des Gelenkes. Resectio genus. Heilung). Deutsche Klinik
1867, Nr. 43, pag. 393. — Le Gros-Clark (St. Thomas Hosp.): Two Cases of
Excision of the Knee-Joint. Lancet 1867, Vol. II, pag. 43. — F. Poole Lansdown
(Bristol gener. Hosp): Case of Excision of the Knee-Joint. Lancet 1867, Vol. I,
pag. 485. — Henry Smith: Excision of the Knee Joint. Brit. med. Journ. 1867,
Vol I, pag. 169, 453. (Repeated Resection of Knee-Joint. Lancet 1867, Febr. 16.)
— H. Thompson: Drei Fälle von Schussverletzung des Kniegelenkes; 1 Resection.
Heilung mit 1½" Verkürzung. Dublin quart. Journ. 1868, Bd. XLVI, pag. 27—36.
— E. Spillmann: De la résection du genou envisagée au point de vue du
traumatisme. Archives générales de méd. 1868, Juin, pag. 681. - Henry Smith:
Condition of the Limb after Excision of the Knee-Joint in 4 Cases. Med. Times
and Gazette 1868, Déc. 5, pag. 637. — Henry Smith: On the Results of Excision
of the Knee at King's College Hosp. during the last Year. Med. Times and Gaz.
1868, Vol. I, pag. 115, 142. — Franz König: Beiträge zur Resection des Kniegelenkes. Archiv f. klin. Chir. Bd. IX, pag. 177 u. 446. 1868. — Humphry
(Cambridge): The Results in thirtynine Cases of Excision of the Knee. Lancet
1868, Vol. II, pag. 688, November 21; Medico-chirurg. Transactions 1869, Vol. LII,
pag. 13. — Théodule Brachet: De la résection totale du genou. Thèse de
Strasbourg 1869, 3. Série, Nr. 196. — T. B. Curling: Clinic. Lecture on two
Cases of Excision of the Knee-Joint. Lancet 1869, Vol. II, pag. 37. — Richet:
Résection du genou. Bullet. de l'Académ. de méd. de Paris 1869, T. XXXIV,
pag. 595. — Thomas Bryant: On Excision of the Knee-Joint. When are we
to excise? Medic. Times and Gaz. 1869. Vol. I, pag. 6. — James D. Gillespie
(Edinburgh): Case of Resection of the Knee-Joint followed by fibrous Anchylosis;
Amputation; speedy Recovery under the antiseptic Treatment. Brit. med. Journ.
1869, Vol. II, pag. 180. — Fritz Jacob: Zur totalen Resection des Kniegelenkes.
Diss. inaug. Breslau 1869. — Leckie: Cases of Excision of the Wrist- and Knee-
Joint. Glasgow med. Journ. 1869, May, pag. 408. — Pénières: Des résections
du genou. Thèse de Paris 1869, 122 pp. — Sédillot: Résection du genou par
un nouveau procédé (Leçon clin. res. par M. Cheviet). Gaz. des hôp. 1869,
Nr. 66, 68; Gaz. méd. de Strasbourg 1869, Nr. 8, pag. 94. — Phil. Stoeber:
Ueber die Methoden der Knieresection. Diss. inaug. Greifswald 1869. — King's
College Hospital: Cases of Excisions of the Knee. Med. Times and Gaz. 1870,
Vol. I, pag. 285. — Oliver Pemberton (Birmingham): Excision of Knee etc.
Lancet 1870, Vol. II, pag. 39. — Franz König: Beiträge zur Würdigung der
Resection des Kniegelenkes nach Schussverletzungen. Berliner klin. Wochenschr.
1871, Nr. 30, pag. 352. — John D. Hill: A Case of articular Disease of the
Knee following Injury; recurrent Synovitis; Excision of the Joint 12 Years after
the Injury; Recovery. Lancet 1871. Vol. I, pag. 781. — Little: A Case of bony
Ankylosis of the Knee-Joint, treated by subcutaneous Section of the Bone. Medico-
chirurg. Transactions 1871, T. LIV, pag. 247. — Gust. Simou: Zur Prognose
und Behandlung der Schusswunden der Kniegelenkes. Deutsche Klinik 1871,
pag. 257, 265. — W. W. Moxhay: Cases of Excision of Knee-Joint. Brit. and
foreign med.-chir. Review 1871, April, pag. 487. — M. Fehr: Ueber die Resection
am Kniegelenk nach Schussverletzungen. Berliner klin. Wochenschr. Nr. 46, 47,
1872, pag. 556, 564. — Cuignet: Plaies pénétrantes du genou par coups de feu.
Recueils de mémoires de méd. etc. milit. 1872, Nov., Dec., pag. 588. — A. Cousin:
Note pour servir à l'histoire de la résection du genou en temps de guerre. L'Union
méd. 1872, Nr. 110, 111, 112. — E. Ritzmann: Ein Fall von geheilter Kniegelenksresection nach Schussverletzung. Berliner klin. Wochenschr. 1872, Nr. 23,
pag. 276. — Verhandlg. d. militärärztl. Gesellschaft zu Orleans, Winter 1870/71.
Deutsche militärärztl. Zeitschr., I. Jahrg., 1872, pag 265. — Lotzbeck· Zur Knie-
gelenksresectiou nach Schussverletzuugen. Bayr. ärztl. Intelligeuzbl. 1872, Nr. 31, 32.
— Butcher: On Excision of the Knee-Joint with the History of another successful
Case etc. Dublin quart. Journ. of med. Sciences 1872. pag. 347. (Mit 8 Tafeln.) —
Holmer: Om Resection af knäleddet i kroniske knäledssydomme. Hosp. Tidende
15 Aarg., pag. 169, 173, 177, 181, 185. 1873. Ref. Virchow-Hirsch, Jahresber. 1873,
II, p. 462. — A. Cousin: De la valeur de la résection du genou en temps de
guerre. Bulletin géuéral de thérapeut. 1873, 28. Févr., pag. 158. — Fred. James
Gant: A Case of Excision of the Knee-Joint for Disease in a Woman fifty-three
Years of Age, with successful Result. Med.-chir. Transactions 1873, Vol. LVI,

pag. 213. — E. Küster: Zur Resection des Kniegelenkes im Kriege. Berliner klin. Wochenschr. 1873, Nr. 16, pag. 185. — v. Nussbaum: Ueber die Resection des Kniegelenkes. Bayr. ärztl. Intelligenzbl. 1873, Nr. 9. — E. Ried (jun.): Resection des Kniegeleukes mit späterem Bruch an der Resectionsstelle. Deutsche Zeitschr. f. Chir. Bd. II, pag. 489. 1873. — Metzler (Darmstadt): Ueber Resection des Kniegelenkes. Verhandlg. d. deutsch. Gesellsch. f. Chir., I. Congress 1872. pag. 101; Archiv f. klin. Chir. Bd. XV, pag. 29. 1873. — Henry J. Tyrrel (Dublin): Observations on Excision of the Knee-Joint and its Aftertreatment by means of Dr. P. M. Watson's Plastersplint. Dublin Journ. of med. Sc. 1874, Febr. 1. pag. 97. — B. Fetzer: Ein Fall von Kniegelenksresection aus dem Stuttgarter Garnisonslazareth. Württemb. med. Corresp.-Bl. 1874, Nr. 18, pag. 139. — Benjam. F. Mc. Dowell (Dublin): Excision of the Knee-Joint. Recovery with a firmly consolidated and servicable Limb. Med. Press and Circul. 1874, Febr. 18, pag. 131, 137. — Vidal: Fracture de la rotule et du condyle externe du fémur par coup de feu traversant l'articulation. Sortie de la balle dans la lésion poplitée en dehors de la ligne médiane. Résection du genou; suture osseuse; guérison. Gaz. des hôp. 1874, pag. 382. — Holmes: Meddelelser fra kommunehospitalets kirurgiske Afdeling. Hospitalstidende 1875, pag. 1, 17, 33, 65, 81. — William Newman (Stamford): Gunshot-Wound of right Knee-Joint, 25 Years aged; Removal of lower Half of Patella (carious) and of Shot imbedded in inner Condyle of Femur; from a Patient aged 55. St. Barthol. Hosp. Reports 1875, Vol. X, pag. 392. — Mensel (Gotha): Eine Knieresection nach Schussverletzung. Berliner klin. Wochenschr. 1875, Nr. 20. pag. 272. — W. Thomson: Case of Excision of the Knee for bony Ankylosis with Deformity. Med. Press and Circular 1875, Jan. 13, pag. 26. — Hoffmann (Metz): Ueber Verletzungen des Kniegelenkes durch Kleingewehrprojectile und deren Behandlung. Deutsche militärärztl. Zeitschr. 1875, Jahrg. 4, Heft 5, pag. 240. — Heinzel: Ueber die conservirende Behandlung der Kniegelenkschüsse, sowie über die Indicationen zur primären Amputation und die Diagnose der Knochenverletzung bei penetrirenden Schusswunden des Kniegelenkes nach dem jetzigen Standpunkte der Wissenschaft. Deutsche militärärztl. Zeitschr. 1875, Jahrg. 4, Heft 6, pag. 305. — P. J. Hayes (Dublin): Cases of Excision of the Knee-Joint. Dublin Journ. of med. Sc. 1875, Octob., pag. 294. — Mac Cormac: Cases of Knee-Joint Excision. Med. Times and Gaz. 1875, May 1, pag. 467. — John Chiene (Edinburgh): Note on the Aftertreatment in Excision of the Knee Joint. Edinburgh med. Journ. 1875, Octob., pag. 306. — John Ashurst jr. (Philadelphia): Excision of the Knee and Amputation of the Thigh for Disease of the Knee-Joint. Philadelph. med. and surg. Reporter 1876, April 22, pag. 324. — Gay (London): Removal of necrosed Patella. Lancet 1876, Sept. 2. — J. Eckert: Zur Totalresection des Kniegelenkes. Wiener med. Wochenschr. 1877, pag. 817, 845, 869, 896. — Rich. Volkmann: Die Resection des Kniegelenkes mit querer Durchsägung der Patella. Deutsche med. Wochenschr. 1877, pag. 389. — John Fagan (Belfast): Observations on Excision of the Knee-Joint; with Reports of three successful Cases. Dublin Journ. of med. Sc. 1877, Nov., pag. 393. — E. Albert (Innsbruck): Eine Kniegelenkresection mit vollständiger Naht und primärer Vereinigung. Wiener med. Presse 1877, pag. 1129. — Thomas Annandale: Case in which Mobility and a perfectly useful Limb resulted after Excision of the Knee-Joint. Brit. med. Journ. 1877, Vol. I, pag. 478. — William Treves (Margate): Eight Cases of Excision of the Knee-Joint, together with a Description of a new Mode of performing the Operation. Brit. med. Journ. 1877, Vol. I, pag. 133. — Franz König: Die Exstirpation des oberen Recessus des Kniegelenkes als Act der Resection fungöser Gelenke. Verhandlungen der deutsch. Gesellsch. f. Chir., VI. Congress 1877, I, pag. 78. — Rich. Volkmann: Ueber die Resection des Kniegelenkes mit totaler Exstirpation der Kapsel (Exstirpation des Kniegelenkes). Verhandlg. d. deutsch. Gesellsch. f. Chir., VI. Congress 1877, I, pag. 81. — B. v. Langenbeck: Zur Resection des Kniegelenkes. Verhandlg. d. deutsch. Gesellsch. f. Chir., VII. Congress, I, pag. 33. 1878. (Interessante Discussion über die Methoden der Resection und die spätere Wachsthumshemmung.) — C. J. Grellet (Hitchin): Case of Excision of the Knee-Joint. Lancet 1878, II, pag. 807. — Carl Reyher: Die antiseptische Wundbehandlung in der Kriegschirurgie. Sammlung klin. Vorträge v. R. Volkmann 1878, Nr. 142 bis 143. — E. Bergmann: Die Behandlung der Schusswunden des Kniegelenkes im Kriege. Antrittsvorlesung. Würzburg 1878. — James West (Birmingham): Resection of Knee-Joint. Recovery, with useful Limb. Lancet 1878, Vol. II, pag. 85. — Alfred Bidder (Mannheim): Experimentelle Beiträge und anatomische Untersuchungen zur Lehre von der Regeneration des Knochengewebes, namentlich in

Beziehung auf die Resection des Kniegelenkes. Archiv f. klin. Chir. 1878, Bd. XXII,
pag. 155. — H. Tyrrell (Dublin): Excision of the Knee-Joint. Medical Press and
Circular 1878, Febr. 20. pag. 151. (Nachbehandlung mit Haye's Schiene.) — Riedinger: Fixirung der Patella nach Resectio genus. Verhandlg. d. deutsch. Gesellsch.
f. Chir., VII. Congress 1878, I, pag. 34. — Albert (Innsbruck): Zur Resection des
Kniegelenkes. Wiener med. Presse 1879, Nr. 22, 23, 24. — Bardenheuer (Cöln):
Chirurgische Resultate des Jahres 1878 im Cölner Bürgerhospitale. Correspondenzbl.
d. ärztl. Vereins in Rheinland etc. 1879, Nr. 23, pag. 14. — Eben Watson: On
the Management of Cases of Excision of the Knee-Joint. Brit. med. Journ. 1879, Vol. II,
pag. 931. (Knieresectionsschiene, bereits 1859 angegeben.) — Henry Smith
(Loudon): Description of an Apparatus, used after Excision of the Knee. Lancet
1879, Vol. II (Kniesuspensionsschiene), pag. 724. — Rudolf Schäfer: Ueber
totale Resection des Kniegelenkes. Diss. inaug. Berlin 1879. — Georges Poinsot
(Bordeaux): De la résection du genou dans son application au traitement de l'anky-
lose angulaire. Bullet. de la Soc. d. chir. 1879, pag. 461. — Lumniczer: Fall
von Knieresection mit querer Durchsägung der Patella. Orv. hetilap. 1880, Nr. 18.
Ref. im Centralbl. f. Chir. 1880, pag. 464. — T. Smith: Abstract of a clinical
Lecture on some Points connected with the Operation of Resection of the Knee-
Joint etc. Med. Times and Gaz. 1880, Vol. I, pag. 29. — N. Sack: Beitrag zur
Statistik der Kniegelenksresectiou bei antiseptischer Behandlung. Diss. inaug.
Dorpat 1880. — B. Riedel: Einige Resultate der Querdurchsägung der Patella
bei der Kniegelenksresection. Centralbl. f. Chir. 1880, Nr. 4, pag. 52. — B. Riedel:
Die Resultate der in der Göttinger Klinik von Ostern 1875 bis Michaelis 1879 unter
antiseptischen Cautelen ausgeführten Kniegelenkresectionen. Centralbl. f. Chir. 1880,
Nr. 17, pag. 269. — Rydygier (Kulm a. W.): Zur antiseptischen Gelenkresection.
mit besonderer Berücksichtigung der Kniegelenkresection bei Gelenktuberculose.
Deutsche Zeitschr. f. Chir. Bd. XIII, pag. 309. 1880. — Ch. Coppinger (Dublin):
Antiseptic Excision of the Knee-Joint. Dublin Journ. of Med. Sc., July, pag. 1. 1880. —
G. A. Wright (Manchester): On a new Method of Excising the Knee-Joint, Lancet
Vol. I, pag. 621. 1880. — Fred. Gant (London): Excision of the Knee-Joint for
synovial Disease of fourteen Year's Duration; with Dislocation of the Tibia backwards
and Retraction of the Leg to a right Angle. Brit. med. Journ. Vol. I, pag. 766. 1880.
— G. Poinsot: De la résection du genou dans son application au traitement
de l'ankylose angulaire. Bull. et mém. de la Société de chir. Vol. V, pag. 461. 1881.
— Gustave Contal: De la résection de l'extrémité supérieure du péroné et des
cas, qui réclament cette opération. Thèse de Strasbourg 1868, 3. Série, Nr. 104. —
E. Albert (Innsbruck): Implantation d. Fibula in d. Fossa intercondylica femoris
bei angeborenem Defect der ganzen Tibia. Wiener med. Presse 1877, pag. 111. —
E. Hahn (Berlin): Ueber Kniegelenksresection. Verhandlg. d. deutsch. Gesellsch.
f. Chir. 1882. XI. Congress, I, pag. 98, 101. — Th. Kölliker (Leipzig): Zur
topographischen Anatomie der Vasa poplitea. Centralbl. f. Chir. 1882, Nr. 30.
pag. 489. — Waldemar Heidepriem: Beiträge zur Kniegelenksresection. Inaug.-
Diss. Berlin 1883. — Paul Vogt (Greifswald): Die Gefahr der Fettembolie bei
gewissen Kniegelenksresectionen. Centralbl. f. Chir. 1883, Nr. 24. — Heinr.
Braun (Heidelberg): Ueber eine Ursache für Circulations- und Innervations-
störungen nach der Resection des Kniegelenkes. Centralbl. f. Chir. 1883, Nr. 12.
— Richard Davy: Clinical lecture on tibio-femoral impaction: a new method
of performed resection of the Knee-joint. Brit. med. Journ. 1883, Vol. II, pag. 758. —
Albert Hoffa (Würzburg): Die Kniegelenksresection bei Kindern. Archiv f. klin.
Chir. 1885, Bd. XXXII, pag. 763. — C. F. J. Schultheiss: Ueber Kniegelenks-
resection. Inaug.-Diss. Berlin 1885. — Herm. Sartorius: Weitere Beiträge zur
Kniegelenksresection. Inaug.-Diss. Würzburg 1886. — Lucas Championnière:
Attelle métallique à placer dans une gouttière plâtrée pour le traitement des
résections du genou. Bullet. de la soc. de Chir. de Paris 1886, pag. 44. — Tiling:
Ein Vorschlag zur Technik der Arthrectomie resp. Resectio genus. St. Petersburger
med. Wochenschr. 1886, Nr. 46, pag. 403. — A. M. Phelps (Chateaugay. N. Y.):
Excision of the Knee-joint together with report of 329 cases treated according to
modern antiseptic methods and four cases of resection of a hamstring tendon to
prevent relapse in children. New York med. Record 1886, pag. 113. — Riedinger:
Ueber Kniegelenksresection. Sitzungsber. d. phys.-med. Gesellsch. zu Würzburg
1886, pag. 110, 113. — William Tornley Stoker (Dublin): On some elements
of the success in excision of the Knee-joint. Brit. med. Journ. 1887. I. pag. 721. —
W. Morrant Baker: A method of fixing the bones in the operation of excision
of the Knee-joint. Brit. med. Journ. 1887. II, pag. 321. — Howard Marsh:

Remarks on a method of fixing the bones in the operation of excision of the Knee-joint. Brit. med. Journ. 1887, II, pag. 389. — Herbert Allingham (London): A new method of performing excision of the Knee-joint. Brit. med. Journ. 1887, 15. Jan. — Ollier (Lyon): Du traitement post-opératoire de la résection du genou. Lyon méd. 1887, Nr. 25, pag. 253. — A. G. Gerster (New York): Exsection of Knee-joint for tuberculosis. Americ. med. News 1887, pag. 650. — Lucas Champ-ionnière (Paris): Résection du genou. Série de onze cas de guérison. Gaz. des hôp. 1887, Nr. 19, pag. 146. — L. Ollier: Résection du genou. Lyon méd. 1888, pag. 497. — R. Heinke: Aus der chirurg. Klinik zu Bonn. Ueber die Resection des Kniegelenkes. Inaug.-Diss. Bonn 1888. — A. Poggi: Zwei Kniegelenksresectionen mit keilförmiger Anfrischung der Knochen. Arch. di Ortopedia 1888, pag. 1—5. — Miller: Two suggestions for improving the operation of excision of the Knee-joint for strumous disease. Edinb. med. journ. 1889, July, pag. 41. — W. v. Zoege-Manteuffel (Dorpat): Ueber die Behandlung fungöser Kniegelenksentzündung mittelst Resection. (Aus der chir. Klinik d. Prof. v. Wahl.) Deutsche Zeitschr. f. Chir. 1889, Bd. XXIX, pag. 113. — J. A. Wyeth: Excision of Knee-joint. New York Rec. 1889, Aug. 17, pag. 174. — Defontaine: De la suppression du drainage dans la résection du genou. Bullet. de chir. 1889, pag. 172. — L. Ollier: Résections du genou. Lyon méd. 1889, Nr. 25, pag. 268. — Mondini Attilio: Ferita penetrante nel ginocchio. Resezione parziale. Guarigione completa colla funzionabilita dell' arto. Raccoglit. med. 1889, Luglio 30, pag. 94. — William Wolfram: Aus der Königsberger chirurg. Universitätsklinik. Zur Statistik und Technik der Resection bei Gonitis tuberculosa. Diss. inaug. Königsberg 1889. — O. Schlüter: Ueber die Knieresection im höheren Alter, ausgeführt wegen Tuberculose. Diss. inaug. Göttingen 1889. Deutsche Zeitschr. f. Chir. 1890, Bd. XXX, pag. 285. — J. Boeckel: De la résection du genou. Avec 3 Pl. phot. Paris 1889. — Ollier: Sur la résection du genou. Bull. de l'Acad. d. Méd. 1889, Nr. 20, pag. 729. — E. Kummer (Genf): L'exstirpation totale de la rotule. Rev. suisse 1889, Nr. 11, pag. 721. — Robert W. Lovett: Excision of the Knee for angular anchylosis. Report of four cases. Boston med. Journ. 1890, Aug. 21, pag. 178. — Chaintre: Résection du genou. Lyon méd. 1891, Nr. 2, pag. 54. — Christovitch (Salonichi): La résection du genou dans la tumeur blanche. Bullet. de thérap. 1891, pag. 259. — Jeannel (Toulouse): Résection arthropédique des deux genoux; un seul panse-ment pour chaque opération. Gaz. hebdomad. 1891, Nr. 11, pag. 127. — Anton Kreuz: Ueber die Endresultate der seit fünf Jahren ausgeführten Resec-tionen und Arthrectomien des Kniegelenkes. Aus der chir. Klinik des Juliusspitales. Diss. inaug. Würzburg 1891. — A. G. Miller: Excision or arthrectomy of the Knee-joint. Edinburgh med. Journal 1892, pag. 504. — T. Zenker: Beitrag zur Frage der Flexionsankylose nach Resection des tuberculösen Kniegelenkes. Diss. inaug. Kiel 1892. — J. Boeckel: Considérations sur la résection du genou. Paris 1892. — Ollier: Statistique d'une première série de cent résections du genou. Lyon méd. 1892, Nr. 52, pag. 595. — Helferich (Greifswald): Demonstration von Kranken und Präparaten zur Beurtheilung der bogenförmigen Kniegelenksresection. Verhandlg. d. deutsch. Gesellsch. f. Chir., XXII. Congress 1893, I, 27, II, 269.

Resection des Fussgelenkes.

James Holloway (Louisville): Comparative Advantages of Pirogoff's, Syme's and Chopart's Amputations and Excisions of the Ankle-Joint by Han-cock's Method after Gunshot-Wounds and other Injuries. Americ. Journ. of med. Sc. 1866, Jan., pag. 88. — Hugo Zernial: De resectione artic. pedis. Diss. inaug. Berolin. 1867. — Carl Wichmann: Ueber Fussgelenkresectionen. Diss. inaug. Berolin. 1867. — Ollier: Résection tibio-tarsienne préventive pour cause traumatique. Gaz. des hôpit. 1868, Nr. 11. — William Stokes jun.: Resec-tion of the Ankle-Joint. Dublin quart. Journal of med. Sc. 1868, Febr., pag. 1.— Rich. Volkmann: Die Gypsschwebe bei Fussgelenkresectionen. Berliner klin. Wochenschr. 1869, Nr. 51, pag. 549. — Krohn: Om benhinnans användande i Kierurgien. Akad. Afhandl. Helsingfors 1869. 142 pp. 8. — Amédée Nodet: De l'application de la méthode souscapsulo-périostée à la résection tibio-tarsienne. Thèse de Paris 1869, Nr. 57. — John Mulvany (Royal Navy): On a Case of Excision of the Ankle-Joint, in which both Malleoli, quarter of an Inch of Tibia, the Astragalus, half the Os calcis and three-fourths of the Scaphoid-Bone were

removed; Recovery with Motion. Lancet 1869, Vol. 11, pag. 684. — J. Fayrer
(Calcutta): Excision of articular Extremities of Tibia and Fibula and of the Os
calcis, Astragalus and Scaphoid-Bone. Med. Times and Gaz. 1869, Vol. 11, pag. 125.
— E. Spillmann (Paris): Recherches sur la résection de l'articulation tibio-
tarsienne. Archives générales de médecine 1869, Févr., pag. 129. — C. Hüter:
Ueber die Resection d. Fussgelenkes. Berliner klin. Wochenschr. 1870, pag. 86. —
Zach. Johnson (Kilkenny County Infirm.): Excision of Ankle eventuating in the
Preservation of the Limb with a movable Joint and only slight Deformity. Dublin
quart. Journ. of med. Sc. 1870, Nov., pag. 304. — T. Holmes: Note on Excision
of the Ankle-Joint. St. Georges Hospit. Reports 1870, Vol. IV, pag. 239. — Henry
Murney (Belfast): On Excision of the Ankle-Joint, being an Account of the second
Case in which that Operation was performed in Britain. Dublin quart. Journ. of
med. Sc. 1870, Febr., pag. 97. — John Dearden: On a Case of Excision of a
Part of the external malleolus, Os calcis and Astragalus. Lancet 1870, Vol. 11.
pag. 181. — Erichsen: Excision of the Ankle-Joint for scrofulous Disease. Brit.
med Journal 1870, Vol. I, pag. 181. — Max Zernik: Zehn Fussgelenkresectionen.
Diss. inaug. Berlin 1871. — W. P. Swain: Excision of Ankle-Joint and Removal
of tarsal Bones. Brit. med. Journal 1871, Vol. I, pag. 10. — Albanese: Con-
tributo alla storia clinica della resezione sottoperiostea e sottocapsulare dell' articolazione tibiotarsica. Ref. in Virchow-Hirsch Jahrb. 1871, 11, pag. 406. — S. Krohn:
Fall af Resection i fotleden. Finska läkaresällsk. handl. Bd. XII, pag. 237. Nord.
med. Ark., Bd. 111, Nr. 5. 1871. — Laurenz Lauffs: Zur Statistik der Fussgelenksresectionen. Dissert. inaug. Halle 1872. — B. v. Langenbeck: Resection
d. Fussgelenkes wegen Schussverletzung. Verhandlgn. d. deutschen Gesellsch. f.
Chir. 1872, 1. Congress, pag. 48. — F. F. Echeverria: De la résection tibio-
tarsienne dans les luxations compliquées. Thèse de Paris 1874, Nr. 372. — H.
G. Landis (Niles Ohio): Case of primary Excision of the Ankle-Joint. Americ.
Journ. of med. Sc. 1874, Jan., pag. 123. — Henry Lee: Case of primary Excision
of the Ankle-Joint. With Observations. Medico-chirurg. Transact. 1874, Vol. LVII,
pag. 137. — Adolf Voigt: Ueber Resection d. Fussgelenkes wegen Ankylose in
fehlerhafter Stellung d. Fusses. Dissert. inaug. Jena 1875. — James S. West
(Birmingham): On Excision of the Ankle. Lancet 1875, Vol. 11, pag. 868. — Less-
dorf (Bockenheim): Eine Resection im Fussgelenk. Memorabilien 1875, Heft 2.
pag. 67. — A. Menzel (Triest): Caso di resezione dell' articolazione del piede
(guarito). Caso di resezione dell' articolazione del ginocchio (guarito). Annali
universali di medicina 1875, Gennajo, pag. 70. — P. S. Conner (Cincinnati):
Resection of Bones of the Foot. Americ. Journ. of med. Sc. 1875, July, pag. 86.
— Henry Lee: Sequel to a Paper on Excision of the Ankle-Joint. Lancet 1875,
May 15, pag. 681. — J. A. Estlander: Subperiostalresection af fotleden. Finska
läkaresällsk. handl. 1876, Bd. XVII, pag. 28. Ref. Virchow-Hirsch Jahresber. 1876.
11, pag. 408. — Grossheim (Berlin): Ueber die Schussverletzungen des Fuss-
gelenkes während des letzten Krieges und die Resultate ihrer Behandlung, unter
Benutzung officieller Quellen. Deutsche milit.-ärztl. Zeitschr., Jahrg. 5, 1876, pag. 217.
— J. H. Porter: Excision of the right Ankle-Joint for Caries. Brit. med. Journ.
1878, Vol. 11. pag. 791. — Benthin: Ueber Resection des Fussgelenkes nebst
Veröffentlichung einschlägiger Fälle aus der Kieler chir. Klinik. Inaug.-Dissert.
Kiel. 8. 1880. — O. Kappeler: Ueber grosse atypische Resectionen am Fusse.
Deutsche Zeitschr. f. Chir. Bd. XIII, Heft 5 u. 6. 1881. — Polaillon: Sur une
modification au procédé ordinaire de la résection tibio-tarsienne et du péroné.
Présentation d'un opéré. Bull. de l'acad. de méd. 1881, Nr. 38. — C. Hüter:
Ueber Resection des Fussgelenkes mit vorderem Querschnitt. Verhandlgn. d. deutsch.
Gesellsch. f. Chir. X. Congr. 11. 83. 1881. — Mikulicz: Partielle Fussgelenks-
resection. Wiener med. Wochenschr. 1881, Nr. 7. — F. Busch (Berlin): Eine
neue Methode zur Resection oder zum Evidement des Fussgelenkes bei fungöser
Entzündung. Centralbl. f. Chir. 1882, Nr. 41, pag. 665. — G. Nepveu: Contribution
à la résection tibio-tarsienne dans les fractures de l'extrémité inférieure de la
jambe. Bull. de la soc. de chirurg. 1882, Nr. 1, pag. 61, 87. — Eugen Hahn
(Berlin): Zur Fussgelenksresection. Verhandl. d. deutsch. Gesellsch. f. Chir. 1883.
XII. Congress 1, pag. 64. — Obalinski (Krakau): Zur Frage über die beste
Resectionsmethode im Fussgelenke bei fungöser Entzündung. Centralbl. f. Chir.
1883, Nr. 32. — Rud. v. Hösslin: Die Resection d. Fussgelenkes mit temporärer
Durchsägung des Calcaneus. Berliner klin. Wochenschr. 1883, Nr. 21, pag. 318. —
Paul Vogt (Greifswald): Die Ausführung der Fussgelenkresection bei fungöser
Gelenkentzündung mittelst primärer Exstirpatio tali. Centralbl. f. Chir. 1883, Nr. 19.

— Lauenstein (Hamburg): Vorstellung eines geheilten Falles von ausgedehnter Fusswurzelresection wegen Caries. Verhandl. d. deutsch. Gesellsch. f. Chir. 1883, XII. Congress I, pag. 14. — P. Liebrecht (Lüttich): De la résection de l'articulation tibiotarsienne par la face postérieure dans l'arthrite fongueuse. Bull. de l'académ. de méd. de Belgique. 1884. Nr. 12, pag. 1278. — Gustav Grobe: Ueber die Resection d. Fussgelenkes. Inaug.-Dissert. Jena 1884. — Fr. König (Göttingen): Ueber die Operationsmethode d. Verfassers bei Tuberkulose des Tibiotarsal- u. d. Talotarsal-Gelenkes. Archiv f. klin. Chir. 1885. Bd. XXXII. pag. 691. — Carl Kremkau: Ueber Resectionen bei Tuberkulose d. Fusswurzel. Inaug.-Dissert. Berlin 1886. — F. Dumont: Prof. Kocher's Methode d. Fussgelenksresection von einem äusseren Querschnitt aus. Archiv f. klin. Chir. 1886. Bd. XXXIII, pag. 318. — J. Ssabanejew: Osteoplast. Resection des Tibiotarsalgelenkes mit hinterem Lappen. Petersburger med. Wochenschr. 1886, Nr. 48. — D. G. Zesas: Zur Technik d. Fussgelenkresection. Centralbl. f. Chir. 1887, Nr. 17, pag. 313. — W. J. Wheeler (Dublin): Conservative surgery of the foot and the ankle-joint. Dublin Journ. for med. scienc. 1887, pag. 217, 292. — John A. Wyeth (New York): A new method of excision of the ankle-joint with removal of the astragalus. New York Med. Record. 1887, pag. 511. — Arthur Ebert (Helferich): Ueber Resection des Talocruralgelenkes mit dorsalem Lappenschnitt. Dissert. inaug. Greifswald 1889. — L. Ollier: De la chirurgie conservatrice du pied et l'ablation préalable de l'astragale dans les résections tibio-tarsiennes pour ostéo-arthrite suppurée. Compt. rend. T. CVIII, Nr. 19, pag. 987. 1889. — Alfons Finsterlin: Ueber Resection d. Fussgelenkes. Dissert. inaug. München 1890. — P. Bruns: Aus der Tübinger chir. Klinik. Resectio tibio-calcanea. P. Bruns' Beiträge zur klin. Chir. 1890. Bd. VII, pag. 223. — Carl Lauenstein: Ein einfacher Weg, das Fussgelenk freizulegen. Archiv f. klin. Chir. 1890, Bd. XL, pag. 828. — Trouillet: Des résultats de la résection tibio-tarsienne par la méthode d'Ollier. Gaz. des hôpit. 1890, Nr. 85, pag. 786. — A. Obaliński (Krakau): Neue Schnittmethode für die Fusswurzelresection. Centralbl. f. Chir. 1890, Nr. 43, pag. 809. — O. Isler: Aus dem Thurgauer Cantonspital in Münsterlingen: Ueber grosse atypische Resectionen am Fusse. Deutsche Zeitschr. f. Chir. 1890, Bd. XXXI, pag. 213. — Heinrich Sydow: Zur Casuistik der grossen atypischen Resectionen am Fusse. Dissert. inaug. Berlin 1891. — C. Studsgaard: Longitudinal Spaltning af Fod og Haand som Resektionsmethode. Hospitalstidende 1891, Nr. 1. — A. Koehler: Mittheilungen aus der Bardeleben'schen Klinik. Milit.-ärztl. Zeitschr. 1891, Nr. 7, pag. 486. (3 Fälle ausgedehnter Fussresectionen mit Nachbehandlg. durch Tuberkulin-Injection.) — Jos. Bogdanik: Eine neue Schnittmethode zur Resection des Sprung- oder Fersenbeines. Centralbl. f. Chir. 1892, Nr. 5, pag. 89. — A. Obaliński: Ueber die mittelst eigener Schnittmethode bei Fussgelenksrectionen erreichten Resultate. Archiv f. klin. Chir. 1892. Bd. XLIII, pag. 448.

Osteoplastische Fussresectionen.

Mikulicz: Demonstration eines geheilten Falles von osteoplast. Resection des Fusses nach seiner Methode. Verhandlg. d. deutsch. Gesellsch. f. Chir. X. Congr. I, pag. 35. 1881. — Joh. Mikulicz: Zwei Fälle von osteoplastischer Fussresection nach eigener Methode. Przegl. lek. 1883, Nr. 36 u. 37. — Carl Lauenstein (Hamburg): Ueber die Verwendung der osteoplastischen Fussresection nach Mikulicz bei Caries. Centralbl. f. Chir. 1884, Nr. 1, pag. 1. — Haberern (Budapest): Demonstration eines anatom. Präparates nach Mikulicz'scher osteoplast. Resection. Verhandlg. d. deutsch. Gesellsch. f. Chir. 1884. XIII. Congress I, pag. 96. — Kümmel (Hamburg): Beitrag zur osteoplast. Fussresection. Verhandlg. d. deutsch. Gesellsch. f. Chir. 1885. XIV. Congress II. pag. 109. — Georg Fischer (Hannover): Zur osteoplast. Resection d. Fusses nach Wladimiroff-Mikulicz. Deutsche Zeitschr. f. Chir. 1885, Bd. XXIII, pag. 162. — D. G. Zesas: Zur Casuistik der osteoplast. Fussresection nach Wladimiroff-Mikulicz. Archiv f. klin. Chir. 1886, Bd. XXXIII, pag. 766. — N. Monastyrski: Zur Steuer der Wahrheit! Ein Beitrag zur Geschichte u. Casuistik der osteoplast. Resection des Fusses nach Wladimiroff-Mikulicz. St. Petersburger med. Wochenschr. 1886, Nr. 2, pag. 13. — J. Mikulicz: Zur Prioritätsfrage der osteoplast. Resection am Fusse. Archiv f. klin. Chir. 1886, Bd. XXXIII, pag. 220. — Carl Roser (Marburg): Eine Aenderung der von Wladimiroff-Mikulicz angegebenen Fussresectionsmethode.

Centralbl. f. Chir. 1886, Nr. 36, pag. 609. — L. Gutsch (Carlsruhe): Ueber die Erweiterungsfähigkeit der Grenzen Mikulicz'scher osteoplast. Fussresection. Archiv f. klin. Chir. 1886, Bd. XXXIV, pag. 501. — Ernst Cohnstädt: Ueber die osteoplast. Fussresection nach Mikulicz. Inaug.-Dissert. Greifswald 1887. — Wm. Barton Hopkins (Philadelphia): Report of a case of Wladimiroff-Mikulicz osteoplastic resection of the foot. Americ. Med. News. 1887, pag. 649. — J. Link (Lemberg): Eine neue Methode der osteoplast. Resection im Tarsus. Centralbl. f. Chir. 1887, Nr. 36, pag. 668. — W. v. Zoege-Manteuffel (Dorpat): Ein Beitrag zur Technik und Casuistik der Fussresection nach Wladimiroff-Mikulicz. St. Petersburger med. Wochenschr. 1888, Nr. 2, pag. 13. — R. Butz: Ein Beitrag zur Beurtheilung der osteoplastischen Fussresection nach Wladimiroff-Mikulicz. St. Petersburger med. Wochenschr. 1888, Nr. 32, pag. 275. — Stephen Smith (New York): Osteoplastic resection of the foot (Wladimiroff-Mikulicz). Americ. News 1888, pag. 285. — William Mac Cormac: A case of osteoplastic resection of the foot by the method of Mikulicz. Brit. med. Journ. 1888. Vol. I, pag. 954. — Karl Bauerhahn: Beitrag zur Würdigung der Resectio pedis osteoplastica nach Wladimiroff-Mikulicz. Würzburger Inaug.-Dissert. Leipzig 1889. Deutsche Zeitschr. f. Chir. 1888, Bd. XVII, pag. 434. — A. Ricard: Opéra- tion de Wladimiroff-Mikulicz. Gaz. des hôpit. 1889, pag. 708. — A. Broca: La résection du tarse par le procédé de Wladimiroff-Mikulicz. Gaz. hebdom. 1889, Nr. 18, pag. 282. — O. Janicke: Ein Fall von Resectio pedis osteoplastica nach Wladimiroff-Mikulicz. Breslauer ärztl. Zeitschr. 1889, Nr. 7, pag. 85. — Paul Berger: Sur l'opération de Wladimiroff-Mikulicz. Bull. de la Soc. de Chir. 1889, pag. 187. — Georg Fischer: Aus dem Stadtkrankenhause in Hannover. 4. Zur Fussresection nach Wladimiroff-Mikulicz. Deutsche Zeitschr. f. Chir. 1889, Bd. XXIX, pag. 606. — Jaboulay et Laguaite: Nouveau procédé pour pratiquer l'amputation ostéoplastique de l'arrière-pied. Lyon méd. 1889, Nr. 11, pag. 402. — Berger et Chaput: Sur la résection ostéoplastique du coude-pied, dite opération de Wladimiroff-Mikulicz. Bull. et mém. de la Soc. d. chir. 1889, pag. 338. — R. Köhler: Osteoplast. Resection am Fusse nach Mikulicz-Wladimiroff. Charité-Annalen 1890, pag. 522. — Lammert (München): Die osteoplast. Fussresection nach Mikulicz. Münchener med. Wochenschr. 1890, pag. 183, 202. — A. Gabryszewski: Ueber neuere Indicationen zur Wladi- miroff-Mikulicz'schen Operation. Przeglad lekarski 1890, Nr. 24—28. — Paul Berger: Bericht über osteoplast. Fussresectionen v. Michaux, Gellé, Phocas. Bull. de la Soc. de chir. 1891, T. XVII, pag. 47. — G. Dalle Ore: Sulla resezione osteoplastica del piede alla Wladimiroff-Mikulicz. Raccoglitore medico 1891, 30. Octob., pag. 317. — M. Kohlhaas: Eine neue Indication zur osteoplast. Fuss- resection nach Wladimiroff-Mikulicz. P. Bruns' Beitr. z. klin. Chir. 1891, Bd. VIII, pag. 95. — E. O. Samter: Ueber die Bedeutung der osteoplast. Re- section des Fusses nach Wladimiroff-Mikulicz als orthopädischer Operation. Archiv f. klin. Chir. Bd. XLV, Heft 2. 1893.

Exstirpation des Fersenbeins.

Szymanowski (Helsingfors): Kritik der partiellen Fussamputationen. (Re- section des Calcaneus und einzelner Fusswurzelknochen.) Archiv f. klin. Chir. Bd. I, 1861, pag. 366. — Heillenkamp: De resectione subperiostali tarsi. Dissert. inaugur. Berol. 1862. (2 v. B. v. Langenbeck ausgeführte subperiost. Exstirpat. d. Calcaneus.) — Gant (Royal free Hospital): Excision des Fersen- und Würfel- beins wegen Caries. Lancet 1864, July 23. — Rigaud (Strasbourg): Exarticula- tion complète du calcanéum. Gaz. des hôp. 1867, Nr. 21, pag. 83. — Giraldès: Ablation du calcanéum par la méthode sous périostée. Gaz. des hôp. 1867, Nr. 31, pag. 122, Nr. 119, pag. 473. — F. A. Burral: Excision of the entire Os calcis for Caries. New York. med. Rec. 1867, Bd. II, Nr. 32, pag. 171. — Thomas Annandale: Subperiosteal Resection of the Os calcis. Glasgow med. Journ. 1867, June, pag. 44. — Alex. Ogston (Aberdeen): Case of Excision of the Cal- caneum. Brit. med. Journ. 1869, Vol. I, pag. 421. — Edwin Canton: A Case of Removal of the Os calcis for Caries. Lancet 1869. Vol. I, pag. 159. — Po- laillon (Paris): Mémoire sur la valeur de l'exstirpation du calcanéum. Archives générales de méd. 1869, Sept., pag. 257, Octob., pag. 427. — Mac Guire, Hunter (Richmond): Excision of the Os calcis. Philadelph. med. Times 1870, 1. Octob.,

pag. 6. — Eben Watson: Subperiosteal Excision of the Os calcis with complete
Reproduction of Bone. Glasgow med. Journ. 1871, Nov., pag. 117. — Henry
J. Tyrrell (Dublin): On Excision of the entire Os calcis. Med. Press and Circul.
1874, April 29, pag. 358. — Frederic A. Humphry (Brighton): Excision of
the Astragalus and Os calcis. St. Barthol. Hosp. Rep. 1875, Vol. X, pag. 377. —
Ollier: De la valeur de l'ablation complète du calcanéum et de ses résultats
définitifs. Lyon médical 1875, Nr. 50, pag. 545. — Trélat: Ablation totale du
calcanéum. Gaz. des hôpit. 1875, Nr. 24, pag. 189. — Ollier (Lyon): Résection
souspériostée du calcanéum. Lyon méd. 24, pag. 241. 1880. — Axel Iversen:
Om Escisionen af Calcaneus. Hospitalstidende 2, B. III, 1876, pag. 49, 65, 81.
97, 113. Ref. Virchow-Hirsch Jahresber. 1876, II, pag. 407. — Antoine Destrem:
Des résections partielles du calcanéum. Thèse de Paris 1876, Nr. 169, 4. — Ollier
(Lyon): De l'exstirpation du calcanéum. Bullet. de l'Académie de méd. 1876, Nr. 32,
pag. 796. — Ollier (Lyon): De l'exstirpation souspériostée du calcanéum et de
ses résultats définitifs. Lyon médical. 1876, Nr. 2, 3, 4. — Eugène Vincent:
De l'ablation du calcanéum en général et spécialement de l'ablation souspériostée
de cet os. Thèse de Paris 1876, Nr. 49, 4. — Létiévant (Lyon): Note sur un
point historique de la résection souspériostée du calcanéum. Lyon méd. 1876,
Nr. 8, 9. — Charles Poore (New York): Three Cases of Removal of the Os
calcis. New York med. Record. 1879, Vol. XVI, pag. 387. — Polaillon: Exstirpation totale du calcanéum, régénération de l'os, fonctions du pied conservées.
Bullet. de la soc. de Chir. 1882, pag. 528. — Sympson (Lincoln County Hosp.):
Caries of right os calcis; excision; recovery; condition of foot seventeen months
after operation. Lancet 1884, I, 2. Febr. — Strunz (Jüterbog): Exstirpation des
Calcaneus. Deutsche milit.-ärztl. Zeitschr. 1884, Nr. 10, pag. 498. — C. T. Poore
(New York): Excision of the tarsal bones. Americ. med. News 1885, pag. 668.

Exstirpation des Sprungbeins.

Buchanan: Excision of the lateral Half of the Astragalus; Cure with Use
of the Ankle-Joint. Lancet 1866, Vol. I, Nr. 26, pag. 798. Holmes: Excision
of Astragalus. Transact. of the pathol. Society 1867, Bd. XVII, pag. 261. —
Langguth: Isolirte Luxation d. Astragalus. Archiv f. klin. Chir. Bd. IX, pag. 522.
1868. — Verebély: Zur Casuistik d. Talusluxationen mit Drehung um d. Längs-
axe. Wiener med. Wochenschr. 1869, Nr. 17, 18. — Stieglitz: Talusluxation.
Zeitschr. f. Wundärzte u. Geburtshelfer 1869, Nr. 4. — Boiron (resp. Demar-
quay): Luxation sousastragalienne antérieure externe. Infection purulente. Mort.
Gaz. des hôpit. 1869, Nr. 77. — Langguth: Complic. Luxation d. Astragalus.
Archiv f. klin. Chir. Bd. X, pag. 395. 1869. — T. Carr. Jackson: Diseased
Astragalus removed by Excision. A dislocated Astragalus removed by Excision.
Transact. of the pathol. Soc. 1872. Vol. XXIII, pag. 192, 193. — Heath (Manchester):
Removal of Astragalus for compound Dislocation. Lancet 1878, Vol. II, pag. 439.
— Landerer: Exstirpation d. Talus bei Luxation. Aus d. chirurg. Klinik z. Leipzig.
Centralbl. f. Chir. 1881, Nr. 39, pag. 609. — F. Dumont (Bern): Aus d. chir.
Klinik in Bern. Ueber die Totalexstirpation der einzelnen Fusswurzelknochen und
ihre Endresultate. Deutsche Zeitschr. f. Chir. 1882, Bd. XVII, pag. 1. — E. Küster
(Berlin): Ueber Exstirpation d. Talus. Verhandlg. d. deutschen Gesellsch. f. Chir.
1882. XI. Congress I, pag. 112. — Robert (Paris): Considérations sur l'ablation
de l'astragale dans le traitement des ostéo-arthrites fongueuses du coude-pied.
Archiv. général. de méd. 1884, pag. 335, 567. — Ollier (Lyon): De l'ablation
de l'astragale (nouveau procédé opératoire). Résultats définitifs de l'opération. Bull.
de la soc. de Chir. 1884, pag. 343. Lyon méd. 1884, Nr. 5, pag. 155; Nr. 27,
pag. 318. — Championnière: Exstirpation de l'astragale. Bullet. de la soc. de
Chir. 1891. T. XVII, pag. 92.

Resection der Tarsal- und Metatarsalknochen.

John Woodman (Exeter): Case of Removal of Cuboid and fourth and fifth
metatarsal Bones of the right Foot. Med. Times and Gaz. 1869, Vol. II, pag. 218.
— Lehmann (Polzin): Ueber die combinirte Resection des ganzen Calcaneus,
Talus und des Os naviculare mit Erzielung eines brauchbaren Fusses. Deutsche

Klinik 1870, pag. 10 etc. — Besauçon: Résection de la moitié postérieure du premier métatarsien gauche. Ablation cousécutive du premier cunéiforme. Gaz. méd. de l'Algérie 1871, Nr. 6, pag. 61. — Patrick Heron Watson (Edinburgh): Excision of the anterior Tarsus and Base of the Metatarsus; a new Operation. Edinburgh med. Journ. 1874, May. pag. 961. — Laffan (Cashel): Excision of Astragalus and great Part of Tarsus. Med. Press and Circul. 1876, Aug. 23, pag. 153. — George Buchanan (Glasgow): On Excision of isolated Bones of the Tarsus, preserving a useful Foot. Edinburgh med. Journ. 1876, April, pag. 869. — Jordan (Furneaux): Case of Excision of the Os calcis and the Astragalus. (Clinical Society of London.) Lancet 1877, Vol. I, pag. 841. — Thomas Annandale (Edinburgh): On Excision of the Joint between the Os calcis and Astragalus. Edinburgh med. Journ. 1877, Vol. XXII, Part. II. — M. Schüller (Greifswald): Resectio sub talo. (Ist uur ein Evidement.) Correspondenz. Edinburgh med. Journal 1877, Vol. XXII, Part. II, pag. 959. — E. Albert (Innsbruck): Resection des Chopart'schen Gelenks wegen Caries desselben. Recidive der Caries. Amputation des Unterscheukels. Wiener med. Presse 1877, pag. 292. — G. Neuber: Typische Resectionen im Bereich der kl. Tarsalknochen. Arch. f. klin. Chir. 1881, Bd. XXVI, Hft. 4. — P. S. Conner (Cincinnati): Excision of the tarsus with a report of two successful removels of the entire tarsus. Americ. Journ. of med. sciences. New Serie 1883, Vol. LXXXVI, pag. 363. — George R. Fowler (Brooklyn N.-Y.): Partial resection of the head of the first metatarsal bone for hallux valgus. A new Method of after-treatement. New-York Record 1889, Nr. 988, pag. 253. — Maurice Hache (Beyrut): Fracture des quatre derniers métatarsiens. Gangrène. Glycosurie. Résection de ces quatre métatarsiens avec conservation du petit orteil. Marche facile. Bull. et Mém. de la Soc. de Chir. 1890, pag. 570. — Ernst Rodenwald: Ueber quere Resection des Fusses (Herausnahme einzelner Tarsalknocheu oder mehrerer Querreihen der Fusswurzelknochen). Diss. inaug. Göttingeu 1891. — Delorme: Quelques remarques sur la résection de l'articulation métatarso-phalangienne du gros orteil dans les cas d'ankylose. Gaz. des hôpitaux 1892. Nr. 49, pag. 457.

Resectionen wegen Klumpfuss.

Edward Lund (Manchester): Removal of both Astragali iu a Case of severe douple Talipes. British. med. Journ. 1872. Vol. II, pag. 438. — Rich. Davy: Ou Excision of the cuboid Bone for exaggerated Cases of Talipes-Equinovarus (Clinical Lecture). Brit. med. Journ. 1876, April 29. — J. N. C. Davies-Colley (Loudon): A Case of Resection of the tarsal Bones for congenital Talipes Equinovarus. Lancet 1876, Vol. II, pag. 536. — Meusel (Gotha): Vorstellung eines durch Resection der Fusswurzelknochen geheilten Klumpfusses. Centralblatt f. Chir. 1877, Nr. 50 und Verhandlg. der deutschcu Gesellsch. für Chir. VII. Congress 1878, I, pag. 77. — E. Luud: Removal of the Astragalus iu an Adult in a Case of congenital Talipes. Brit. med. Journ. 1878, Vol. II, pag. 656. — J. F. West: Remarks on Resection of the tarsal Bones for Talipes. Brit. med. Journ. 1878, Vol. II, pag. 657. — Barwell: Case of Talipes equinus. Osteotomy of Tarsus. Med. Times and Gaz. 1878, Dec. 28. — Max Schede: Vorstellung eines Falles von Keilexcision aus dem Tarsus bei altem Klumpfusse. Verhandlg. d. deutsch. Gesellsch. f. Chir. VII. Congress, 1878, I, pag. 76. — v. Lesser: Operative Behandlung des Pes varus paralyticus. Centralblatt f. Chir. 1879, Nr. 31. — R. Davy: Talipes equinus and calcaneus, with Cases illustrating new Methods of Treatment. Brit. med. Journ. 1879, Febr. 15, pag. 221. — W. v. Muralt: Die Osteotomia cunciformis bei hochgradigem, veraltetem Klumpfuss. Correspond.- Blatt f. Schweizer Aerzte 1879, Nr. 16. — P. Rupprecht (Dresden): Fünf Fälle von Keilresection aus der Fusswurzel wegeu angeborenem Klumpfusse. Centralblatt f. Chir. 1880, Nr. 11, pag. 161. — F. Meusel (Gotha): Keilförmige Resection zur Heilung eines alten Klumpfusses. Correspondenzblatt d. allgem. ärztl. Vereins v. Thüringen 1880, Nr. 1. — E. Ried: Ueber die Behandlung hochgradiger Klumpfüsse durch Resectionen am Fussgerüste. Deutsche Zeitschr. f. Chir. 1880, Bd. XIII, pag. 114. — Franz König: Die Behandlung des Klumpfusses durch Ausschneidung eines Knochenkeils aus dem Fussrückeu. Centralblatt f. Chir. 1880, Nr. 13, pag. 193. — Poinsot (Bordeaux): De la résection du tarse, ou tarsotomie, dans le pied-bot varus ancien. Bull. de la Soc. de chir., pag. 455. 1880. — Rich.

Davy (London): Resection of the tarsal arch for the permanent relief of intractable club-foot. Brit. med. Journal 1881, Vol. II, pag. 698. — Otto Krumbholz: Ueber Keilresectionen aus der Fusswurzel bei veraltetem Klumpfuss. Inaug.-Diss. Berlin 1881. 8. (Statistik.) — E. H. Bradford: Resection of the tarsus in severe cases of congenital club-foot. Boston med. and surgic. Journ. 1881, pag. 241. — Rydygier: Eine neue Resectionsmethode der Fusswurzelknochen beim veralteten Pes varus. Berlin. klin. Wochenschr. 1883, Nr. 16. pag. 79. — Leonor Goldschmidt: Beitrag zur Behandlung des Klumpfusses durch Osteotomien. Inaug.-Diss. Berlin 1883. — Rich. Davy (London): Clinical lecture on excision of on osseous wedge at the transverse tarsal joint for relief of intractable club-foot. Brit. med. Journ. 1883. Vol. I. pag. 899. — A. Lorenz: Ueber die operative Orthopädie des Klumpfusses. Wiener Klinik, 5. u. 6. Heft. Wien 1884. — Gust. Krauss: Ueber den Werth der Resection in der Fusswurzel zur Heilung des Klumpfusses. Verhandlg. d. deutsch. Gesellsch. f. Chir. 1886. XV. Congress. I. pag. 114. — Jos. Hauck: Beitrag zur Casuistik d. orthopäd. Gelenkresectionen. Würzburg 1888. — Deschamps (Lüttich): Tarsotomie et résection cunéiforme de la malléole interne. Bull. de la Soc. de méd. de Gand 1888, pag. 151. — Le Dentu: Tarsotomie étendue, guérison. Bull. de la soc. de chir. 1888, p. 95.

Resectionen der Zehengelenke.

A. Rose (New-York): Resection considered as a Remedy for Abduction of the great Toe — Hallux valgus — and Bunion. New-York med. Record 1874. April 15, pag. 200. — J. H. Pooley (N. Y. Yonkers): Hallux valgus; Exsection of metatarsal Bone; Mortification and Death. New-York med. Record 1875, May 29, pag. 372. — A. C. Girard: Resection considered as a Remedy for Abduction of the great Toe, Hallux valgus etc. New-York med. Record 1875, Jan. 9. — A. Rose: Resection as a Remedy for Abduction for the great Toe. New-York med. Record 1875, Jan. 20, pag. 86. — G. H. Balleray: Hallux valgus treated by Exsection of the metatarsal Bone. New-York med. Record 1877, Aug. 25, pag. 532. — Offer: Zur Pathologie der kleinen Gelenke. Wien. med. Blätter 1879, Nr. 23, pag. 301. (Resectionen an den Finger- und Zehengelenken.) — J. L. Reverdin: Anatomie et Opération du hallux valgus. Sitzung der Genfer med. Gesellsch. vom 4. Mai 1881.

Mehrfache Resectionen am gleichen Menschen.

F. Ried: Drei Fälle doppelseitiger Ellenbogenresectionen. Jenaische Zeitschrift f. Medicin 1867, Bd. III, pag. 264. — William Mac Cormac: An Account of a Case of Resection of the Shoulder and Elbow-Joints of the same Arm for Gunshot-Injury. Medico-chirurg. Transactions 1872, Vol. LV, pag. 207. — Johann Merkel (Nürnberg): Drei Gelenkresectionen an einem Individuum mit Heilung. Deutsche Zeitschr. f. Chir. 1874, Bd. IV, p. 567. — Rich. Volkmann: Resection beider Hüftgelenke bei einem 7 jähr. Knaben. Deutsche med. Wochenschr. 1876, Nr. 25. Verhandlg. der deutsch. Gesellsch. f. Chir., V. Congress, 1876. I. pag. 81. — C. Hüter: 1) Ein Fall von beiderseitiger Fussgelenkresection. 2) Ein weiterer Fall von Fussgelenkresection. Verhandlg. d. deutsch. Gesellsch. f. Chir., VI. Congress, 1877, I, pag. 28. — Max Schede: Vorstellung eines Falles von Resection beider Ellenbogengelenke, beider Handgelenke und beider Fussgelenke an einer Person wegen knöcherner Ankylose nach Polyarthritis rheumat. Verhandlg. d. deutsch. Gesellschaft f. Chir., VII. Congress, 1878, pag. 78. — James Barron (Sunderland): Case of consecutive Excision of both Knee-Joints for Disease, terminating in Recovery. Lancet 1878, Vol. II, pag. 324. — J. Croft (London): Excision of both Hip-joints for symmetrical femoral Necrosis. Lancet, Vol. II. 1879, pag. 838. Medic. Times and Gaz. 1879, Vol. II, pag. 675. — E. Hahn: 1) Doppelseitige Hüftgelenkresection. 2) Osteotomia subtrochanterica. 3) Fussgelenkresection mit voller Beweglichkeit des Gelenkes. Verhandlg. d. deutschen Gesellsch. f. Chir. IX. Congress, 1880, pag. 67. — R. Clement Lucas (London Guy's Hospital): Excision of both elbow-joints. British med. Journal 1881, Vol. II, pag. 897. — Raye O'Connell (Calcutta): Excision of both elbows. Lancet 1884, II, pag. 798.

— Mordhorst (Wiesbaden): Doppelseitige Ankylose des Hüftgelenkes. Resection des rechten Oberschenkelkopfes und Osteotomie des linken Oberschenkelhalses. Archiv f. klin. Chir. 1884, Bd. XXXI. Nr. 677. — Raye O'Connell (Calcutta): Excisiou of both Knee-joints. Lancet 1884, II, pag. 797. — Sigmund Plachte: Beitrag zur doppelseitigen Ellenbogenresection. Inaug.-Diss. 1885. Würzburg. — Sylvester Nozinski: Die doppelseitige Hüftgelenksresection. Würzburg. Inaug.-Diss. 1885. Posen. — A. Hoffa (Würzburg); Ueber doppelseitige Kniegelenks-resectionen. Bayer. ärztl. Intell. Blatt 1885. pag. 369. Sitzungsber. d. physikal. med. Gesellsch. z. Würzburg 1885, Nr. 5, 6. — Lorenz Hornung: Ueber Re-section des Kniegelenkes mit einem Fall von doppelseitiger Kniegelenksresection. Statistik. Inaug.-Diss. Würzburg 1887. — Alfred Künkler: Die doppelseitige Hüftgelenksresection. Inaug.-Diss. München 1887. — William Henry Battle: A case of Excision of both hip-joints for acute disease; recovery. Lancet 1889, Vol. II, pag. 733. (Drei ähnliche Fälle erwähnt von Croft, 1879, Ashurst, 1883, Byrd, 1883.) — F. Sarrazin: Ueber die doppelseitige Hüftgelenksresection. Diss. inaug. Jena 1892. — A. Köhler: Resection des linken Hüft- und Kniegelenkes bei einem schwächlichen Kinde. Heilung. Verhandlg. d. deutsch. Gesellsch. f. Chir. XXII. Congress. 1893, I. pag. 135.

Resection in der Continuität wegen frischer Fracturen.

W. Kempster (Syracus, New-York. U.St.): Report of an Exsection of 2½ inches of the right Tibia. Americ. Journ. of med. Sciences. 1866, Jan., pag. 279. — Carl Gotthardt (Pressburg): Resection der Tibia bei einem complicirten Bruche beider Unterschenkelknochen. Wiener med. Wochenschr. 1886, Nr. 2, 3. — Moutet: De la résection simultanée de la diaphyse du cubitus et du radius dans les fractures compliquées dans l'avant-bras. Montpellier médical 1867, T. XVIII, Mai, pag. 385. — Jos. W. Thompson: Report on Resection of the long Bones. New-York med. Rec. 1868, March 16, pag. 28. — Rud. v. Sobbe: Ein Beitrag zur Geschichte der subperiost. Resectionen in der Continuität der Röhrenknochen. Diss. inaug. Berlin 1868. — Letenneur (Nantes): Fracture comminutive de la jambe; résection. suture des fragments. guérison sans claudication. Allongement des os. Gaz. des hôpit. 1871. Déc. 23. — Ollier: Résection de la diaphyse humérale à la suite de fractures par coups de feu. Lyon médical 1872, Nr. 4, pag. 252. — A. Cousin: Des résections diaphysaires à la suite des coups de feu des os longs. L'Union médicale 1874, pag. 89, 129. — Lange (Woerth sur Sauer): Résection primit. de deux tiers supérieurs de l'humérus droit à la suite d'un coup de feu. Guérison. Gaz. méd. de Strasbourg 1874, Nr. 6, pag. 68. — G. A. Wright (Manchester): A case of compound fracture of the humerus. treated by resection and wiring together of fragments. Lancet 1884. Vol. I, pag. 10.

Resection in der Continuität wegen Pseudarthrose.

J. Samuel Jones: Successful Resection of both Bones of the Forearm for ununited Fracture of long Standing. Americ. Journ. of med. Sc. 1866, July, pag. 105. — Demarquay: Pseudarthrose de l'humérus. Résection et suture des extrémités osseuses. Gaz. des hôp. 1866, Nr. 140, pag. 556. — Letenneur (Nantes): Deux fractures non consolidées de la cuisse traitées par la résection et la suture des os. Gaz. des hôp. 1870. Nr. 83, 84, 85. — H. R. Ranke (aus d. Klinik Volkmann's): Pseudarthrose des Unterschenkels; treppenförmige Resection mit Aneinandernietung der Fragmente durch Elfenbeinstifte. Heilung. Berlin. klin. Wochenschr. 1875. Nr. 17, pag. 221. — Max Schüller (Greifswald): Ein Fall von subperiostaler Diaphysenresection mit folgender Periostnaht bei einer durch Sehnenzwischen-lagerung bedingten Pseudarthrose der Tibia. Deutsche med. Wochenschr. 1878. Nr. 9, pag. 97. — G. Poinsot (Bordeaux): Pseudarthrose du fémur remontant à 28 mois. Résection et suture des fragments. Guérison. mais insuccès. Amputation de la cuisse. Guérison. Journ. de méd. de Bordeaux Nr. 45. pag. 487. 1880. — Gervais (Bordeaux): Note sur un cas de fracture non consolidée du tibia, traitée avec succès par la résection suivie de suture osseuse. Journ. de méd. de Bordeaux Nr. 43. pag. 458. 1880.

Resection in der Continuität wegen acuter Osteomyelitis und Periostitis.

Ch. Jul. Bonnesoeur: Quelques mots sur le périoste et les résections souspériostées dans le cas d'ostéïde suppurée. Thèse de Strasbourg 1866, Nr. 18. — T. Holmes (London): On subperiosteal Resection of Bone in the Treatment of acute periosteal Abscess, with the History of a Case, in which the whole Diaphysis of the Tibia was removed at the Commencement of the Disease. The Lancet 1866, Vol. I, Nr. 13, pag. 340. — Cheever (Bostou): Excision of the entire Diaphysis and the lower Epiphysis of the Tibia from a Girl of 13 Years for suppurative Periostitis, followed by Regeneratiou of the Bone and a useful Limb. Boston. med. and surg. Journ. 1869, March 25, pag. 132. — Laskowski: Coup de feu; fracture comminutive de l'humérus gauche dans le tiers supérieur; extraction de la balle; infectiou purulente; résection de six centimètres de l'humérus; guérison avec conservation de tous les mouvements du membre. L'Union méd. 1872, Nr. 123, pag. 591. — Ellis G. Porter: On subperiosteal Excision. Philadelph. med. and surg. Reporter 1875, May 1, pag. 345. — S. Duplay: De la résection précoce dans le traitement de la périostite phlegmoneuse diffuse, et notamment de la résection souspériostée de la totalité de la diaphyse du tibia. Journal de Thérapeutique 1875, Nr. 20, pag. 777. — Ferd. Suarez y Cruz: Des diverses méthodes de traitement de la périostite phlegmoneuse diffuse et en particulier de la résection sous-périostée. Thèse de Paris 1876, Nr. 45. — A. Faucon: De la résection précoce de toute la diaphyse du tibia dans certains cas d'ostéo-myélopériostite diffuse aiguë. Mém. préseuté à l'Acad. Royale de méd. de Belg. 1879, 25. Oct., Ref. C. B. f. Chir. 1880, pag. 364. — Soupart: Rapport de la commission chargée de l'examen du mémoire de M. Faucon sur la résection précoce de toute la diaphyse du tibia dans certains cas d'ostéo-myélo-périostite diffuse aiguë. Bullet. de l'Académ. de méd. de Belgique 1879, Nr. 11, pag. 1152. — Polaillon: Ostéomyélite aiguë du péroné. Ablation de toute sa diaphyse. Guérison. Retour complet des fonctions de la jambe. Union méd. 1888, Nr. 152, pag. 847. — Félix Legueu: Des résections dans l'ostéomyélite des os longs. Gaz. des hôpit. 1889, Nr. 142, pag. 1301. — Vincent (Lyon): Un cas de régénération du tibia exstirpé en totalité (24 Cm), moins les épiphyses et les cartilages de conjugaison, chez une fille de 9 ans, atteinte d'ostéomyélite infectieuse etc. Lyon méd. 1889, Nr. 8, pag. 303.

Resection in der Continuität wegen Caries und Nekrose.

G. Porter: Excision von 4½ Zoll der Ulna wegen organischer Erkrankung. Heilung. Vollständige Functionsfähigkeit. Dublin quart. Journ. 1864, Febr. 1. — A. Guériu: Résection étendue de l'extrémité inférieure de l'humérus. Parfaite conservation des fonctions du membre. Gaz. des hôpit. 1866, Nr. 14. — Alois Paikut: Subperiostale Resection fast der ganzen Ulna. Heilung in 4 Wochen. Allgem. milit.-ärztl. Zeitung 1866, Nr. 38, pag. 329. — Geo. K. Amermann (Chicago): Excision of the Shaft of the Humerus etc. Chicago med. Journ. 1866, Aug., pag. 358. — Lotzbeck (München): Zur Resection d. Trochant. major. Bayer. ärztl. Intelligenzblatt 1870, Nr. 34, pag. 438. — Chipault (Orléans): Résection de 18 Centim. du tibia; reproduction osseuse. Gaz. des hôpit. 1871, Nr. 168, pag. 591. — M. Nedopil: Totalexstirpation des Humerus in zwei Zeiten (aus Billroth's Klinik). Archiv für klin. Chir. Bd. XXI. pag. 884. 1877. — Bockenheimer (Frankfurt a. M.): Zur Resection der Röhrenknochen; Totalexstirpation des Os fem. Vollständige Reproduction des Knochens. Resectionen der Epi- und Diaphysen in grösserem oder geringerem Umfange, meist mit güustigem Ausgange und vollständiger Knochenreproduction. Deutsche med. Wochenschr. 1878, Nr. 50, 51. — Demhowski (Krakau): Subperiostale Extraction der ganzen Ulna. Przegląd lekarski 1878, Nr. 32. Virchow-Hirsch Jahresher. 1878, II, pag. 385. — John Fagan (Ulster): Case of subperiosteal Resection of the whole Shaft of the Ulna. Duhlin Journ. of med. Sc. 1878 Sept., pag. 262. — Pamard: Deux résections sous-périostées de l'extrémité inférieure du tibia chez des sujets, ayant plus de 30 ans, suivies de réformation de l'os. Bullet. de la Soc. de Chir. 1879, Nr. 4, pag. 324. — C. C. Field (Easton): Exsection of entire radius. Philadelph.

Med. and Surg. Reporter 1881, Sept. 17, pag. 311. — Arthur Neve (Kashmir, Nord-Indien): On resection of long bones. 1889. Americ. Journ. March, pag. 229. — John G. Jay: A case of entire resection of the ulna with resection of the humerus and radius. Americ. Journ. 1889, Oct., pag. 371. — J. C. Sexton (Rushville, Indien): Report of a case of excision of entire humerus; operation in the presence of chorea major. Philad. Reporter 1890, March 20, pag. 367. — Ollier: Résection inférieure de l'humérus. Lyon méd. 1891, Nr. 1, pag. 18.

Resection in der Continuität wegen Geschwülsten. .

Luigi Malagodi: Sulla resezione dell' ulna. Il Raccoglitore medico 1875, Ser. 4, Vol. III, pag. 5, 33. — Thomas Annandale (Edinburgh): Excision of the upper Half of the Fibula with a cartilaginous Tumour. British med. Journ. 1875, Vol. I, pag. 252. — Henry Morris: On a Case of myeloid Sarcoma of the left Radius. Lancet 1877, Vol. I, 574. — Clement Lucas: Removal of the lower Half of the left Ulna on Account of a myeloid Tumour. Clinic. Soc. of London. Lancet 1877, Vol. I, pag. 574.

Resection des Oberkiefers.

F. Ried: Resection des ganzen Oberkiefers mit Tafeln. Jenaer Zeitschrift f. Medicin 1864, 1, 2. — Ollier: Nouveau procédé opératoire pour l'ablation des polypes naso-pharyngiens. Gaz. des hôp. 1866, Nr. 70. — Collis: Fibroplastic Growth from the Periosteum of the nasal Cavity. Removal by a new Operation etc. Dublin Journ. of med. Sc. 1866, Nov., pag. 331—337. — Carl Heine: Resection des Oberkiefers mit besonderer Rücksicht auf Erhaltung, beziehungsw. Wiederherstellung des Gaumengewölbes; z. Th. auf Grund neuer dazu angegebener Ersatzmethoden. Deutsche Klinik 1866, Nr. 44, 45, 46, 47. — Louis Thomas: Ablation du maxillaire supérieur. Gaz. des hôp. 1869, Nr. 3. — M. M. Duval: Étude sur la valeur relative des procédés de section du maxillaire supérieur applicables à l'extraction des polypes nasaux et nasopharyngiens. Thèse de Strasbourg 1869. — Michaux: Nouvelle note sur le diagnostic et le traitement des polypes fibreux nasopharyngiens. Bull. de l'Académ. de méd. de Belgique 1869, Nr. 6, pag. 510—549. — Bottini: Resezione endo-orale del mascellare superiore sinistro per sarcoma osteoide dell' antro d'Igmoro. (Giornale del Academia di Torino.) Gazz. chir. delle spedale civico di Palermo 1870, Nr. 8. — Hofmokl: Ueber Resection d. Ober- u. Unterkiefers mit Rücksicht auf 88 darauf bezügliche Krankheitsfälle. (Aus Dumreicher's Klinik.) Med. Jahrb. d. Wiener Aerzte 1871, Heft IV, pag. 459—522. — Michaux: Ablatiou de la mâchoire supérieure, y compris l'os malaire par une incision verticale; chez un garçon de 15 ans pour un sarcome volumineux. Bullet. de l'Académie de méd. de Belgique 1872, Nr. 9. — Canton: Removal of both superior Maxillae. Lancet 1872, Vol. I, pag. 79. — L. Rabe: Statistische und klinische Beiträge zur Prognose der Resectionen des Oberkiefers u. den Hülfsoperationen bei denselben. Deutsche Zeitschr. f. Chir. 1873, Bd. III, pag. 300—353. — R. U. Krönlein: Ueber die totale Oberkieferresection; statist. Beitrag aus der chirurg. Klinik zu Zürich. Deutsche Zeitschr. f. Chir. 1873, Bd. III, pag. 364—370. — N. C. Dobson: Removal of greater Part of both superior Maxillae simultaneously for malignant Disease. Recovery. Brit. med. Journ. 1873, Octob. 11. — W. W. Wagstaffe: Tumour occupying both upper Jaws removed by Operation. Transact. of the pathol. Soc. 1873, Vol. XXIV, pag. 189—191. — F. Riedinger: Resection des Oberkiefers mit Erhaltung des mucös-periostalen Ueberzuges des harten Gaumens. Berliner klin. Wochenschr. 1873, Nr. 44. — Verneuil: Modifications aux procédés de résection des mâchoires supérieure et inférieure. Gaz des hôp. 1873, Nr. 105, pag. 837. — Podrazki: Totale Resection beider Oberkieferknochen wegen eines Osteoms. Oesterreich. Zeitschr. f. prakt. Heilkunde 1873, Nr. 1 u. 2. — Chisholm: The best Method for Removing the upper maxillary Bone. The New York med. Record 1874. April 1. — Edm. Rose: Vorschlag zur Erleichterung der Operationen am Oberkiefer. Archiv f. klin. Chir. 1874, Bd. XVII, pag. 454. — M. Müller: Oberkieferresection am hängenden Kopfe. Dorpat 1875.

— Ohlemann: Beitrag zur Statistik der Oberkiefergeschwülste. Archiv f. klin. Chirurgie 1875. Bd. XVIII, pag. 463. — V. Czerny: Phosphornekrose; subperiostale Resection beider Oberkiefer u. beider Jochbeine vom Munde aus. Wiener med. Wochenschr. 1875, Nr. 8. — Estlander: Samtidig resektion af större delen af högra samt hela venstra öfre käken äfvensom venstra okhenet. Finska läkare-sällsk. handl. 1876, Bd. XVII, pag. 35. Doppelseitige Resection des Oberkiefers wegen Sarkom. Ref. Virchow-Hirsch Jahresber. 1876, II, pag. 415. — Heinrich Braun: Ueber totale doppelte Oberkieferresection. Archiv f. klin. Chirurgie 1876, Bd. XIX, pag. 728. — Létiévant: Modification au procédé de résection de l'os maxillaire supérieur. Lyon méd. 1877, Nr. 37 u. 38. — Helferich (München): Ueber improvisirte Drathprothesen nach Resection des Oberkiefers. Verhandlg. d. deutsch. Gesellsch. f. Chir. 1885, XIV. Congress I, pag. 128. — L. Heusner: Ueber Oberkieferresectiou mit möglichster Schonung der Weichtheile. Deutsche med. Wochenschr. 1889, pag. 149. — Péan: De la résection totale des os de la face. Gaz. des hôp. 1890, Nr. 7 u. Wien. med. Zeitg. 1890, Nr. 5. — Paul Berger: Résection du maxillaire supérieur pour ostéosarcome de cet os, avec absence complète de déformation de la face. Bull. et Mém. de la Soc. d. Chir. 1890, pag. 724. — Bardenheuer (Cöln): Ueber Unterkiefer- und Oberkiefer-resection (Einpflanzung von Stirnlappen). Archiv f. klin. Chir., 1892, Bd. XLIV, pag. 604.

Resection des Unterkiefers.

B. v. Langenbeck: Ueber Verschiebuug des Unterkiefers nach Resection desselben. Deutsche Klinik 1864, 2. — Theodor Frenkel: Beiträge zur Wangenbildung und Operation der Kieferklemme. Diss. inaug. Jena 1867. — Mosetig (v. Dumreicher): Bildung eines künstlichen Gelenkes bei einseitiger Ankylose des Unterkiefers. Wochenblatt d. k. k. Gesellsch. der Aerzte in Wien, Nr. 17, 1867. — Enr. Bottini: Disarticolazione sottoperiostea e sottocassulare della metà sinistra del mascellare inferiore. Annali universali di medic. 1867. Vol. CC. pag. 307. — R. Gritti: Resezione intrabucale e sottoperiostea della mandibola inferiore mercè un nuovo processo operativo, cou osservazione clinica. Gazz. med. Italiana Lombardia 1867, Nr. 38, pag. 349. — Völker: Observation d'ankylose de la mâchoire inférieure. Résection (procédé Esmarch). Infection purulente. Mort. Union méd. 1869, Nr. 102, pag. 302. — Herm. Maas: An-kylose des Unterkiefers. Heilung durch Bildung eines falschen Gelenkes auf beiden Seiten. (Prof. Fischer's Klinik in Breslau.) Archiv f. klin. Chir. 1872, Bd. XIII, pag. 429—432. — J. C. Hutchinson: Contributions to operative Surgery. Americ. Journal of med. Sc. 1874, Jan. — Maunder: Tumour of lateral Portion of the lower Jaw removed without external wound. Med. Times and Gaz. July 4. 1874, pag. 11. — Vizzu: De quelques modifications apportées à l'ablation partielle de l'os maxillaire inférieure. Thèse d. Paris 1875. — Permanent Closure of the Jaws, Med. Times and Gazette 1876, July 1. — Richet: Sur le resserrement des mâchoires. L'Union médicale 1877, Nr. 56, 59, 66. — Annandale: Note on Esmarch's Operation for the Relief of permanent Closure of the Jaws. Edinburgh med. Journ. 1877. March. — A. Tamburini: Lussazione bilaterale del mascellare inferiore antica e irreducibile. Resezione dei due con-dili. Successo completo. Lo Sperimentale. Aprile 1877. — B. v. Langenbeck: Ueber Knochenbildung nach Unterkieferresectioneu. Archiv f. klin. Chir. Bd. XXII, 1878, pag. 496. — Maunder: Cystic Sarcoma of lower Jaw removed without external Incision. Lancet 1878, July 20. — M. W. Schultén: Fall af cikatriciel ankylos af underkäken, jämte defect af kinden. Anläggning af Konstgjord led. Nord. m. Ark. Bd. IX, Nr. 13. Derselbe: Fall af sann ankylos af underkäken botad genom anläggende af Konstgjord led på käkgrenen. Nord. m. Ark. Bd. IX. Nr. 13. Ref. in Virchow-Hirsch 1878, II, pag. 382. — Franz König: Die Kieferklemme und deren Heilung durch Gelenksresection. Deutsche Zeitschr. f. Chirurgie 1878, X, pag. 26. — Magjarevic: Exstirpation des ganzen Unter-kiefers wegen eines Rundzellensarkoms. Genesung in kürzester Zeit. Wiener med. Presse 1878, Nr. 13, pag. 386. — H. Smith: Removal of the entire Half of the lower Maxilla. The Lancet 1878, Vol. II, pag. 806. — Weisbach: Casuistischer Beitrag zu den jetzigen Anschauungen über Phosphornekrose des Unterkiefers und die Resection desselben. Archiv f. klin. Chir. 1879, Bd. XXIII, pag. 427. — Hage-dorn: Resection beider Kiefergelenke wegeu totaler Aukylose. Verhandlg. d.

deutsch. Gesellsch. f. Chir., IX. Congress 1880. — Pollard: Four cases of closure of the jaws, three of which were treated by removel of the condyle and neck of the jaw, a fourth by Esmarch's operation. The Brit. med. Journ. 1884. 13. Dec. — H. R. Ranke (Groningen): Zur Resection des Unterkiefergelenks bei Ankylosis vera maudibulae. Archiv f. klin. Chir. 1885, Bd. XXXII, pag. 525. — Jul. Lewy: Ueber die Kieferklemmen und ihre Behandlung. Inaug.-Diss. Berlin 1885. — Lange: Resection for ankylosis of the jaw. Americ. med. News 1886, pag. 581. — E. Küster: Ueber Ankylose des Kiefergelenks. Verhandlg. d. deutsch. Gesellsch. f. Chir. 1888, XVII. Congress. — Claude Martin (Lyon): Sur la prothèse immédiate dans les résections partielles ou totales du maxillaire inférieur. Lyon méd. 1888, Nr. 38. — Claude Martin (Lyon): Prothèse immédiate à la suite de résections partielles du maxillaire inférieur. Lyon méd. 1888, Nr. 50, pag. 510. — Cabot: Anchylosis of the temporomaxillary joint relieved by osteotomy of the neck of the inferior maxilla. Transact. of the Amer. surg. assoc. 1889, Vol. VII. pag. 115. — Bastiu: Ostéo-périostite du maxillaire inférieur, nécrose de cet os. Résection souspériostée par M. Warnots. Presse méd. belge 1890, Nr. 23, pag. 353. — Ollier: Résection pour une ankylose osseuse du maxillaire inférieur. Lyon médical 1891, pag. 160.

Resection der Clavicula.

Henry Bowe: Case of Removal of the entire Clavicle. Med. Times and Gaz. 1866. Vol. II, Aug. 25. — John W. Irvine (Liverpool): On a Case of Excision and Regeneration of the entire Clavicle. Lancet 1, pag. 206, 1867. — Britton (Driffield): Exstirpation of Clavicle. Med. Times and Gaz. 1870, Vol. I, pag. 551. — Theodore Varick (Jersey City): A Case of sub-periosteal Resection of the Clavicle. New-York Medic. Record 1870, Jan. 15, pag. 510. — T. Cooley (Kansas): Removal of the entire Clavicle for Osteo-Sarkoma. St. Louis med. and surg. Journ. 1870, Jan., pag. 62. — H. H. Clark (Pittsburgh): Exsection of Clavicle for Necrosis, with Reproduction of a new Bone. Philadelph. med. and surg. Report 1875, Vol. XXXIII, August 7, pag. 102. — F. Zimmermann (Helgoland): Ein Fall von Resection d. Clavicula und des grössten Theiles d. Scapula. Archiv f. klin. Chir. Bd. XXI, pag. 249, 1877. — E. Déleus: De la résection d'un callus de la clavicule comprimant les vaisseaux et les nerfs sous-claviers. Arch. général. de méd. 1881, Août, pag. 170. — Porcher: Dissection of the region of the clavicle. (Section eines Falles, in welchem Val. Mott 1828 wegen Osteosarkoms die Clavicula entfernt hatte.) Americ. Journ. of med. sciences 1883. pag. 146. — Polaillon: Ostéo-Sarcome de la clavicule; résection des trois quarts externes d. cet os. Guérison avec conservation de tous les mouvements du bras. Gaz. méd. de Paris 1885, Nr. 14, pag. 160. — Després: Tumeur de la clavicule droite (ostéosarcome central). Résection totale de la clavicule. Bull. de la Soc. de Chir. 1889, pag. 143, 226. Weitere Fälle in der Discussiou mitgetheilt. — Jessett Fred Bowreman (Brompton): Excision of the entire clavicle on the right side for large subperiosteal sarcoma. Lancet 1889, Vol. 1, pag. 1077, 1128. — Rudolf Zabel: Zur Casuistik der Totalexstirpation der Clavicula. Diss. inaug. Berlin 1890 (59 aus der Literatur gesammelte Fälle, ein neuer).

Resection und Exstirpation der Scapula.

C. Fock: Exstirpatio et resectio scapulae. Deutsche Klinik 1855. — W. P. Moon: Enucleation des Schulterblattes. Americ. Journal of med. Sc. 1866, Jan., pag. 143. — Michaux: De l'ablation totale de l'omoplate en conservant le reste du membre supérieur. Gaz. méd. de Paris 1866, Nr. 16, 17, 18, 19. — Will. Fergusson: Removal of the Scapula, Half of the Clavicle and the whole Arm. Death on the third Day. Lancet 1867, Vol. II, Novemb. 2. — Stephan Rogers (New York): Case of Excision of the entire Scapula. to which is added a History of the Operations involving the Removal of all, or a considerable Part of this Bone; with the View of establishing the surgical Character and Prognosis of this Class of Operations. Americ. Journ. of med. Sc. Oct. 1868, pag. 359. — Bonislaus v. Brökere: Geschichte und Casuistik der Exstirpation des Schulterblattes.

Inaug.-Diss. Berlin 1869, 8, pag. 35. — Vincent Jackson: Amputation of right Arm at the Shoulder-Joint, with Excision of the Scapula. Brit. med. Journ. Vol. II, 1869, pag. 322. — Patrick Heron Watson: Amputation of the Scapula along with two thirds of the Clavicula and the Remains of the Arm. Edinburgh med. Journ. 1869, August, pag. 124. — Jean Bapt. Levrey: Résection complète du scapulum avec conservation du bras. Opération faite dans la Haute-Saône au mois Septembre 1868 par le docteur Michel de Strasbourg. Thèse de Strasbourg 1869. — George Pollock: Two Cases of Excision of the Scapula, with Remarks. St. George's Hosp. Reports 1870, Vol. IV, pag. 223. — M. Schuppert (New Orleans): Excision of the 'entire Scapula with Preservation of a useful Arm. New Orleans Journ. of med. 1870, Jan., pag. 90. — E. Albanese: Nuovo processo operatorio per la resezione scapolo-omerale, seguito da un osservazione clinica. Gazz. clinica dello Spedale civico di Palermo 1870, Nr. 10—12. — Hamilton: Amputation of Arm and Scapula upon colloid Scapula. New-York med. Record 1871, May 15, pag. 141. — Charles Steeb (Bristol): Excision of the Scapula. Brit. med. Journ. 1871, Vol. II, pag. 430. — James Spence: Successful Case of Excision of the Scapula. Dublin Journ. of med. Sc. 1873, June, pag. 508. — Luigi Malagodi: Storia di una resezione di scapola. Il Raccoglitore medico 1873, 30. Maggio, pag. 433. — O'Grady (Dublin): Ablation of entire Scapula. Med. Press and Circul. 1874, March 4, pag. 179. — R. Schneider (Königsberg): Exstirpation d. linken Scapula wegen eines Sarkoms. Berliner klin. Wochenschr. 1874, Nr. 31, pag. 377. — C. S. Jeaffreson (Newcastle-on-Tyne): Excision of the Scapula and nearly the entire Clavicle for malignant Disease. Lancet 1874, Vol. I, pag. 759. — Michel (Nancy): Contribution à l'histoire de l'exstirpation complète de l'omoplate avec conservation du bras. Gaz. hebdom. de méd. et de chir. 1874, Nr. 27, pag. 432. — Vicenzo Omboni: Resezioue della scapola per osteosarcoma midollare. Annali universali di Medicina 1874, Settembre, pag. 554. — Theo. J. Young: Amputation of Clavicle and Scapula. Americ. Journ. of med. Sc. 1875, Octob., pag. 459. — H. Fischer (Breslau): Zur Resection des Schulterblattes. Deutsche Klinik 1875, Nr. 1, pag. 1. — A. B. Crosby: Report of the first recorded Operation involving the Removal of the entire Arm, Scapula and three-fourths of the Clavicle by Dixi Crosby etc. reported by his Son. New-York med. Record 1875. Nov. 13, pag. 753. — M. Nedopil: Exstirpation der Scapula u. eines Theiles der Clavicula wegen Chondrosarkoms mit Erhaltung d. Armes. (Aus Billroth's Klinik.) Archiv f. klin. Chir. 1877, Bd. XXI, pag. 849. — Orlowski: Nekrotomia scapulae dextrae et resectio capitis humeri dextri. Heilung. Medycyna Nr. 26. 1877. Virchow-Hirsch Jahresber. 1877, II, pag. 365. — v. Adelmann (Berlin): Zur Geschichte u. Statistik der totalen Entfernung des Schulterblattes. Verhandlg. der deutsch. Gesellsch. f. Chir. 1878, VII. Congress, 1, pag. 137. — Georget Peters (New York): Case of Excision of the entire Scapula for cancerous Disease. Recovery, with a useful Arm. Americ. Journ. of med. Sc. 1878, July, pag. 100. — E. B. Wolcott (Milwaukee): Excision of the Scapula. Philadelphia med. and surg. Reporter 1878, Nov. 9, pag. 399. — T. Gundrum (Jonia, Michigan): Case of Exstirpation of the Scapula with a Portion of Clavicle and entire Arm. Americ. Journ. of. med. Sc. 1878, July, pag. 98. — Charles B. Brigham (San Francisco): Subperiostalexcision of the entire Scapula and Head of the Humerus. Recovery. Boston. med. and surg. Journ. 1878, Nr. 15, pag. 455. — Georg F. B. Adelmann: Zur Geschichte und Statistik der theilweisen und vollständigen Schulterblatt-Resectionen. Prager Vierteljahrsschr. f. prakt. Heilkunde 1879, Bd. IV, pag. 1. — Joh. Mikulicz: Subperiostale Exstirpation der ganzen Scapula. Vollständ. Regenerat. Archiv f. klin. Chir. 1879, Bd. XXIV, pag. 192. — E. Lund (Manchester): On a Case in which one-third of the Clavicle, the whole of the Scapula, and the upper Extremity were removed for sarcomatous Growth around the Shoulder-Joint. Brit. med. Journ. 1880, Vol. II, pag. 617. — Berkely Hill (London): Sarcoma of the Scapula; Removal of the Growth, together with the Body of the Scapula; Death from Septicaemia. Brit. med. Journ. 1880, Vol. I, pag. 478. — Th. Gies: Beiträge zu den Operationen an der Scapula. Deutsche Zeitschr. f. Chir. Bd. XII, pag. 551—588. — W. J. Conklin: Periosteal Osteoid-Sarcoma of the humerus. Amputation at Shoulder-Joint; rapid recurrence; subsequent excision of entire scapula and outer extremity of clavicle; recovery. Americ. Journ. of the med. Sciences 1883, pag. 102. — Guiseppe Caccioppoli: Resezione della scapola per enchondroma ossifico. Il Morgagni 1883, pag. 122, 248. — Frederico Fornari: Disarticolazione dell' omero; resezione totale della scapola. Raccoglitore medico 1884, pag. 358. — H. Steinbrück (Reutlingen): Osteo-Fibroid

der Scapula. Part. Exstirpation derselben. Württemb. ärztl. Korrespondenzblatt
1884, Nr. 26, pag. 203. — Verneuil: De la désarticulation inter-scapulothora-
cique. L'Union méd. 1884. Nr. 1, pag. 1. — Hashimoto (Japan): Resection des
Oberarmkopfes u. des Schulterblattes wegen Caries u. Nekrose. Archiv f. klin.
Chir. 1885, Bd. XXXII, pag. 27, Taf. I, Fig. 7 a u. b. — Schulz (Sonnenburg in
der Neumark): Totalexstirpation d. Scapula mit Resection d. Humeruskopfes und
d. Acromialendes d. Clavicula wegen Caries. Ausgang in Heilung; gute Gebrauchsfähigkeit d. Armes. Deutsche Zeitschr. f. Chir. 1886, Bd. XXIII, pag. 291. — Agostino
Paci: Asportazione totale e resezioni partiali della scapola. Lo Sperimentale
1887, Nov., Dizemb. — Antonio Ceci (Genua): Estirpazione totale della scapola
con conservazione del braccio. Guarigione. Riproduzione completa dell' osso estir-
pato e perfetta funzionalità della spalla e del braccio. (Con 3 fototipie.) Archivio
ed atti della Società Italiana di Chirurgia 1887, Vol. III, pag. 415. — Karl Doll
(Karlsruhe): Ueber Exstirpation der Scapula mit und ohne Erhaltung des Armes.
Archiv f. klin. Chir. 1888, Bd. XXXVII, pag. 131. — T. Hashimoto (Japan): Regeneration des Schulterblattes nach der Resection mit Zurücklassung des Acromion und
des Proc. coracoid. Archiv f. klin. Chir. 1888, Bd. XXXVII, pag. 217. — C. M. de Jong
(Haag): Een geval van amputatio scapulae wegens enchondroom. Nederl. Tijdschr.
1888, II, Nr. 6, pag. 151. — A. J. Ochsner (aus d. chir. Klin. d. Prof. Charles T.
Parkes, Chicago): Entfernung des Armes nebst Scapula und Clavicula. Archiv f.
klin. Chir. 1889, Bd. XXXIX, pag. 442. — Roman Sondermayer (Krakau):
Sarcom des Armbeins. Abtragung der ganzen oberen Extremität sammt dem
Schulterblatte und einem Theil des Schlüsselbeins. Heilung. Wiener med. Wochenschrift 1889, Nr. 29, pag. 1112. — Paul Sendler (Magdeburg): Totalexstirpation
der Scapula wegen maligner Neubildung. Archiv f. klin. Chir. 1889, Bd. XXXVIII,
pag. 300. — Southam (Manchester): Removal of the scapula together with half
the clavicle and the entire upper extremity for a sarcomatous tumour. 1889. Brit.
med. Journ. Vol. II, pag. 1334 (11jähr. Mädchen). — Southam (Manchester):
Excision of the scapula for a sarcomatous tumour. Brit. med. Journ. 1889, Vol. II,
pag. 1333 (14jähr. Knabe). — Ollier: Résection sous-périostée de l'omoplate.
Lyon méd. 1890, Nr. 50, pag. 515. — Franz Hausmann: Ueber die totale
Exstirpation des Schulterblattes. Diss. inaug. Erlangen 1892.

Resectionen der Rippen und des Brustbeins.

A. H. Schoemaker (Almelo): Resectie van een gedeelte der ondeeste rib.
Nederl. Tijdschr. voor Geneeskunde 1867, Aft. 1, pag. 209. — Demarquay: Résections des côtes. Gaz. méd. de Paris 1869, Nr. 3, pag. 5. — Hermann Lossen:
Die Resection der Rippen bei retrocostalen Abscessen. Berliner klin. Wochenschr.
1878, Nr. 9. — Kolaczek: Vorstellung eines Falles von ausgedehnter Resection
mehrerer Rippen wegen eines Choudroms. Verhandlg. d. deutschen Gesellsch. f.
Chir., VIII. Congress 1879, II, pag. 80. — B. v. Langenbeck: Ausgedehnte Rippenresection wegen Sarkom. Verhandlg. d. deutsch. Gesellsch. f. Chir., VIII. Congress
1879, I, pag. 45. — Francesco Rizzoli: Resezione ed asportazione dello sterno
fino alla cartilagine ensiforme in nu con alcune cartilagini costali per carie necro-
tica; riproduzione dell' osso e cartilagini escise; stabile guarigione. Bulletino delle
Science Mediche di Bologna 1876, Serie 5, Vol. XXI, pag. 161. — Langenbuch:
Ein Fall von ausgedehnter Costopleuralresection. Verhandlg. d. deutsch. Gesellsch. f.
Chir. 1881, X. Congress, I, pag. 108. — Fr. König (Göttingen): Resection des Brust-
beines wegen eines Osteoidchondroms. Heilung. Centralbl. f. Chir. 1882, Nr. 42,
pag. 681. — Jean Baptist Tabard: Historique de la résection des côtes et de
ses indications. Thèse de Paris 1883. — E. Küster: Zur Behandlung der Geschwülste des Sternum und des vorderen Mediastinum. Berliner klin. Wochenschr.
1883, Nr. 9. — Otto Ohlendorf: Ein Fall von Resectio sterni. Inaug.-Diss.
Würzburg 1884. — Saltzmann: Sur l'opération d'Estlander. Bull. de la soc.
de Chir. 1884. 8. Octob. — Bardenheuer (Cöln): Die Resection des Manubrium
sterni. Deutsche med. Wochenschr. 1885, pag. 688. — Herm. Maas: Ueber die
Resection der Brustwand bei Geschwülsten. Archiv f. klin. Chir. 1885, Bd. XXXIII.
pag. 314, Taf. III; Verhandlg. d. deutsch. Gesellsch. f. Chir. 1885, II, pag. 447. —
Edm. Jänel: Die Resectio sterni mit Bericht über ein Sarcoma retrosternale.
Diss. Erlangen 1887. — J. L. A. Roullies: De la résection du sternum. Thèse de
Paris. G. Steinheil. 1888, 126 pp. — A. Pearce Gould: On four cases of Est-

lander's operation. or thoracoplasty. Lancet 1888, pag. 261. — v. Adelmann: Die operative Entfernung des knöchernen Brustgürtels. Berliner klin. Wochenschr. 1888, Nr. 25; Archiv f. klin. Chir. 1888, Bd. XXXVII, pag. 681—708. — Roswell Park (Buffalo): Extensive thoracotomy for sarcoma of the chest-wall with adhesions to the lung. Annals of surg. 1889. Vol. VIII, pag. 254. — Riesenfeld: Ueber einen Fall von Rippen- und Pleuraresection wegen eines Osteochondroms. Deutsche med. Wochenschr. 1889. Nr. 16. — A. Grünbaum (Warschau): Vollständige Ausschälung der X. rechten Rippe, zugleich mit Resection des Quer- und Gelenkfortsatzes des X. Rückenwirbels. Centralbl. f. Chir. 1889, Nr. 7, pag. 125. — F. Bessel-Hagen (Heidelberg): Ueber eine sehr ausgedehnte Resection des Manubrium und Corpus sterni wegen Caries. Verhandlg. d. 62. Versammlg. deutsch. Naturforscher u. Aerzte 1889. Centralbl. f. Chirurgie 1889, Nr. 50, pag. 902. — E. Küster: Ueber die Grundsätze der Behandlung von Eiterungen in starrwandigen Höhlen, mit besonderer Berücksichtigung des Empyems der Pleura. Deutsche med. Wochenschr. 1889, Nr. 10—12. — Leonh. Meyer: Die Exstirpation der malignen Brustwandtumoren mit Eröffnung der Pleurahöhle. Diss. inaug. Erlangen 1889. — H. P. Kapteijn: De radicale operatie van het empyema pleurae. Nederlandsch. Tijdschr. voor Geneesk. 1889, 10. Aug. — Emil Schwarz: Studien über die Radicaloperation der eiterigen Brustfellentzündung an der Hand von 41 Fällen aus den Jahren 1882—1888. P. Bruns' Beiträge z. klin. Chir. 1889. — Simon Finkelstein (Küster): Ein Fall von Exstirpation des Brustgürtels nach einer neuen Methode. Diss. inaug. Berlin 1889. — Schmid: Ueber Empyemoperation bei Kindern. Med. Corresp.-Bl. d. Württemb. Landesvereins 1890, Nr. 16. — F. Marsh: Enchondroma of rib; resection of portion of rib and pleura; respiratory movements of pleura. Brit. med. Journ. 1890, June 14. — Tillmanns: Ueber ausgedehnte Resection der Thoraxwandung mit dauernder Blosslegung der Pleura und Epidermisirung derselben. Verhandlg. d. deutsch. Gesellsch. f. Chir. 1890, Bd. XIX. — Louis Senger: Beitrag zur operativen Behandlung alter Empyemfisteln. Diss. inaug. Königsberg 1890. — John H. Morgan: Double empyema; consecutive removal of rib from both sides of thorax; Recovery; remarks. Lancet 1890, July 19. — Gellé: Empyème avec résection d'une portion de deux côtes pour une pleurésie purulente secondaire à une fièvre typhoïde. Bull. de Chir. 1890, pag. 302. — A. Yvert: Indications et valeur de la résection dans ostéo-arthrite fongueuse de l'articulation des deux premières pièces du sternum, compliquée de luxation pathologique en avant du corps sur le manche. Bulletin de la société de Chirurgie 1892, pag. 327. — Alex. Tietze: Mittheilungen aus der chirurgischen Klinik zu Breslau (Prof. Fischer). II. Beiträge zur Resection der Thoraxwandungen bei Geschwülsten. Deutsche Zeitschr. f. Chir. 1892, Bd. XXXII, pag. 421. — A. Ceci: Operationsverfahren für die Totalresection der ersten Rippe. Archiv f. klin. Chir. 1892, Bd. XLI, pag. 627.

Resectionen an der Wirbelsäule.

Boudot (Paris): Ueber Resection der Processus transversi der Wirbel. Thèse de Strasbourg 1864. — G. A. Mursick: Two Cases of Excision of coccygeal Bones for Coccygodynia. Americ. Journ. of med. Sc. 1876, Jan., pag. 123. — Richard Volkmann: Resection eines erheblichen Theiles des Kreuzbeines durch dessen ganze Dicke hindurch und mit Eröffnung des Rückenmarkcanales, wegen eines centralen Knochensarcoms (Myeloid). Heilung. Deutsche med. Wochenschr. 1876, Nr. 24; Verhandlg. d. deutsch. Gesellsch. f. Chir., V. Congress 1876, I. pag. 82. — Carl Werner: Die Trepanation der Wirbelsäule bei Wirbelfracturen. Inaug.-Diss. Strassburg (Prof. Lücke) 1879. — C. Maydl (Wien): Ein Fall von Resection der Wirbelsäule. Wiener med. Presse 1884. — Laurenstein (Hamburg): Zur Behandlung der nach Wirbelfractur auftretenden Compressionslähmung des Rückenmarkes. Centralbl. f. Chir. 1886, Nr. 51, pag. 888. — James Hendric Lloyd and John B. Deaver: A case of tumour of the cervical region of the spine. Operation and death. Americ. Journ. of med. scienc. 1888, Dec. — C. B. Keetley: A case of trephining the spine for fracture of the fourth cervical vertebra, with paralysis. Brit. med. Journ. 1888. Aug. 25, Nr. 1443, pag. 421. — Gowers and Horsley: A case of tumour of the spinal cord. Removal. Recovery. Med.-chir. transact. 1888. Vol. LIII. Uebersetzt von Bernhard Brandis, Berlin 1889. — Dawbarn: A successful case of spinal Resection. New York med. Journ. 1889, Vol. XLIX, p. 711. — William N. Bullard and Herbert L. Burrell: Surgical Operations for the

relief of pressure paralysis in caries of the spine. Boston Med. Journ. 1889, 24. Oct.
— Paul Isfort: Ueber Trepanation der Wirbelsäule bei tuberculöser Spondylitis.
Diss. inaug. Greifswald 1891.

Resectionen der Beckenknochen.

Frederico Fornari: Resezioue sottoperiostea dell' ileo. Raccoglitore medico
1884, pag. 360. — Delorme: Deux observations de résection partielle de l'os
iliaque pour ostéite tuberculeuse. Bullet. de la Soc. de Chir. de Paris 1886. pag. 284.
— P. Kraske: Zur Exstirpation der hochsitzenden Mastdarmkrebse. Verhandlg.
d. deutsch. Gesellsch. f. Chir., XIV. Congress 1885, II, pag. 464; Archiv f. klin.
Chir. 1886, Bd. XXXIII. pag. 563. — Karl Doll (Karlsruhe): Resection des Darm-
beines wegen maligner Neubildungen. Archiv f. klin. Chir. 1888, Bd. XXXVII.
pag. 152. — Hochenegg: Vorläufige Mittheilung. Wiener klin. Wochenschr.
1888. Nr. 19. — Herzfeld: Ueber die Anwendung des Kraske'schen Verfahrens in
der Gynäkologie. Allgem. Wiener med. Zeitung 1888, Nr. 34. — Hochenegg:
Die sakrale Operationsmethode in der Gynäkologie. Wiener klin. Wochenschr.
1889, Nr. 9. — Rydygier: Eine neue Methode der temporären Resection des
Kreuzsteissbeines behufs Freilegung der Beckenorgane. Centralbl. f. Chir. 1893,
Nr. 1, pag. 1. — v. Bramann: Die temporäre Resection der Symphyse als Hilfs-
operation bei Exstirpation von Blasentumoren. Verhandlg. der Gesellsch. deutscher
Naturforscher und Aerzte, Halle 1891; Ref. im Centralbl. f. Chir. 1893, Nr. 17.
pag. 367.

Temporäre Resectionen.

Gust. Simou: Osteoplastische Operationen am Oberkiefer und Unterkiefer.
Mittheilg. aus d. chir. Station d. Rostocker Krankenhauses. Deutsche Klinik 1866,
Nr. 29—38. — Julius Wolff: Zur Osteoplastik. Berliner klin. Wochenschr. 1869,
Nr. 46, pag. 492. — Cheever: Depression and Replacement of the superior Maxilla.
Langenbeck's Operation. Boston med. surg. Journ. 1869, March 11. —
Thomas Watermann: Diseases of the Jaws. 1) Nasopharyngeal Polypus. Ex-
stirpation preceded by the temporary Displacement of the superior Maxilla.
2) Pharyngeal Tumour. Exstirpation by the Resection of the superior Maxilla.
Boston med. and surg. Journ. 1869, April 8. — Max Müller: Fall von osteoplast.
Oberkieferresection. Archiv f. klin. Chir. 1871, Bd. XII. pag. 323. — Paul Bruns:
Eine neue Methode der temporären (osteoplastischen) Resection der Nase zur Ent-
fernung der Nasenrachenpolypen. Berliner klin. Wochenschr. 1872, Nr. 12 u. 13.
— Verneuil: Quelques mots historiques sur les opérations préliminaires, désignées
sous le nom de résections temporaires. Gaz. des hôp. 1873. Nr. 121, pag. 963. —
Alb. Lücke: Ausschneidung des II. Astes des Nervus trigeminus nach temporärer
Resection des Jochbogens. Deutsche Zeitschr. f. Chir. 1874. Bd. IV, pag. 322. —
Cheever: On the surgical Treatment of nasopharyngeal Polypi. The Boston med.
and surg. Journ. 1874, Nr. 23. — H. de Zwaan: Verwijdering van een pharyngeal
fibroid na de Langenbeck'sche osteoplastische resectie van het jukbeen en het
ligchaam der bovenkaak. Geneziug. Weekblad van het nederlandsch Tijdschrift
voor Geneeskunde 1874. — Alb. Lücke: Nachträgliche Bemerkungen zu dem
Aufsatze: Ausschneidung des II. Astes des Nervus trigeminus nach temporärer
Resection des Jochbogens. Deutsche Zeitschr. f. Chir. 1875, VI, Heft 3. — Herm.
Lossen: Neurectomie des Ramus secund. Nervi V (Lücke), des Lingualis und des
Alveolaris infer. (Paravicini). Centralbl. f. Chir. 1876. Nr. 20. — Benary: Die
Exstirpation des Zungencarcinoms nach B. v. Langenbeck. Diss. inaug. Berlin
1876. — Burow: Fibroid d. Fossa sphenomaxillaris; osteoplastische Oberkiefer-
resection; Heilung. Berliner klin. Wochenschr. 1877, Nr. 5. — E. Albert: Bei-
träge zur operativen Chirurgie. Einige Fälle von Neurectomie. Wiener med. Presse
1877. Nr. 17—19. — H. Lossen: Neurectomie des II. Astes des V nach osteoplastischer Resection des Jochbeins nebst Vorschlag zu einer neuen Schnittführung.
Centralbl. f. Chir. 1878, Nr. 5, pag. 65. — H. Braun: Neurectomie des II. Astes
des Nervus trigeminus. Centralbl. f. Chir. 1878, Nr. 10. pag. 148. — W. Claussen:
Beiträge zur Beurtheilung der temporären Resection des Oberkiefers. Diss. inaug.
Heidelberg 1878 (48 Fälle zusammengestellt). — O. Völker (Braunschweig): Osteo-

plastische Resection des Ellenbogengelenkes. Deutsche Zeitschr. f. Chir. 1880. Bd. XII. pag. 541. — F. Trendelenburg: Ueber die temporäre Resection des Olecranon und ihre Benutzung zur Reposition der veralteten Luxation beider Vorderarmknochen nach hinten. Centralbl. f. Chir. 1880, Nr. 52, pag. 833. — Otto Sprengel (Dresden): Ein Fall von temporärer Resection des Olecranon zur Entfernung des abgesprengten Epicondylus internus aus dem Ellenbogengeleuk und Reposition der interponirten Gelenkkapsel. Centralbl. f. Chir. 1883, Nr. 34, pag. 538. — B. v. Beck: Ein Fall von osteoplastischer Resection des Kreuzsteissbeines mit nachfolgender Exstirpation eines carcinomatösen Uterus, ausgeführt von Prof. Hegar. Münchener med. Wochenschr. 1889, Nr. 14. — W. Wagner (Königshütte, O./S.): Die temporäre Resection des Schädeldaches an Stelle der Trepanation. Centralbl. f. Chir. 1889, Nr. 47, pag. 833. — Jul. Wolff: Zur temporären Resection des Schädeldaches. Centralbl. f. Chir. 1890, Nr. 1. — Franz Mezler von Andelberg: Zur osteoplastischen Trepanation des Schädeldaches. Wiener klin. Wochenschr. 1890. Nr. 42. — W. Müller: Zur Frage der temporären Schädelresection an Stelle der Trepanation. Centralbl. f. Chir. 1890, Nr. 4. — Carl Lauenstein: Schädelpräparat eines 46jährigen Mannes, an dem eine temporäre Schädeldachresection nach Wagner-Wolff ausgeführt worden ist. Archiv f. klin. Chir. 1890, Bd. XLI, pag. 246. — W. Wagner: Zwei Fälle von temporärer Schädelresection. Centralbl. f. Chir. 1891, Nr. 2. — H. Mellinghoff: Zur temporären Resection des Schädeldaches. P. Bruns' Beiträge zur klin. Chir. 1891, Bd. VIII, pag. 637. — Alex. Tauber: Zur Frage der temporären Resection des Schädelknochens. Centralbl. f. Chir. 1892, Nr. 20, pag. 417. — Otto Lanz: Osteoplastische Resection beider Oberkiefer nach Kocher. Deutsche Zeitschr. f. Chir. 1893, Bd. XXXV, pag. 423.

Allgemeines über Osteotomie.

Danzel (Hamburg): Bemerkungen zur Osteotomie der Röhrenknochen. Archiv f. klin. Chir. 1861, Bd. I, pag. 235. — Richard Barwell (London): Clinical Lecture on antiseptic Osteotomy for Ankylosis and Deformity. Brit. med. Journal 1878, Vol. I, pag. 705. — W. v. Muralt (Zürich): Zur subcutanen Osteotomie. Jahrb. d. Kinderheilkunde N. F. 1878, Bd. XIII, pag. 49. — Will. Macewen (Glasgow): On antiseptic Osteotomy, having special Reference to the Kind of Instruments used, and the surgical Anatomy of the extra-articular Operation by simple Incision at the lower End of the Femur for Genu valgum. Brit. med. Journ. 1879, Vol. I, pag. 656. — Thomas Jones (Manchester): Short Notes of a dozen Cases of subcutaneous Osteotomy. Brit. med. Journ. 1879, Vol. II, pag. 613. — Rob. Will. Parker (London): Subcutaneous Osteotomy in young Children. Brit. med. Journ. 1879, Vol. II, pag. 610. — Discussion über subcutane Osteotomie in der Brit. med. Association. Brit. med. Journ. 1879. Vol. II, pag. 319. — Emil Ehrendorfer (Wien): Mittheilungen über Keilexcisionen aus verschiedenen Knochen. Wiener med. Wochenschr. 1881, pag. 378, 413, 444. — Victor Campenou: Du redressement des membres par l'ostéotomie. Thèse de concours 1883, 267 pp. — Th. Kölliker: Beitrag zur Resection und Osteotomie ankylosirter Gelenke. Deutsche Zeitschr. f. Chir. 1886, Bd. XXIV, pag. 593. — Franz König (Göttingen): Die Durchmeisselung grosser Röhrenknochen mit breitem Bildhauermeissel. Centralblatt f. Chir. 1889, Nr. 1, pag. 4. — Friedr. Mann: Die Osteotomie bei Verkrümmungen der Gliedmassen, mit Bericht über 25 Fälle aus der chir. Klinik zu Erlangen. Diss. inaug. Erlangen 1890.

Osteotomie bei deformem Callus.

Alfred Albers: Mittheilungen einer Osteotomie aus der chirurg. Klinik zu Bonn. Archiv für klin. Chir. Bd. VII, 1865, pag. 877. — Robert Behla: Ueber Resectionen in der Continuität beim difformen Callus mit Bezug auf einen vom Verfasser beobachteten Fall (Bardeleben's Klinik. Berlin). Diss. inaug. Berol. 1874. — E. Albert (Innsbruck): Keilexcision aus der Tibia und Osteoklase wegen winklig geheilter Unterschenkelfraktur. Wiener med. Presse 1877, pag. 172. — Maunder (London Hospital): Fracture of the Leg; Mal-Union; Osteotomy with Chisel and Mallet; no Suppuration. Med. Times and Gaz. 1878, Vol. I, pag. 113.

— Szumann: Mittheilung eines Falles von longitudinaler subcutaner Osteotomie des Femur. Breslauer ärztl. Zeitschrift 1879, Nr. 8. — Duplay: Cal vicieux de la jambe. Résection cunéiforme du tibia. Guérison. Bulletin de la Soc. de Chir. Nr. 6, pag. 352. 1880.

Keilosteotomien wegen rhachitischer Verkrümmungen.

J. Guéron: Note sur l'ostéotomie dans le traitement des courbures rachitiques. Bulletin de l'Académie de Méd. 1876, Nr. 14, pag. 381. — Jules Boeckel (Strassburg): De l'ostéotomie dans le traitement des courbures rachitiques. Gaz. des hôpit. 1876, Nr. 22, pag. 172. — S. M. Bradley (Manchester): Lecture on subcutaneous Osteotomy in rachitic and other Deformities. Lancet 1877, Vol. II. pag. 78. — E. Albert (Innsbruck): Keilexcision der Tibia mit vollständigem Nahtverschluss der Wunde u. subcutanem Heilungsverlauf. Wiener med. Presse 1877, pag. 1193. — Ch. F. Poore: Osteotomy for the Correction of rhachitic Deformities of the Legs. New-York med. Record 1878, Sept. 7, pag. 184. — J. Boeckel: Nouvelles considérations sur l'ostéotomie dans les incurvations rachitiques des membres. Paris 1880. — Hofmokl (Wien): Ueber Osteoklase, Osteotomie und Osteoektomie bei rhachitischen Knochenverkrümmungen der Kinder. Wiener med. Presse 1880, pag. 1329, 1361, 1431, 1499. — v. Lesser (Leipzig): Berl. klin. Wochenschr. pag. 41. 8 Osteotomien bei Kindern. 1880. — H. Hartung: Die Osteotomie rhachitisch verkrümmter Röhrenknochen. Inaug.-Diss. Berlin 1880. 8. — H. Heise: Ueber Osteotomie bei rhachitischen Kurvaturen des Unterschenkels. Inaug.-Diss. Halle 1881. — T. Busachi: Il risultato di 46 Osteotomie per deformità rachitiche delle estremità inferiori. Rivista chir. 1887, Nov. — G. Phocas (Lille): Courbures rachitiques de la jambe; ostéotomie. Gaz. des hôpit. 1890, pag. 111, 147. — Kr. Poulsen: Dobbelt Ostectomia tibiae. Hospitalstidende 1891, Nr. 7.

Osteotomie am Hüftgelenke.

William Adams (London): Remarks of the subcutaneous Division of the Neck of the Thigh-Bone, as compared with other Operations for rectifying extreme Distortion at the Hip-Joint with bony Ankylosis. Brit. med. Journ. 1870. Vol. II, pag. 673. — A. Wagner (Ref. v. Voigt): Osteotomia femoris wegen knöcherner Ankylose des Hüftgelenkes. Berlin. klin. Wochenschr. 1870, Nr. 29. — Furneaux Jordan (Birmingham): Subcutaneous Section of the Neck of the Femur. Brit. med. Journ. 1870, Vol. II, pag. 676. — James Hardie (Manchester): Ankylosis of the Hip-Joint, with Malposition of the Limb. Subcutaneous Section of the Neck of the Femur. Brit. med. Journ. 1871, Vol. II, pag. 438. — Jessop: Adams' subcutaneous Operation for Division of the Neck of the Femur. Brit. med. Journ. 1871, Vol. II, pag. 439. — William Adams: On the Selection of Cases for the Operation by subcutaneous Division of the Neck of the Thigh-Bone. Brit. med. Journ. 1871, Vol. I, pag. 525. — Richard Volkmann: Ueber die Osteotomia subtrochanterica. Centralblatt f. Chir. 1874, Nr. 1, pag. 1. — Edward Lund (Manchester): Case in which Adams' Operation for subcutaneous Division of the Neck of the Thigh-Bone was performed on both Sides, in the same Patient for straight Ankylosis. Brit. med. Journal 1876, Vol. I, pag. 128. — Will. Adams: Subcutaneous Division of the Neck of the Femur for Anchylosis of the Hip-Joint. With a Table of 22 Cases, which have been operated upon up to the present Time. Lancet 1876, Vol. II, pag. 585. Medico-chir. Transact. Vol. LX, pag. 1. 1876. — E. v. Wahl: Zwei Fälle von Osteotomia subtrochanterica. Petersburger med. Wochenschr. 1876, Nr. 1, pag. 4. — Maunder: On subcutaneous Osteotomy. Lancet 1876, Vol. I, pag. 742. — C. H. Golding-Bird: Two Cases of subcutaneous Osteotomy of the Neck of the Femur. Guy's Hosp. Reports Vol. XXII. 1877, pag. 275. — Maunder: Subcutaneous Osteotomy of the Femur. Brit. med. Journal 1877. Vol. II, pag. 804. — B. C. Brodhurst: Cases of subcutaneous Section of the Neck of the Thighbone. Brit. med. Journal 1877, Vol. I, pag. 135. — Holmer: Tilfaelde of antiseptisk Osteotomi i orthopaedisk Oeiemed. Hospitalstid. 2. R. 4. R. pag. 665, 681, 697. Virchow-Hirsch Jahresber. 1877, II, pag. 378. — Croft: Ankylosis of Hip-Joint; subcutaneous Section of Shaft of Femur. Brit. med.

Journal 1877, Vol. 1, pag. 135. — v. Eicken: Ein Fall von patholog. Luxat. obturat. geheilt durch Osteotomia subtrochant. Diss. inaug. Würzburg 1878. — H. Hodge (Philadelphia): Subcutaneous Osteotomy, illustrated by a Case, in which the Femur was sawn through the Neck, and also through the Shaft. Philadelph. med. and surg. Report. 1878, May 4, pag. 341. — M. Backer: Subcutaneous Osteotomy of the Femur. Brit. med. Journ. 1878, Vol. II. pag. 438. — William Adams (London): On subcutaneous Osteotomy. Brit. med. Journ. 1879, Vol. II, pag. 604. — Fred. J. Gant (London): Subcutan. Osteotomy below the Trochanters. Brit. med. Journ. 1879, Vol. II, pag. 606. — Rosenberger (Würzburg): Zur Resectio cuneiformis subtrochanterica nach Volkmann. Centralblatt f. Chir. 1879, Nr. 10, pag. 153. — Rich. Volkmann: Osteotomia subtrochanterica u. Meissel-resection des Hüftgelenkes. Centralblatt f. Chir. 1880, Nr. 5, pag. 65. — F. Meusel: Osteotomia subtrochanterica. Correspondenzblatt d. allgem. ärztl. Vereins von Thüringen 1880, Nr. 1. — Eugen Hahn (Berlin): Zur Illustration der Osteotomia subtrochanterica. Verhandlg. d. deutsch. Gesellsch. f. Chir., IX. Congr., I, pag. 68. 1880. — Margary: Osteotomia subtrochanterica di Volkmann per notevole de-formita cose algica, correzione completa della deformita. Gaz. delle clin. di Torino 1881, Nr. 18. — Hugo Schlenther: Beitrag zur Osteotomia subtrochanterica. Diss. inaug. Greifswald 1889. (36 gesammelte, 1 neuer Fall.) — Vincent: Ostéotomie pour une ankylose osseuse à angle droit de la hanche. Lyon méd. 1890, Nr. 17, pag. 596. — Bellamy: Osteotomy of femur for ankylosis of hip; secondary haemorrhage, ligature of the common femoral artery; death; necropsy (das obere scharfe Knochenende hatte Art. fem. profunda verletzt). Lancet 1890, Vol. II, pag. 396.

Osteotomie wegen Knieankylose und Genu valgum.

Richard Volkmann: Zwei Fälle von Diaphysenosteotomien wegen Knie-gelenksankylosen. Berlin. klin. Wochenschr. 1874, Nr. 50, pag. 629. — Tren-delenburg: Fall von Osteotomie der Tibia. Berlin. klin. Wochenschr. 1875. pag. 433. — H. G. Howse: On a Case of Genu valgum treated by excision of the Knee-Joint. Guy's Hosp. Rep. 1875, Bd. XX, pag. 531, Plate I und II. — Max Schede: Ueber keilförmige Osteotomie der Tibia mit gleichzeitiger Durch-meisselung der Fibula bei Genu valgum. Berlin. klin. Wochenschr. 1876, Nr. 52, pag. 745. — Sprengler (Augsburg): Die neueste Operation des Genu valgum nach Ogston, mit einer einschlägigen Beobachtung aus dem Augsburger Kranken-hause. Bayer. ärztl. Intellig.-Blatt 1877, Nr. 49, pag. 511. — Alexander Ogston (Aberdeen): Zur operativen Behandlung des Genu valgum. Archiv f. klin. Chir. Bd. XXI, 1877, pag. 537. — O. Chiari: Beitrag zur Pathologie und Therapie des Genu valgum. Wiener med. Wochenschr. 1878, Nr. 36 u. 37. — Riediuger: Zur Therapie des Genu valgum nach Ogston. Archiv f. klin. Chir. 1878, Bd. XXIII, Hft. 2. — C. Thiersch: Zur Ogston'schen Operation des Genu valgum. Archiv f. klin. Chir. 1878, Bd. XXIII, Hft. 2. — v. Mosetig-Moorhof: Zur Ogston-schen Operation des Genu valgum. Wiener med. Wochenschr. 1879, Nr. 42, 43. — A. E. Barker: Operations for Genu valgum. Brit. med. Journ. 1879, Vol. II, pag. 1. — Arnold Schmitz: Eine Modification der Ogston'schen Operation des Genu valgum. Centralblatt f. Chir. 1879, Nr. 16, pag. 257. — M. J. Kilgariff: Case of Genu valgum. (Ogston's Operation.) Med. Press and Circ. 1879, Febr. 26, pag. 159. — Will. Mac Ewen (Glasgow): Antiseptic Osteotomy in Genu valgum and anterior tibial Curves, with a few Remarks on the Pathology of Knock-Knee. Brit. med. Journ. 1879, Vol. II, pag. 607. — Will. Mac Ewen (Glasgow): Anti-septic Osteotomy for Genu valgum, Genu varum and other osseous Deformities. Lancet 1879, Vol. 1, pag. 586. — Mac Ewen: Osteotomy for Genu valgum, Genu varum, Anchylosis and Rachitis. The Glasgow med. Journ. 1879, Vol. XI, Nr. 2, pag. 156. — B. E. Brodhurst (London): On Genu valgum, with some Remarks on Operations for its Removal. Brit. med. Journ. Vol. II, p. 609, 1879. — B. Brod-hurst: On a Case of Genu valgum. Med. Press and Circ. 1879, June 4, pag. 447. — Rich. Barwell (London): On Osteotomy of both Thigh and Leg for Genu valgum. Brit. med. Journ. 1879, Vol. II, pag. 609. — R. Barwell: Remarks on Operations for Genu valgum. Brit. med. Journ. 1879, July 12, pag. 47. — J. Mikulicz: Zu den Operationen am Femur bei Genu valgum. Archiv f. klin. Chir. Bd. XXIII, Hft. 4, pag. 881. 1879. — J. Mikulicz: Die seitlichen Verkrümmungen am Knie u. deren Heilungsmethoden. Archiv f. klin. Chir. Bd. XXIII, Hft. 3, pag. 561. Hft. 4, pag. 671. 1879. — Larrivé: Note sur un cas de genou valgum opéré d'après la méthode de M. H. Delore. Mort par diphthérie. Résultats de l'autopsie un mois après l'opération. Lyon méd. 1879, Nr. 29. — Kolaczek: Ueber die operative Beseitigung des sog. Bäckerbeines. Breslauer ärztl. Zeitschrift 1879, Nr. 1. — S. Chiene: The Treatment of Knock-Knee. Edinb. med. Journ. 1879, Vol. I. pag. 878. — P. Grünbaum: Zur operativen Behandlung des Genu valgum nach Ogston. Diss. inaug. Berlin 1879. (3 v. Bardeleben oper. Fälle.) — F. Busch: Die Belastungsdeformitäten der Gelenke. Genu valgum. Berlin. klin. Wochenschr. 1879, Nr. 38. — C. Weil: Beiträge zur Kenntniss des Genu valgum. 3 lithogr. Tafeln. Prag. Vierteljahrsschr. f. prakt. Heilk. 1879, Bd. CXLI. pag. 99 u. Bd. CXLIII. pag. 1. — Fr. Parona: Caso di ginocchio valgo operato e guarito coll' osteotomia del femore. Annali universali 1879, Dec., pag. 488. — Paul Bruns: Die supracondyläre Osteotomie des Femur bei Genu valgum. Centralblatt für Chir. 1880, pag. 545. — Monastirsky: Zur operativen Behandlung des Genu valgum nach Ogston. Protokolle d. Gesellsch. russ. Aerzte. St. Petersburg 1879. Ref. in Centralblatt f. Chir. 1880, Nr. 12, pag. 188. — R. L. Swan (Dublin): The Treatment of Genu valgum by Condylotomy, with the Chisel. Dublin Journ. of med. Sc. Dec., pag. 465. 1880. — Franz König: Fall von Osteotomie beider Tibiae wegen Genu valgum. Verhandlg. d. deutsch. Gesellsch. f. Chir., IX. Congress 1880. — Bardeleben: Vorstellung von Operirten mit besonderem Bezug auf Chlorzinkverbände. 1. Knieresection; 2. Ellenbogenresectionen; 3. Ogstou'sche Operation. Verhandlg. d. deutsch. Gesellsch. f. Chir. IX. Congress. 1880. — C. Raffo: Osteotomia del condilo interno di ambo i femori per ginocchi valghi morte 28 ore dopo la operazione. Lo Sperimentale. Agosto, pag. 140. 1880. — Péau: Ankylose du genou, section des ligaments et résection des surfaces osseuses, redressement. Gaz. d. Hôpit. Nr. 122, pag. 970. 1880. — J. Malachy Kilgariff (Dublin): A Case of osseous Ankylosis of the Knee, op. on by Barton's Method. Dublin Journ. of Med. Sc. March. pag. 189. 1880. — A. Schäfer: Ueber die Osteotomie beim Genu valgum. Inaug.-Diss. Halle 1881. — E. H. Bradford: A case of double osteotomy and osteoclasis. Boston med. and surg. Journ. 1882, pag. 611. — Max Schede (Hamburg): Zur Behandlung des Genu valgum. Verhandlg. d. deutsch. Gesellsch. f. Chir. 1882, XI. Congress, I, pag. 58. — Partsch (Breslau): Die Resultate von 34 Ogston'schen Operationen. Archiv f. klin. Chir. 1884, Bd. XXXI, pag. 526. — J. Boeckel: Genu valgum. Ostéotomie et Ostéoclasie. Bull. et mém. de la Soc. de chir. 1884, pag. 459. — Ulrich Hagen: Zur Behandlung des Genu valgum. Inaug.-Diss. Berlin 1885. — Jos. Rosmanit: Zwei Fälle von bogenförmigen Osteotomien. Wien. med. Wochenschr. 1885, pag. 106, 134, 170. — G. Middeldorpf: Zur Therapie und Casuistik des Genu valgum und varum. Deutsche Zeitschrift f. Chir. 1886, Bd. XXIV, pag. 151. — Eugen Hahn (Berlin): Eine Methode der Osteotomie bei Genu valgum. Centralblatt f. Chir. 1888, Nr. 48, pag. 881.

Cap. I.

Begriff der Resection. Arten derselben.

§. 1. Die Resection der Knochen ist die kunstgerecht und unter Schonung der Weichtheile ausgeführte Entfernung eines Knochens oder eines Theiles desselben aus dem übrigen Skelete.

Wird ein ganzer Knochen aus seiner Umgebung herausgelöst, so spricht man von einer Resectio totalis s. Exstirpatio ossis. Ihr gegenüber steht die Resectio partialis, die Resection schlechtweg. Die Exstirpation ist nur da möglich, wo der Ausfall eines ganzen Knochens den Zusammenhalt des Skeletes nicht wesentlich beeinträchtigt; das Gebiet der Resection ist weiter und wird allein begrenzt durch die vollkommene Unzugänglichkeit eines Knochens oder die Gefahr einer Verletzung lebenswichtiger Organe, die von dem betreffenden Knochen eingeschlossen werden, oder durch denselben ihren Verlauf nehmen.

Wir unterscheiden die Resection, je nachdem sie in der Contiguität oder in der Continuität der Knochen vorgenommen wird; je nachdem also von einem Knochen, da wo er in Verbindung mit einem anderen tritt, ein Stück abgeschnitten, oder aus einem Knochen ein Stück herausgeschnitten wird.

§. 2. Die Resectio in contiguitate ist die Resection der Gelenke, Decapitatio. Weit jüngeren Datums, als die Resectio in continuitate hat sie besonders in den letzten 50 Jahren an Gebiet und technischer Durchbildung ausserordentlich gewonnen und ist allmälig in den Vordergrund der Resectionen getreten. Für ihre heutige Stellung in der operativen Chirurgie ist kaum etwas bezeichnender, als dass der Name „Resection" schlechtweg an den Extremitäten fast ausschliesslich die Gelenkresection bezeichnet.

Auch hier unterscheidet man wieder eine totale und eine partielle Resection, je nachdem alle, oder aber nur einzelne der das Gelenk zusammensetzenden Knochenenden entfernt werden. Eine Ausnahme hat der Sprachgebrauch an Hüft- und Schultergelenk gemacht. Er bezeichnet hier die Resection auch schon als totale, wenn nur der Gelenkkopf abgesägt, die Pfanne aber unversehrt gelassen wurde.

Die totale Resection hat man auch Exstirpatio articuli genannt, insofern das von einer gemeinsamen Kapsel umschlossene Gelenk ein organisches Ganze darstellt, während eine besondere Art partieller Resection, die bei der Tuberculose der Gelenke ihre Ausbildung gefunden hat, mit dem Namen Arthrectomie bezeichnet wird.

§. 3. Der Begriff der Resectio in continuitate bedarf einiger Einschränkung, wenn wir nicht, wie dies von mehreren Autoren (Streubel, Linhart) geschehen ist, jede Knochenoperation zu den Resectionen rechnen wollen. Vor Allem muss festgehalten werden, dass, wie es der Name sagt, ein Knochenstück herausgeschnitten wird, sei es nun durch die Säge, den Meissel oder das Messer. Ein blosses Aus- oder Abschaben der Knochen, das „Evidement des os", gehört demnach nicht hierher.

Der Sprachgebrauch hat ferner die Resection am Schädeldache, sofern sie mit der Trepankrone oder der Trephine ausgeführt wird und lediglich die Eröffnung des Schädelinnern zum Zwecke hat, unter dem Namen der Trepanation ausgeschieden. Es findet das in der gesonderten Entwickelung dieser Operation, sowohl hinsichtlich der Instrumente wie der Anlässe, genügende Erklärung und Berechtigung. Diesem Herkommen entgegenzutreten wäre ebenso unnöthig wie unnütz, und so verweisen wir bezüglich der Trepanation auf das Capitel XIX der „Lehre von den Kopfverletzungen" (Lief. 30) der „Deutschen Chirurgie"). Etwas Anderes ist es, wenn die Auslösung von Knochenstücken des Schädeldaches selbst Zweck ist, wenn es sich darum handelt, scharfkantige Knochenfragmente zu beseitigen, oder den von Nekrose, Caries oder Neubildungen befallenen Knochen aus seiner gesunden Nachbarschaft zu entfernen; dann wird man am Schädeldache ebensogut von einer Resection sprechen, wie wenn die gleiche Operation an der Scapula, dem Sternum, dem Becken oder einem langen Röhrenknochen vorgenommen worden wäre.

An die Trepanation schliessen sich die Perforationen von normalen und pathologischen Knochenhöhlen an, die theils mit dem Trepan, theils mit Meissel und Hammer ausgeführt werden: so die Perforation der Highmorshöhle, der Stirnhöhlen, die Eröffnung eines Knochenabscesses im Calcaneus, im Caput tibiae u. s. w. Auch hier ist die Entfernung der Knochenwand Hülfsoperation, Zweck die Entleerung von Blut oder Eiter. Das Gleiche gilt von der Ausmeisselung der im Knochen steckengebliebenen Fremdkörper.

Eine andere, der Continuitätsresection sehr nahestehende, gleichwohl von ihr zu trennende Operation ist die Nekrotomie s. Sequestrotomie, die Entfernung abgestorbener, nekrotischer Knochentheile — Sequester — aus ihren Todtenladen. So lange die Extraction des Sequesters den Hauptakt der Operation bildet, das Ab- und Ausmeisseln der im Wege stehenden Knochenwände und Knochenbrücken die Hülfsoperation, wird man von einer Resection nicht reden können und die Nekrotomie als eine Operation für sich betrachten müssen. Trennt man dagegen mit Meissel oder Säge den nicht vollends gelösten Sequester im Gesunden ab, so ist dies ohne Zweifel eine Resection.

Nach Ausscheidung des Evidement des os, der Trepanation, der Perforation, der Nekrotomie, von welchen die drei letzten die Resection nur als Hülfsoperation[1]) gebrauchen, versteht man unter der

---

[1]) Streubel (in G. B. Günther's „Lehre von den blutigen Operationen", 1. Abth., 2. Abschnitt, pag. 58) hat hierin ein Eintheilungsprincip erblickt und trennt von den eigentlichen Resectionen, bei welchen „verletzte oder organisch kranke Knochenstücke oder Knochen ausgeschnitten werden und die Knochen-

Continuitätsresection jede mit Säge oder Meissel vorgenommene Abtrennung eines Knochenstückes, sei es nun, dass ein Fortsatz entfernt, ein Theil der Knochenwand abgemeisselt, oder ein Stück aus der ganzen Dicke des Knochens herausgeschnitten wird.

§. 4. Eine besondere Form der Continuitätsresection bezeichnet man mit dem Namen „Temporäre Resection". Man will sich den Zugang zu irgend einer Höhle oder einem hinter dem Knochen liegenden pathologischen Gebilde verschaffen und sägt desshalb ein Stück des bedeckenden Knochens heraus, lässt dasselbe aber im Zusammenhange mit den darüber liegenden, ihm Gefässe zuführenden Weichtheilen. Das Knochenstück wird sammt dem Weichtheillappen zurückgeschlagen, später, wenn die Hauptoperation vollendet ist, wieder in seine frühere Lage gebracht und durch Knochennähte, oder den Druck der vernähten Weichtheile befestigt. So kennen wir eine temporäre Resection des Oberkiefers, des Processus nasalis desselben, des Jochbeins, des Unterkiefers, des Olekranon, der Patella, des Schädeldaches, des Kreuzbeins, der Symphyse. B. von Langenbeck, der zuerst am Oberkiefer dieses Verfahren übte, um zu den in der Fossa sphenomaxillaris wurzelnden Nasenrachenpolypen zu gelangen[1]), nannte die Resection eine osteoplastische, eine Bezeichnung, die sich lange erhalten hat und auf andere derartige Resectionen übergegangen ist. Wir finden die von Boeckel und Paul Bruns gewählte Bezeichnung „temporäre Resection"[2]) entschieden zutreffender und geben ihr um so eher den Vorzug, als sich ein anderes Resectionsverfahren mit weit grösserem Recht den ersteren Namen angeeignet hat.

---

ausschneidung den Hauptzweck der Operation bildet", die uneigentlichen, bei denen die Resection nur den „Vorakt zu einer anderen Operation darstellt". Zu den letzteren rechnet er alle Resectionen, welche verrichtet werden: „a) um von aussen her in den Knochen eingedrungenen fremden Körpern beizukommen, oder deren Extraction zu ermöglichen; b) um Blut- und Eiteransammlungen in der Schädelhöhle, unter dem Brustbeine, oder in den Röhrenknochen Abfluss zu verschaffen; c) um zu einem abgekapselten Sequester, zu einer von Knochenwandungen umgebenen Geschwulst zu gelangen; d) endlich, um bei Formfehlern der Röhrenknochen, die als Product eines erloschenen, örtlichen oder allgemeinen Krankheitsprocesses dastehen und allen anderen orthopädischen Mitteln trotzen, die Form und Function des Gliedes möglichst verbessern zu helfen".

Wir können dieser Eintheilung nicht zustimmen, da der hervorgehobene Unterschied kein durchgreifender ist. Wir würden zudem bei der gegenwärtigen Entwickelung der Resection mit dem herrschenden Sprachgebrauche vielfach in Widerspruch treten. Soll man beispielsweise die sog. osteoplastische Resection des Oberkiefers oder des Jochbeins zu den „uneigentlichen" Resectionen rechnen, weil sie eine Hülfsoperation und der Vorakt zu einer Geschwulst- oder Nervenoperation ist, während ganz dieselbe Resection zu den „eigentlichen" zu zählen wäre, wenn durch sie ein den Knochen zerstörender Tumor beseitigt wird? Bei der Nekrotomie wurde bereits hervorgehoben, wie fliessend die Grenze ist zwischen der Resection als Hülfs- und als Hauptoperation. Und wie steht es mit den sub d gemeinten Knochenoperationen? Ist die Resection bei einer Pseudarthrose weniger Hauptsache, als bei widerstrebenden Knochenfragmenten, bei einem ankylotischen Gelenke weniger, als bei einem verletzten? Die Osteotomie aber, die den gleichen sub d aufgeführten Zwecken dient, ist überhaupt keine Resection, weder eine eigentliche noch eine uneigentliche.

[1]) Siehe im folgenden Cap. §. 26.
[2]) Ebenda.

§. 5. Als osteoplastische bezeichnen wir jetzt die Continuitätsresection mit Transplantation eines am Periostlappen hängenden Knochenstückes, wie sie zum ersten Male von v. Nussbaum bei einer Pseudarthrose des Vorderarms mit Erfolg angewendet wurde [1]. Auch der Vorschlag Dieffenbach's [2], die Spalte im harten Gaumen durch zwei seitliche von dem Periost und der Schleimhaut des Gaumens bedeckte Knochen-Brückenlappen zu verschliessen, gehört hierher. Bekanntlich wurde dieses Verfahren später von Gust. Simon [3] wieder als osteoide oder ostale Uranoplastik aufgenommen.

Dieser eigentlichen osteoplastischen Resection sehr nahe stehend ist die periosteoplastische. Sie wird zur Heilung von Pseudarthrosen geübt und besteht in dem Absägen der Bruchenden unter Schonung des Periostes, dessen Hohlcylinder von einigen Operateuren dann noch durch Nähte vereinigt werden.

§. 6. In einem gewissen Gegensatze zur Resection steht die Osteotomie. Wie der Name dies ausdrückt, wird hier nicht etwa ein Stück des Knochens heraus-, sondern der Knochen einfach durchgeschnitten, entweder mit der Säge oder mit dem Meissel. In dieser reinsten Form, als einfache Durchschneidung des Knochens, wird die Osteotomie bei fehlerhaft geheilten Fracturen angewendet. Es handelt sich nur um die Wiedertrennung des Knochens, die Geraderichtung geschieht durch Hantirungen und Streckverbände. Die Trennung kann hier auch von einer kleinen Weichtheilwunde aus als „subcutane Osteotomie" (B. v. Langenbeck) ausgeführt werden. Als „temporäre Osteotomie" finden wir sie am Unterkiefer, wenn, um zu Geschwülsten der Zunge und der Tonsillen zu gelangen, der Unterkiefer seitlich durchsägt und nach vollendeter Ausschälung des Tumors wieder genäht wird (B. v. Langenbeck).

Das Geraderichten der knöchernen Ankylosen, der statischen und Wachsthumsverkrümmungen der Gelenke (genu valgum, genu varum etc.), der rhachitischen Verbiegungen der Tibia und des Femur erfordert neben dem Durchtrennen des Knochens meist noch das Heraussägen oder Herausmeisseln eines der Verkrümmung entsprechenden Knochenkeiles — Keil-Osteotomie. Es ist dies der Punkt, an welchem Osteotomie und Resection sich berühren, und hier und da tauchen in der Literatur auch die Ausdrücke „keilförmige" und „Meissel-Resection" auf. Wir halten an dem Namen Keil-Osteotomie fest. Es spricht hierfür sowohl die geschichtliche Entwickelung der Operation, als die von der Resection abweichende Technik, die meist kleine Weichtheilschnitte vorschreibt und mit dem Meissel das Knochenstück selten als Ganzes, vielmehr gewöhnlich in Spänen entfernt. Die letzten, der Spitze des Keiles entsprechenden Knochenlamellen werden meist durchgebrochen.

---

[1] v. Nussbaum: Bayr. ärztl. Intelligenzblatt 1875, Nr. 8.
[2] Dieffenbach in seiner Uebersetzung von Roux's Staphylorhaphie. Berlin 1826, pag. 55.
[3] Gust. Simon: Greifswalder Beiträge Bd. 2 und Mittheilungen aus d. chirurg. Klinik des Rostocker Krankenhauses. II. Abth., 1868, pag. 101.

Cap. II.

Geschichte der Resectionen.

§. 7. Den ersten Anstoss dazu, den Knochen unter Schonung der Weichtheile abzutragen, haben offene Fracturen gegeben, bei welchen die verschobenen Bruchstücke der Einrichtung trotzten, oder zugeschärfte Bruchenden eine Verletzung oder Reizung der Weichtheile befürchten liessen. Bei Hippokrates heisst es in dem Capitel „Ueber die Beinbrüche": „Ein hervorstehender Knochen muss unter den folgenden Bedingungen abgesägt werden: Wenn er gar nicht in seine Lage zurückgedrängt werden kann, wenn es den Anschein hat, dass er zwar zurückgezogen, aber nicht (dauernd) reponirt werden könne, wenn er schädlich wirkt, wenn er die Weichtheile verwundet und Schmerzen erzeugt." [1]

Aus zwei anderen Stellen der Hippokratischen Schriften, einer in dem Capitel „Ueber die Gelenke", der anderen in dem „Ueber die Einrichtung mit dem Hebel", soll nach Einigen hervorgehen, dass man auch die Resection bei offenen Luxationen gekannt und geübt habe.

Die erste Stelle lautet in möglichst wortgetreuer Uebersetzung: „Das vollständige Abschneiden der Knochen an den Gelenken, an der Hand, am Fusse, am Unterschenkel um die Knöchel herum, am Vorderarme gegen die Handwurzel hin (soll stattfinden). Für die meisten, an welchen das Abschneiden vorgenommen wird, ist dies gefahrlos, wenn nicht augenblicklich Schwäche eintritt, oder sich am vierten Tage anhaltendes Fieber hinzugesellt." [2]

Es ist ausserordentlich schwer, hieraus eine Resection herauszulesen. Mindestens könnte man mit dem gleichen Rechte die Amputation dicht oberhalb des Gelenkes vermuthen. Doch prüfen wir die andere Stelle. Sie behandelt denselben Gegenstand.

„Das Abschneiden (ist vorzunehmen) entweder im Gelenke, oder im Verlaufe der Knochen, nicht oben, sondern dicht, entweder am Fusse, oder an der Hand. Sie (die Operirten) kommen durch, wenn sie nicht augenblicklich an einer schweren Ohnmacht zu Grunde gehen." [3]

---

[1] Der griechische Text lautet nach der Ausgabe von Gottlob Kühn, Tom. III, pag. 121:

'Αποκρίειν δ' ὀστέον ἐξέχον ἐπὶ τῶνδε τῶν προφασίων χρή, ἢν μὴ δόνηται ἐμβάλλειν, μικροῦ δὲ τινος αὐτῷ· δοκέῃ δεῖν παρελθεῖν καὶ οἷόν τε ἢ παραιρεθῆναι, ἤν τε ἀσηρόν ἢ καὶ θραβόν τι τῶν σαρκίων καὶ δυσαισθηρίην παρέχει.

[2] Der griechische Text l. c. pag. 246:

'Αποκόψιες δὲ τέλειαι ὀστέων καὶ κατὰ τὰ ἄρθρα καὶ ἐν ποδὶ καὶ ἐν χειρὶ καὶ ἐν κνήμῃ τοῖσι παρὰ τὰ σφυρά, καὶ ἐν πήχει τοῖσι κατὰ τοὺς καρποὺς τοῖσι πλείστοισιν ἀποκοπτομένοισιν ἀσινέα γίνεται, ὅσα ἂν μὴ [legendum: ὅταν μὴ] αὐτίκα λειποθυμίη ἀνατρέψῃ ἢ τεταρταίοισιν ἐοῦσι πυρετὸς ξυνεχής ἐπιγένηται.

[3] Der griechische Text l. c. pag. 295:

Αἱ δὲ ἀποκοπαὶ ἢ ἐν ἄρθρῳ ἢ κατὰ τὰ ὀστέα μὴ ἄνω, ἀλλ' ἢ παρὰ τῶ ποδὶ ἢ παρὰ τῇ χειρὶ ἐγγύς· περιγίνονται, ἢν μὴ αὐτίκα μάλα λειποθυμίῃ ἀπόλλωνται.

Hier wird ausdrücklich das Abschneiden im Gelenke dem im Verlaufe der Knochen gegenübergestellt. Was kann da anders gemeint sein, als Exarticulation im und Amputation dicht über dem Gelenke? Mit mehr Wahrscheinlichkeit spricht eine dritte Stelle für die Resection. Am Schlusse des gleichen Capitels heisst es: „Hat aber der einzurichtende Theil des Knochens keinen Halt, so soll von dem Hindernden (etwas) abgesägt werden." [1]) Ἀποπρίειν, absägen, bezieht sich hier offenbar nur auf den luxirten Knochen und nicht auf das ganze Glied, und so wäre, man mag τῶν κωλυόντων übersetzen, wie man will, die Resection gemeint.

Bei Celsus (ca. 30 v. Chr. bis ca. 50 n. Chr.) findet sich die Resection der Rippen wegen Caries deutlich angegeben: „Aut si corruptius ulcus, quod interdum osse vitiato fit, ubi id quoque curatum est, pus moventia (sc. medicamenta). Solent autem inter costas fistulae subter exire, quod ubi incidit, eo loco costa ab utraque parte decidenda et eximenda est, ne quid intus corruptum relinquatur." [2]) Und im Liber VIII, Caput II heisst es: „Sin autem nigrities est, aut si caries ad alteram quoque partem ossis transit, oportet excidi. Atque idem in carie quoque ad alteram partem ossis penetrante fieri potest. Sed quod totum vitiatum, totum eximendum est. Si inferior pars integra est, catenus quod corruptum est, excidi debet. Item sive capitis, sive pectoris os, sive costa cariosa est, inutilis vitio (ustio sec. Daremberg) est, et excidendi necessitas est. Neque audiendi sunt, qui osse nudato, diem tertium exspectant, ut tunc excidant. Ante inflammationem enim tutius omnia tractantur. Itaque quantum fieri potest, eodem momento, et cutis incidenda est et os detegendum, et omni vitio liberandum est." [3])

Die Instrumente, welche bei dieser Continuitätsresection gebraucht werden, sind im folgenden Capitel desselben Buches beschrieben. Das Absägen hervorstehender Gelenkenden bei offenen Luxationen der Finger erwähnt Celsus im Liber VIII, Cap. XXIV: „Si nudum os eminet, impedimento semper futurum est. Id quod excedit, abscindendum est." [4])

Galenus aus Pergamos (131—201) führt die Entfernung von Knochenstücken aus der Tibia an, doch lässt die genaue Beschreibung einer Neubildung des Knochens eher auf die Nekrotomie schliessen. Nur der letzte Satz der fraglichen Stelle scheint sich auf die Resection der Finger- oder Zehengelenke zu beziehen. Die betreffende Stelle lautet:

„Etenim quum ossis tibiae saepe exscindere portionem magnam cogimur, ad alteram loco ejus substantiam producendam carnem gignentibus medicamentis naturam ipsam provocamus, quae inter initia velut dura est caro, postmo lum calli durioris firmitudinem accipit, ac

---

[1]) Der griechische Text l. c. pag. 306:
(Ἡ δ' ἐμβολὴ, τοῖσι μοχλικοῖσιν) ἢ, τὸ ἐμβαλλόμενον τοῦ ὀστέου. ἢν μὴ ἔχη ἀποστήριξιν, ἀποπρίσαι τῶν κωλυόντων.

[2]) Aurelii Cornelii Celsi de re medica libri octo, ed. Joannes Rvellius. Parisiis 1529. Liber VII. Cap. IV. pag. 96. — Editio Daremberg. Leipzig 1859, pag. 267.

[3]) Ibidem pag. 118. Edit. Daremberg pag. 330.

[4]) Ibidem pag. 129. Edit. Daremberg pag. 362, Cap. XXV.

temporis spatio roborata ad ingressum ossis loco fit habilis. Quin etiam ubi internodia digitorum excidimus, in excisorum loco alteram qualem praediximus, naturam praevenire cernimus." [1])

Bestimmtere Angaben über die Resection, sowohl ganzer Knochen, als von Theilen derselben, finden sich bei Oribasios von Pergamos (326—403), welcher das, was Heliodorus (um 50 n. Chr.) und Antyllus (Ende des III. oder Anfang des IV. Jahrh.) mittheilten, in dem Capitel „Ueber die Resection" aufbewahrt hat. Ausser den grossen Röhrenknochen finden wir die Scapula, den Unterkiefer, den Oberkiefer erwähnt, an welchen partielle Resectionen ausgeführt werden [2]).

In unzweideutiger Weise werden die Gelenkresectionen von Paulus von Aegina (um 660) besprochen.

Liber VI, Cap. LXXVII „De Fistulis et Ceriis" schreibt er: „Caeterum si fistula in os terminatur, hoc quidem, quod integrum est, duntaxat rademus; ubi vero cariem aliamve quandam corruptionem experitur, quod vitiatum est, totum excisoriis aciem inter sese oppositam habentibus tollemus, si opus est, prius terebra perforatum, sive ad perspiratum duntaxat, sive ad medullam usque fuerit vitiatum. At si os quoque emineat caulis modo porrectum, serra ipsum adimemus [3]). Und weiter pag. 318: „Simili ratione, si ossis terminus prope articulum fuerit vitiatus, idem serra auferri debet. At si totum subinde os, nempe cubitus aut radius aut tibia aut ejusmodi aliquod contabuerit, totum adimetur. Femoris autem caput, aut coxa, aut spinalis medullae vertebra affecta, attingi non debet, periculi quod ex arteriis adjacentibus accidit evitandi gratia."

Die arabische Schule, die Hauptvertreterin der Heilkunde in der ersten Hälfte des Mittelalters, scheint die Resection wieder der Vergessenheit anheimgegeben zu haben, wie überhaupt die Chirurgie in den Händen der Araber nur unbedeutende Fortschritte aufzuweisen hat. Der Grund lag theils an der mangelhaften Kenntniss der Anatomie, deren Studium die Araber sehr vernachlässigten [4]), theils in dem

---

[1]) Carol. Gottlob Kühn: Medicorum Graecorum opera, quae exstant. Vol. X, contin. Claud. Galeni T. X, pag. 1003. Lipsiae 1825.

[2]) Nach Häser: Uebersicht der Geschichte der Chirurgie etc. Deutsche Chirurgie. Lieferung I. 1879, pag. 15. Das Werk des Oribasios selbst war mir leider nicht zugänglich.

[3]) Pauli Aeginetae Opus de re medica; nunc primum integrum, latinitate donatum, per Joannem Guinterium Andernacum doct. med. Colouiae 1534, pag. 317.

[4]) Eine weit verbreitete Ansicht behauptet, die Araber hätten desshalb so wenig Anatomie getrieben, weil der Koran die Unverletzlichkeit der Leiche vorgeschrieben habe. Dies beruht, wie mir Prof. Merx in Heidelberg, ein vortrefflicher Kenner des Arabischen, die Güte hatte mitzutheilen, auf einem Irrthume, entbehrt mindestens des Beweises. „Nach dem Recht der Shafeïten (Jus Shafeïticum, al tambih, auctore Abu Ishakas Shiras, ed. Juynboll, Leyden 1879, pag. 50) werden zwar bei den Waschungen der Leichen die sittlichen Rücksichten, wie z. B. uicht Betrachten und Betasten der Schamtheile, richtiges Bekleiden, vorgeschrieben; dabei wird aber immer die Rücksicht auf das Wesentliche beschränkt. Wenn der Regel nach eine Dame, oder ein vornehmer Mann mit mehreren Leichengewäudern versehen werden soll, so fügt der Gesetzgeber doch bei, dass nur ein Kleid wesentlich ist. Ein positives Verbot der Sectiou ist nicht ausgesprochen, vielleicht, weil man keine zu üben pflegte. Einen principiellen Einwand kann das muhamedanische Gesetz auch nicht gekannt haben. Hierfür spricht zunächst, dass man gegen Wiederausgraben der Leichen nichts einzuwenden

immer mehr um sich greifenden Missbrauche des Glüheisens in der
Chirurgie. Ausser einer Notiz bei Avicenna (980—1037), die sich
auf die Resection der Rippen bezieht[1]), findet sich nichts in den
Schriften arabischer Aerzte, was die Ausübung und Fortbildung der
Resectionen beweisen könnte. Das Gleiche gilt von den chirurgischen
Werken aus der II. Hälfte des Mittelalters. Weder bei Roger von
Parma (um 1214) in seiner grossen und kleinen „Chirurgia“, noch bei
Gilbert in England (1290), weder bei Lanfranchi aus Mailand (1295),
noch bei Guy von Chauliac in Lyon (1363) wird der Resection
Erwähnung gethan[2]).

Nach einer mehr als 500jährigen Vergessenheit taucht die Resection an cariösen Knochen wieder in dem chirurgischen Werke des
Ambroise Paré (1517—1590) auf. Dieser um die Chirurgie so
hochverdiente Mann schreibt in Liber XII, Cap. XXII „De fistularum
curatione“:

„Cum ossis corrupti vitio fistula nascitur, considerandum venit
superficiarium ne id in osse vitium sit, an altius depressum, an totum
ipsum carie exesum sit. Nam si superficiarium sit vitium, radulis facile
eluetur: si altius caries insederit, desquamante terebra revellenda
est: at si ad medullam usque penetrarit, forcipe incisoria eximenda
est praemisso quod viam aperiat terebello. Quod si sphacelo obsessum
et penitus cariosum os sit, radicitus erit eximendum: quod commode
fiet in digitorum, radii, cubiti, et tibiae articulis, nequaquam vero in
ischii acetabulo, femoris capite, aut vertebrarum aliqua sphacelo obsessis,
simile quid tentaveris, ut nec illis fistulis, quae natura sua insanabiles
sunt: sed satisfactum muneri tuo et aegris putabis, si cum prognostico
malum reliqueris.“ [3])

Dann Liber XVIII, Cap. XXVI:

„Quod si profundior est caries et os vel natura, vel eventu,
occasione scilicet aëris diutius admissi, solidius sit, tum excidendae
sunt cariosae testae instrumentis descriptis in capitis vulneribus, eo in
os adigendo malleis plumbeis, ne pars graviore ictu perculsa et attonita
turbetur.“ [4])

In der zuerst angeführten Stelle erinnert der Satz „quod commode fiet“ etc. an einen ganz ähnlichen bei Paulus von Aegina.
Auch hier wird das Schultergelenk nicht erwähnt und gewarnt vor
der Operation im Hüftgelenke, sowohl an der Pfanne, wie an dem

---

hatte. Denn in der angezogenen Stelle des Tambih, pag. 50, wird gelehrt:
1. dass, wenn ein werthvoller Gegenstand aus Versehen mit in das Grab gekommen
ist, dasselbe aufgegraben und der Gegenstand herausgenommen werden darf.
2. Wenn ein Verstorbener einen werthvollen Gegenstand, der einem Anderen gehört,
verschluckt haben sollte, so schneidet man seinen Leib auf und nimmt ihn heraus.
3. Endlich wird vorgeschrieben, dass, wenn ein schwangeres Weib vor der Ent-
bindung stirbt, man den Leib öffnen solle, sobald noch Hoffnung vorhanden,
dass das Kind lebe. Ist dagegen die Frucht nachweislich todt, so bleibe sie im
Mutterleibe.“

[1]) cf. Schweinberger, Karl: Geschichtl. Entwickelung d. Resection d.
Knochen. Diss. inaug. München 1843, pag. 15.
[2]) cf. Schweinberger l. c. pag. 16.
[3]) Ambrosii Paraei Opera chirurgica. Francofurti ad Moenum. Apud
Joannem Feyrabend. 1594, pag. 391, 392.
[4]) Ibidem pag. 552.

Schenkelkopfe. In gleicher Weise werden die Wirbel von der Operation ausgeschlossen. Nimmt man hierzu, dass Paré keinen einzigen Fall aus seiner Praxis anführt, so ist der Schluss gewiss gerechtfertigt, dass er die Resection nur theoretisch gekannt und ihre Indicationen dem Paulus von Aegina entnommen habe.

Gabriele Faloppia[1]), Professor der Anatomie und Chirurgie in Padua (1532—1562), lehrte in dem Capitel „De ulcere cum osse corrupto“, in welchem er übrigens Caries und Nekrose bunt durch einander wirft, ein an sich heilbares Knochengeschwür könne auf zweierlei Weise zur Heilung geführt werden, durch die Natur selbst und durch die Hand des Arztes. Der letztere Weg sei jedenfalls der kürzere und auch desshalb vorzuziehen, weil das Zuwarten „contra dignitatem artis et medici, nam si aeger liberaliter medico solvat pecuniam, et postea videat curationem protrahi, dicit ipse et alii, id fieri dedita opera a medico, ut majorem scutatorum numerum extrahat“. Die Natur stosse den kranken Knochen aus, die künstliche Entfernung aber geschehe entweder „scalpris excisoriis vel scalpris abrasoriis“: per excisorios quidem scalpros aufert medicus corruptum os, quando multa quantitas ossis est corrupta et corruptio pervenit usque ad profundum, non tamen usque ad medullam, tunc solemus vertebra os illud corruptum perforare duobus aut tribus in locis, deinde adigimus scalprum excisorium (Meissel), quem percutimus malleo, et secamus os inter foramina, atque sic separamus, et auferimus os corruptum: sed antequam veniamus ad hanc actionem, detegimus os separando carnem et periostium ab osse et carnem circumpositam munimus imposita linteolo tenui, ne inter agendum caro tangatur et laedatur ab aëre et ab organis. Hier wird also schon der Ablösung des Periostes gedacht, bevor man den Knochen herausmeisselte.

Fabricius ab Aquapendente zu Padua (1537—1619) wusste dagegen von den Resectionen so wenig, dass er sie in seinen Schriften kaum erwähnt, die Fisteln cariöser Gelenke für unheilbar erklärt und die von Celsus beschriebene Rippensection für unausführbar hält:

Die betreffenden Stellen lauten:

Liber III de „Ulceribus“, Cap. XI „De Fistulis“ heisst es: „Fistulae etiam quaedam incurabiles secundum Albucasin Cap. 88, Lib. I, quae perveniunt ad magnas venas, arterias vel nervos, spectantes ad siphac seu peritonaeum, intestina, vesicam, vertebras dorsi, ani et costas; denique quae consistunt in aliqua junctura, ut manus et pedis; hae enim medicamenta commoda non admittunt.“[2])

Und in „De chirurgicis Operationibus“ Cap. XLVI „De thoracis fistulis“: „Celsus ut videre est Lib. VII, Cap. IV, vult praecidendam esse et eximendam ex utraque parte costam, cujus verba ita habent: Solent autem inter costas subter ire, quod ubi accidit, eo loco costa ab utraque parte praecidenda et eximenda est, ne quid intus corruptum relinquatur. Quae operatio quam difficilis sit, quamque periculosa, non est, quod longioribus proponam, imaginatione enim facile quisque id

---

[1]) Gabrielis Faloppii Operum genuinorum Tomus secundus. Venetiis 1606. Apud Jo. Anton. et Jacobum de Franciscis. pag. 46, Cap. XVIII.
[2]) Hieronym. Fabricii ab Aquapendente Opera chirurgica. Lugduni Batavorum 1723, pag. 308.

assequitur. Sed ad opus deveniamus. Praecidenda ex utraque parte
costa est. Quomodo costa ostea et dura praecidatur nescio, nisi forte
hoc instrumento, quod uno tempore praecidit et rumpit: deinde quomodo eximetur costa sine pleurae distractione, et tantem morte ipsius
aegrotantis pariter ignoro." [1]
    Die Einwürfe des Fabricius gegen die Ausführbarkeit der Rippen-
resection wurden indessen in schlagender Weise von Marcus Aurelius Severinus [2]), Prof. der Chirurgie in Neapel (1580—1656) wider-
legt, der ebenso wie sein Zeitgenosse Lacarus Riverius [3]), Prof. der
Chirurgie in Montpellier (1589—1655) mehrere Rippenresectionen wegen
Caries mit Erfolg ausführte. Auch die theilweise Entfernung des Calcaneus, Astragalus und Os naviculare wurde von M. A. Severinus
mit Glück unternommen.
    Von einigen Autoren wird behauptet. Johannes Schultes
(Scultetus), Stadtphysicus zu Ulm (1595—1645) habe fast die ganze
Tibia und das Capitulum fibulae resecirt, also sowohl eine Continuitäts-
wie eine Gelenkresection ausgeführt. Betrachtet man aber den Fall,
beschrieben in dem Armamentarium chirurgicum, Ulm 1653, Beobachtung 81 [4]), etwas näher, so erkennt man sofort, dass es sich hier
um die Extraction eines Totalsequesters der Tibia und des nekrotischen
Fibulaköpfchens handelte.
    Mit dem 18. Jahrhundert, in welchem die Chirurgie, besonders
in Frankreich und England, in stetem Aufschwunge begriffen war.
beginnen wieder die längst verwischten Spuren der Gelenkresection.
Auf den Lehrkanzeln der Chirurgie verschollen, taucht sie in einzelnen
Fällen gelungener Gelenkoperationen wieder auf, die aus der Praxis
entschlossener Wundärzte berichtet werden. Noch fehlen aber die
Männer, die mit weitem Blick ihren Werth erkennen und Methode in
die Operation bringen.
    Wir sind hiermit bis zu dem Zeitpunkte gelangt, an welchem die
eigentliche Geschichte der Gelenkresectionen beginnt. und wollen
nunmehr die wichtigen Angaben, die sich auf die Resectionen an den
grösseren Gelenken der Extremitäten beziehen, gesondert besprechen.

Resection des Schultergelenkes.

    §. 8. Der älteste, bis jetzt in der Literatur entdeckte Fall einer
Herausnahme des Caput humeri findet sich in den sog. „Breslauer
Sammlungen" und betrifft die von einem Chirurgen in Dornburg
a. d. Saale ausgeführte Ausmeisselung eines „cariösen" Oberarmkopfes.

    Nach E. Gurlt, dem wir diese Mittheilung entnehmen, heisst es in
den Breslauer Sammlungen vom Jahre 1726, „Classis IV. Von allerhand
eintzeln physicalischen und medicinischen Begebenheiten, so Mense April.
Anno 1726 vorgefallen oder bekanndt worden. Art. 19. Von dem glück-

---

[1]) Ibidem pag. 499.
[2]) Marci Aurelii Severini De efficaci Medicina Libri III. Francofurti.
Sumptibus Joannis Beyeri 1646. Pyrotechniae chirurgicae Lib. II, pars I, cap. 67.
[3]) Lacarus Riverius: Observationes medicae et curationes insignes. Hag.
Comit. 1556. (2 Fälle von Rippenresection.)
[4]) Wir haben dieselbe Cap. IV. §. 40 mitgetheilt.

lich ausgemeisselten Capite ossis brachii. Ex communicatione Herrn Lic. Rudolph Wilhelm Schäffenbergs, eines gelehrten Medici und Physici zu Dornburg a. d. Saale transscribirte der Herr Rath Müller in Weimar folgende Observation: Ein Junge von 17 Jahren hatte einen Callum und Oeffnung in superiore parte ossis humeri, daraus dünnes und stinkendes Wasser lieff. Diese unheilbare Oeffnung suchte der Chirurgus durch Quellmeissel zu erweitern: Weil ich aber sahe, dass es vergebens war, schnitt ich mit dem Messer das Loch weiter und meisselte den Callum weg. Nachdem aber nebst diesem Callo das Bein cariös war nahm sich der Chirurgus die Kühnheit und meisselte wider meinen Willen und Vorstellung, dass in parte spermatica ohne Gefahr des Brandes nichts weiter zu wagen sey, weiter fort, bis er endlich zu meinem grössten Erstaunen totum caput ossis brachii herausbrachte. Nach solcher Operation hat sich die Wunde geschlossen und Patient kann wie iedermann bekandt, den Dresch- flegel ohne grosse Verhinderung brauchen. Weil nun auch viele Knochen mit abgegangen, so muss man sich über die Conformation des Beines verwundern und fast glauben, dass der abgemeisselte Callus ein Pro- cessus des neugewachsenen Beines gewesen sey."

(Sammlung von Natur- und Medicin- Wie auch hierzu gehörigen Kunst- und Literaturgeschichten, So sich Anno 1726 in den 3 Winter-Monaten, In Schlesien und anderen Ländern begeben .... ans Licht gestellt von Einigen Academ. Naturae Curios. in Breslau. Winterquartal 1726 Leipzig und Budissin 1727. 4. Classis IV, Artic. 19 p. 501. Cit. v. E. Gurlt: Die Gelenkresectionen nach Schussverletzungen I. Buch. pag. 4 Anmerkung.

Es lässt sich darüber streiten, ob man es hier mit einer wirk- lichen Caries oder mit Caries und theilweiser Ankylose, wie E. Gurlt will, oder aber mit einer Nekrose des Caput humeri zu thun hatte. Für die Nekrose sprechen jedenfalls das Ausfliessen eines „stinkenden dünnen Wassers", ferner der Umstand, dass der Chirurgus „totum caput ossis brachii" herausbrachte, wohl aus der aufgemeisselten Lade, während der cariöse Gelenkkopf von Kapsel- und Bandinsertionen los- geschnitten werden muss, schliesslich die staunenswerthe Wiederher- stellung, die „Conformation des Beines". Immerhin steht diese Ope- ration der Resectio humeri, wie wir sie alsbald ausführen sehen, sehr nahe.

Ganz ähnlich verhält es sich mit dem als Resectio humeri be- schriebenen Falle von Thomas aus Pézenas, Languedoc [1]). Dieser entfernte 1740 bei einem 4jährigen Mädchen den in Folge einer Osteomyelitis und Epiphyseneiterung abgelösten Oberarmkopf durch die erweiterte Abscessöffnung. Auch die vielgenannte Resectio humeri von Barthélemi Vigarous [2]), Prof. der Chirurgie in Montpellier, ist kaum mehr, als die Extraction eines nekrotischen Gelenkkopfes, den er 1767 bei einem 17jährigen Manne durch einen Längsschnitt blos- legte.

Mit der Erzählung des Vigarous'schen Falles sind wir an die Schwelle des Jahres gelangt, in welchem Charles White in Man- chester seine bahnbrechende Operation [3]) ausführte. Der Fall betraf

---

[1]) Barthél. Vigarous: Oeuvres de chirurgie prat. civile et milit..... publiées par son fils J. M. J. Vigarous, Montpellier 1812, p. 421. Obs. 82. — E. Gurlt: Gelenkresectionen nach Schussverletzungen. I, pag. 5.
[2]) Ebenda pag. 431 und E. Gurlt l. c. pag. 5.
[3]) Ch. White: Philos. Transact. Vol. LIX. London 1770, pag. 39.

einen 14jährigen Knaben, bei dem sich im Verlaufe von 14 Tagen ein bis zur Mitte des Oberarms reichender Abscess gebildet hatte. Durch die theils von selbst, theils künstlich entstandene Oeffnung fühlte man den rauhen Knochen. Am 14. April 1768, etwa 3 Wochen nach Beginn der Entzündung, legte Charles White mittelst eines grossen, vom Akromion bis zur Mitte des Oberarms ziehenden, vorderen Längsschnittes den Knochen blos. Dann fasste er den Ellenbogen des Kranken, drängte mit mässiger Gewalt den Kopf des Humerus aus der Wunde heraus und sägte ihn mit einer gewöhnlichen Amputationssäge ab.

Es ist bekannt, dass White's Resectio humeri keine Resection des Gelenkkopfes, sondern ein Absägen des oberen, nekrotischen Diaphysenendes war. Es handelte sich, wie dies schon James Bent[1]) 5 Jahre später, sowohl aus der Vorgeschichte des Falles, als aus der Abbildung des resecirten Stückes schloss, um eine Osteomyelitis, die zur Epiphysentrennung geführt hatte. Die ganze Epiphyse war wahrscheinlich unversehrt in der Pfanne zurückgeblieben; das durch Eiterung abgelöste Periost bildete neuen Knochen, und so ist es erklärlich, warum der Arm ohne erhebliche Verkürzung im Verlaufe von 4 Monaten beinahe seine volle Gebrauchsfähigkeit wieder erhielt.

Dem Verdienste Charles White's um die Resection der Gelenke thut dieser diagnostische Irrthum durchaus keinen Eintrag: White bleibt nach wie vor der Erste, welcher den therapeutischen Werth der Gelenkresection kennen lehrte und für ihre Ausführung bestimmte Regeln gab. Für das Schicksal der neuen Operation aber war es vielleicht gerade ein günstiger Zufall, dass sie zuerst an einem von Osteomyelitis befallenen Humerus ausgeführt wurde. Ein cariöser Gelenkkopf wäre nicht so leicht zu entfernen gewesen, und die Resection hätte schwerlich einen in Form und Function so überraschend guten Erfolg geliefert.

Drei Jahre später, 1771, verrichtete Lentin[2]) die Resectio humeri

---

[1]) Die Kritik von James Bent (Philosoph. Transactions Vol. LXIV, Part. 1, 1774. pag. 353) scheint späteren Schriftstellern entgangen zu sein. Selbst Jäger (Rust's Handbuch der Chirurgie Bd. V, pag. 559, Art. „Decapitatio"), welcher im Uebrigen eine ausserordentlich genaue Geschichte der Resectionen liefert, erwähnt sie nicht und gibt an: „Die englischen Wundärzte White und Park haben das Verdienst, die eigentliche Decapitation cariöser Gelenke zuerst vorgeschlagen und ausgeübt zu haben. White verrichtete im Jahre 1767 oder 1768 die Decapitatio humeri." Diese Darstellung ist in die meisten deutschen Hand- und Lehrbücher der Chirurgie und Operationslehre übergegangen und erst später von Esmarch (Verhandlg. d. deutsch. Gesellschaft f. Chirurgie, V. Congress, 1876, I, pag. 89 und VI. Congress 1877, II, pag. 61, mit Abbildung des von White resec. Humerusstückes) und E. Gurlt (Die Gelenkresectionen nach Schussverletzungen. I, pag. 6) berichtigt worden.

[2]) Lehr. Friedr. Benj. Lentin: Med. u. chirurg. Bemerkungen. — Joh. Friedr. Böttcher's Abhandlung von den Krankheiten der Knochen, Knorpel und Sehnen. 3. Theil. 2. Hälfte, Königsberg und Leipzig 1793, pag. 189. Beob. 3. — E. Gurlt: Die Gelenkresectionen nach Schussverletzungen. I, pag. 7, Anmerkg. Der in mehr als einer Beziehung interessante Fall ist folgender: Der 13½jährige Sohn des Försters in Gunzenau wurde am 7. Sept. 1771 zu Lentin gebracht. „Er hatte nach vorhergegangenem, für blossen Fluss gehaltenen Schmerz nun seit 11 Tagen ein flaches, missfarbiges, bräunliche Jauche gebendes Geschwür auf der äusseren Seite des linken Oberarms, 3 Zoll über dem Ellenbogengelenk. — Bei Einschnitten, die am 8. u. 21. Sept. vom Wundarzt Lorenz gemacht

bei dem 13½jährigen Sohne des Försters in Gunzenau. Es handelte
sich auch hier um eine Osteomyelitis des Humerusschaftes, die den
Gelenkkopf mitergriffen, aber nicht in der Epiphyse getrennt hatte.
Der Kopf brach bei dem Versuche, ihn aus der Wunde herauszudrehen,
ab, der Schaft aber musste, da er weit nach abwärts erkrankt war,
unter der Mitte abgesägt werden. Es trat Heilung ein, und der
Patient erlangte eine ziemlich gute Gebrauchsfähigkeit des Armes.

Die erste wegen Caries des Schultergelenks ausgeführte Resection ist die von James Bent (Newcastle). Mittelst eines Schnittes,
der in einer Fistelöffnung nahe der Clavicula begann, bis zur Insertion
des M. pect. mj. reichte und oben zwei kleine quere Verlängerungen
hatte, legte er 1771 bei einem Mädchen das Schultergelenk frei und
sägte den Kopf des Humerus ab. Die Heilung erfolgte in 6 Wochen;
der Arm konnte 14—17 cm. vom Leibe entfernt und rückwärts bewegt
werden [1]).

1799 folgte Daniel Orred [2]) (Chester), der die Resectio humeri
an einem 40jährigen Manne wegen Caries mit Erfolg ausführte. Fast
50 Jahre wurde dann die Operation in England so gut wie nicht geübt; ausser dem Morel'schen Falle, 1816 [3]), ist wenigstens aus diesem
Zeitabschnitte keine Kunde einer Resectio humeri auf uns gekommen.
Erst 1826 beginnt mit Syme [4]) wieder ein regeres Interesse.

In Frankreich wirkten Moreau, der Vater und der Sohn,
praktisch wie auch durch Wort und Schrift für die Operation.
Moreau, der Vater, machte sie zweimal. 1786 entfernte er, als der
Erste in seinem Heimathlande, wegen Caries des ganzen Schultergelenkes

wurden, fanden wir, sagt Lentin, den Knochen cariös ...... Wir entdeckten
endlich, dass der Knochen ganz durchfressen, durchlöchert und noch weiter hinauf
angegriffen war, als wir aufgeschnitten hatten. Wir beschlossen daher den 30ten
Octob., den Arm weiter hinauf, bis zu ganz gesunden Knochenstellen zu öffnen;
und nun fanden wir, dass die Caries bis in's Schultergelenk reichte. Der
Knochen selbst zerbrach an der zuerst aufgebrochenen Stelle unter den
Händen. — Wir erweiterten den Einschnitt aufwärts, bis nahe an's Gelenk hin
und drehten mit weniger Mühe das obere Knochentheil, dessen
Kopf selbst schon rauh war, heraus. Vom unteren Rumpfe war
auch eines Zolles breit cariös, welches wir am gesunden Anfange absägten.
Es blieb also vom ganzen Osse humeri nur ein etwa 2 Zoll langer,
gesunder, im Ellenbogengelenke befestigter Theil übrig. Der nun fast
knochenlose Oberarm wurde sofort gehörig in Schienen gelegt und verbunden. — Nachgerade füllte sich die grosse Wunde aus; der Arm wurde zum
Bewundern immer fester, und mit der 31ten Woche ging er ganz geheilt
von hier weg. Es hatte sich wahre Knochensubstanz durchaus neu
erzeugt und angesetzt. Der Oberarm ist zwar etwas dünner, etwas uneben,
aber ganz strack geblieben" .... „Das Schultergelenk ist ganz natürlich steif
geblieben, doch hat er sich durch Uebung eine etliche Linien breite
Bewegung rück- und vorwärts erworben. Er kann seine Kleider sehr
fertig aus- und anziehen; recht gut und geschwind sein Schiessgewehr anlegen und
abfeuern; schwere Last mit dem Arme tragen. Er ist seitdem immer gesund
gewesen und jetzt als Feldmesser hier im Lande angestellt."

[1]) J. Bent: Account of a woman enjoying the use of her right arm after
the head of the os humeri was cut away. Philosoph. Transact. Vol. LXIV for the
year 1774, I, pag. 353.

[2]) Orred, D.: A case in which the head of the os humeri was sawn off,
and yet the motion of the limb preserved. Philosoph. Transact. Vol. LXIX, for
the year 1779, I, pag. 6.

[3]) Vergl. unten S. 16.

[4]) Syme, Th.: Edinb. med. and surg. Journal 1826, Juli.

ausser dem Gelenkkopfe die Fossa glenoidalis scapulae und das Akromion. Es trat Heilung ein. 1794 resecirte er, ebenfalls wegen Caries, 5½ Zoll vom oberen Humerusende. Die Heilung erfolgte nur unvollkommen, es blieben Fisteln zurück; der Kranke starb 10 Jahre später. Moreau, der Sohn, hatte 3 Erfolge aufzuweisen und erwarb sich durch seinen „Essai sur l'emploi de la résection des os, dans le traitement de plusieurs articulations affectées de carie. Paris 1816." grosse Verdienste um die Operation.

Viel früher, als die übrigen Resectionen ist die Resectio humeri und, fügen wir gleich hinzu, die Resectio cubiti bei Schussverletzungen ausgeführt worden[1]). Die grossen Kriege der ersten französischen Republik und unter Napoleon I. gaben hierzu reichliche Gelegenheit. Man war zwar schon früher bei Gelenkschüssen der Schulter bemüht gewesen, durch Extraction von Splittern aus den erweiterten Schusskanälen den Arm zu erhalten, und Schmucker, erster General-Chirurgus der preuss. Armee, hatte bereits 1759 zu Schweidnitz, nach Entfernung mehrerer Bruchstücke des zerschmetterten Gelenkkopfes, den Deltoideus seiner Länge nach gespalten, ungefähr den dritten Theil des Oberarmkopfes herausgezogen und Heilung erzielt[2]). Die ersten eigentlichen Resectionen aber sind erst von Percy, oder unter seiner Leitung, ausgeführt worden, nachdem er im Herbste 1792 an Sabatiers Stelle zum consultirenden Chirurgen der Nordarmee ernannt worden war, und es gebührt Percy das unbestreitbare Verdienst, diesen neuen Errungenschaften conservativer Chirurgie auch auf dem Schlachtfelde Eingang verschafft zu haben.

1789 hatte Percy, als Chirurgien-major des Regimentes Berri-Cavalerie zu Béthune, bei einem 13jährigen Knaben mit dem besten Erfolge das Schultergelenk wegen Caries resecirt und den Fall 6 Wochen später der Académie de Chirurgie in Paris vorgestellt[3]). Eine neue, mächtige Anregung, die Resectionen auch bei Schussverletzungen anzuwenden, verdankte er Moreau, dem Vater[4]), dem er auf dem Durchmarsche durch Bar le Duc, 17. Sept. 1792, mit anderen hervorragenden Militärärzten bei einer Kniegelenkresection assistirte[5]). Er erklärte sich entschieden gegen die sinn- und planlose Sucht, zu amputiren und sagt betreffs der Anlässe und des Operationsverfahrens bei Schultergelenkresection unter Anderem: „Quand la tête de l'humérus

---

[1]) Wir folgen hierbei, wie auch in der Geschichte der übrigen, nach Schussverletzungen ausgeführten Resectionen, vorwiegend der vortrefflichen und gewissenhaften Darstellung E. Gurlt's in seinem Werke: „Die Gelenkresectionen nach Schussverletzungen etc." Berlin 1879, Bd. I.

[2]) Joh. Leberecht Schmucker: Vermischte chirurg. Schriften. Bd. I. Berlin u. Stettin 1776, 8, pag. 56.

[3]) Percy u. Laurent: Diction. des sciences médicales. T. XLVII, 1820, pag. 545.

[4]) cf. P. F. Moreau (fils): Observ. pratiques relat. à la résection etc. 1803, pag. 32. „Je suis autorisé à dire ici que ce chirurgien célèbre (Percy) avoue avec plaisir, et une sorte de reconnaissance, que ce fut mon père, un de ses meilleurs amis, qui lui communiqua cette heureuse audace que déjà, il est vrai, il avait montrée la résection de la tête de l'humérus; mais que sans lui, il n'eût peut-être pas osé porter jusqu'à celle de l'articulation huméro-cubitale."

[5]) cf. unten pag. 32.

avait été, en tout ou en partie, séparée de cet os, j'allais la chercher
au fond de la plaie, je la désarticulais, et j'en faisais l'extraction; ou
bien, je faisais sortir par la plaie la portion, qui tenait encore au corps
de l'os, pour la couper ensuite avec la scie, ce qui avait également
lieu, pour délivrer le cylindre de l'os des fragments inégaux et des
pointes dont il était surmonté. C'est ainsi que j'ai conservé le bras,
ailleurs condamné à une destruction totale, à une foule de braves gens,
qui s'en servent maintenant pour exercer et cultiver des talents, soit
utiles, soit agréables, ou pour subvenir à leurs besoins par des travaux
plus pénibles." [1])

1795 konnte Percy seinem Amtsvorgänger Sabatier, der inzwischen Chef-Chirurg am National-Invalidenhause geworden war,
9 geheilte Fälle von Schulterresection vorstellen [2]).

Von den gleichen conservativ-chirurgischen Grundsätzen ging
Larrey, Percy's grosser Zeitgenosse, aus. Indessen scheint er sich
anfangs auf die Extraction des abgeschossenen Gelenkkopfes beschränkt
zu haben. Er spricht selbst nicht von einem Glätten oder Absägen
des zersplitterten Schaftendes und überliess die Zacken und Splitter
einem nekrotischen Abstossen oder der Auflösung durch Granulationen[3]).
Man kann darüber streiten, ob diese Operationen mit dem Namen der
Resection zu bezeichnen, oder den Splitterextractionen zuzuzählen seien,
wie Longmore[4]) und B. von Langenbeck[5]) wollen. Aber Larrey
bahnte sich in den zuerst mitgetheilten 10 Fällen nicht etwa durch
Erweiterung der Schusswunden den Weg zum Knochen, er rieth vielmehr von diesem Verfahren als einem „unnützen" ab und durchtrennte
jedesmal den Deltoideus mittelst eines möglichst langen Schnittes
parallel seinen Fasern[6]). Wenn er nun auch selbst unterscheidet
zwischen „Extraction" und „Resection" und angibt, er habe die letztere
Operation niemals selbst geübt, so stimmen wir dennoch E. Gurlt bei,
welcher gerade in der typischen Schnittführung den Charakter der

---

[1]) C. Laurent: Histoire de la vie et des ouvrages de P. F. Percy,
Versailles 1827, pag. 269.

[2]) Percy: Éloge historique de M. Sabatier, suivi du rapport des travaux
de la Faculté de médecine de Paris pendant le cours de l'année 1811. Paris 1812,
pag. 102.

[3]) D. J. Larrey: Relation historique et chirurgicale de l'expédition de
l'armée d'Orient, en Egypte et en Syrie. Paris 1803, pag. 310 ff. — Mémoires de
chirurgie militaire et campagues. T. II, Paris 1812, pag. 171 ff.

[4]) Longmore: Army Medic. Reports. Vol. V, 1865, pag. 561.

[5]) B. v. Langenbeck: Arch. f. klin. Chirurgie. Bd. XVI, 1874, pag. 482.

[6]) „J'ai eu le bonheur de prévenir dix fois ces accidents, et d'éviter l'amputation qu'ils auraient nécessitée, en faisant l'extraction entière de la tête de
l'humérus ou de ses fragments, sur-le-champ et de la manière suivante: Je pratique
une incision dans le centre du muscle deltoïde, parallèle à ses fibres, en la pro-
longeant le plus bas possible; je fais écarter les bords de la division, pour mettre
à découvert l'articulation, dont la capsule est ordinairement ouverte, et à l'aide
de mon bistouri courbe boutonné, je coupe avec la plus grande aisance les
attaches des tendons, des sus-épineux, sous-épineux, petit rond, sous-scapulaire, et
la longue portion du biceps; ensuite je dégage la tête de l'os, et je la fais sortir
par la plaie récente du deltoïde, en la poussant avec les doigts, ou un élévatoire
par l'une des plaies latérales; je rapproche le bras de l'épaule et le fixe dans la
position convenable, à l'aide d'une écharpe et d'un bandage contentif. Tel est
le procédé, que j'ai employé chez dix sujets, pour l'exstirpation de la tête de
l'humérus." l. c. pag. 172.

Resection erkennt. Uebrigens hat Larrey in einer späteren Veröffentlichung ganz deutlich auch das Absägen erwähnt[1].

Dem Beispiele Percy's und Larrey's folgten Bottin zu Barce-
lona, Courville zu Mainz, Poret und Lafaye zu St. Sebastian, und
erzielten Heilungen[2]. Ueberhaupt hatte sich die Resectio humeri alsbald unter den französischen Feldchirurgen eingebürgert, und Percy
konnte 1811 aussprechen: „Ces guérisons (nach Resectio humeri) se
sont tellement multipliées aux armées, qu'il ne serait plus possible
aujourd'hui de les compter"[3].

Um so seltsamer berührt es, dass in den Berichten der Militär-
chirurgen Englands. wo Charles White so begeistert für die Resectionen eingetreten war. kein einziger Fall. weder der Resectio
humeri. noch einer anderen Resection erwähnt wird.

Hennen[4] gibt an, dass er die Resectio humeri niemals im Felde
habe ausführen sehen, und bezweifelt sowohl die Häufigkeit ihrer
Indication, als ihren Nutzen.

In einem 1816 abgestatteten Berichte über die von ihm in Bel-
gien besuchten Verwundeten der Schlacht von Waterloo spricht sich
John Thomson[5]. Professor der Militärchirurgie in Edinburg. sowohl
gegen die Resection im Ellenbogen- wie im Schultergelenke nach
Schussverletzungen aus. Die Nothwendigkeit einer sorgfältigen Nachbehandlung, die lange Heilungsdauer, die verschiedenen Zufälle, welchen
die Operirten während dieser ganzen Zeit ausgesetzt sind, lassen es
ihm höchst zweifelhaft erscheinen, ob diese Resectionen in der Feldpraxis von grossem Nutzen sein werden. Dagegen steht Guthrie[6]
den Resectionen im Schulter- und Ellenbogengelenke durchaus nicht
ablehnend gegenüber und erkennt in passenden Fällen ihren Vorzug
vor der Exarticulation unumwunden an.

Vor ihm, 1816. hatte indessen schon ein Civilchirurg, Charles
Bell[7]. der Resection des Schultergelenkes nach Schussverletzungen
warm das Wort geredet und seinen militärischen Collegen ans Herz
gelegt, die Fälle doch zu beachten, in welchen sie eines braven Mannes
Arm zu erhalten im Stande seien.

Zur gleichen Zeit machte W. R. Morel, 5 Monate nach der
Verwundung, die Spätresection des Schultergelenks bei einem 32jäh-
rigen Husaren. Der Erfolg war ein guter[8].

---

[1] D. J. Larrey: Clinique chirurgicale. exercée particulièrement dans les
camps et les hôpitaux militaires, depuis 1792 jusqu'en 1836. T. V, Paris 1836,
pag. 183.
[2] Briot: Histoire de l'état et des progrès de la chirurgie militaire en
France pendant les guerres de la révolution. Ouvrage couronné par la Société
méd. de Paris etc. Besançon 1817, 8, pag. 158.
[3] Percy: Eloge historique de M. Sabatier etc. pag. 102.
[4] John Hennen: Observations on some important points in the practice
of military surgery. Edinburgh 1818, pag. 40. — Grundsätze der Militärchirurgie etc.
Aus dem Englischen übersetzt. Weimar 1822, pag. 51.
[5] John Thomson: Report on observations made in the British military
hospitals in Belgium after the battle of Waterloo etc. Edinburgh 1816, pag. 242 u. 246.
[6] G. J. Guthrie: Treatise on Gunshot Wounds. III. Edit. London 1827,
pag. 470 ff. 1. Aufl. übersetzt von G. Spangenberg: Ueber Schusswunden in
den Extremitäten etc. Berlin 1821, pag. 327 u. 365.
[7] Charles Bell: Surgical observations etc. London 1816, pag. 226.
[8] Morel: Medico-chirurg. Transactions Vol. VII, 1816, pag. 161; plate II.

Relativ spät hat in Deutschland die Resectio humeri Anhänger gewonnen, wie denn auch hier die Ansichten über die Berechtigung der Gelenksresectionen noch bis ins zweite Jahrzehnt dieses Jahrhunderts recht weit aus einander gingen. Aus den Kriegen gegen Napoleon I. findet sich kein einziger Fall von Resection auf deutscher Seite verzeichnet; aber auch in der Civilpraxis hatte es seit Lentin Niemand mehr gewagt, den herrschenden Schulmeinungen gegenüber den Gelenkkopf zu reseciren. Es gab indessen Stimmen, die mit offener Bewunderung von den Erfolgen White's, Bent's, der beiden Moreau, Larrey's und Anderer sprachen. So schliesst C. J. M. Langenbeck[1]) das Referat über die Dissertation Wachter's, welche, ausser einem Ueberblick über die seither verrichteten Resectionen, eine Knieresection Joh. Mulder's beschreibt, mit den Worten: „Der Herr Verfasser hat uns in der That eine äusserst interessante Abhandlung geliefert. Die vortrefflichen Operationen des würdigen Herrn Mulder müssen alle Wundärzte auf die Exstirpationen der Gelenkköpfe aufmerksam machen. Es würde dies ein unendlicher Gewinn sein, wenn man immer statt der Amputation die Exstirpation der Gelenkköpfe vornehmen könnte."

Georg Wedemeyer[2]), Königl. Grossbritann.-Hannöv. Hof- und Oberstabswundarzt, spricht sich in der Vorrede zur deutschen Uebersetzung von P. F. Moreau's Essai entschieden für die Schulter- und Ellenbogenresection nach Schussverletzungen aus, an deren Berechtigung nach den Erfolgen von White, Vigarous, Larrey, Percy, Guthrie und der beiden Moreau nicht mehr zu zweifeln sei. Anders stehe die Frage an den unteren Extremitäten, wo man allerdings wegen der immer eintretenden, grösseren oder geringeren Verkürzung, der Steifheit und Unbrauchbarkeit des Gliedes, der weniger verletzenden Amputation den Vorzug zuerkennen werde.

Auch Zang, im Allgemeinen ein entschiedener Gegner der Gelenksresectionen, gibt wenigstens die Resection am Schultergelenke zu. Nachdem er im Vorhergehenden die Gefahr der Resectionen einerseits, den Nutzen andererseits betrachtet hat, heisst es, er könne „gewissenhafterweise dieser Operation bei oben erwähnten Krankheiten nur das Wort am Schultergelenk, bei allen übrigen aber einzig und allein der Amputation sprechen."[3])

---

[1]) C. J. M. Langenbeck: Bibliothek f. Chirurgie. Bd. III, St. 3, pag. 531, 1811.

[2]) Versuch über die Resection der Knochenextremitäten cariöser Gelenke von Dr. Moreau zu Bar le Duc. Aus dem Französischen übersetzt von Carl Krause, M. Dr., mit einer Vorrede begleitet von Dr. Georg Wedemeyer etc. Hannover 1821, pag. 6.

[3]) Zang: Darstellung blutiger heilkünstlerischer Operationen etc. Theil 4. Wien 1821, pag. 291.

Den Nutzen der Resectionen schlug Zang im Allgemeinen sehr gering an. Pag. 289 heisst es unter: „Verhältniss als heilsam": „Da ich dieses Verhältniss aus der Praxis nicht kenne; da die Erfahrung über diese Operation wegen deren seltenen Angestelltwordenseins noch nicht entschieden hat; da sie bei Ginglymoidalgelenken und am Hüftgelenke, zufolge der Versuche, die ich an Leichen anstellte, mehr das Bild einer Zerfleischtheit als einer Operationswunde darstellte; da man vor der Operation nie weiss, was man während derselben thun kann, und zur Erreichung des Zweckes thun muss; da die üblen Ereignisse nach derselben sehr gefährliche Umstände sind, und bei dem glücklichsten Ausgange das erhaltene Glied einer unteren Gliedmasse vielleicht nicht nur unbrauchbar, sondern dem Operirten zur reinen Last ist, und ein künstliches dagegen, als Ersatz für

Die Ersten, welche in Deutschland die typische Oberarm-
resection praktisch einführten und hiermit auch den Anstoss zu den
übrigen Gelenksresectionen gaben, waren Caj. Textor und Michael
Jäger. 1821 resecirte Textor[1]) an einem 17jährigen Dachdecker,
der sich den Humerus zersplittert hatte, 3 Zoll des oberen Gelenkendes und erzielte nach 5 Monaten vollkommene Heilung. Wegen
Caries machte er 1822 die Operation, ebenfalls mit Erfolg, bei einer
38jährigen Frau[2]). Ihm folgte M. Jäger 1827 und 1830, der ausserdem durch seine umfassende Abhandlung über die Resectionen in
Rust's Handbuch der Chirurgie nicht wenig dazu beitrug, diese Operationen in unserem Vaterlande bekannt zu machen[3]).

Der erste schleswig-holsteinische Krieg gab Gelegenheit, auch in
deutschen Kriegslazarethen die Resectio humeri auszuführen, und es
ist vor Allen B. v. Langenbeck, damals Generalstabsarzt der
schleswig-holsteinischen Armee, zu danken, dass diese Operation in
einer beträchtlichen Anzahl von schweren Gelenkschusswunden die
Erhaltung des Armes ermöglichte.

Resection des Ellenbogengelenkes.

§. 9. Wegen offener Ellenbogengelenksluxation sägte 1760 Wainman zu Shrimpton[4]) das aus der Wunde hervorragende untere Ende
des Humerus ab, wie dies bereits Gooch und Andere bei offenen
Luxationen empfohlen hatten. Die Heilung trat mit beweglichem
Gelenke ein. Der erste, wegen Caries resecirte Fall rührt von Justamond[5]) her, der zwei Zoll der Ulna und ein Stück des Radius mit
bestem Erfolge entfernte.

Die Einführung der methodischen Resection des Ellenbogengelenkes in die Chirurgie ist übrigens das unbestrittene Verdienst
H. Park's und Moreau's des Vaters. Der erstere machte schon 1781
Versuche an der Leiche über die zweckmässigste Art, das Ellenbogen-
und Kniegelenk zu reseciren und bediente sich hierbei theils des ein-

---

den amputirten Theil, gleich einem natürlichen geschätzt werden muss, so kann
ich nicht verhehlen zu glauben, dass ihr Werth eigentlich mehr in dem frommen
Wunsche, unter gewissen Lebensverhältnissen ein Glied zu erhalten, als in der
Wirklichkeit dieses Falles, liege.

Doch mag sich allerdings jene Besonderheit eines Falles zutragen, wo die
eine oder die andere der oben unter den anzeigenden Krankheitsumständen au-
gestellten Krankheitsformen, zumal, wenn sie ihren Sitz am Schultergelenke haben,
durch diese Operation gehoben; somit Leben und Glied zugleich erhalten und
demnach der Amputation vorgezogen werden soll."

Folgt die oben im Text angeführte Stelle.

[1]) C. Textor: Neuer Chiron. Bd. 1, St. 3, pag. 386.
[2]) Ibidem. Bd. I, St. 3, pag. 393.
[3]) Joh. Nep. Rust: Theor. prakt. Handbuch d. Chirurgie etc. Bd. V,
pag. 607 ff.
[4]) Wainman, bei H. Park. An Account of a new method of treating
diseases of the joints of the knee and elbow in a letter of Percival Pott.
London 1783, 8.
[5]) Justamond: Loudon med. Journ. Vol. IV, pag. 282; ferner bei H. Park:
Letter to Mr. Simons. London med. Journ. Vol. XI, pag. 22, und James Jeffray.
Cases of the excision of carious joints etc. Glasgow 1806.

fachen Längs-, theils eines Kreuzschnittes. In einem an Percival
Pott gerichteten Briefe weist er auf die günstigen Erfolge White's,
Bent's, Orred's bei Resection des Schultergelenks hin, erwähnt den
noch nicht veröffentlichten Fall Wainman's und verlangt, dass man
auch bei Caries des Ellenbogen- und Kniegelenkes nach gleichen conservativen Grundsätzen verfahre. Gelegenheit zu einer Resectio cubiti
am Lebenden scheint Park nicht bekommen zu haben, dagegen werden
wir auf seine mit Glück ausgeführte Resectio genus, die er in dem
gleichen Schreiben erwähnt, noch unten zu sprechen kommen.

Moreau der Vater resecirte 1794 in 2 Fällen das ganze Ellenbogengelenk wegen einer nach Schussverletzung entstandenen Caries,
oder, wie man wohl richtiger sagen wird, eiterigen Periostitis und
Osteomyelitis. In dem ersten Falle dieser Spätresectionen wurde von
jedem der drei Knochen 1 Zoll entfernt; die Heilung erfolgte erst nach
7 Monaten. In dem zweiten handelte es sich nur um die Wegnahme
des Condylus externus und der äusseren Seite des Radiusköpfchens.
Es trat nach 6 Wochen bereits Heilung mit freier Bewegung des Gelenkes ein [1]).

Wegen „scrophulöser" Caries machte Moreau sen. 1797 bei
einem jungen Manne die totale Resection des Gelenkes, nahm vom
Humerus 3 Zoll, vom Radius 10 Linien, von der Ulna 1 Zoll und
9 Linien weg und erzielte eine, wenn auch langsame, so doch vollkommene Heilung. Auch in einem vierten Falle, in welchem bei einer
18jährigen Frau ein grosses Stück des Humerus, der Radius unterhalb seines Tuberculums und das Olekranon abgesägt wurden, trat
vollkommene Heilung ein [2]).

Diese Erfolge der Resection in Fällen, in welchen früher der
ganze Vorderarm geopfert wurde, erregten in Frankreich gerechtes
Aufsehen und gewannen der Operation rasch Anhänger. Insbesondere
erhielt Percy, wie wir bereits hörten, gerade durch Moreau die
Anregung, auch im Felde die Resectio cubiti auszuführen, und wie
Moreau der Sohn in seiner 1803 erschienenen Inauguraldissertation
(Observations pratiques relatives à la résection des articulations affectées de carie, Paris) bemerkt, haben sowohl Percy als die anderen
Oberwundärzte der französischen Armee die Ellenbogengelenksresection
wegen Schussfractur sehr häufig und mit dem besten Erfolge ausgeführt [3]).

---

[1]) P. F. Moreau: Essai etc. Observat. VIII u. IX.

[2]) Ibidem. Observat. VI u. VII.

[3]) Auch in dem von Percy und Laurent im Dictionn. des sciences médicales geschriebenen Artikel: „Résection" (T. XLVII, 1820) heisst es pag. 548:
„Les armées ont été témoins d'une multitude d'opérations semblables ou analogues
(es sind vorher die von Moreau und Roux operirten Fälle von Resectio cubiti
erwähnt), qui ont été pratiquées avec un succès presque constant sur des militaires
qui avaient eu l'articulation huméro-cubitale comminuée par un gros projectile,
ou désorganisée par une balle. Ce fut le plus-ancien chef de la chirurgie militaire (Percy), qui le premier, donna l'éveil à ses collègues et coopérateurs, et
les enhardit à recourir à une opération bien autrement utile et conservatrice que
l'amputation du bras, que la timidité, l'insouciance, la routine, la paresse ont trop
souvent, presque sous ses yeux mêmes préférée."
Leider sind genauere Daten über diese Operationen nirgends bekannt gemacht worden.

Inzwischen hatte James Jeffray, Prof. der Anatomie und Chirurgie zu Glasgow, in einer mit Abbildungen versehenen Schrift[1]) die Beobachtungen H. Park's und Moreau's zusammengestellt und mit kritischen Bemerkungen versehen. Er legt bei der Wahl der Schnittführung zur Resectio cubiti grossen Werth auf die Erhaltung der Muskelinsertionen und des Nervus ulnaris, wie dies auch schon Moreau jun. in der oben erwähnten Dissertation gethan hatte. Für die Trennung der Knochen wird hier zum ersten Male die Kettensäge empfohlen, die von da ab den Namen der Jeffray'schen trug.

Trotz dieser wiederholten Empfehlung wurde indessen die Resectio cubiti in England kaum beachtet. Es ging hier, wie mit der gleichen Operation am Schulter- und Kniegelenke, und H. Park klagte mit Recht in seiner 1805 erschienenen Abhandlung[2]), dass besonders die englischen Militärärzte während eines langen und blutigen Krieges keinen Gebrauch von der Resection gemacht, ja sie kaum kennen gelernt hätten.

Erst 1823 findet sich in der englischen Literatur wieder ein Fall von Resectio cubiti, die Crampton[3]) ausführte, und durch J. Syme, der 1828 bis 1831 17 Mal die Ellenbogenresection unternahm[4]), wurde die Operation dauernd eingebürgert.

In Deutschland hatte zwar schon 1793 Görcke[5]), Generalstabsarzt der preussischen Armee, bei einem Soldaten, dem durch eine Kanonenkugel das Ellenbogengelenk zerschmettert war, die 4 Zoll aus der Wunde ragende Ulna abgesägt und nach 5 Monaten Heilung mit steifem Gelenke erzielt. Die ersten typischen Resectionen des Ellenbogengelenkes fallen aber erst in das Jahr 1829, in welchem M. Jäger[6]) zwei Mal die Operation wegen Caries ausführte. In beiden Fällen trat Heilung ein, in dem ersten mit beweglichem, in dem zweiten mit ankylotischem Gelenke. Ihm folgten Dietz in Nürnberg, Textor, Blasius, Fricke, Heyfelder sen., Langenbeck u. A.

Für die Einführung der Operation in die deutsche Militärchirurgie war auch hier hauptsächlich B. v. Langenbeck thätig, der mit Stromeyer, Esmarch, Harald Schwarz u. A. im ersten schleswigholsteinischen Kriege nicht weniger als 40 Ellenbogenresectionen ausführte. Die Erfolge waren sehr günstig; nur 6 Operirte erlagen, und Esmarch konnte in der Vorrede zu seiner Schrift: „Ueber Resectionen nach Schussverletzungen, 1851", mit vollem Recht sagen: „Die Veröffentlichung unserer Erfahrungen über Resectionen bedarf daher an sich keiner Rechtfertigung. Mehr als 300 Aerzte aus allen Theilen Deutschlands sind Zeugen gewesen von den günstigen Resultaten, welche besonders die Resectionen des Ellenbogengelenkes geliefert haben. Das

---

[1]) James Jeffray: Cases of the excision of carious joints. By H. Park, Surgeon in the Liverpool Hospital; and P. F. Moreau, De Bar-sur-Ornain M. D. de l'Ecole de Paris. With Observations. Illustrat. by Engravings. Glasgow 1806. 8.
[2]) H. Park bei Jeffray l. c. pag. 59.
[3]) Crampton: The Dublin hosp. Reports. Vol. IV, 1827. — Magaz. der ausländ. med. Literat. 1828, Jan., Febr., pag. 167.
[4]) Syme, J.: The Edinb. med. and surg. Journal. Vol. XXI, 1829, April, Juli, und: On Excision of diseased Joints 1831. -- Aus d. Engl. Weimar 1832.
[5]) Görcke in Rust's Mag. 1823, Bd. XV, Hft. 2, pag. 372.
[6]) M. Jäger in Rust: Handbuch der Chirurgie. Bd. V, pag. 634.

Vorurtheil älterer Militärärzte, welche die Gelenksresectionen im Kriege für selten anwendbar hielten, kann in Zukunft nicht mehr in Betracht kommen, nachdem unsere Erfahrungen dargethan haben, dass diese Operationen günstige Resultate gaben unter Umständen, wo Amputationen im Allgemeinen sehr unbefriedigende Erfolge hatten. Jeder Militärarzt wird es in Zukunft für seine Pflicht halten müssen, die Gelenksresectionen mit eben so grossem Eifer einzuüben, als es bisher nur mit Amputationen der Fall gewesen."

Resection des Handgelenkes.

§. 10.   Einzelne Theile des Handgelenkes sind schon sehr frühzeitig bei offenen Luxationen resecirt worden. So hat Marc. Aurel. Severinus[1]), derselbe, dessen Rippenresectionen wir oben erwähnt haben, schon im Anfange des 17. Jahrhunderts das luxirte, durch die Haut hervorstehende untere Ende der Ulna abgesägt. Unter ähnlichen Verhältnissen scheint auch Breschet[2]) 1½ Zoll der Ulna entfernt zu haben. Um das Jahr 1800 wurden durch Saint-Hilaire[3]) wegen einer offenen Handgelenksluxation beide Knochenenden des Vorderarms mit Erfolg abgesägt, und nicht weniger glücklich war Hublier[4]), Oberwundarzt des Hôtel-Dieu in Provins, der 1828 einem 33jährigen Mädchen bei Luxation mit Hautverletzung die entblössten unteren Enden des Radius und der Ulna resecirte. Die Sehnen der Finger-Beuger und -Strecker waren sorgfältig geschont worden, und die Kranke konnte nach vollendeter Heilung die Finger fast mit derselben Leichtigkeit bewegen, wie zuvor.

Bei Caries soll nach Orred[5]) die Resection des Gelenkendes der Ulna von einem englischen Wundarzte 1779 ausgeführt worden sein. Das Knochenstück bildete sich vollkommen wieder, und der Operirte konnte seine ländlichen Arbeiten wie früher verrichten. Es ist zweifelhaft, ob es sich hier nicht um eine Nekrose gehandelt hat, wie in dem Falle von Moreau dem Vater[6]), welcher 1794 bei einem 71jährigen Notar beide Gelenkenden resecirte. Der Patient starb 29 Tage später an Erschöpfung.

Roux[7]) operirte wegen Caries eine 42jährige Frau; von jedem der beiden Knochen wurde ca. ½ Zoll entfernt; der Erfolg war ein günstiger.

Vor ihm hatte Moreau der Sohn[8]) aus dem gleichen Grunde bei einer jungen Näherin die Resection des Radius vorgenommen. Das

---

[1]) Marc. Aurel. Severinus: Chirurg. effic., P. II, C. X, pag. 142.
[2]) Breschet bei Malgaigne: Mémoire sur le luxat. du poignet etc. 1833, pag. 39. — Velpeau: Nouveaux éléments de médecine opératoire. Paris 1839, II, pag. 690.
[3]) Bobe: Thèse de Montpellier 1814. „Os de l'avant-bras." pag. 10. — Velpeau l. c. II, pag. 689.
[4]) Hublier: Archives générales des sciences. T. XX, pag. 291.
[5]) Orred: Philosoph. transact. Vol. LXIX, pag. 10, 1779.
[6]) Bei Champion: Traité de la résection des os cariés dans leur continuité etc. — Velpeau l. c. II, pag. 690.
[7]) Bei Gerdy: De la résection. pag. 41. — Ried: Die Resectionen der Knochen etc. Nürnberg 1847, pag. 359.
[8]) P. F. Moreau: Essai etc.

Resultat war ein so günstiges, dass die Operirte nicht nur die Finger, sondern auch die Hand bewegen und ihrer Beschäftigung wiederum nachgehen konnte.

In Deutschland wurde die Operation bei cariösem Handgelenke durch C. Textor[1]) aufgenommen. 1839 entfernte er bei einer 34jährigen Patientin das untere Ende der Ulna. Die Wunde heilte, aber die Kranke ging sehr bald nachher an Lungenphthise zu Grund.

In England war es Fergusson[2]), der 1842 die Resectio manus der Vergessenheit entriss und bei einem 20jährigen Patienten mit Glück ausführte. Auch hier wurde nur das Ulnarende abgesägt.

Sayre[3]) hat das gleiche Verdienst für Amerika (1853).

Die erste, bei Schussverletzung des Handgelenkes ausgeführte Resection wird von einigen Autoren dem Stabschirurgus Beyer zugeschrieben, welcher im siebenjährigen Kriege in der Schlacht bei Freiberg in Sachsen (28. Okt. 1762) einen Musketier operirte, dem eine Haubitze die Hand zerschmettert hatte. Wie aus dem unten angeführten Texte[4]) indessen hervorgeht, handelte es sich um eine der mehrfach erwähnten Splitterextractionen aus der vorhandenen Wunde, die übrigens desshalb von nicht geringerem Belange für uns sind. Ist doch hierbei das gleiche conservative Streben massgebend gewesen, welches nicht lange nachher die typische Resection an die Stelle der Amputation und Exarticulation setzte.

Auf die gleiche Stufe ist der von Bagieu[5]) erwähnte Fall zu stellen, in welchem durch eine Kugel beide Vorderarmknochen im Handgelenke zerschmettert waren. Es trat nach Extraction der Splitter Ankylose ein, doch blieben die Finger beweglich, und der Verwundete konnte schreiben und zeichnen fast wie früher.

Die erste typische, allerdings nur partielle Handgelenksresection wegen Schussfractur hat, wie es scheint, Mich. Jäger[6]) 1834 ausgeführt. Der 48jährige Mann hatte einen Schuss durch den unteren Theil des Vorderarms erhalten. Die Kugel war durch das untere Ende

---

[1]) C. Textor: Ueber Wiedererzeugung der Knochen etc. pag. 22, 1842.
[2]) Fergusson: The Lancet 1842—43, Vol. II, pag. 856.
[3]) Sayre cf. Culbertson: Excision of the larger Joints of Extremities. Philadelphia 1876, pag. 646, Nr. 27 d, Tabelle.
[4]) Es war „die l. Hand durch eine Haubitze dergestalt zerquetscht, dass die Erhabenheiten der beiden Ellenbogenknochen (Condyli radii et ulnae), die Knochen der Vorder- und Mittelhand mit dem ersten Glied des Daumens lauter zerquetschte Stücke waren und durch die aufgequetschten Bedeckungen hervorstachen. Ich nahm die Knochenstücke theils sogleich, theils nach und nach meistentheils heraus. Es erfolgte eine überaus grosse Eiterung und durch diese erweckt, entstand einstmals, ehe ich es mich versah, eine heftige Blutung aus der Spindelschlagader (Arteria radiaea).“ — Die Blutung wurde durch Compression gestillt. — „Nach aller nur möglich angewendeten Sorgfalt erfolgte endlich im Januar 1763 die gänzliche Heilung dergestalt, dass wenigstens eine noch natürliche, obgleich eben nicht brauchbare Hand dadurch erhalten worden war.“ (Joh. Ulrich Bilguer: Chirurg. Wahrnehmungen, welche meistens während dem von 1756—1763 gedauerten Kriege über in denen Königlich Preussischen Feldlazarethen von verschiedenen Wundärzten aufgezeichnet, itzo gesammelt u. s. w. Neue Auflage. Frankfurt a. M. 1768, 8, pag. 388, IV. Abtheilung, 20. Wahrnehmung.) — E. Gurlt: Resectionen I, pag. 13.
[5]) Bagieu: Examen de plus. part. de la chirurgie. T. II, pag. 433, 440, Obs. 7. - Velpeau l. c. II, pag. 690.
[6]) Mich. Jäger bei Ried: Die Resectionen etc. pag. 353.

der Ulna gedrungen und hatte die Arteria und den Nervus ulnaris verletzt. Einige Tage nach der Verletzung wurden wegen starker Eiterung die Ein- und Ausschussöffnungen an der Dorsal- und Volarseite durch einen Querschnitt verbunden. Auf beide Endpunkte dieses Schnittes fielen zwei Längsschnitte, so dass eine H-förmige Wunde entstand. Das zersplitterte Gelenkende der Ulna wurde mit der Kornzange entfernt, das obere Ende mit dem Osteotome abgesägt. Der Substanzverlust betrug 2 Zoll; das Carporadialgelenk war unverletzt. Leider musste wegen Eitersenkungen und drohender Pyämie 10 Tage später amputirt werden, ohne dass der Verletzte gerettet werden konnte.

Auf dem Schlachtfelde hat man ziemlich spät die Resectio manus unternommen. Der erste bekannt gewordene Fall datirt aus dem Jahre 1855, in welchem einmal vor Sebastopol auf französischer Seite das untere Ende des Radius resecirt wurde [1]). Eine ziemlich erhebliche Anzahl Handgelenksresectionen lieferte dann der nordamerikanische Bürgerkrieg. Aus dem deutschen Kriege von 1866 sind einige wenige, aus dem von 1870/71 42 Fälle bekannt geworden [2]).

Resection des Hüftgelenkes.

§. 11. Charles White aus Manchester, dem genialen Chirurgen, der als der Erste 1768 die Resection am Schultergelenke ausführte, gebührt auch das Verdienst, die erste Anregung zur Resection in der Hüfte gegeben zu haben. Am Lebenden zwar hat er die Operation niemals unternommen, aber seine Versuche an der Leiche lieferten bereits die Methode. Er selbst berichtet darüber 1769:

„In ähnlicher Weise (wie an der Schulter) habe ich an der Leiche eine Incision an der äusseren Seite des Hüftgelenks gemacht und den Schnitt nach unten bis unter den grossen Trochanter verlängert; wenn dann die Kapsel durchtrennt war und das Knie nach innen gebracht wurde, konnte der Kopf gewaltsam aus seiner Pfanne herausgedreht werden und liess sich bequem absägen. Ich zweifle nicht daran, dass diese Operation mit bester Aussicht auf Erfolg auch am Lebenden wird ausgeführt werden können." [3])

Die Hoffnung White's sollte sich nicht so bald erfüllen. Fast 50 Jahre vergingen, ehe man es wagte, die Resectio coxae am lebenden Menschen zu unternehmen. Offenbar überschätzte man die Gefahr des Eingriffes und die Schwierigkeit der Operation. Dazu kam das Vorurtheil, welches den Resectionen nach kurzem Aufschwunge von einer grossen Anzahl einflussreicher chirurgischer Lehrer entgegengetragen wurde und welches vor Allem die Resection eines Gelenkes

[1]) cf. E. Gurlt: Die Gelenkresectionen etc. II, p. 1208.
[2]) Ibidem.
[3]) „I have likewise, in a dead subject, made an incision on the external side of the hip joint, and continued the incision down below the great trochanter, then cutting trough the bursal ligament, and bringing the knee inwards, the upper head of the os femoris was forced out of its socket and easily sawed off; and I have no doubt, that this operation might be performed upon a living subject with great prospect of success." Philosoph. Transactions. Vol. LIX. For the year 1769. London 1770, p. 45, und Charles White: Cases in Surgery with Remarks. London 1770, pag. 66.

traf, das, so nahe dem Stamme, unter dicken Muskelschichten verborgen liegt.

Inzwischen begegnen wir vielfach dem Versuche am Thier, welcher für die Zulässigkeit der Gelenksresectionen im Allgemeinen und für die Neubildung der Knochen Beweise erbringen sollte und auch für die Hüftgelenksresection wichtige Thatsachen lieferte.

1781 machte Vermandois, Chirurg in Bourg-en-Bresse, die Resection des Hüftgelenkes an einem Hunde. Das Thier ertrug die Operation vorzüglich; das Schaftende des Femur bedeckte sich alsbald mit einer festen Knochenmasse, und nach 2 Monaten war der Knochenstumpf der Art in der Gelenkpfanne befestigt, dass das Bein die Körperlast tragen, und das Thier gehen konnte. Vermandois knüpft an dieses Experiment sehr genaue Vorschriften über Indication und Methode der Resection, die zum Theil heute noch vollgiltig sind. Indicirt ist die Operation bei Caries des Hüftgelenks, wenn der das Gelenk umgebende Eiterherd zur Zeit nicht geöffnet und methodisch behandelt worden war, oder wenn die Erkrankung in Folge ihres ursprünglichen tiefen Sitzes den Knochen zerstört hat. Er räth dann, entweder einen zum Gelenk führenden Fistelgang zu erweitern, oder einen, oberhalb des grossen Trochanter beginnenden, an der Aussenseite des Femur herabziehenden Einschnitt zu machen. Nach Durchtrennung der Muskeln und Eröffnung der Kapsel solle man den Femur nach innen dräugen und den Kopf aus der Wunde herausziehen. Vermandois empfiehlt schliesslich, in jedem Falle von dem Caput femoris so viel abzusägen, dass man für eine geeignete Behandlung der Pfannencaries hinlänglichen Raum habe [1]).

Zur gleichen Zeit fast hatte sich Koeler, ein Schüler Aug. Gottl. Richter's, mit Experimenten über die Regeneration der Knochen beschäftigt und an 2 Hunden die Resection des Caput femoris ausgeführt. Richter schreibt darüber Folgendes: [2])

„Einem anderen Hunde sägte er den Kopf des Schenkelknochens nebst dem grossen Trochanter ab. Schon zu Ende der vierten Woche konnte das Thier auf allen Füssen wieder laufen; zu Ende der siebeu-

---

[1]) Vermandois: Journal de médecine, de chirurgie et de pharmacie 1786, pag. 51. Die angezogene Stelle lautet:
„Dans les suppurations et caries de l'articulation du fémur avec l'os innominé, si le dépôt, qui a son siége dans cette partie, n'a pas été ouvert à temps et traité méthodiquement, ou si, en conséquence du siége primitif du mal ou du degré d'acrimonie de la matière, la maladie a fait des ravages sur les parties dures, et ne peut céder aux pansements les mieux dirigés et aux remèdes intérieurs les plus convenables, je suivrais la division qui y conduit, s'il y en a une que l'on puisse suivre avec sûreté; si non, je ferais une incision longitudinale, qui commencerait au-dessus du grand trochanter, prolongée de long de la partie supérieure et externe du fémur; je couperais les attaches des muscles à la partie supérieure de cet os que je désarticulerais, s'il ne l'était pas déjà par les ravages de la maladie; je ferai sortir son extrémité par la place en portant la cuisse en dedans et tirant en dehors la partie supérieure de l'os, j'en dépouillerais une portion plus ou moins longue et j'en emporterais avec la scie non-seulement ce qui serait vicié, mais aussi une étendue suffisante pour me permettre de traiter aisément la carie de la cavité cotyloïde et les vices des parties environnantes par les moyens convenables."

[2]) A. G. Richter's Chirurg. Bibliothek, Bd. VIII, pag. 570, referirt aus: Experimenta circa regeneratiouem ossium, auctore Georg. Ludovico Koeler. Gottingae. Apud Dieterich 1786, 8, 105 pp. Adnexae sunt Tab. III.

ten Woche ward es getödtet. Die Gelenkkapsel war so vollkommen geheilt, dass man gar keine Narbe vom vorigen Schnitt erkennen konnte. Ein neuer Kopf hatte sich zwar nicht erzeugt, statt desselben aber sahe man am durchsägten Ende viele abgerundete Knochenhervorragungen, von welchen sich neue sehnigte Bänder nach dem Rande der Hüftpfanne erstreckten, die an selbige fest angewachsen waren und gleichsam die Stelle des Ligamenti teretis vertraten.

„Er wiederholte diesen Versuch an einem anderen Hunde, den er, nachdem er bereits wieder auf allen 4 Füssen sehr gut lief, in der zehnten Woche tödtete. Der Erfolg war in der Hauptsache derselbige. Nur liefen die neu erzeugten sehnigten Bänder nicht wie im vorigen Falle blos nach dem Rande der Hüftpfanne, sondern selbst in den Boden derselben, wo das runde Band abgeschnitten war.“

Chaussier[1]) wiederholte 1795 die Versuche von Vermandois und kam zu ganz ähnlichen Ergebnissen. Bei einem Hunde, den er erst 4 Jahre nach der Operation tödtete, war der Femur am Becken durch eine ligamentös-knorpelige Masse befestigt, welche Bewegungen nach verschiedenen Seiten hin gestattete. Am Oberschenkelstumpfe hatte sich ausserdem eine Art Apophyse gebildet, die mehreren Muskeln zum Ansatzpunkte diente und den grossen Trochanter zu ersetzen schien.

In Groningen liess Joh. Mulder, der 1809 die Resection im Knie bei einer 34jährigen Frau ausgeführt hatte, durch einen seiner Schüler, C. H. Wachter[2]), bei Hunden Resectionsversuche an verschiedenen Gelenken anstellen. Unter anderen wurde bei einem Hunde der Schenkelkopf, „nachdem das Periosteum abgeschabt war“, ungefähr ½ Zoll unter dem Trochanter major abgesägt. Nach 3 Wochen war die Wunde ganz geheilt, allein man bemerkte noch keine Festigkeit in der Extremität. In der sechsten Woche aber war die Verbindung so stark, dass man das Bein bewegen konnte. Nach der Tödtung entdeckte man Erhabenheiten, die gleichsam den Schenkelkopf vorstellten. An ihnen befand sich eine dicke Membran, die den Schenkel mit dem Becken verband.

Neben diesen Thierexperimenten waren es klinische Erfahrungen, die unumstösslich darthaten, dass auch bei Verlust des Caput femoris das Hüftgelenk seine Gebrauchsfähigkeit nicht vollständig einbüssen müsse. Schon 1730 hatte, wie Schlichting aus Amsterdam 1742 in den Philosoph. Transactions[3]) mittheilte, ein Wundarzt bei einem 14jährigen Bauernmädchen den ganzen Gelenkkopf des Femur vom Schafte gelöst in einem Hüftgelenksabscesse gefunden und ihn durch eine erweiterte Fistel herausgezogen. Nach 6 Wochen war Heilung mit par-

---

[1]) Chaussier: Précis d'expériences sur l'amputation des extrémités articulaires des os longs. Bulletin des Sciences publié par la Société Philomathique und: Mémoires de la Société médicale d'émulation III. année. Paris VIII, pag. 397. — Journal der ausländischen Literatur v. Hufeland, Schreger u. Harless. Bd. I, Berlin 1802, pag. 247.

[2]) G. H. Wachter: Diss. chir. de articulis exstirpandis, imprimis de genu exstirpato in nosocomio chirurgico Academiae Groninganae. Groningae 1810, 8, pag. 61, Tab. II. — Langenbeck's Bibliothek. Bd. III, pag. 510.

[3]) Joh. Daniel Schlichting: Philosoph. Transactions, Bd. XLII. For the years 1742 and 1743. London 1744, pag. 274.

tieller Gebrauchsfähigkeit eingetreten. Andere derartige Fälle von
Vogel (1771), Kirkland (1780), Hofmann (1782), Ohle (1815 oder
1816), Schmalz (1817) und Schubert sind von C. Fock [1]) zusammengestellt worden. Ganz besonderes Interesse bietet für uns der Fall
des Dr. Schmalz [2]), Augenarztes in Pirna, welcher in der Absicht,

[1]) C. Fock: Bemerkungen und Erfahrungen über die Resection im Hüftgelenk. Archiv für klinische Chirurgie, Bd. I. 1861, pag. 174 und Anmerkungen,
pag. 211 ff.

[2]) A. W. Hedenus veröffentlichte diesen Fall nach einer brieflichen Mittheilung des Dr. Schmalz. (Aug. Guil. Hedenus: Commentatio chirurgica
de femore in cavitate cotyloidea amputando. Acced. Tab. V lithogr. Lipsiae 1823,
4, p. 65.) Es heisst in dem Briefe: „Ich übersende Ihnen hierdurch meine Krankheits-
geschichte über eine von der Natur selbst bewirkte Excisio capitis ossis femoris,
die ausserdem als doppelte Coxalgie und durch die besonderen, sie begleitenden
Umstände viel Merkwürdiges hat . . .

„Im Herbste des Jahres 1816 wurde ich zu dem 6jährigen Sohne des Herrn
Pastor Ehrlich in Stürze gerufen, welcher an Coxalgie seit einem halben Jahre
darnieder gelegen hatte. Ich fand den Kopf des linken Schenkelheines nach der
Pfanne gewichen, nach hinten und oben getreten und den Fuss 2½ Zoll zu kurz.
Das rechte Hüftgelenk stand in völliger Eiterung, aber noch sass hier der Kopf
des Schenkelheines in der Pfanne, und das rechte Bein hatte daher seine normale
Länge. Die Abzehrung und das hektische Fieber schien den höchsten Grad erreicht zu haben und das Leben des kleinen Leidenden rettungslos verloren. Beide
Füsse waren bis an den Unterleib gleichsam abgestorben, teigicht anzufühlen und
die kleinste Bewegung irgend eines Muskels derselben unmöglich. Ja, als der
Kleine, nachdem er sich schon wieder erholt hatte, von den Masern befallen ward,
brachen diese nur bis in die Gegend des Beckens aus, denn beide untere Extremitäten waren zu tief in der reproductiven Sphäre gesunken, um diesen Process
der Krankheit Plastik gewähren zu können. (?)

„Ein tiefer Schnitt entleerte aus den Umgebungen des rechten Hüftgelenkes
den Eiter, konnte aber bei den Schwierigkeiten der Lage des Kranken mehrere
Fistelgänge nach dem Heiligenbein und dem Schenkel nicht verhindern. Dennoch
hob die sorgfältigste Behandlung, die unermüdet in ärztlicher Pflege und mütter-
licher Wartung bei immer neu sich aufthürmenden Hindernissen fortgesetzt ward,
binnen 6 Monaten einigermassen die Kräfte des Kranken. Appetit und Schlaf
kehrten allmälig wieder, mehrere Fistelgänge schlossen sich, und das Sonnenbad
brachte die ersten Bewegungen in die entschlafenen Muskeln der Extremitäten
zurück.

„Allein längst hatte schon die Sonde entdeckt, dass der Hals des Schenkelknochens in seinem ganzen Umfange cariös war und auf keine Weise sich zur
Abblätterung und Heilung anschickte. Die Excision des Kopfes aus dem Hüftgelenke schien das einzige, obgleich verzweifelte Mittel zur Rettung des Kranken.
Ich machte desshalb einen 4 Zoll langen Schnitt durch die Hautdecken und
sämmtliche von der Eiterung und Abzehrung fast geschmolzenen Muskeln und
entblösste dadurch den grossen Trochanter. Hier sah ich zu meiner Verwunderung,
dass sich der Hals nach vorn und nach der Richtung der Fossa trochanterica
von dem Mittelstück zum Theil getrennt hatte. Ich bedurfte weder des Meissels
noch der Säge, sondern fasste den Hals mit einer starken Zange und zog nach
einigen kräftigen Rotationen ihn zugleich mit dem Kopfe ohne grosse Blutung
hervor. So hatte die Natur selbst bewirkt, was eine Excisio capitis ossis femoris
bezwecken würde.

„Von diesem Augenblicke an gewann die Gesundheit des Kleinen. Eine
Zirkelbinde hielt durch ein halbes Jahr das Schenkelbein leise an das Becken ge-
drückt, und eine schickliche Lage im Bette den Fuss in ununterbrochener Ruhe.
Dadurch geschah es, dass binnen 4 Wochen nach Ausscheidung einiger Knochensplitter die Wunde heilte, der Trochanter sich eine neue Gelenkfläche suchte, die
stark genug befestigt ward, um den Körper zu tragen, und der Kleine nach
3 Jahren ohne Krücken auftreten und gehen konnte. Sogleich nach der Operation
merkte man, dass der Fuss so kurz wie der andere ward, indem das Schenkelbein durch die Muskeln aufgezogen ward. Beide Füsse sind nur ein wenig nach

die Resection des cariösen Gelenkkopfes vorzunehmen, einen 4 Zoll langen, über den Trochanter ziehenden Längsschnitt machte, zu seinem Erstaunen aber den Kopf bereits gelöst in der Eiterhöhle fand. Es ist dies unbestritten der erste Fall, in welchem am Lebenden die Resectio coxae versucht worden ist. Wirklich ausgeführt wurde sie 4 Jahre später, im April 1821, von Antony White[1]), Chirurgen am Westminster-Hospital zu London. Die bei einem circa 8jährigen Knaben vorgenommene Operation war von dem besten Erfolge gekrönt. Nach Verlauf eines Jahres konnte er ohne Krücken mit einem erhöhten Schuhe gehen und war im Stande, mehrere englische Meilen zurückzulegen. 5 Jahre nach der Operation starb der Knabe an Lungenschwindsucht, und die Untersuchung des Beckens ergab, dass sich ein beinahe vollkommenes, neues Hüftgelenk gebildet hatte.

Trotz dieses überraschend guten Resultates gewann die Hüftgelenksresection in England vorerst keinen Boden. Manches mag hierzu der unglückliche Ausgang der Operation beigetragen haben, die Hewson[2]) 1828 im Meath-Hospital zu Dublin wegen Caries coxae ausführte; mehr Schuld aber trägt offenbar der Umstand, dass von den Lehrkanzeln der Chirurgie herab und in den Lehrbüchern die Resection der Hüfte für eine selten indicirte und nicht ungefährliche Operation erklärt wurde. Sam. Cooper zieht sie in den Fällen, in welchen nur Kopf und Hals des Femur erkrankt oder verletzt ist, der Exarticulation im Hüftgelenke vor, Earle bringt indessen schon das Gespenst der Pfannencaries, und Syme hält in seinem „Treatise on the excision of diseased joints" (1831) die Hüftgelenksresection für eine schlechte Operation, weil in den meisten Fällen von Caries coxae die Pfanne kränker sei, als der Schenkelkopf. Sir Ast. Cooper[3]) erwähnt die Fälle von Antony White und Oppenheim, enthält sich aber jeglicher Kritik.

Derartige Urtheile hervorragender Chirurgen überlieferten die Resectio coxae in England zum zweiten Male der Vergessenheit, und erst die warme Empfehlung Fergusson's[4]), der 1845 und 1846 zwei günstig verlaufene Resectionen zu verzeichnen hatte, erwarben ihr Anhänger unter den englischen Chirurgen. Henry Smith, Erichsen,

---

aussen gestellt, aber von gleicher Länge, und sein Gang ist watschelnd, dem einer Ente gleich. Das Becken steht von einer Seite zur anderen in gleicher Höhe, nur etwas nach vorn gebeugt. In der Nähe des linken Hüftgelenks befindet sich eine Erhöhung von dem ausgetretenen Kopfe, wie bei Allen, die an Coxalgie litten und wo der Kopf aus der Pfanne gehoben ward, — am rechten Hüftgelenk hingegen fehlt diese Erhöhung und der grosse Trochanter fühlt sich fast normal an." Dr. Schmalz.
[1]) Sir Astley Cooper: Principles and Practice of Surgery ed. by Alex. Lee, London 1836; ins Deutsche übers. von J. Schütte, 4. Aufl., Bd. III, pag. 665. Brieß. Mittheilung des Ant. White. — Durch A. Cooper scheint der Fall erst allgemeiner bekannt geworden zu sein; so erklärt es sich denn auch, dass Mich. Jäger 1831 in Rust's Handbuch d. Chirurgie, Bd. V, pag. 627, sagen konnte, die Resectio coxae sei bis dahin noch nicht am Lebenden ausgeführt worden.
[2]) Hewson: Dublin Journal 1833, T. III, pag. 22, u. Froriep's Notizen, Bd. XXXIV, pag. 64.
[3]) Sir Ast. Cooper l. c. III, pag. 665.
[4]) Fergusson: London med. Gaz. July 1845, pag. 521, und The Lancet, April 1848, pag. 414 u. 1849, pag. 362.

Hancock, Jones, Price, Partridge, Holmes und Andere veröffentlichten günstige Resultate, und es ist nicht zu leugnen, dass von
da ab auch in Deutschland die Hüftgelenksresection einen neuen
Aufschwung nahm.

Hier in unserem Heimathlande war, Dank den rastlosen Be-
mühungen der Würzburger Schule, ein reges Interesse für die Resection der Hüfte schon in den dreissiger Jahren geweckt worden.
Michael Jäger[1]) gab 1831 in Rust's Handbuch der Chirurgie, Bd. V,
eine gedrängte Uebersicht dessen, was man über die Operation wusste,
erörterte die Indicationen und Contraindicationen und wies die Einwände Zang's, sowie Percy's und Laurent's zurück, welche die
Operation verwarfen wegen der Dicke der das Gelenk umgebenden
weichen Theile, der tiefen Lage des Gelenkes, des schweren, langen
und schmerzhaften Operirens und wegen der häufigen Verbreitung der
Caries auf die Gelenkpfanne. Bernhard Heine unternahm Resectionsversuche an grossen Hunden und erzielte bei einem sechsjährigen
Hunde, dem er das ganze Hüftgelenk, Schenkelkopf und Pfanne weggenommen hatte, nach 5 1/2 Monaten ein nahezu vollkommenes neues
Gelenk[2]). Am meisten aber wirkte durch Wort und That Cajetan
Textor. 1834[3]) führte er, zum ersten Male in Deutschland, an einem
7 1/2 jährigen Knaben wegen Fractur des Schenkelhalses mit nachfolgender Vereiterung des Gelenkes die Hüftgelenksresection aus. Fälle
von Caries operirte er 1838[4]), 1839[5]) und 1845[6]); der letzte endete
mit vollkommener Heilung — der zweite, überhaupt geheilte Fall von
Resectio coxae. Vor ihm, 1829, hatte Oppenheim[7]) im russisch-
türkischen Kriege die erste Resectio coxae wegen Schussverletzung
unternommen; der Verwundete starb nach 18 Tagen, wie es scheint,
unter dem Einflusse der Pest.

Dem Beispiele Textor's folgten Ried, Heyfelder, Roser,
Textor d. J., Esmarch, Langenbeck, Fock u. Andere, und 1861
konnte Fock, dem wir die erste kritische Statistik[8]) über Hüftgelenksresectionen verdanken, in Deutschland bereits 34 Fälle aufweisen, gegen 46 in England.

In Frankreich, wo Vermandois 1781 die ersten Thierversuche über Resectio coxae angestellt und damals schon die Indicationen
der Operation am Menschen erörtert hatte, verhielt man sich am längsten ablehnend gegen dieselbe. Den wenigen empfehlenden Stimmen,
wie der eines Rossi[9]), der selbst die cariöse Pfanne mit dem Hohl-

---

[1]) Joh. Nep. Rust: Theoret. prakt. Handbuch d. Chirurgie. Bd. V, 1831,
pag. 626.
[2]) S. Oppenheimer: Ueber die Resection d. Hüftgelenkes. Würzburg 1840,
8, pag. 51. — S. die ausführliche Mittheilung des Experimentes unten Cap. IV.
[3]) Felix Leopold: Ueber die Resection des Hüftgelenkes. Diss. inaug.
Würzburg 1834, pag. 33.
[4]) S. Oppenheimer l. c, pag. 41.
[5]) Ebendaselbst pag. 45.
[6]) Ch. J. M. Dircks: De resectione capitis femoris. Diss. inaug. Würzburg 1840, pag. 27.
[7]) Oppenheim: Hamburger Zeitschrift für die gesammte Medicin. 1836,
Bd. I, pag. 137.
[8]) C. Fock: Bemerkungen und Erfahrungen über die Resection des Hüftgelenkes. Archiv f. klin. Chirurgie. Bd. I, 1861, pag. 172.
[9]) Rossi: Médecine opératoire. T. II, pag. 224. Turin 1806.

meissel und Ferrum candens anzugreifen empfahl, eines Briot[1]), der 1817 die Operation bei einem Kinde ausführen wollte, sich aber durch den Widerspruch seiner Collegen abhalten liess, traten Roux, Percy und Laurent entgegen. Roux erklärte sich 1812[2]) geradezu gegen die Hüftgelenksresection und schrieb noch 1830[3]), indem er von den Gelenksresectionen im Allgemeinen spricht: „Peut-être faut-il y renoncer à jamais pour les articulations des membres inférieures.“ Percy und Laurent[4]) bezeichneten die Resectio coxae geradezu als einen chirurgischen Fehler. Richerand, Boyer, Delpech, Sabatier, Begin erwähnen sie gar nicht in ihren Werken, und Sanson und Lenoir[5]) betonen die ausserordentliche Schwierigkeit der Operation, sowie die heftigen Entzündungen, die ihr zu folgen pflegen. Velpeau gestattet in der ersten Auflage seiner Médecine opératoire zwar die Resection bei traumatischer Luxation der Hüfte, verwirft sie aber bei der Coxalgie. Er fragt: „Quelle est la maladie assez grave pour exiger l'ablation de l'os, qui pourrait l'envahir, sans se propager à la cavité cotyloïde; et lorsque l'os du bassin est malade, à quoi servirait la résection de celui de la cuisse?“[6]) Auch Lisfranc[7]) erklärt sich bei Coxalgie gegen die Resection.

Velpeau und Boyer haben später ihr verwerfendes Urtheil zum Theil zurückgenommen, und Roux führte sogar 1847[8]), als der Erste in Frankreich, die Resection der Hüfte aus; aber an einem rechten Eifer für die Operation fehlte es. Denn weder der nach 4 Tagen tödtlich endende Fall Roux's, noch der Marjolin'sche Fall (1855)[9]), der nach einem Jahre tödtlich verlief, ohne dass die grosse Resectionswunde sich jemals geschlossen hatte, war dazu angethan, Nachahmer zu werben.

Bezeichnend für die Stimmung, die noch 1861 bezüglich der Resectio coxae in Frankreich herrschte, ist die Besprechung, die in der Académie de médecine (Sitzungen vom 15. Oct., 12. Nov., 3. Dec. 1861) durch die auf englische und deutsche Erfolge sich stützende Abhandlung Léon Lefort's über die Hüftgelenksresection angeregt wurde[10]). Gosselin, dem das Referat über die Lefort'sche Schrift oblag, berichtet in seinem und dem Namen der Herren Larrey, Jobert und Velpeau und versteigt sich zu dem Satze: „L'opération de la résection est suivie fréquemment de la mort des malades et ne les préserve presque jamais de la claudication; elle est donc difficile à proposer, et ne serait, en France du moins, presque jamais acceptée.“

---

[1]) Briot: Histoire de l'état et des progrès de la chirurgie milit. en France. 1817, pag. 177.
[2]) Roux, Philib. Jos.: Concours pour la chair de méd. opérat. Dissertat. Paris 1812.
[3]) Roux: Revue médicale 1830, pag. 10.
[4]) Percy et Laurent: Dictionnaire des sciences médicales. 1820, T. XLVII.
[5]) Lenoir: Nouveaux éléments de patholog. médico-chirurg. 1844, T. III, pag. 382.
[6]) Velpeau: Médecine opérat. 1832, T. I, pag. 583.
[7]) Lisfranc: Précis de médec. opérat. 1846, pag. 642.
[8]) Roux: Gazette des hôpitaux 1847, p. 118.
[9]) Marjolin in: Thèse de Bazire 1859, Obs. XIII.
[10]) Gazette médicale de Paris 1861, Nr. 42, 46, 49.

Velpeau vertheidigt die Erfolge conservativer und insbesondere medicinischer Behandlung der Coxalgie und meint, die englischen Chirurgen, die in einseitiger Weise für die Resection schwärmten, seien „moins médecins que nous". Er will die Resection nur in den Fällen gelten lassen. in welchen die profuse Eiterung das Leben ernstlich bedrohe.

Am zurückhaltendsten ist Malgaigne, der von vorn herein erklärt: „On ne doit pas attendre des chirurgiens de cette Académie une discussion bien approfondie sur la résection dans les coxalgies. Personne de nous n'a fait cette opération, personne ne l'a vu faire; personne n'a vu, je pense, de malade opéré ailleurs et guéri. Les éléments d'une discussion nous manquent donc absolument." Er bedauert, dass in Frankreich überhaupt die Resectionen so wenig geübt würden und stimmt mit Gosselin darin überein, dass an den schlechten Erfolgen hauptsächlich die Unsauberkeit der französischen Hospitäler Schuld trage. Mehr noch mag zu den ungünstigen Ergebnissen der Umstand beigetragen haben, dass man zu spät operirte. Sind doch auch in Deutschland die vielen anfänglichen Misserfolge der Hüftgelenksresection nur hierdurch zu erklären.

Gosselin hat seine Prophezeihung selbst zu Schanden gemacht; 1869 konnte er 3 eigene Hüftgelenksresectionen verzeichnen und redete trotz des unglücklichen Ausganges derselben der Operation das Wort [1]). Einen begeisterten Anhänger gewann die Hüftgelenksresection erst an Sédillot [2]). der auch den ersten glücklichen Erfolg [3]) in Frankreich aufzuweisen hatte.

In Amerika waren es hauptsächlich Bauer, Shaw, Sayre, Hodges, welche der Hüftgelenksresection Eingang verschafften; Sayre insbesondere führte die Operation vielfach aus und war so glücklich, in einem Zeitraume von 16 Jahren, 1851—1867, von 23 Resecirten nur 6 zu verlieren [4]).

In Russland wurde die Resectio coxae durch Szymanowsky und E. v. Bergmann eingeführt.

Noch erübrigt es, mit einigen Worten der Hüftgelenksresection wegen Schussverletzungen zu gedenken, die keineswegs mit der wegen Caries gleichen Schritt gehalten hat.

Es wurde bereits erwähnt, dass F. W. Oppenheim 1829 die erste derartige Resection im russisch-türkischen Kriege unternommen habe. Empfohlen war sie früher schon von Charles Bell 1815 nach der Schlacht bei Waterloo in einem Falle, in welchem Guthrie, entgegen dem Vorschlage Bell's, 20 Tage nach der Verwundung die Exarticulatio femoris mit Erfolg ausführte [5]). Der zweite Fall ereignete sich vor Antwerpen bei der Belagerung der Citadelle 1832.

---

[1]) cf. R. Good: De la résection de l'articulation coxofémorale pour carie. 1869. pag. 17.
[2]) Sédillot: Traité de méd. opérat. II. Edit. 1859. T. I, pag. 514.
[3]) Isaac: Thèse de Strasbourg 1866.
[4]) Sayre: New York med. Journ. 1855, June. — New York Pathol. Soc. 1866—67. — Canstatt's Jahresber. 1867.
[5]) Bei Thomas Longmore: Art. Gun-shot-Wounds in T. Holmes: A System of Surgery, II. Edit., Vol. II. 1870, pag. 230.

Seutin[1]) resecirte 36 Stunden nach der Verletzung; der Patient, ein französischer Soldat, erlag am 9. Tage nach der Operation, was Seutin eine Fluth von Vorwürfen Seitens französischer Chirurgen einbrachte. Aus den späteren Kriegen werden vereinzelte Fälle von Hüftgelenksresectionen mitgetheilt, meist mit tödtlichem Ausgange; die erste geheilte befindet sich unter den 6 im Orientkriege 1853—1856 ausgeführten. Grösseren Zahlenreihen begegnen wir erst im nordamerikanischen Kriege 1861—1865, 66 Fälle mit 59 Todesfällen.

Von den letzten, grossen deutschen Kriegen weist der deutsch-österreichische (1866) 10 Hüftgelenksresectionen mit 8 Todesfällen auf, der deutsch-französische (1870/71) 39 mit 36 Fällen tödtlichen Ausganges [2]).

Resection des Kniegelenkes.

§. 12. Die erste Resection im Kniegelenke ist von Filkin, Arzt in Northwich (England), am 13. August 1762 wegen Caries des Gelenks mit glücklichem Erfolge ausgeführt worden. Der Operirte lebte noch nach 20 Jahren und ging ohne Beschwerden. Veröffentlicht[3]) und in weiteren Kreisen bekannt wurde diese Operation indessen erst nach 1781, nachdem H. Park[4]) aus Liverpool eine Resectio genus mit Glück unternommen hatte und dieselbe bei Caries an Stelle der Amputation des Oberschenkels warm empfahl. Park's Fall betraf einen 33jährigen Matrosen, der seit 10 Jahren an Tumor albus genus, ohne Fistel, litt. Es wurden 2 Zoll der Condylen des Femur, 1 Zoll der

---

[1]) Bei Paillard, Alex.: Relation chirurg. du siège de la citadelle d'Anvers. Paris 1833, 8. pag. 105. — E. Gurlt: Gelenkresectionen nach Schussverletzungen. Bd. I, p. 47.
[2]) S. bei E. Gurlt: Die Gelenkresectionen etc. II, pag. 1208 und 1209.
[3]) Filkin hatte nach der ersten Publication Park's 1781 die Priorität für sich in Anspruch genommen, starb aber, ehe er seine Rechte mit genügenden Beweisen stützen konnte. Der Sohn veröffentlichte indessen in einem Briefe die Einzelheiten der Operation und liess keinen Zweifel darüber, dass sein Vater die Resectio genus in einem Falle von Caries ausgeführt habe, in welchem von anderer Seite die Amputatio femoris vorgeschlagen, von den Eltern des Patienten aber abgelehnt worden war.
Der Brief lautet im Auszuge: „The patient was always of a scrofulous habit, and had for many years a tumour on the knee, which gradually increased in size, and to which every topical application was used without effect. By accident, falling from a horse, the patella was fractured; and from a small wound there was discharged about half a pound of fetid foul-coloured pus. Amputation was immediately proposed, but the parents not consenting, my father was called in. Having frequently thought this method might sometimes succeed, and having performed it once on the dead body, he proposed it to the parents of the patient in this case, tough it was an unfavourable one, the patient's general health being much impaired. The parents consenting, a day was fixed for the operation, which was performed 23rd of August 1762. The ligaments were found in a very sloughy, suppurative state, with the cartilages greatly injured, and the heads of the bones much diseased, particularly the head of the tibia. The patella, with the head of the femur and a portion of the tibia, were removed; a good digestion came on; the limb was kept in a straight position, ane on the 21st of November, 1762, he was got so well as to require no further attention. The person is now living, and sometimes goes to Liverpool, where, if you will give me leave, I will desire him to call upon you.“
[4]) H. Park: London med. Journal. Tome XI, pag. 22, 1789.

Tibia resecirt: nach 11 Monaten waren die Knochenenden fest verwachsen, das 3 Zoll kürzere Bein war vollkommen brauchbar und
gestattete dem Operirten, wieder zur See zu gehen. Der zweite von
Park[1]) operirte Fall endete nicht so günstig. Die knöcherne Vereinigung blieb aus, und der Kranke erlag 3½ Monate nach der
Operation.

In Frankreich war es Moreau[2]) der Vater, der 1792 zu
Bar le Duc in Gegenwart Percy's und anderer Militärchirurgen bei
einem 20jährigen jungen Manne die erste Resection des Kniegelenkes
wegen fistulöser Caries unternahm. Die Wunde war bereits geheilt,
und der Kranke ging an Krücken, als er 3½ Monate nach der Operation an der Ruhr starb. „Ce malheureux accident." schrieb Moreau.
„me priva de pouvoir jouir des avantages de cette opération, mais je
restai convaincu de l'utilité de l'opération. de sa convenance et de la
nécessité de la pratiquer dans des cas semblables." Moreau der
Sohn[3]) verrichtete die Operation 19 Jahre später, 1811, an einem
30jährigen Manne, ebenfalls wegen Caries. Er entfernte 4 Zoll vom
Femur, die Kniescheibe und den Kopf der Tibia und Fibula. Die
Knochen heilten nicht zusammen, und der Kranke ging mit einem
5 Zoll kürzeren Beine in den ersten Jahren nur mühsam, später etwas
besser.

Inzwischen hatte 1809 Joh. Mulder[4]) in Groningen ebenfalls
die Resectio genus bei einer 34jährigen Frau wegen Caries ausgeführt.
Der Oberschenkel wurde 2 Zoll über den Condylen, die Tibia oberhalb
des Fibulargelenkes durchsägt und beide Knochenstücke, in Verbindung
mit der Kniescheibe und unter sich, herausgenommen. Die knöcherne
Vereinigung blieb aus; die Kranke starb 4 Monate später in Folge
der lange dauernden und schlechten Eiterung, nachdem sie noch eine
Frühgeburt überstanden hatte.

Michael Jäger[5]) hat 1830 in Deutschland die erste Kniegelenksresection wegen Caries an einem 28jährigen Maurer unternommen. Er sägte 1 Zoll 4 Linien von den Condylen des Femur und
den Kopf der Tibia weg und entfernte die cariöse Kniescheibe. Der

---

[1]) H. Park: Au Account of a new Method of treating Diseases of the Joints
of the Knee and Elbow, in a Letter to Mr. Percival Pott. London 1783. Beide
Mittheilungen abgedruckt in:
Jam es Jeffray: Cases of the Excision of carious Joints. With Observations. Illustr. by Engravings. Glasgow 1806.
[2]) P. F. Moreau: Observations pratiques relatives à la résection des articulations affectées de carie. Thèse inaug. Paris 1803, pag. 51.
[3]) P. F. Moreau: Essai sur l'emploi de la résection des os dans le traitement de plusieurs articulations affectées de carie. Paris 1816, pag. 64.
[4]) Georg Heinr. Wachter: Dissert. inaug. chir. de articulis exstirpandis,
inprimis de genu exstirpatio in nosocomio chirurgico Academiae Grouinganae.
Groninagae 1810, pag. 30.
[5]) Michael Jäger in Rust's Handbuch d. Chirurgie, Bd. V, 1831.
pag. 659. — Price (A Description of the diseased Conditions of the Kneejoint etc.
ed. Henry Smith, London 1865) und nach ihm Culbertson (Excision of the
larger Joints of the Extremities, Philadelphia 1876), verzeichnen 2 Kniegelenksresectionen von Cajet. Textor aus den Jahren 1821 und 1822. Dies beruht
wohl auf Irrthum, denn M. Jäger sagt l. c. pag. 658: „Mein verehrter Lehrer
und Freund Textor wollte vor etwa 8—10 Jahren die Resection ausführen,
wurde aber daran verhindert und hat seit jener Zeit keine passende Gelegenheit
dazu gehabt."

Operirte war nach 5 Monaten bis auf zwei enge Fisteln geheilt und konnte auf dem 2 Zoll kürzeren Beine fest und sicher stehen. Die Knochen waren fest vereinigt.

Nur sehr langsam hat sich die Resection im Kniegelenke ihre bleibende Stelle in der operativen Chirurgie errungen. Zu einer Zeit, da man sie erst verrichtete, wenn alle anderen Mittel erschöpft waren, und ihre Ergebnisse dann mit denen der Oberschenkelamputation verglich, musste sie allerdings mancher Vorwurf treffen. Ihre Gegner hoben, neben der Schwierigkeit der Operation, insbesondere die Gefahr der Verletzung hervor. Die buchtige Weichtheilwunde, die dem Eiter nur schlechten Abfluss gestatte, die breiten, spongiösen Knochenflächen mit ihren zahllosen, geöffneten Markkanälchen seien für die Entwickelung des Erysipelas und der Pyämie ein äusserst guter Boden. Hierzu komme die schwierige Nachbehandlung in feststellenden Verbänden und die lange Heilungsdauer, während welcher noch Mancher der erschöpfenden Eiterung zum Opfer falle. Genese aber auch der Operirte nach Monaten, so habe er im günstigsten Falle ein steifes Knie davon getragen und wäre, so folgerte man, nicht viel besser daran, als ein Amputirter mit seinem Stelzfusse. Wie selten aber komme die Verknöcherung der Gelenkenden zu Stande! Meist bilde sich eine Pseudarthrose aus, und die Operirten gingen am Stock, oder müssten sich einer Stützmaschine bedienen. Die Vertheidiger der Resection erwiderten, auch die Amputatio femoris fordere ihre Opfer, die Erhaltung des Beines aber sei doch wohl ein längeres Krankenlager werth; und wenn auch keine knöcherne Vereinigung eintrete, so sei gleichwohl das Gehen ohne Stütze möglich, sobald nur die Gelenkenden durch straffe fibröse Stränge aneinander befestigt seien. Leider stand derartigen Behauptungen noch nicht die nöthige Zahl von Thatsachen zur Seite. Die wenigen Erfolge der Resectionen im Kniegelenke hatten noch keineswegs die Kraft unumstösslicher Beweise gewonnen; sie galten als Glücksfälle eines im Allgemeinen höchst zweifelhaften Operationsverfahrens. So kam es, dass die Kniegelenksresection in England und Frankreich, wo Park und Moreau so warm für sie eingetreten waren, in der ersten Hälfte dieses Jahrhunderts kaum geübt wurde. Ausser den 3 bereits erwähnten Resectionen von Filkin und Park sind in England bis zum Jahre 1850 nur je 2 von Crampton[1]) (Dublin) 1823 und Syme[2]) (Edinburg) 1829 und 1830 bekannt geworden[3]). Von Crampton's Operirten starb die eine 3 Jahre später, ohne dass eine Vereinigung der Knochen zu Stande gekommen war; die andere lieferte zwar anfangs ein brauchbares Bein, aber nach und nach stellte es sich in einen rechten Winkel. Syme's Resectionen waren die ersten, die bei Kindern ausgeführt wurden. Das erste, 8jährige Kind genas in 3 Monaten und ging mit knöchern geheiltem Knie ohne Unterstützung, das zweite, 7jährige starb 8 Tage nach der Operation.

---

[1]) Crampton: Dublin Hosp. Reports Vol. IV, pag. 196 u. 203.
[2]) Syme: On Excision of Joints, pag. 135 u. 138.
[3]) Aus dem Jahre 1839 datirt eine partielle Resection (Tibiakopf allein) von Ant. White (Liverpool) wegen complicirter Luxation. Es trat nach 18 Monaten Heilung mit knöcherner Ankylose ein. cf. Culbertson l. c. pag. 194.

In Frankreich versuchte Roux 1815 noch einmal die Resectio
genus. Der Erfolg war ein ungünstiger, und von da ab finden wir
die Operation nicht mehr geübt bis 1849, in welchem Jahre Maisonneuve einen glücklichen Fall veröffentlichte.

Relativ häufig wurde in dem gleichen Zeitraume in Deutschland die Kniegelenksresection unternommen. Seit Mich. Jäger's
erstem Falle (1830) bis 1850 finden wir nicht weniger, als 18 Operationen verzeichnet. Aber auch hier waren es nur einzelne wenige
Chirurgen — Cajetan Textor, Fricke, Ried, Heyfelder, in der
Schweiz Demme der Aeltere und Heusser —, welche trotz viel-
facher Einwände und Misserfolge immer wieder zu einer Operation
zurückkehrten, die sie für lebensfähig erachteten. Eine allgemeine
Aufnahme hatte die Resectio genus auch in Deutschland noch nicht
gefunden, und noch in den 50er Jahren fasst G. B. Günther in
seiner „Lehre von den blutigen Operationen", VI. Abschnitt, pag. 120,
die Erfolge der Kniegelenksresection mit den folgenden Worten zusammen: „Wenn man bedenkt, dass selbst diejenigen, welche nach
langem Krankenlager und Ueberwindung von grosser Lebensgefahr
das relativ glücklichste Resultat darbieten, dennoch eine viel kürzere
und unbiegsame Extremität behalten, und dass eine nicht unbedeutende
Anzahl der Gestorbenen durch die Amputation hätte am Leben erhalten werden können, so wird man wenigstens vorläufig geneigt sein,
die viel kürzere und in ihren Erfolgen mit geringerer Gefahr und
weniger Schmerzen verbundene Amputation der Resection vorzuziehen."

Mit dem Jahre 1850 beginnt in England zunächst ein allge-
meineres Interesse für die Resection im Knie. Fergusson gab, wie
bei der Hüftgelenksresection, auch hier den ersten Anstoss. Ihm
folgten Jones (Jersey Island) und Mackenzie, welch letzterer eigens
nach Jersey reiste, um Jones operiren zu sehen und ihm bei seiner
sechsten Resection, der fünften, die heilte, assistirte; ferner Erichsen,
Henry Smith, Butcher und Andere.

1855 publicirte Butcher[1]) eine Abhandlung über die Kniegelenksresection und berichtete über 30 Fälle, die in England von 1850 bis
1854 operirt worden waren. Nur 5 hatten tödtlich geendet — für die
damalige Zeit ein erstaunlicher Erfolg. Mehr noch, als die günstige
Mortalitätsziffer mussten die Ergebnisse betreffs der Brauchbarkeit des
Beines in Staunen setzen: 18 Operirte gingen mit brauchbarem Beine.
7 waren in Heilung begriffen und liessen auf straffe Vereinigung der
Knochenenden hoffen.

Price[2]) gab 1859 eine Zusammenstellung von 160 Kniegelenksresectionen, von welchen 152 wegen Caries, 7 wegen Deformität,
1 wegen frischer Verletzung des Knies ausgeführt worden waren. Er-
zählte nur 32 Todesfälle.

Solche Erfolge warben denn auch in Deutschland neue Anhänger, und besonders war es die Langenbeck'sche Schule, welche
warme Vertheidiger der Knieresection heranbildete.

Langsam wandte man sich auch in Frankreich der Resectio
genus wieder zu, wenn auch die Ergebnisse der Operation hinter den

[1]) Butcher: On Excision of the Knee-Joint. Dublin 1855.
[2]) Price: Medical Times and Gaz. 1859, I, pag. 386.

englischen weit zurückblieben. Bis 1869 waren nach Pénières[1] im
Ganzen 32 Resectionen im Knie bekannt geworden, darunter nur
14 Heilungen.

In Amerika[2] hatte bereits 1835 J. Rhea Barton die Osteotomie des Femur bei Winkelstellung im Kniegelenke mit Erfolg unternommen, und Gurdon Buck 1844 die Operation etwas abgeändert.
Eine eigentliche Resection im Knie haben aber erst Wedderburn
(New-Orleans) 1852, Quakenbos 1853 und Kinlock 1856, alle bei
Caries, ausgeführt. Hodges[3] konnte 1861 29, Irving Lyon[4] 1865
schon 67 in den Vereinigten Staaten ausgeführte Knieresectionen zusammenstellen.

In Russland[5] wurde die Resectio genus durch Adelmann
(Dorpat) eingeführt.

In Italien[6], wo sie nach 2 unglücklichen Versuchen von
Lombardo (Pavia) 1842, fast vollständig vergessen war, brachte sie
Vanzetti (Padua) 1865 wieder zu Ehren, indem er in rascher Folge
2 glückliche Operationen ausführte.

Wegen Schussverletzung wurde die Resectio genus zuerst 1847
von Caj. Textor unternommen. Ein 37jähriger Wildschütze hatte
einen Schuss in die Aussenseite des linken Knies bekommen, der den
Condylus externus zerschmetterte. Textor resecirte die Gelenkknorren
des Femur; der Operirte erlag nach 7 Tagen der Pyämie[7]. Eine
ebenfalls partielle Resection machte Knorre (Hamburg) 1849 an
einem 21jährigen Manne, der einen Schuss in den Kopf der rechten
Tibia erhalten hatte. Es wurden 2½ Zoll von der Tibia und Fibula
weggenommen, und der Operirte genas mit vollkommen brauchbarem
Beine[8].

Als Feldoperation tritt die Kniegelenksresection zum ersten Male
im ersten schleswig-holsteinischen Kriege (1848—1851) auf. Auf
Stromeyer's Rath resecirte der Militärarzt Fahle am 3. Jan. 1851
wegen Knieschusses 1½ Zoll vom Femur, die Patella und die beiden
Semilunarknorpel. Der Verwundete starb 4 Wochen später an Pyämie[9].

In den folgenden Kriegen finden wir die Resection im Kniegelenke ziemlich selten, und die Urtheile der Militärchirurgen über
dieselbe lauten meist ungünstig. So heisst es in dem officiellen englischen Berichte aus dem Krimkriege bei Erwähnung der einzigen, in
diesem Feldzuge auf englischer Seite ausgeführten, erfolglosen Kniegelenksresection: „Wenn man bedenkt, von welch ausserordentlicher
Wichtigkeit für den Erfolg die vollständige Immobilisirung des Beines

[1] Pénières, Lucien: Des résections du genou. Paris 1869, pag. 9.
[2] Culbertson l. c. pag. 152 und Tabelle.
[3] Hodges: The Excision of Joints. Boston 1861.
[4] Irving Lyon: Excision of the Knee- and Hip-Joints. Americ. Journ.
of med. Sc. Vol. XLIX.
[5] O. Heyfelder: Operationslehre und Statistik d. Resectionen. Wien 1861.
[6] Culberston l. c. pag. 151 und Tabelle.
[7] Fuchs, Ludwig: Ueber Resection im Kniegelenke. Dissert. inaug.
Würzburg 1854, pag. 9.
[8] Stromeyer, Louis: Maximen d. Kriegsheilkunst, 2. Aufl. Hannover
1861, pag. 523, Note.
[9] Esmarch, Friedr.: Ueber Resectionen nach Schusswunden. Kiel 1851,
pag. 133.

nach vollendeter Operation ist, so bleibt es zweifelhaft, ob die Operation in irgend ausgedehnter Weise im Feldspitale ausgeführt werden kann, und ehe der Chirurg zu ihrer Ausführung schreitet, wird er stets reiflich zu erwägen haben, in welchen Verhältnissen sich sein Operirter während der Heilung befinden werde." [1]

Aus dem österreichisch-französischen Kriege 1859 sind 6 Resectionen im Knie, sämmtlich von Neudörfer, bekannt geworden, von welchen 2 heilten [2]). Von 20 im nordamerikanischen Kriege (1861—1865) Operirten starben 17 (85 %), und Julian Chisholm [3]) meint im Hinblick auf die während des fünfjährigen Krieges gemachten Erfahrungen, man solle im Felde die primäre Kniegelenksresection ganz aufgeben und an ihre Stelle wieder die Amputation im unteren Drittel des Oberschenkels treten lassen. Nicht bessere Ergebnisse weisen die deutschen Kriege 1864, 1866, 1870/71 auf. Auch hier sinkt die Mortalität nicht unter 80 % [4]). Solche Erfolge, mehr aber noch die Erkenntniss, dass eine grosse Anzahl von Knieschüssen die conservative Behandlung gestatten, haben die Grenzen der Resectio genus als Feldoperation allmälig enger und enger gezogen, und die Antiseptik wird ihr in einem künftigen grossen Kriege noch mehr Boden streitig machen.

Resection des Fussgelenkes.

§. 13. Wie am Handgelenke, so war auch am Fusse in dem Absägen der luxirten, durch die Haut hervorstehenden Gelenkenden der Tibia und Fibula die erste Form gegeben, in welcher die Resection geübt wurde. Sichere Fälle werden erst aus der Mitte des vergangenen Jahrhunderts berichtet. So hat nach dem Zeugnisse Gooch's [5]), der bei offenen Luxationen des Fusses die Resection an Stelle der Amputation warm empfahl, Georg Cooper in seiner Gegenwart beide Knochenenden des Unterschenkels abgesägt und ein brauchbares Bein erzielt. Von Kirkland [6]) und Deschamps [7]) wurden ebenfalls derartige Operationen ausgeführt. Auch Taylor (Wakefield) hat, wie W. Hey [8]) berichtet, die luxirten unteren Enden der Tibia und Fibula öfters abgesägt, und dieser selbst entfernte 1766 von beiden Knochen 3 Zoll, erzielte aber ein schwaches, zur Stütze wenig taugliches Bein, dessen Fuss nach auswärts stand. Wegen einer Gelenkwunde ent-

[1]) Med. and Surg. History of the British Army, which served in Turkey and Crimen during the War against Russia in the Years 1854—56. 1858. Vol. II. pag. 379.

[2]) Neudörfer: Kriegschirurgie, 2. Hälfte. p. 1545 ff.

[3]) J. Chisholm: How should Wounds perforating the Kneejoint be traded? Medic. Times and Gaz. 1866, Vol. II. pag. 689.

[4]) Gurlt, E.: Die Gelenkresectionen nach Schussverletzungen. II. Abth. pag. 1209.

[5]) Gooch: Wounds and other surg. Subj. 1767.

[6]) Kirkland: Bemerkungen über Pott's allgemein. Anmerk. von Beinbrüchen. Altenburg 1771, pag. 82.

[7]) Deschamps: Bullet. de la Faculté de médec. Vol. VII. Année VII, pag. 141.

[8]) Will. Hey: Pract. Observations in Surgery. Aus d. Engl. übersetzt. Weimar 1823. pag. 271 u. 278.

fernte er 1799 ein 1 Zoll langes Stück des Tibiaendes mit glücklichem Erfolge.

Moreau der Vater resecirte 19 Tage nach einer offenen Luxation und Fractur des Fussgelenkes die entblösste, durch die Hautwunde hervorstehende Tibia und in gleicher Höhe das untere Ende der Fibula, entfernte einen losen Splitter der letzteren und liess nur den Malleolus intern. zurück. Die Heilung erfolgte nach 3 Monaten; der der Tibia und Fibula genäherte Talus bildete ein neues Gelenk, welches mit der Zeit so fest wurde, dass der Kranke ein Jahr später grosse Strecken Weges zurücklegen konnte, ohne zu ermüden[1]. Auch Astl. Cooper[2] entfernte einmal wegen Trauma das untere Ende der Tibia, ein zweites Mal die Gelenkenden beider Knochen mit Erfolg und zeigt an weiteren Beispielen von Sandfort, Averill, Will. Kerr, Hicks, Fletcher, J. Lynn[3], Tyrrel[4], dass in geeigneten Fällen die Resection grosse Vorzüge vor der früher geübten Amputation habe.

Als Spätresection führte Moreau der Sohn die Operation 1815 an einer 52jährigen Frau aus, die 3 Monate früher eine Luxation des Fusses nach aussen erlitten hatte. Die Sohle stand noch nach aussen gewendet, die Fibula war gebrochen, und die Tibia ragte aus der Wunde hervor. Es wurden beide Malleolen entfernt; die Art. tibialis antica musste unterbunden werden. Nach 9 Monaten gebrauchte die Patientin ihren Fuss wieder und ging mit einer Verkürzung von 2 Zoll[5].

Wegen offener Verrenkung beider Fussgelenke resecirten Josse und Cadent[6], Oberwundärzte am Hôtel Dieu zu Amiens, bei einem 16jährigen Mädchen 2 Zoll der rechten Tibia und 1½ Zoll der linken Tibia und Fibula. Vier Monate später konnte die Operirte ohne Stock gehen und sogar springen. Am rechten Fusse waren die Bewegungen des Talus mit dem Unterschenkel frei, am linken hatte sich im Sprunggelenke eine Ankylose ausgebildet; die Bewegungen wurden im Talonaviculargelenke ausgeführt. Ermuthigt durch diese Erfahrung resecirte Josse auch einmal im Falle von subcutaner Luxation der Tibia und Fractur der Fibula, um der Eiterung Herr zu werden[7]. 1818 und 1819 unternahm v. Gräfe[8] die Resection wegen offener Luxatio pedis, und 1821 Wundarzt Weber[9] in Hammelburg, wegen Gelenkvereiterung in Folge einer 6 Wochen vorher erlittenen Verrenkung des Fusses mit Fractur der Fibula.

Michael Jäger sägte 1830 das untere Ende der Fibula ab,

---

[1] P. F. Moreau: Essai etc. Observ. XVII.
[2] Ast. Cooper: A Treatise on Dislocat. and Fract. of the Joints. 1831, pag. 235 u. 225.
[3] Ibidem pag. 226, 228, 229, 238, 288, 289.
[4] Ast. Cooper: Vorlesungen Bd. III, pag. 896.
[5] P. F. Moreau l. c. Observ. XX.
[6] Josse et Cadent: Bullet. de la Faculté de médec. T. VI, 1819, pag. 414.
[7] Josse: Mél. de chir. prat., pag. 310, Obs. 26 und Velpeau l. c. T. II, pag. 787.
[8] v. Gräfe: Berichte der chir. Klinik in Berlin.
[9] Weber in J. B. Friedreich und A. K. Hesselbach: Beiträge zur Natur- und Heilkunde. Nürnberg 1827, Bd. II, pag. 155.

4 Wochen nach einer Fractur der Fibula mit Luxation des Fusses nach innen ohne Hautwunde, weil die Tibia sich fortwährend auf den Kopf des Talus schob. Er entfernte 3 Zoll der gesplitterten Fibula, ein 1 Quadratzoll grosses, abgebrochenes Stück der Tibia und ebnete mittelst der Knochenfeile rauhe Stellen der Tibia und des Talus. Die Heilung war nach 3 Monaten vollendet. Resectionen der Tibia und Fibula wegen offener Luxation oder wegen Splitter-fracturen, die in das Gelenk reichten, unternahm Jäger 1831, 1832, 1833, 1836 [1]). Ebenso machte Caj. Textor 1828 und 1838 die Opera-tion. Leider starben seine beiden Operirten wenige Tage nachher [2]).

Mit Ausnahme der beiden Fälle von Josse und Jäger, in welchen wegen subcutaner Luxation operirt wurde, wird man alle seither auf-geführten Fälle nicht zu den typischen Resectionen rechnen können, da ja die Entblössung der Knochenenden schon durch das Trauma besorgt war. Indessen stehen sie der Resection nahe genug und ermuthigten durch ihre Erfolge zum gleichen Vorgehen am kranken Fussgelenke.

Wegen Caries des Fussgelenkes die Resection zuerst ausgeführt zu haben, ist das Verdienst Moreau's des Vaters [3]). 1792 nahm er bei einem jungen Manne beide Knochenenden des Unterschenkels und den oberen Theil des Talus weg. Nach 6 Monaten konnte der Kranke mit dem Fusse auftreten und im 8. ohne Stock gehen. Das Bein war 1 Zoll kürzer und im Sprunggelenke fest verwachsen. Dagegen hatte die Beweglichkeit zwischen Talus und Os naviculare einer- und Cal-caneus und Os cuboides anderseits zugenommen. 1796 und 1808 unter-nahm Moreau [4]) der Sohn die Resection mit dem gleichen Erfolge. Ihm folgten 1810 Mulder [5]) in Groningen, 1818 Liston [6]) in Edinburg, der bei einem 12jährigen Mädchen mit dem besten Resultate das untere Ende der Tibia, nebst Talus, Os naviculare und 2 Ossa cunei-formia entfernte.

In Deutschland operirte M. Jäger 1833 wegen Caries, der Folge einer vor 3 Jahren stattgefundenen Fractur. Er resecirte so-wohl die Knochenenden des Unterschenkels, wie das obere Stück des Talus; der Substanzverlust betrug im Ganzen etwa 3 Zoll. Der Erfolg war ein vollständiger. Beugung und Streckung blieben normal; einer leichten Beweglichkeit nach den Seiten half ein fester Stiefel ab. Der Operirte konnte mehrere Stunden ohne Beschwerden gehen, nur Lasten zu tragen, war er nicht im Stande [7]).

Ein zweiter, 1835 von Jäger bei „dyskrasischer" Caries ope-rirter Fall kam nach einem Jahre zur Amputation des Unterschenkels [8]). 1844 machte Caj. Textor die Resectio pedis totalis wegen Caries und erzielte ein gutes Resultat.

---
[1]) M. Jäger in Rust l. c. pag. 684 und bei Ried: Die Resectionen etc., pag. 437.
[2]) C. Textor: Ueber Wiedererzeugung der Knochen etc. 1842.
[3]) P. F. Moreau: Essai etc. Observat. XVIII.
[4]) Ibidem. Observat. XIX et XXI.
[5]) Wachter: Dissertation etc. pag. 154.
[6]) Liston: Edinb. med. and surg. Journ. 1821.
[7]) Bei Ried l. c. pag. 439.
[8]) Ibidem.

Die häufigen Recidive der Caries nach Fussgelenksresectionen liessen lange Zeit diese Operation neben den verschiedenen Fussamputationen nicht recht aufkommen. Erst seit den siebziger Jahren, in welchen besonders C. Hüter warm für die Resection cariöser Gelenke im Kindesalter eintrat, hat man sich der Operation mehr und mehr zugewandt, und die zahlreichen Methoden, welche die letzten 10—15 Jahre aufzuweisen haben, zeugen genugsam von dem Eifer, mit dem man die Technik der Fussresectionen zu verbessern gesucht hat.

In die Kriegschirurgie ist die typische Fussgelenksresection erst durch B. v. Langenbeck eingeführt worden, der am 1. Mai 1864 während des deutsch-dänischen Krieges bei einer frischen Schussverletzung 7 cm. der zerschmetterten Tibia und Fibula und die obere Gelenkfläche des Talus entfernte und ein zwar ankylotisches, aber sehr brauchbares Gelenk erzielte [1]).

---

[1]) B. v. Langenbeck: Ueber Endresultate der Gelenkresectionen im Kriege. Archiv f. klin. Chirurgie. Bd. XVI. 1874, pag. 507.

„Werkmeister, Tambour im Kgl. Preuss. Leib-Grenadier-Regt. Nr. 8, 24 Jahre alt, war am 18. April 1864 beim Sturm der Düppeler Schanzen durch Gewehrschuss aus grosser Nähe verwundet worden. Die Miniékugel war durch die Mitte des Malleolus internus linker Seite ein- und, den Talus zerschmetternd, durch Malleolus externus wieder ausgetreten. Starke Dislocation des Fusses; Lagerung in Heister'scher Beinlade. Es folgte eine heftige Entzündung und Eiterung mit phlegmonöser Anschwellung bis zur Mitte der Wade, so dass die Amputation des Unterschenkels im oberen Drittel beschlossen war.

1. Mai 1864. Subperiostale Resection des ganzen Fussgelenks im Feldlazareth zu Rinkenis mit Herrn Stabsarzt Dr. Baum. Es wurde zuerst der in drei Fragmente zerbrochene Malleolus externus in Länge von 7 cm. resecirt, dann die zertrümmerte obere Gelenkfläche des Talus und schliesslich die in mehrere Fragmente zersplitterte Tibia in der gleichen Höhe abgesägt.

Bei der sehr bedeutenden Ausdehnung der Gelenkkapsel war die Operation verhältnissmässig leicht und vollkommen subperiostal ausgeführt worden. Gefensterter Gypsverband. Schon andern Tages zeigte sich bedeutende Abnahme des Fiebers. Erst am 24. Mai, als ich von einer Dienstreise von Kopenhagen zurückkehrte, sah ich W. wieder. Der junge, kräftige Mann war durch starke Eiterung der Wunde und durch Eitersenkungen am Unterschenkel, welche mehrere Incisionen nothwendig gemacht hatten, sehr heruntergekommen, aber fieberfrei. Der wegen der Eitersenkungen entfernte Gypsverband wurde mit grosser Sorgfalt wieder angelegt, und der Verwundete brachte bei milder Sommerluft den ganzen Tag im Freien zu.

Als ich gegen Ende August 1864 W. hier in Berlin wiedersah, waren die Wunden vollständig geheilt, die Formen der Malleoli in überraschender Weise wiederhergestellt, nur voluminöser wie an dem gesunden Bein, das Sprunggelenk noch etwas beweglich. Pat. fing nun an, in einem Schienenstiefel, zuerst mit Hülfe von Krücken, Gehversuche zu machen. Die Krücken wurden jedoch sehr bald bei Seite gelegt, und W. ging viel in der Stadt umher. Bei einer neuen, im December 1864 angestellten Untersuchung fand ich das Fussgelenk vollständig ankylosirt, den Fuss in rechtem Winkel gestellt und die Zehen activ vollkommen beweglich. Es wurde nun der Schienenstiefel abgelegt und W. ging in Schuhen umher. Ende December 1864 trat er als königl. Lakai in Dienst. Am 10. Januar 1865 stellte ich ihn in der Berliner medic. Gesellschaft vor, und ich habe seit der Zeit sehr häufig Gelegenheit gehabt, ihn wieder zu untersuchen und meinen Zuhörern in der Klinik vorzustellen.

Der ankylotische Fuss gibt in der Gebrauchsfähigkeit dem gesunden kaum etwas nach. W. ist durch seinen Dienst gezwungen, viel Treppen zu steigen, lange zu stehen, auf glattem Parquet rasch zu gehen und empfindet davon keinerlei Beschwerde. Die Knöchel und die ganze Knochenneubildung in der Gegend des resecirten Gelenks hat jetzt, 9 Jahre nach der Resection, an Masse und Umfang etwas abgenommen; die Configuration des Gelenks erscheint nunmehr vollkommen normal."

Schon in früheren Kriegen hatte man, wie an anderen Gelenken, so auch am Fussgelenke Splitterextractionen ausgeführt und so den Fuss zu erhalten gesucht. Bestrebungen der Art gehen ziemlich weit zurück. So berichtet Faure in seiner Preisschrift für den chirurgischen Preis vom Jahre 1756, Réad habe nach der Schlacht bei Fontenoy (Hennegau) im österreichischen Erbfolgekriege, 12. Mai 1745, wegen Schussverletzung des Fussgelenks das untere Drittel des Wadenbeines, mehrere Stücke des unteren Tibiaendes und Bruchstücke des Talus entfernt und hierdurch einen brauchbaren Fuss erzielt. Der Fall hat eine gewisse Berühmtheit erlangt, weil einige Autoren [1] ihn als die erste Resectio pedis nach Schussverletzung anführen; indessen lässt eine genauere Betrachtung gar keinen Zweifel aufkommen, dass es sich hier ebensowenig um eine Resection handelte, wie in Bilguer's und Schmucker's Fällen, deren wir oben Erwähnung gethan haben [2]).

———

[1]) So Ried und besonders Heyfelder, der den Fall sogar irrthümlich in das Jahr 1819 verlegt; aber nicht Velpeau, wie B. v. Langenbeck angibt. Velpeau führt den Réad'schen Fall nur bei Erörterung der Frage an, ob die Wegnahme des unteren Endes der Fibula auch die Resection der Tibia erfordere. Die Beobachtung von Réad, bei deren Erwähnung durchaus nicht von einer „Resection", sondern nur von einer „Extraction" die Rede ist, liefert Velpeau den Beweis, dass die Fibula sehr wohl für sich resecirt werden könne; denn obwohl hier das Stück Fibula sich nicht wiedergebildet habe, sei dennoch die Tibia vom Astragalus nicht seitlich abgewichen, es habe sich vielmehr eine Ankylose zwischen den beiden Knochen ausgebildet, die das Fussgelenk brauchbar werden liess (cf. Velpeau: Médec. opérat. II. Edit. T. II. pag. 739).

[2]) Der Fall selbst ist nach B. v. Langenbeck (l. c. pag. 483) der folgende: „Le nommé Charles d'Amiens, soldat de la compagnie de Guverduc au Régiment de Beauvoisis fut frappé par un boulet de canon à la même affaire (Schlacht bei Fontenoy), qui lui emporta toute la partie inférieure du péroné; le fracas fut même si considérable, que le corps du tibia et une partie de son extrémité inférieure étaient en pièces; l'astragal se trouva légé de même que les ligaments, les tendons et la membrane capsulaire. L'impression de cette plaie ne présentait qu'un fracas de presque toutes les parties de l'articulation, de telle sorte que le pied était renversé vers la partie latéral interne de la jambe et semblait être detaché de son articulation. Le premier objet de M. Réad fut de procéder sur le champ à l'amputation, les instances du blessé, aucun accident necessaire ne s'étant encore manifesté, suspendirent l'opération. On s'appliquat dès-alors à tirer les portions d'os destachés au moyen des incisions indiquées; le tiers du péroné fut enlevé, ainsi que plusieurs pièces de la partie inférieure du tibia, et quelques fragments de l'astragal; on pansa la plaie, les parties furent mises en situation et maintenues par un appareil convenable, qui resta quatre jours sans être levé. Le blessé fut saigné huit fois dans les premiers jours, des boissons adoucissantes, une diète rigoureuse furent préscrites: on avait attention de fomenter souvent la partie lézée avec la lessive de cendres de sarment, dans laquelle ou ajontait un peu d'eau de vie. Il ne survint aucun accident fâcheux pendant tout le cours de la cure, qui s'obtint au bout de quatre mois. Le soldat est sorti de l'hôpital de Valenciennes pour aller aux Invalides. marchant sans canne ni bâton. La partie du péroné, qui fut détruite, ne s'est point régénéré; le suc osseux qui s'est épanché, a formé une espèce de croûte, qui s'est unie au tibia; et le tout ne faisait qu'un seul os."

Faure: L'Amputation étant absolument nécessaire dans les plaies compliquées de fracas des os, et principalement celles qui sont faites par armes à feu, déterminer les cas où il faut faire l'opération sur le champ, et ceux où il convient de la différer etc. Prix de l'Académie royale de Chirurgie. Edit. in 4t. T. III, 1759, pag. 513, obs. 2. Ausg. in 8. T. VIII, 1759, pag. 50, obs. 2. Neue Ausgabe in 8, 1819, T. III, pag. 352, obs. 2. — Nach Dezeimeris: Diction. historique de la médecine ancienne et moderne T. III, 1836, pag. 789, diente Réad einige Zeit in der Armee und wurde ca. 1765 Arzt des Hospitals zu Metz.

Als die eigentlichen Vorgänger der Fussgelenksresection bei
Schussverletzungen können zwei Operationen, eine von B. v. Langenbeck, eine von Neudörfer angeführt werden, durch welche das in
Folge einer Schussverletzung fehlerhaft geheilte Fussgelenk seine normale Stellung wieder erhielt. Der erste Fall[1]) betraf den Kaiserl.
Russ. Generallieutenant v. Kw., 68 J. alt, welcher in der Schlacht an
der Alma 1854 verwundet worden war. Die Kugel hatte das Fussgelenk in ausgedehntem Maasse zerschmettert, und die nachfolgende
starke Eiterung die Kräfte des Patienten so erschöpft, dass die Aerzte
von der sonst für nothwendig erachteten Amputation absahen. Im
Verlaufe von 4 Jahren war der Fuss in Plantarstellung und Innenrotation ankylotisch geworden; das Auftreten war ganz unmöglich
wegen der heftigen Schmerzen; es bestanden noch einige Knochenfisteln. Am 30. Mai 1859 resecirte B. v. Langenbeck Tibia und
Talus, die fest mit einander verwachsen waren. Das herausgenommene
Stück betrug reichlich 10 cm.; das Fibulaende wurde zurückgelassen.
Die Heilung erfolgte innerhalb 5 Wochen ohne Zwischenfälle, und Anfangs Juli konnte Pat. bereits mit ankylotischem, aber normal gestelltem
Fusse in einem Schienenstiefel Gehversuche machen. Er ging später
sicher und ohne Schmerzen und bediente sich des Schienenstiefels nur
bei Spaziergängen.

Der Neudörfer'sche Fall[2]), operirt am 4. Sept. 1859, ist dem
vorhergehenden sehr ähnlich. Der Pat. hatte am 24. Juni 1859 bei
Solferino einen Gewehrschuss in das rechte Fussgelenk bekommen,
der beide Malleolen zertrümmerte. 10 Wochen später stand der Fuss
in Equinusstellung, die Eiterung war mässig, am inneren Knöchel
starke Knochenneubildung, heftige Schmerzen. Neudörfer bahnte
sich mit Hammer und Meissel durch die Osteophyten den Weg zum
Gelenke, beseitigte die wenigen knöchernen Verwachsungen, welche
die Bewegungen des Gelenkes hinderten, meisselte die äussere Knochen-
auflagerung ab und glättete die Unebenheiten am Kopfe des Sprungbeins. Der Fuss wurde in rechtwinkliger Stellung eingegypst. Der
Kranke genas sehr rasch mit vollkommener Gebrauchsfähigkeit seines
Fusses.

Fast um dieselbe Zeit, als B. v. Langenbeck die erste
Resectio pedis im Felde ausführte, haben im nordamerikanischen Bürger-
kriege (1861—1865) amerikanische Chirurgen die Operation mehrfach geübt. So Surg. R. B. Bontecou[3]) (24. Mai, im Juni und
Juli 1864) 5 Mal, Ass. Surg. Billings[4]) und James Holloway[5])
je 1 Mal.

Im Kriege 1866 wurde die Fussgelenksresection in 26 und
1870/71 in der nicht unbeträchtlichen Anzahl von 99 Fällen unternommen[6]).

[1]) B. v. Langenbeck l. c. pag. 505.
[2]) Neudörfer: Wiener med. Presse 1871, pag. 405 und E. Gurlt: Gelenkresectionen etc. I, pag. 148.
[3]) Circular Nr. 6, 1865, pag. 57. — Culbertson l. c. pag. 312.
[4]) Circular Nr. 6, 1865, pag. 57.
[5]) James Holloway, Prof. d. Anatom. in Louisville: Americ. Journ. of
med. Sc. New Series. Vol. LI, 1866, pag. 90, Case 8.
[6]) cf. E. Gurlt: Gelenkresectionen etc. II, pag. 1209.

Resectionen der Metacarpal- und Metatarsalgelenke, der Finger- und der Zehengelenke.

§. 14. Resectionen der kleinen Gelenke des Metacarpus und Metatarsus, der Finger und der Zehen sind erst in der ersten Hälfte dieses Jahrhunderts methodisch ausgeführt worden. Veranlassung war bald eine offene Luxation, bald die cariöse Zerstörung. selten eine Schussfractur oder sonstige Verletzung. Am Metacarpus wird Roux [1]) als der Erste genannt, der wegen eines Pferdebisses das obere Ende des 1. Metacarpalknochens resecirte. Später (1823) machte Caj. Textor [2]) wegen Caries die Resection am oberen Ende des 3. Metacarpalknochens und schnitt zugleich das Os capitatum heraus. Baudens [3]) soll in einem Falle die oberen Enden aller Metacarpalknochen und sämmtliche Handwurzelknochen entfernt haben, eine Operation, die einer Resection des Handgelenkes sehr nahe steht.

In der Reihe der Metacarpophalangealgelenke ist das des Daumens am häufigsten resecirt worden, und zwar fast ausschliesslich wegen offener, der Einrichtung widerstrebender Luxation. Es genügte dann die Decapitation des Metacarpusknochens, wie sie von Kraus [4]) in 2 Fällen, von A. Cooper [5]), von Chelius [6]) u. A. ausgeführt wurde.

Die Resection des Köpfchens des 2. Metacarpalknochens wurde von Wardrop [7]) 1819, von Düsterberg [8]) 1841, diejenige des Köpfchens der 1. Phalanx des Zeigefingers 1842 von Caj. Textor [9]) wegen Caries unternommen. Den 3. Metacarpalknochen decapitirte Velpeau [10]), den 4. Caj. Textor [11]), den 5. Champion [12]) und später Hysern [13]) wegen eines Osteosarkoms. Beide Gelenkenden nahm Fricke [14]) am Daumen 3 Mal, am Mittelfinger 1 Mal weg und erzielte eine Brauchbarkeit, die derjenigen der gesunden Gelenke wenig nachgab.

Die Resection der Interphalangealgelenke hat in Syme und Malgaigne entschiedene Gegner gefunden. Sie glaubten annehmen zu müssen, freilich nur aus theoretischen Gründen, die Operation sei werthlos, da sie entweder einen kraftlosen, im Gelenk schlotterigen. oder einen ankylotischen Finger liefere. Die Praxis lehrte anders. Bobe [15]) resecirte bei einem Kanonier den von Weichtheilen entblössten

---

[1]) Roux bei Gerdy: De la résection, pag. 81.
[2]) Caj. Textor: Grundzüge zur Lehre der chirurg. Operationen. 1835, pag. 343.
[3]) Baudens bei Blasius: Akiurgie. Bd. III, pag. 1032.
[4]) Kraus in Hey's Chirurg. Beobachtungen, pag. 247.
[5]) A. Cooper: A Treatise ou Dislocat. and Fract. of the Joints, pag. 118.
[6]) v. Chelius bei Günther: Die Verrenkung d. zweiten Daumengliedes, pag. 13.
[7]) Wardrop bei Velpeau: Méd. opérat. T. II, pag. 683.
[8]) Düsterberg: Preuss. Vereins-Zeitung 1842, Nr. 1.
[9]) Caj. Textor: Ueber die Wiedererzeugung der Knochen, pag. 23.
[10]) Velpeau l. c. T. I, pag. XXXVI Suppl.
[11]) C. Textor l. c. pag. 23.
[12]) Champion bei Velpeau l. c. T. II, pag. 684.
[13]) Hysern: ibidem T. I, pag. XXVII Suppl.
[14]) Fricke: Hamburger Zeitschr. Bd. III, pag. 471.
[15]) Gerdy l. c. pag. 80.

Kopf der ersten Phalanx des Daumens, auf welcher die zweite zurückgeschlagen stand, weil die Beugesehne durch ein Sprengstück zerrissen war und der Strecksehne keinen Widerstand mehr bieten konnte. Der Erfolg war ein guter. Ebenso in dem Falle von Norris[1]), in welchem eine offene, der Einrichtung trotzende Luxation die Resection des Köpfchens der ersten Phalanx pollicis nothwendig machte. Ein vollkommen activ bewegliches Gelenk erzielte B. v. Langenbeck[2]) durch subperiostale Resection des Gelenkes zwischen erster und zweiter Phalanx des Mittelfingers (1845). In neuerer Zeit traten besonders Bellamy[3]) und Prideaux[4]) für die Resection der Interphalangealgelenke ein.

Am Fusse wurden Resectionen der kleinen Gelenke der Metatarsalknochen und der Phalangen weit seltener ausgeführt. Einestheils sind die Knochen an sich zu kurz, um zu einer Decapitation häufig Gelegenheit zu bieten — man exstirpirte lieber den ganzen Knochen; anderntheils betreffen sowohl Verletzungen, wie cariöse Zerstörungen selten einen Knochen allein — man wählte dann lieber die eine oder andere Amputation des Fusses, um einer guten Stütze sicher zu sein. Indessen sind doch die ersten Versuche zu erwähnen. so von Malgaigne[5]), der den 1. Metatarsalknochen bis auf sein unteres Gelenkende, von Roux[6]), der wegen Caries das obere Ende des 2. Metatarsusknochens wegnahm. In beiden Fällen war der Erfolg ein ungünstiger; die Caries schritt weiter vor.

Resectionen der Metatarsophalangealgelenke betreffen fast ausschliesslich das Halluxgelenk. Hier wurde die Operation von Josse[7]), Liston[8]), Kramer[9]), Roux[10]), von Caj. Textor[11]) in 4 Fällen, von Jobert[12]), Regnoli[13]) u. A. mit Erfolg ausgeführt. Wegen Hallux valgus resecirten Frank H. Hamilton[14]) und C. Hüter[15]) das Capitulum ossis metatarsi, der erstere bei jeder hochgradigen Form, der letztere nur, wenn bereits Eiterung eingetreten war. Die Erfolge waren günstig und liessen die Operation berechtigt erscheinen.

Die totale Resection des Halluxgelenkes ist von Fricke[16]) und

[1]) Norris: Hamburger Zeitschr. Bd. XXVII, pag. 133.

[2]) B. v. Langenbeck: Endresultate d. Gelenkresectionen im Kriege. Archiv f. klin. Chirurgie. Bd. XVI, pag. 361, 1874.

[3]) Bellamy: Excision of the first interphalangeal Joint of the Ringfinger; Recovery with Flexion and Extension of the Finger. Lancet 1871, Vol. II, pag. 637.

[4]) Prideaux: Note on the Excision of the phalangeal Joints. Lancet 1878, Vol. II, pag. 291.

[5]) Malgaigne: Manuel pag. 247.

[6]) Roux bei Gerdy l. c. pag. 56.

[7]) Josse bei Velpeau: Méd. opérat. T. II, pag. 727.

[8]) Liston: Hamburger Zeitschrift. Bd. IV, Hft. 3.

[9]) Kramer, Rust: Handbuch d. Chirurgie. Bd. V, pag. 693.

[10]) Roux bei Gerdy l. c. pag. 56.

[11]) Caj. Textor: Ueber Wiedererzeugung d. Knochen etc., pag. 24.

[12]) Jobert bei Gerdy l. c. pag. 55.

[13]) Regnoli: Hamburger Zeitschrift. Bd. IX, pag. 276.

[14]) Frank H. Hamilton bei A. Rose (New-York): Resection considered as a Remedy for Abduction of the great Tue — Hallux valgus — and Bunion. New-York med. Record. 1874, pag. 200.

[15]) C. Hüter, s. Virchow-Hirsch: Jahresber. 1874. II, pag. 547.

[16]) Fricke: Hamburger Zeitschrift. Bd. III, pag. 452.

Roux[1]) zuerst verrichtet worden, während Textor in einem Falle den 5. Metatarsalknochen decapitirte[2]).

§. 15. Wir haben die Geschichte der Gelenksresectionen bis zur Neuzeit geführt und gesehen, wie es einer langen Reihe von Jahrzehnten bedurfte, bis sie überall einen festen und dauernden Boden in der operativen Chirurgie gefunden hatten. Was der allgemeinen Aufnahme so viele Hindernisse in den Weg legte und die Resection gegenüber der Amputation so schwer das Feld behaupten liess, das waren die schwierigere Technik der Operation und ihre längere Dauer, vor Allem aber die schlechten hospitalen Verhältnisse, die während der langen Heilungszeit der Resectionswunde die mannigfachsten Gefahren mit sich brachten und besonders unter den Hüft- und Knieresecirten viele Opfer forderten.

Mit der Einführung des Chloroforms in die Chirurgie (1849) fielen die ersteren Bedenken gegen die Resectionen wie mit einem Schlage, und in der That beginnt der grosse Aufschwung in den Resectionen mit der Zeit, da man am anästhesirten Kranken in Ruhe und mit Sorgfalt operiren konnte, ohne durch seine Bewegungen und Schmerzensäusserungen gestört zu werden. Man operirte nunmehr nur „tuto et jucunde“, das „cito“ war unnöthig geworden. Erst jetzt konnte auch die „subperiostale“ und „subcapsulare“ Resection, deren geschichtlicher Entwickelung wir in Cap. IV gedenken werden, festen Fuss fassen. Die in den 60er Jahren hauptsächlich von England ausgehenden Bestrebungen zur Verbesserung der sanitären Verhältnisse in Civil- und Militärhospitälern kamen selbstverständlich auch der Resection zu gute. Sie verlor hierdurch ausserordentlich an der Lebensgefährlichkeit, die man ihr so oft zum Vorwurf gemacht hatte. Auf den Standpunkt eines ungefährlichen operativen Eingriffes aber gelangte sie erst seit Einführung der Aseptik und Antiseptik Joseph Lister's, der es uns lehrte, einen Menschen zu operiren, ohne ihn krank zu machen.

Resectionen in der Continuität und Exstirpationen der Röhrenknochen.

§. 16. In sehr viel gleichmässigerem Schritte als die Resectionen der Gelenke gingen in den letzten 100 Jahren die Resection in der Continuität der Knochen und die Exstirpation einzelner Skelettheile einer immer grösseren Verbreitung und Vollendung entgegen. Verweilen wir zunächst noch bei den langen Röhrenknochen, an welchen bekanntlich die offenen Fracturen schon sehr frühzeitig den Anlass zum Absägen vorstehender Knochenenden gegeben hatten, so war es wiederum Charles White, der zuerst in der Pseudarthrose eine neue Indication für die Resection erkannte. Die erste Operation der Art am Humerus wurde zwar nicht von ihm selbst ausgeführt, aber unter seiner Assistenz von einem seiner Collegen (3. Jan. 1760)[3]).

---

[1]) Roux: Gaz. médicale 1842, pag. 411.
[2]) Caj. Textor: Ueber Wiedererzeugung d. Knochen etc., pag. 24.
[3]) Charles White: Philosoph. Transact. Vol. LI, P. II, pag. 657 und Ch. White's Cases in Surgery, with Remarks. London 1770, Part. I, pag. 69.

J. Kearney Rodgers (New-York) fügte der Resection 1826 noch die Drahtnaht hinzu[1]), und später hat man die schräg (Flaubert, Laugier), oder treppenförmig (R. v. Volkmann) angefrischten Bruchenden mittelst der Dieffenbach'schen Elfenbeinstifte oder der v.Langenbeck'schen Stahlschrauben befestigt. v. Nussbaum verband die Osteoplastik mit der Pseudarthrosen-Resection. Am 14. Juli 1873 transplantirte er bei einer Pseudarthrose der Ulna, die nach Schussfractur zurückgeblieben war, eine Knochenplatte von 5 cm. Länge und von der Breite und halben Dicke der Ulna mittelst Periostbrücke vom oberen auf das untere Bruchende und erzielte vollkommene knöcherne Heilung[2]).

Die Caries gab im Ganzen wenig Gelegenheit zur queren Resection am Schafte des Knochens. Sie befällt bekanntlich die Diaphyse sehr viel seltener, als die Epiphysen, und ist auch dann meist eine oberflächliche. So kam man denn gewöhnlich mit dem Heraussägen oder Herausmeisseln eines Stückes der Knochenwand aus. Moreau der Vater hat indessen in 2 Fällen, am Humerus und an der Tibia, wegen Caries quer resecirt, aber beide Male eine Pseudarthrose erhalten[3]). Sein Sohn verwarf desshalb diese Operation. In späterer Zeit, besonders seit Einführung subperiostaler Resectionen, findet sie sich noch mehrfach an Radius, Ulna, Tibia und Fibula erwähnt, zum Theil mit gutem Erfolge. Häufiger, als die Caries veranlassten Knochengeschwülste, Exostosen, Enchondrome, Osteosarkome die Resection der Knochenwand oder eines Stückes aus der ganzen Dicke des Knochens.

Sieht man von der nicht hierher gehörigen Extraction von Totalsequestern ab, so ist die Exstirpation der langen Röhrenknochen früher im Ganzen selten unternommen worden. Der erste Fall der Art dürfte der von Percy[4]) sein, der wegen Caries die ganze Fibula entfernte. Andere Fälle sind von der Ulna und dem Radius bekannt geworden[5]). Den ganzen Humerus hat 1877 Billroth[6]) bei einem 12jährigen Knaben wegen Caries entfernt, nachdem 11 Wochen vorher schon die Resectio cubiti gemacht worden war. Die Knochenneubildung blieb trotz subperiostaler Resection aus; gleichwohl war der Kranke mit seiner brauchbaren Hand sehr zufrieden.

Der neueren Zeit gehören die Exstirpationen langer Röhrenknochen an, welche nach dem Vorgange von Bonnesoeur[7]), Holmes[8]) und Giraldès[9]) in den ersten Stadien der acuten phlegmonösen Osteomyelitis und Periostitis von verschiedenen Chirurgen[10]) unternommen worden sind. Die Kritik eines solchen Verfahrens vergl. in Cap. IX.

Vielfach wurde die Exstirpation der cariösen oder an Spina ven-

---

[1]) J. Kearney Rodgers: New-York med. Journal. Vol. I, 1831.
[2]) v. Nussbaum: Bayer. ärztl. Intelligenzblatt 1875, Nr. 8.
[3]) P. F. Moreau: Essai etc. Observ. 15 et 16.
[4]) Percy: Dict. des scienc. méd. T. XLVII, pag. 556.
[5]) cf. Ried l. c. und O. Heyfelder l. c. S. auch das Verzeichniss der Literatur.
[6]) Billroth bei Nedopil, M.: Archiv f. klin. Chir. Bd. XXI, pag. 884, 1877.
[7]) Bonnesoeur, Ch. Jul.: Thèse de Strassbourg. 1866, Nr. 18.
[8]) Holmes: Med. Times and Gaz. 1867, Aug. 31.
[9]) Giraldès bei Duplay, S.: Journ. de Thérapeutique 1875, Nr. 20, pag. 777.
[10]) S. Literaturverzeichniss.

tosa erkrankten Mittelhandknochen unternommen. Seltener geschah das am Fusse, und Michael Jäger, den wir als einen eifrigen Vertheidiger der Resectionen kennen gelernt haben, meint dennoch, es habe im Allgemeinen diese Operation nur für die Hand, namentlich für den Daumen, wirklichen Werth, und stehe am Fusse offenbar der Exarticulation der Mittelfussknochen sammt der Zehen nach [1]).

Exstirpationen der kurzen Knochen des Tarsus.

§. 17. Die Exstirpation der kurzen Knochen des Carpus fällt mit der Resectio manus zusammen und theilt deren Geschichte. Am Tarsus dagegen erfordert die Herausnahme der einzelnen kurzen Knochen eine gesonderte Besprechung.

Wegen Caries hatte schon W. Hey[2]) sehr häufig eine partielle Resection des Fersenbeins unternommen, ohne die Ansatzstelle der Achillessehne zu beeinträchtigen. Die Operirten gingen ohne Beschwerde. Ebenso hat Moreau der Sohn[3]) diese Operation mehrfach ausgeführt, verwirft aber die totale Resection, da mit dem Verlust der Insertionsstelle der Achillessehne der Operirte nicht mehr gehen könne. Auch M. Jäger[4]) gibt in diesem Falle der Amputation den Vorzug. Inzwischen hatte Larrey bei Schussverletzungen des Calcaneus die Erfahrung gemacht, dass der Verlust des ganzen Fersenbeines die Gehfähigkeit keineswegs aufhebe, und Monteggia[5]) unternahm hierauf 1814 die erste Exstirpation des Calcaneus wegen Schussfractur. Wegen Caries hat Ferd. Robert[6]) 1837 bei einem 4jährigen Kinde zum ersten Male das ganze Fersenbein mit Erfolg exstirpirt. Seitdem ist die Operation vielfach ausgeführt worden, meist wegen Caries oder Nekrose, in einigen Fällen auch wegen Schussverletzungen[7]). Zwei ausführliche Statistiken, die eine von Polaillon[8]) (1869), die andere von Vincent[9]) (1876) berichten, die erstere über 55, die letztere über 69 gut beschriebene Fälle.

Zur Exstirpation des Talus gaben theils Schusswunden, theils offene Luxationen des Talus Gelegenheit. Der erste in der Literatur beschriebene Fall der Art findet sich bei Fabricius Hildanus[10]). Hey schlug vor, den nicht vollständig luxirten Talus partiell zu reseciren, und Charley[11]), Evans[12]), Green[13]), A. Cooper[14]) u. A.

[1]) Mich. Jäger bei Rust l. c. Bd. VI, pag. 657.
[2]) W. Hey: Chirurg. Beobachtungen. A. d. Engl. Weimar 1823, pag. 28.
[3]) P. F. Moreau: Essai etc.
[4]) Mich. Jäger l. c. pag. 655.
[5]) Monteggia: Instit. chirurg. Vol. V, 1814.
[6]) Ferd. Robert: Prag. Vierteljahrsschrift. Bd. XLV, p. 34, 1855.
[7]) Greenleaf: Americ. Journ. of med. Sc. Vol. XLVI, pag. 389, 1863. Lücke, Alb.: Archiv f. klin. Chirurgie. Bd. VII, pag. 129, 1864. Hunter, Mc Guire: Philadelph. med. Times 1870, Oct. 1, pag. 6.
[8]) Polaillon: Archives générales. VI. Série. T. XIV. Sept. Oct. 1869.
[9]) Vincent, Eugène: De l'ablation du calcanéum etc. Thèse de Paris. 1876.
[10]) Fabricius Hildanus: Opera. Francofort. 1862. Cent. II. Observ. 67.
[11]) Charley cf. W. Hey: Chirurg. Beobachtungen. A. d. Engl. Weimar 1823, pag. 287.
[12]) Evans: Pract. Observat. on Cataract and compound Dislocat. 1815.
[13]) Green in A. Cooper's Vorlesungen. Bd. III. pag. 409.
[14]) Ibidem.

verfuhren in dieser Weise. Der Rath, auch bei subcutaner Luxation den irreponibelen Talus nach Durchtrennung der Haut zu exstirpiren, ging von Dupuytren[1]) aus, der diese Operation auch einmal ausführte. Später hat Nélaton die primäre Exstirpation des luxirten Talus besonders empfohlen und sie bei der Mehrzahl der Fälle von offener Luxation als das einzige Verfahren hingestellt[2]).

Auch die übrigen Tarsalknochen, Os cuboideum, Os naviculare und die Ossa cuneiformia sind für sich und in Verbindung mit den anliegenden Knochen oder deren Gelenkflächen exstirpirt worden[3]). Indessen haben sich derartige, wegen Caries unternommene Operationen niemals den allgemeinen Beifall erwerben können. Der Erfolg wurde durch das Weiterschreiten der Caries in der Mehrzahl der Fälle vereitelt, und die Amputation bildete den Schluss der Behandlung. Besser waren die Ergebnisse der Resectionen und Exstirpationen wegen Verletzung.

In die neuere Zeit fallen Resectionen und Exstirpationen einzelner Tarsalknochen zur Heilung hochgradiger veralteter Klumpfüsse. Zwar hatte schon 1854 Solly[4]) nach dem Vorschlage Little's (1853) wegen Klumpfuss einen Knochenkeil aus dem Os cuboides herausgeschnitten, und Otto Weber[5]) war 1866 mit der keilförmigen Resection an der grössten Wölbung des Klumpfussrückens gefolgt; einen rechten Anklang und weitere Verbreitung fand das Verfahren indessen erst mit dem Beginne der Aseptik in der Chirurgie. Das operative Vorgehen richtete sich hierbei nicht immer nach bestimmten Grundsätzen. Oft suchte man nur den vorragendsten Punkt der Verkrümmung auf und entfernte den Knochen oder den Theil desselben, der dem Geraderichten des Fusses im Wege stand oder zu stehen schien. War der Klumpfuss durch langen Gebrauch beim Gehen besonders hochgradig geworden, so genügte zuweilen nicht die Herausnahme eines einzigen Knochens; man resecirte dann einen zweiten und dritten und schritt nach dem Vorgange Otto Weber's selbst zur keilförmigen Resection eines Stückes der Fusswurzel, die um so mehr als Ganzes erscheinen musste, als eine Anzahl Gelenke vollständig verödet war.

Am häufigsten wurde der Talus entfernt, und zwar entweder für sich (Lund 1872[6]) u. A.), oder zugleich mit benachbarten Fusswurzelknochen. So nahmen West 1878[7]) mit dem Talus das Os naviculare und das Os cuboides heraus, Hahn 1880[8]) das Os cuboides und ein andermal den Process. ant. calcanei (1883[9]), Maas (1884)[10])

---

[1]) Dupuytren: Annuaire méd.-chir. des hôpit. de Paris. 1819, pag. 28.
[2]) Eine Statistik von 57 Exstirpationen des Talus mit 41 Heilungen siehe bei Dauvé, P.: Rec. de mém. de méd. etc. milit. Sér. III. T. XIX, pag. 138. 1867, Août. Ref. iu Schmidt's Jahrbüchern. Bd. CXXXIX, pag. 206, 1868.
[3]) Vergl. Ried l. c. pag. 449 ff. und O. Heyfelder l. c. pag. 186 ff.
[4]) Solly, S.: Medico-chirurg. Transactions. Vol. XL, 1857, pag. 119—124.
[5]) Otto Weber bei J. H. Thorens: Documents pour servir à l'histoire du pied-bot varus congénital. Paris 1873, pag. 149.
[6]) E. Lund: Brit. med. Journal 1872, Vol. II. pag. 438.
[7]) West, J. F.: Brit. med. Journal 1878, Vol. II, pag. 657.
[8]) Hahn, E.: Verhandlg. d. deutsch. Gesellsch. f. Chirurgie. X. Congress. 1881, Th. I, pag. 96.
[9]) Hahn, E.: Berliner klin. Wochenschrift. Bd. XX, 1883, pag. 169.
[10]) Maas, Herm., bei G. Krauss: Deutsche Zeitschrift f. Chirurgie. Bd. XXVII, 1888, pag. 218.

das Os naviculare. Andere, die in der regelwidrigen Verlängeruug des Collum tali das Haupthinderniss für das Geraderichten erblickten, beschränkten sich auf die Resection des Talushalses (C. Hüter 1877)[1]) oder des Taluskopfes (A. Lücke)[2]). Das Os cuboides entfernte 1874 Davy[3]), während Davies Colley 1875[4]) u. A. der Keilosteotomie aus der Fusswurzel den Vorzug zuerkannten.

Resectionen am Becken.

§. 18. Wir kommen zu den Knochen des Stammes und zunächst zum Becken. Resectionen der Pfanne und der angrenzenden Theile des Darm-, Scham- und Sitzbeines wurden schon bei der Resectio coxae erwähnt. Ausserdem haben Fracturen, Schussverletzungen, Exostosen, Caries und Nekrose mehrfach den Anlass gegeben, partielle Resectionen auszuführen. So operirten am Darmbeine Manne[5]) wegen Splitterbruch, Theden[6]) wegen einer eingekeilten Kugel, J. F. Heyfelder[7]) wegen Nekrose eines Knochentheiles der Incisura ischiadica. Am Schambeine trug Velpeau[8]) das durch die Haut hervorstehende Bruchende ab, und A. Cooper[9]) resecirte ein 1 Zoll grosses Stück des absteigenden Astes wegen Exostose. Maunoir[10]) extrahirte 1769 fast den ganzen Sitzknoren, nachdem er ihn durch mehrfache Application des Glüheisens zur Abstossung gebracht hatte. Velpeau[11]) entfernte ihn 1836 wegen complicirter Fractur.

Geschwülste der Beckenknochen, vorwiegend Angiosarkome des Darmbeins haben in einigen Fällen zur totalen Resection des Os ilei Anlass gegeben. In einer Zusammenstellung von K. Doll (1888)[12]) sind 4 Fälle, der erste von Billroth (1869), je einer von G. Simon (1874), B. v. Langenbeck (1875), Czerny (1878) beschrieben, von welchen die beiden ersten wenige Stunden nach der äusserst blutigen Operation zu Grund gingen, die beiden anderen an Septicämie starben. Ueber die Functionsfähigkeit des Beines, dessen Beckenstützpunkt mit dem Os ilei weggefallen ist, fehlen uns bislang die Erfahrungen.

Die Extraction eines gebrochenen und später nekrotisch gewordenen Kreuzbeines wird 1769 von Champeaux[13]) mitgetheilt, der

---

[1]) Hüter. C.: Klinik d. Gelenkkrankheiten. 2. Aufl. 1877, II, pag. 145. Anmerkg.

[2]) Lücke, Alb., bei A. Wagner: Beitrag z. operat. Behandlg. d. angebor. Klumpfusses. Diss. inaug. Strassburg 1881 und Referat von Ledderhose in: Deutsche Zeitschrift f. Chirurgie. Bd. XVII, 1882, pag. 581.

[3]) Davy, Rich.: Brit. med. Journal 1876, Vol. 1, pag. 533.

[4]) Davies Colley. J. N. C. (London): Lancet 1876, Vol. II, pag. 536.

[5]) Manne: Traité des maladies des os. pag. 189.

[6]) Theden: Nouv. observat. et expériences pour enrichir la chirurgie et la médecine, II. partie, chap. 3, pag. 48—49. Ried l. c. pag. 245.

[7]) J. F. Heyfelder bei O. Heyfelder l. c. pag. 314.

[8]) Velpeau: Nouveaux éléments de médecine opératoire. Edit. II, T. II, pag. 581.

[9]) A. Cooper u. Benj. Travers: Surgic. Essays. London 1818, 1820. Deutsch. Bd. II, pag. 542.

[10]) Maunoir bei Velpeau l. c. II, pag. 641.

[11]) Velpeau l. c. II, pag. 581.

[12]) Karl Doll: Archiv f. klin. Chirurgie. Bd. XXXVII. 1888, pag. 152.

[13]) Champeaux: Gaz. salut. 1769, Nr. 31. pag. 3. -- Velpeau l. c. II, pag. 640.

den Knochen mittelst eines Längsschnittes blosslegte. 1839 entfernte Rothmund [1]) mittelst des Heine'schen Osteotomes ein 3 Zoll langes, 1 ½ Zoll breites Stück der hinteren Wand, ebenfalls wegen Nekrose. Eine sehr ausgedehnte Resection, durch die ganze Dicke des Kreuzbeins und mit Eröffnung des Rückenmark-Kanales unternahm 1876 R. v. Volkmann [2]) wegen eines centralen Knochensarkomes. Es trat vollständige Heilung ein. die ½ Jahr nach der Operation noch bestätigt werden konnte.

Nachdem das Steissbein schon öfters wegen Nekrose entfernt worden war, unternahm Van Onsenoort [3]) die Exstirpation desselben wegen Caries. Er machte einen von der Basis bis zur Spitze führenden Längsschnitt, dem er unten einen Querschnitt zufügte. Die beiden Lappen wurden von der hinteren Fläche abgelöst. zunächst die Spitze frei gemacht und nun der Knochen nach oben hin auch von den vorderen Weichtheilen lospräparirt. Schliesslich exarticulirte er das Steissbein in seinem Gelenke mit dem Kreuzbeine.

Eine weitere Indication zur Exstirpation des Steissbeines wurde von dem Gynäkologen Simpson [4]) (Edinburg) in der Coccygodynie aufgestellt, jener eigenthümlichen, nur bei weiblichen Individuen beobachteten Neuralgie, die in der Steissbeingegend ihren Sitz hat, und in den meisten Fällen auf einer nicht knöchern verheilten Fractur des Steissbeines beruht. Schlugen alle anderen Heilungsversuche fehl, so entfernte Simpson einen Theil oder das ganze Os coccygis. Uebrigens hatte Nott [5]) schon vor Simpson die Exstirpatio coccygis wegen der gleichen Indication unternommen.

Als Vorakt zur Exstirpatio recti hat Th. Kocher [6]) die Resection des Steissbeines empfohlen und mehrfach ausgeführt. Das Operationsfeld wird hierdurch sehr viel freier, der Abfluss der Wundsecrete erheblich erleichtert. Eine weitere Ausbildung fand dieses Vorgehen durch Kraske [7]), der durch die Resection des untersten Theiles des linken Kreuzbeinflügels auch hochsitzende Mastdarmkrebse der Operation zugänglich machte. Die Methode Kraske's ist eine wesentliche Bereicherung der chirurgischen Technik bei Operation der Mastdarmcarcinome und hat auch in der Gynäkologie Nachahmer gefunden. So benutzten Hochenegg [8]) und Herzfeld [9]) die Resection des Kreuzbeins und Exstirpation des Steissbeines, um von hinten her an Uterusgeschwülste, insbesondere Uteruscarcinome zu gelangen, und Hegar [10]) führte die gleiche Operation in mehreren Fällen als temporäre Resection aus.

---

[1]) Rothmund bei Ried l. c. pag. 242 (briefl. Mittheilung).
[2]) R. v. Volkmann: Deutsche med. Wochenschrift 1876, pag. 24.
[3]) Van Onsenoort bei Velpeau l. c. II, pag. 641.
[4]) Simpson, James: Clinical Lectures on the Diseases of Women. Ed. Alexander Simpson 1872, pag. 212.
[5]) Nott: Americ. Journ. of Obstetr. Vol. I, pag. 243. — N. O. med. Journ. May 1844.
[6]) Kocher, Theod.: Centralbl. f. Chirurgie. Bd. I, pag. 145, 1874.
[7]) Kraske, P.: Zur Exstirpation der hochsitzenden Mastdarmkrebse. Verhandlg. d. deutsch. Gesellsch. f. Chirurgie. XIV. Congress 1885, II, pag. 464. Archiv f. klin. Chirurgie. Bd. XXXIII, 1886, pag. 563.
[8]) Hochenegg: Wiener klin. Wochenschrift 1888, Nr. 19, u. 1889, Nr. 9.
[9]) Herzfeld: Allgem. Wiener med. Zeitung 1888, Nr. 34.
[10]) Hegar bei B. v. Beck: Münchener med. Wochenschrift 1889, Nr. 14.

Resection der Rippen.

§. 19. Die Resection der Rippen ist, wie wir bereits wissen, schon zu Celsus' Zeiten bekannt gewesen und geübt worden. Sie verschwindet dann allerdings im Mittelalter vollständig, und erst im 17. Jahrhundert wagten es Aurelius Severinus und Lacarus Riverius[1]) wieder, sie zu unternehmen. Einer häufigeren Ausführung bei Caries und Nekrose der Rippen begegnen wir erst gegen Ende des 18. und im Beginne des 19. Jahrhunderts. In der grossen Mehrzahl der Fälle wurden kleinere Stücke aus der Continuität herausgesägt. M'Dowell[2]) war der Erste, welcher die Rippe exarticulirte. Er entfernte bei einer 21jährigen Frau je 6 Zoll der 6. und 7. Rippe, nachdem er die Knochen erst durchsägt und dann aus der Gelenkverbindung mit den Wirbeln gelöst hatte.

Die erste Exstirpation einer ganzen Rippe wird von Fiori[3]) berichtet. Sie betraf die verletzte und durch eiterige Periostitis entblösste letzte Rippe.

Bei Empyemen wurde die Rippenresection zuerst von W. Roser im Jahre 1859 vorgeschlagen[4]). Zweck der Operation war die dauernde Erweiterung der Empyemfisteln, welche, mögen sie nun nach der Punction, dem Schnitt, oder dem spontanen Aufbruche zurückgeblieben sein, eine ausserordentliche Neigung zeigen, sich zu verengen.

Gust. Simon[5]) und Heineke[6]) fügten hierzu eine neue Indication. Sie empfahlen, bei alten Empyemen, bei welchen ein weiteres Zusammenrücken der Rippen nicht mehr möglich sei, aus mehreren derselben kleinere und grössere Stücke zu reseciren, damit nun die Enden der Rippenbogen dem Narbenzuge folgen könnten und eine Ausheilung zu Stand käme. Eine ganze Reihe in dieser Absicht operirter Fälle von Simon, Peitavy[7]), Stehberger, von mir[8]) u. A. haben die Richtigkeit dieser Voraussetzung bewiesen. Unabhängig von den genannten Autoren scheint Estlander (Helsingfors) auf den gleichen Gedanken gekommen zu sein und die mehrfache Resection der Rippen bei alten Empyemen ausgeführt zu haben. Seine diesbezügliche Veröffentlichung datirt aus dem Jahre 1879[9]). Warum man nun gerade ihm in neuerer Zeit die Priorität zuschreibt und die Operation schlichtweg die Estlander'sche, oder auch die Thoracoplastik nach Estlander nennt, erscheint unerfindlich, zumal Gust. Simon schon Anfangs der 70er Jahre, also lange vor der ersten Veröffentlichung durch seinen Schüler Peitavy, die Indicationen zu dieser Rippenresection im klinischen Vortrage zu erläutern pflegte. Im weiteren Ausbau der

[1]) S. oben S. 10.
[2]) M'Dowell: The London med. and phys. Journ. 1828. — Horn's Archiv 1828, Mai, Juni.
[3]) Fiori erwähnt von Metaxa: Oesterr. med. Wochenschrift 1843, Nr. 12.
[4]) W. Roser: Handbuch d. anat. Chirurgie. 3. Aufl., 1859.
[5]) Gust. Simon bei Peitavy: Berliner klin. Wochenschrift 1876, Nr. 19.
[6]) Heineke: Operationslehre.
[7]) Peitavy l. c.
[8]) Lossen: Berliner klin. Wochenschrift 1878, Nr. 9.
[9]) Estlander (Helsingfors): Nordiskt Med. Ark. 1879, XI.

Simon - Heineke'schen Empyem - Operation haben dann später M. Schede[1]) und Langenbuch[2]) mit den Rippen auch die schwartig verdickte Pleura costalis abgetragen und die Empyemhöhle mit der äusseren Haut ausgekleidet.

Denselben Zweck, eine operative Verkleinerung des Thorax, verfolgte auch Schneider (Königsberg), als er 8 Wochen nach einer Schrotschussverletzung, welche die 3. linke Rippe zerschmettert, die Lunge zerfetzt und zu einem jauchigen Pyopneumothorax geführt hatte, von der 2. Rippe 5, von der 4. und 5. je 9½, von der 6. 11 cm. resecirte. Die Abtrennung erfolgte an der einen Seite jedesmal an der Grenze des Knorpels. Nach 5 Wochen wurden noch von der linken Clavicula 6 cm. subperiostal entfernt. 4 Monate nach der ersten Operation hatte sich der linke Thorax so verkleinert, dass nur noch eine kleine, trichterförmige Oeffnung an der Stelle der Schusswunde bestand[3]).

Resectionen der Rippen wegen Geschwülsten sind in früherer Zeit sehr selten ausgeführt worden. Richerand[4]) ist wohl der Erste gewesen, welcher (1818) bei der Operation eines auf die Rippen übergreifenden Carcinoma mammae Stücke der knöchernen Thoraxwand mit entfernte. Obwohl dieser Eingriff glücklich überstanden wurde, auch ein ähnlicher, von Sédillot[5]) operirter Fall mit Heilung der Wunde endete, war das allgemeine Urtheil der Chirurgen gegen ein derartiges Vorgehen gerichtet. Man fürchtete die Eröffnung der gesunden Pleurahöhle und das Blosslegen der gesunden Lunge. Erst die Aseptik liess derartige Operationen nicht mehr gewagt erscheinen. Eine der ausgedehntesten Thoraxresectionen hat 1878 Fischer (Breslau) mit Glück unternommen. Wegen eines grossen hyalinen Chondroms, welches die ganze vordere linke Brustwand, von der Clavicula bis zu den Rippenbogen, einnahm und mit der Costalpleura fest verwachsen war, resecirte er nach Ablösung der Haut mittelst Längsschnittes die 4., 5., 6. und 7. Rippe sammt den zugehörigen Knorpeln im Umkreise der Geschwulst. Die Hautwunde wurde genäht, der Thoraxraum aber und der den Rippen schlaff anliegende Hautsack drainirt. Es trat vollkommene Heilung ein[6]). Seit-

---

[1]) M. Schede: Verhaudlg. d. deutschen Gesellsch. f. Chirurgie 1881, I, pag. 110.

[2]) Langenbuch: Ebenda 1881, I, pag. 108.

[3]) Schneider: Verhandlg. d. deutsch. Gesellsch. f. Chirurgie. VII. Congress, 1878, II, pag. 94.

[4]) Nicod: Dissert. sur le danger de la résection des côtes et de l'excision de la pleure dans les maladies cancéreuses. Paris 1818.

[5]) J. F. Heyfelder: Resectionen und Amputationen. 1855. pag. 123.

[6]) Kolaczek: Verhandlg. d. deutsch. Gesellsch. f. Chirurgie. VIII. Congress, 1879, II, pag. 80. Der Fall ist interessant genug, um ausführlich mitgetheilt zu werden.

„Katharina Seraphin, Dienstmagd von 48 Jahren, ging der chirurgischen Klinik zu Breslau Anfangs Juni 1878 mit einem kolossalen Tumor der linken Thoraxhöhle zu, der vor 4 Jahren von der 4. Rippe oberhalb der Mamma seinen Ausgang genommen haben soll und der Patientin nur durch seine Grösse Beschwerden gemacht hat. Derselbe lag der ganzen vorderen, linken Brustwandhälfte von der Clavicula bis zum Rippenbogen herab an, rundlich wie ein Laib Brod, mit 12 cm. Prominenz über das normale Niveau, und reichte in der Länge von 52 cm. von der rechtseitigen Sternallinie durch die linke Achselhöhle, hier sich etwas ver-

dem sind ähnliche von Maas[1], Park[2], Riesenfeld[3] u. A. veröffentlicht worden.

---

schmälernd bis zur Scapularlinie, wo er wieder kugelig anschwoll. — Die Diagnose eines etwa in der Gegend und Ausdehnung der linken Mamma von den Rippen ausgehenden Chondroms unterlag keiner Schwierigkeit. — Die Exstirpation des Tumors, welche aller Wahrscheinlichkeit nach eine weite Eröffnung der Thoraxhöhle zur Folge haben musste, erschien mir gerade mit Hinsicht auf den Schneiderschen. vom besten Erfolge begleiteten Eingriff durchaus zulässig und wenig gefährlich. Unter strengen aseptischen Cautelen, aber mit der in unserer Klinik (Breslau) zur Regel gewordenen Weglassung des Sprays legte Herr Prof. Fischer durch einen einzigen, über die Höhe der Geschwulst etwa in der Mammillarlinie geführten Längsschnitt und nach Ablösung der nur locker anliegenden, verdünnten Haut die ganze Knorpelmasse ohne Schwierigkeit frei, entfernte sie abschnittweise in grossen Stücken, bis die Basis derselben klar gelegt war. Bei dem Versuche. den basalen Geschwulstrest auszuziehen, brach die eine vom Tumor durchsetzte Rippe ein, so dass die Pleurahöhle eröffnet wurde. Unter Leitung des Fingers wurden nunmehr die 4., 5., 6., 7. Rippe und die zugehörigen Knorpel mit Knochenscheere und Messer im Umkreise der mit der Costalpleura fest zusammenhängenden, einige Centimeter in die Brusthöhle hineinragenden Geschwulstbasis durchschnitten. Im ersten Augenblicke, wahrscheinlich in Folge der reflectorisch angeregten, starken Exspirationsstösse, quoll die Lunge aus dem kindskopfweiten Defect der Brustwand hervor, um bald zu collabiren und eine grosse Höhle zurückzulassen, in der das Herz zum grössten Theil und ein freier, vorderer Abschnitt des Zwerchfelles blosslagen. Der im Uebrigen normale Thoraxraum wurde an der abhängigsten Stelle in der Scapularlinie, ebenso der den Rippen lose anliegende, schlaffe Hautsack drainirt, die Hautwunde ganz geschlossen und eine mässige Ausspülung der Höhlen mit Salicylsäure gemacht. In der Folgezeit reagirte nur die Lunge auf diesen heftigen Eingriff durch eine mässige Dyspnoë und eiterige Bronchitis, auf die wohl mit Recht das in den nächsten 4 Tagen bestehende bedeutende Fieber bezogen werden konnte. Denn die Wundreaction erschien beim ersten Verbandwechsel am 3. Tage gering. und eine Verklebung der in den grossen Defect tief hineingezogenen Haut mit Herzbeutel und Lunge war zu constatiren. Nach 4 Wochen konnte Pat. in die Poliklinik entlassen werden. Bald darauf begab sie sich in ihre Heimath (Pless, O.S.), wo sie bis jetzt leichtere Dienste zu leisten im Stande war. Vor wenigen Wochen bemerkte sie am oberen Rande des Defectes von der 3. Rippe aus eine neue Geschwulst entstehen. die jetzt die Form und das Volumen einer grossen wälschen Nuss hat. (Wurde von Dr. Kolaczek im Mai 1878 unter Wegnahme eines 3 cm. langen Stückes der 3. Rippe beseitigt.) „Der nach der Operation zurückgebliebene Höhlendefect hat sich im Laufe fast eines Jahres nicht verändert. Von leicht ovaler Form, misst er in der Länge 12 cm., in der Breite 10 cm. und 9 cm. in der Tiefe. Schlaffe Haut mit der Warze kleidet seine Wände aus und gestattet dem Auge, das Herz in allen seinen Bewegungen zu verfolgen, ja sogar die Pulsation der Coronar-Arterien an dem linken Herzrande wahrzunehmen. Das Herz hat nicht, wie vielleicht zu fürchten war, eine Dilatation erfahren. überhaupt seine Lage in keiner Weise verändert. Die untere Wand des Defectes bildet den vorderen Zwerchfellabschnitt. die hintere und äussere die Lunge, welche beim Husten bis zum Niveau der Brustwand sich vorwölbt, so dass die Höhlung zum Verschwinden kommt. Was die linke Lunge im Ganzen anlangt, so ergibt die Percussion der Spitze vorne und hinten leeren Schall, dagegen ist er an der hinteren inneren Thoraxfläche nur wenig höher, als rechterseits, sowie auch dort die Respiration nur ein wenig geschwächt zu hören ist. Auffallenderweise lässt sich an der linken Thoraxhälfte keinerlei Einsenkung der Rippen constatiren, ja es erscheint die supraclaviculare Grube linkerseits sogar voller als rechts. Nur der 5. Rippenknorpel ist gegen den 6. herabgezogen."

[1] Maas (Würzburg): Ueber die Resection der Brustwand bei Geschwülsten. Archiv f. klin. Chirurgie 1885, Bd. XXXIII, pag. 314.

[2] Park, Roswell (Buffalo): Extensive thoracothomy for sarcoma of the chest-wall with adhesions of the lung. Annals of surg. 1889, Vol. VIII, pag. 254.

[3] Riesenfeld: Ueber einen Fall von Rippen- und Pleurarescection wegen eines Osteochondroms. Deutsche med. Wochenschrift 1889, Nr. 16.

Resection des Brustbeins.

§. 20. Galenus[1]) scheint zuerst die partielle Resection des Sternums vorgenommen zu haben und zwar wegen Caries. Er bediente sich, wie dies auch im Mittelalter noch geschah, des Trepans. Wegen einer mit Verschiebung geheilten Fractur des Brustbeins, durch welche Athmungsbeschwerden entstanden waren, sägte Mesnier[2]) ein Stück heraus. Moreau[3]), Cittadini[4]), Boyer[5]), Genouville[6]) entfernten wegen Caries kleinere und grössere Stücke aus der ganzen Dicke des Sternums, und Dietz[7]) exstirpirte fast das ganze Manubrium sterni. Den Processus ensiformis, der nach innen gebogen stand und durch seinen Druck Magenschmerzen und Erbrechen erregte, trug Linoli[8]) ab und erzielte Heilung. Die Exstirpation des Brustbeinkörpers, vom Manubrium bis zum Processus ensiformis, nebst der Resection von 3 Rippenknorpeln unternahm 1874 (April) Mazzoni[9]) wegen eines Myxosarkoms, und Rizzoli[10]) nahm 1876 bei einer 29jährigen Frau, die seit 12 Jahren an Fisteln des Brustbeins litt, das ganze Manubrium und das Corpus sterni heraus. Er erzielte Heilung und, da subperiostal operirt worden war, einen fast vollständigen Ersatz des Brustbeins. Am vollkommensten zeigte sich die Knochenneubildung am Manubrium, welches nur 1 cm. kürzer war, als das herausgenommene.

Die neuere Zeit hat eine ganze Reihe glücklich verlaufener Sternalresectionen aufzuweisen, so von König[11]), Küster[12]), Heineke[13]), Bessel-Hagen[14]) u. A.

Resection der Wirbel.

§. 21. Die Resection eines Dorn- oder Querfortsatzes der Wirbel ist mehrfach bei Geschwulstexstirpationen am Rücken vorgekommen[15]). Wegen Caries nahm B. Heine[16]) einen Proc. spinosus mit dem Osteo-

---

[1]) Galeni Opera. L. VII, C. 13.
[2]) Mesnier bei Blasius: Handb. d. Akiurgie. Bd. III., A. I., pag. 89.
[3]) Moreau bei Velpeau l. c. II, pag. 638. — Champion: Traité de la résect., pag. 50.
[4]) Cittadini: Magaz. d. ausländ. Lit. Bd. I, pag. 93.
[5]) Boyer: Malad. chirurg. T. III, pag. 526.
[6]) Genouville: Dict. des scienc. méd. T. LII, pag. 563.
[7]) Dietz bei Mich. Jäger: Operatio resectionis etc. 1832, pag. 17.
[8]) Linoli: Annali universali di medicina. 1851. Gaz. des hôp. 1852, Nr. 152, pag. 605.
[9]) u. [10]) Rizzoli, Franc.: Bulletino delle Scienze Mediche di Bologna, 1876, Serie 5, Vol. XXI, pag. 161.
[11]) König, Fr. (Göttingen): Resection des Brustbeins wegen eines Osteoid-Chondroms. Heilung. Centralbl. f. Chirurgie 1882, Nr. 42, pag. 681.
[12]) Küster, E.: Zur Behandlung der Geschwülste des Sternum und des vorderen Mediastinum. Berliner klin. Wochenschrift 1883, Nr. 9.
[13]) Jaenel, Edm.: Die Resectio sterni mit Bericht über ein Sarcoma retrosternale. Diss. Erlangen 1887.
[14]) Bessel-Hagen (Heidelberg): Ueber eine sehr ausgedehnte Resection des Manubrium und Corpus sterni wegen Caries. Centralbl. f. Chirurgie 1889, Nr. 50, pag. 902.
[15]) Velpeau l. c. II, pag. 635, führt Dupuytren und Roux an.
[16]) B. Heine bei Noodt: Das Osteotom, pag. 60.

tome weg, und Michel[1]) (Strassburg) meisselte aus demselben Grunde
den linken Proc. transvers. des 4. Halswirbels unter Deckung des
Fingers ab.

Von grösserem Interesse ist die Resection eines Wirbelbogens,
die „Trepanation der Wirbelsäule". Bei Fracturen schon von Paulus
von Aegina (um 660) erwähnt, wurde sie im vergangenen Jahrhundert
besonders von Heister (1747) empfohlen. In seiner Chirurgie[2]) sagt
er: „Wenn aber die Fractur so gross und heftig, dass dadurch das
Rückenmark selbst zerquetscht und verletzt ist, so folget gemeiniglich
bald der Tod. Dennoch, weil auch solche Personen nicht zu verlassen,
soll man wohl untersuchen, wie die Fractur beschaffen; und wenn man
etwa spühret, dass Trümmer von den Wirbelbeinen ganz abgebrochen,
selbige heraus nehmen; wesswegen man aber offt eine Incision machen
muss. Sollten Stücke von den gebrochenen Beinen das Rückenmark
drücken, so muss man solche entweder mit den Fingern oder mit dien-
lichen Elevatores oder Zangen trachten, in die Höhe zu heben, oder
wo sie los sind, ganz heraus zu nehmen. Nachdem muss man suchen,
die Wunde von aller Unreinigkeit wohl zu reinigen, dieselbe mit bal-
samischen Medicamenten versehen, und endlich wiederum, wo möglich
zur Heilung zu bringen trachten."

In ähnlicher Weise sprachen sich Vigaroux[3]) und Matz[4]) für
die „Trepanation der Wirbelsäule" aus. Als Erster, welcher die Operation ausführte und eine erfolgreiche Heilung erzielte, wird Ant.
Louis[5]) genannt; doch handelte es sich hier weniger um eine Resection, als vielmehr um die Extraction abgesprengter, allerdings nicht
unbeträchtlicher Knochensplitter durch die erweiterte Schusswunde,
worauf die Lähmungserscheinungen zurückgingen. Die erste eigentliche Resection bei subcutaner Wirbelfractur wurde durch Henry
Cline[6]) unternommen. 1814 kam in das St. Thomas-Hospital in
London ein 46jähriger Mann, welchem durch Fall die Processus spinosi
des 7., 8. und 9. Brustwirbels gebrochen waren. Da Lähmung bestand, glaubte Cline, wie bei den Fracturen des Schädels mit Depression, so auch hier das Rückenmark von dem Drucke der einwärts
gedrängten Wirbelbogen befreien zu müssen, legte mittelst eines
4—5 Zoll langen Schnittes die verletzten Theile bloss und entfernte zwei
gebrochene Dornfortsätze sammt dem zugehörigen Stücke des Bogens
und einen Theil des dritten. Da der obere Wirbel verschoben war
und nach vorn drückte, wurden die Processus transversi mit der Säge
abgetragen. Man versuchte dann, den Wirbel zurückzulagern, was
indessen misslang, da die Ansätze des Zwerchfells und des Musc. psoas
die Verschiebung immer von neuem erzeugten. Die Lähmung blieb,

---

[1]) Michel bei Boudot: Thèse de Strasbourg 1865.

[2]) Heister, Laurentii: Chirurgia etc. Neue Auflage 1747, IV, pag. 184.

[3]) Vigaroux bei Hevin: Cours de Pathologie etc. T. II, pag. 205. Velpeau
l. c. II, pag. 635.

[4]) Matz: Med. Observ. Vol. III. — Copeland: Krankheit des Rückgrates. Aus dem Englischen. Leipzig 1819, pag. 56.

[5]) Ant. Louis: Bericht in der Académie royale de Chirurgie am 18. April
1774 über den am 20. Nov. 1762 operirten Fall. Veröffentlicht 1836 in Archives
générales de Médec. 2. Série, T. XI, pag. 417. Obs. 7.

[6]) Cline, Henry: New England Journ. of Med. and Surg. Vol. IV, Nr. 1,
1815 u. Göttinger gelehrt. Anzeigen 1823, Bd. I. St. 51, pag. 497.

und der Verletzte ging am 19. Tage zu Grund. Bei der Section fand man das Rückenmark zertrümmert.

Dieser erste Versuch Cline's erfuhr von Charles Bell[1]) einen scharfen Tadel. Die Schwierigkeit der Operation, die Ungewissheit der Stelle der Fractur oder des Blutergusses, endlich die Blosslegung des Rückenmarkes waren ebensoviele schwerwiegende Gründe gegen ein solches Vorgehen, welches den Zustand des Verletzten weit mehr verschlimmere, als die Reizung der im Rückenmark steckenden Knochensplitter. Eine Reihe ähnlicher Fälle, die von Wickham[2]) (Winchester 1817), Attenburrow[3]) (Nottingham), Oldknow[4]) (Nottingham 1819), Fred. Tyrrel[5]) (1822 u. 1827), Rhea Barton[6]) (Philadelphia 1824) operirt wurden, schienen die Ansicht Ch. Bell's zu bestätigen. Sie endeten sämmtlich mit dem Tode, und zwar meist in den ersten Tagen nach der Operation. Indessen ist ein günstiger Einfluss auf die Lähmungserscheinungen nicht zu verkennen, der zuweilen unmittelbar nach Entfernung der Wirbelbogen sich geltend machte.

Der erste Fall einer Heilung ist der von Alban G. Smith[7]) (Danville, Kentucky). Bei einem jungen Manne fand sich nach einem Sturz vom Pferde der Proc. spinos. eines Rückenwirbels ca. ¼ Zoll nach der rechten Seite verschoben. Dabei bestand Lähmung aller Extremitäten, mit Ausnahme der Muskeln oberhalb des Ellenbogengelenks. 2 Jahre nach der Verletzung resecirte Smith nach sorgfältiger Blosslegung die zu einer einzigen Knochenmasse verschmolzenen Processus spinosi des 3. und 4. Brustwirbels. Nach einigen Wochen kehrte etwas Empfindung in den Händen zurück, die unter heftigen Schmerzen noch zunahm. Später erstreckte sich die Sensibilität bis hinab zu den Oberschenkeln.

Aus den folgenden Jahrzehnten sind noch einzelne, hauptsächlich von amerikanischen Aerzten   eine auch von A. Mayer[8]) (Würzburg) — ausgeführte Resectionen bei Wirbelfracturen bekannt geworden. E. Gurlt[9]) konnte 1862 über 21 Fälle berichten, von welchen 17 sehr bald nach der Operation tödtlich verliefen und nur 4 mit Genesung endeten, und Carl Werner[10]) sammelte 1879 aus der Literatur 31 derartige Operationen, bei denen 6 Verletzte den Ein-

---

[1]) Ch. Bell: System d. operat. Chirurg. Bd. II, pag. 112.
[2]) Wickham in A. Cooper's Principles and Pract. of Surg. etc. by Fred. Tyrrel. Vol. II, pag. 20, 1825.
[3]) Attenburrow: Ibidem.
[4]) Oldknow: A. Cooper's Treat. on Disloc. and Fract. New Edit. by Bransby, B. Cooper 1842, pag. 560, Case 352.
[5]) Fred. Tyrrel: A. Cooper's Princ. and Pract. etc. by Tyrrel. Vol. II, pag. 11 u. Lancet, Vol. XI, 1827, pag. 625.
[6]) Rhea Barton in A. Cooper's Treat. on Disloc. and Fract. etc. Americ. Edit. by John Godman, pag. 421.
[7]) Alban G. Smith: North Americ. med. and surg. Journ. Vol. VIII, 1829, pag. 94.
[8]) A. Mayer in v. Walther und v. Ammon: Journal der Chirurgie. Bd. XXXVIII, 1848, pag. 178.
[9]) E. Gurlt: Handbuch der Lehre von den Knochenbrüchen. 1862, II. Theil, pag. 184.
[10]) Werner, Carl: Die Trepanation der Wirbelsäule bei Wirbelfracturen. Inaugur.-Dissert. Strassburg (Prof. A. Lücke) 1879.

griff überlebten, ohne freilich eine Besserung in den Lähmungserscheinungen zu gewinnen.

Mit der Einführung der Aseptik in die Chirurgie fiel der Einwurf, die Trepanation der Wirbelsäule sei ein lebensgefährliches Unternehmen, welches die subcutane Fractur zu einer unheilbaren, offenen
mache, und die guten Erfolge aseptischer Trepanation am Schädeldache liessen ähnliche für den Bruch der Wirbelsäule hoffen. In der
That ist unter den 4 in neuerer Zeit veröffentlichten Fällen (Maydl
1884 [1]), Lauenstein 1886 [2]), Keetley 1888 [3]), Dawbarn 1889) [4])
keiner der Operation zum Opfer geworden; denn der einzige tödtliche
Ausgang in Keetley's Fall war offenbar durch die Verletzung, eine
Halswirbelfractur mit querer Durchtrennung des Halsmarkes, bedingt.
Ein Erfolg bezüglich der Lähmungen wurde freilich nur in einem Falle,
dem Lauenstein's, erzielt, der 9½ Wochen nach der Verletzung zur
Operation gelangte. Hier traten am 4. Tage nach der Operation
Zeichen einer Wiederkehr der Sensibilität an der Blase auf und „unter
Zuhülfenahme der Elektricität ging die Lähmung im Laufe der folgen-
den Wochen zusehends zurück; Blase und Mastdarm erlangten völlig
ihre normale Function wieder, und die motorische Kraft der Bauch-
wand, sowie der unteren Extremitäten besserte sich im Verein mit
dem Allgemeinbefinden derartig, dass Patient sich schliesslich ohne
Hülfe den ganzen Tag umherbewegen konnte".

Entsprechend der Wirbelbogenresection nach Fractur hat man
in neuester Zeit auch bei Compressionsparesen und -Paralysen in
Folge von tuberculöser Caries der Wirbel die Eröffnung des Wirbelcanales vorgeschlagen und unternommen. Bullard und Burrell [5])
(1889) berichten, ausser einem eigenen, tödtlich verlaufenen Falle,
noch über 11 Fälle, von welchen 3 einen vollen, 4 einen theilweisen
Erfolg aufzuweisen hatten, 4 starben. Die eingreifende Operation,
bei der immer mehrere Wirbelbogen entfernt werden müssen, soll
anders eine Entlastung der Medulla die Folge sein, eignet sich selbstverständlich nur für Fälle, in welchen alle mechanischen Mittel im
Stiche lassen.

Ein weiteres Gebiet für die Wirbelresection, das der Geschwülste, hat Victor Horsley [6]) erschlossen. Am 9. Juni 1887
entfernte er nach Eröffnung des Wirbelcanales ein mandelgrosses Fibro-
myxom, welches an den Wurzeln des 3. und 4. Dorsalnerven ent-

[1]) Maydl, C. (Wien): Ein Fall von Resection der Wirbelsäule. Wiener
med. Presse 1884.

[2]) Lauenstein (Hamburg): Zur Behandlung der nach Wirbelfractur auftretenden Compressionslähmung des Rückenmarks. Centralbl. f. Chirurgie 1886,
Nr. 51, pag. 888.

[3]) Keetley, C. B.: A case of trephining the spine for fracture of the
fourth cervical vertebra, with paralysis. Brit. med. Journ. 1888, Aug. 25, Nr. 1443,
pag. 421.

[4]) Dawbarn: A. successful case of spinal resection. New York med. Journ.
1889, Vol. XLIX, pag. 711.

[5]) Bullard William and Burrell Herbert: Surgical operations for
the relief of pressure paralysis in caries of the spine. Boston med. Journ. 1889,
24. Oct.

[6]) Gowers and Horsley: A case of tumour of the spinal cord. Removal,
Recovery. Med. chir. transact. 1888, Vol. LIII; deutsch übersetzt von Dr. Bernh.
Brandis (Aachen), Berlin 1889 bei Aug. Hirschwald.

standen war und das Mark comprimirt hatte. Das Resultat war ein glänzendes. 6 Tage nach der Operation konnte die Blase wieder selbständig entleert werden, im Verlauf von 2 Monaten ging die Lähmung beider Beine bis auf weniges zurück, und nach Jahresfrist hatte der Operirte seine volle Gesundheit wieder erlangt.

Resection des Schulterblattes.

§. 22. Wenngleich schon Oribasios[1]) die partielle Resection der Scapula erwähnt, so reichen doch sichere Nachrichten über derartige Operationen nicht über das Jahr 1786 hinauf; denn ein im Jahr 1764 veröffentlichter Fall einer Schussverletzung der Scapula und Clavicula, in welchem von der ersteren 5 Stücke entfernt wurden und Heilung eintrat, gehört offenbar nicht hierher[2]). In das Jahr 1786 aber fällt die schon oben berichtete Schulterresection Moreau's des Vaters, bei der er nicht nur den cariösen Gelenkkopf, sondern auch den Processus glenoidalis scapulae und das Akromion mit entfernte[3]). Den unteren Winkel resecirte 1796 Sommeiller[4]), und Champion[5]) nahm 1815 die nach Schussverletzung „cariös" gewordene Gräte des Schulterblattes weg. Es folgten dann Liston[6]) in Edinburgh (1819), Heymann[7]) in Coblenz (1823) und Janson[8]) in Lyon (1824), welche der Erste wegen Aneurysma der Art. subscapularis mit theilweiser Zerstörung des Knochens, die beiden Anderen wegen Osteosarkom, die Scapula, mit Ausnahme einiger Fortsätze, jedenfalls aber des Gelenkfortsatzes, resecirten.

Uebrigens hatte schon im ersten Jahrzehnt dieses Jahrhunderts Ph. v. Walther[9]) an Leichen zahlreiche Versuche über die Resection der Scapula angestellt, und wenn er auch seine erste, 1811 am Lebenden unternommene Resection wegen einer Ohnmacht des Patienten unvollendet lassen musste, so gebührt ihm doch das Verdienst, die Methodik der Scapularesection wesentlich gefördert zu haben.

Die erste totale Resection, die Exstirpation der Scapula, wurde, so viel bekannt ist, von dem englischen Marinearzt Ralph Cuming[10]) zu Antigua in Westindien 1808 wegen einer Schussfractur ausgeführt. Der Arm und die Clavicula wurden mit entfernt. Die Operation erregte Aufsehen, und der geheilte Patient wurde nach England gebracht und hier in medicinischen Gesellschaften und in Hospitälern gezeigt. Der Fall blieb lange vereinzelt, bis in den 30er Jahren

---

[1]) S. oben.
[2]) Monballon: Journ. de Méd. Chir. et Pharm. etc. Paris 1764, T. XXI, pag. 248.
[3]) P. F. Moreau: Essai etc. Observ. I.
[4]) Sommeiller bei Champion: Thèse: De les résections des os cariés dans leur continuité. Paris 1815, pag. 47. — Velpeau l. c. II, pag. 658.
[5]) Ibidem.
[6]) Liston: Edinb. med. and surg. Journ. 1820, Jan., pag. 66.
[7]) Heymann: v. Gräfe's u. v. Walther's Journ. Bd. V, pag. 572.
[8]) Janson: Archives générales de méd. 1826, T. XII, pag. 314.
[9]) Ph. v. Walther: v. Gräfe's u. v. Walther's Journal f. Chirurgie etc. Bd. V, H. 2, pag. 269, 1823.
[10]) R. Cuming: The London med. and surg. Journal 1830, Juni, pag. 81.

Crosby [1]) (1835), Mussey [2]) (1831 u. 1837), Mc. Clellan [3]) (1838), Gaëtani-Bey [4]) (1838) ähnliche mit Erfolg operirte Fälle aufzuweisen hatten. In den beiden ersten war wegen Medullarsarkom zuerst der Arm exarticulirt und dann nach Jahren die rückfällig erkrankte Scapula entfernt worden.

Noch war man immer der Ansicht, dass zur Erhaltung eines brauchbaren Armes mindestens der Processus glenoidalis geschont, im Falle seines Verlustes aber der Arm mit geopfert werden müsse. Es ist ein Verdienst B. v. Langenbeck's [5]), gezeigt zu haben, dass dies auf einem Irrthum beruhe. Schon eine 1850 mit Zurücklassen des Armes ausgeführte totale Resection der Scapula, die nach 17 Stunden tödtlich endete, zeigte unmittelbar nach der Operation vollkommen normale Bewegungen der Finger und des Vorderarms, und 1855 entfernte B. v. Langenbeck [6]) wegen eines Osteosarkoms die ganze Scapula und 3 Zoll der Clavicula, ohne den Arm zu opfern, und erzielte eine gute Brauchbarkeit des Vorderarmes und der Hand.

In den letzten drei Jahrzehnten ist die Resection und Exstirpation der Scapula eine häufig geübte Operation geworden, wie dies aus den Statistiken von Georg Adelmann [7]), Theod. Gies [8]), G. Poinsot [9]), K. Doll [10]) zur Genüge hervorgeht.

Resection des Schlüsselbeins.

§. 23.   Die erste in der Geschichte der Chirurgie bekannt gewordene Resection an der Clavicula wird von A. Cooper erwähnt [11]) und ist von Davie, Wundarzt in Bungay, Suffolk, wegen Luxation des Sternalendes nach hinten ausgeführt worden. Die Patientin litt an einer hochgradigen Scoliose mit Drehung der Wirbelsäule. Durch einen Zufall wurde die Deformität noch vermehrt und die Clavicula hinter das Sternum luxirt. Die fortschreitende Krümmung der Wirbelsäule bewirkte nach und nach die Verschiebung der Scapula nach vorn und veranlasste ein Vorrücken des Sternalendes der Clavicula nach innen, hinter das Sternum, so dass es auf den Oesophagus drückte und das Schlingen ausserordentlich erschwerte. Davie machte über dem Sternalende einen 2—3 Zoll langen Schnitt und sägte es 1 Zoll weit mit der Hey'schen Säge ab. Es trat vollkommene Heilung ein.

---

[1]) Crosby bei Steph. Roger's Americ. Journ. of med. Sciences. 1869, N. S. 56, pag. 367.
[2]) Mussey: Ref. in Schmidt's Jahrb. 1839, Bd. XXIII, pag. 333.
[3]) Mc. Clellan: The Lancet 1865, Vol. II, pag. 592.
[4]) Gaëtani-Bey (Cairo): Annali Universali di Med. 1841, Aprile, Vol. XCVIII, pag. 5.
[5]) B. v. Langenbeck: Deutsche Klinik 1850, pag. 73.
[6]) B. v. Langenbeck: Deutsche Klinik 1855, pag. 422, Nr. 38.
[7]) Georg F. B. Adelmann: Prag. Vierteljahrschrift, Bd. CXLIV, 1879.
[8]) Theod. Gies: Deutsche Zeitschr. f. Chir., Bd. XII, p. 551.
[9]) G. Poinsot: Revue de Chir. 1855, pag. 201.
[10]) K. Doll: Archiv f. klin. Chir., Bd. XXXVII, 1888, pag. 131.
[11]) Sir Ast. Cooper's Vorlesungen etc. ed. Lee, übers. von Schütte: Aufl., Bd. II, p. 353.

Das Sternalende sammt dem grössten Theile des Körpers der Clavicula nahm V. Mott (New-York) 1828[1]) wegen eines faustgrossen Osteosarkomes weg. Der Operirte lebte ohne Recidiv bis 1883[2]).

Am Akromialende der Clavicula scheint Velpeau[3]) die Resection zuerst ausgeführt zu haben. Er entfernte 1828 bei einer Frau das nekrotische äussere Stück der Clavicula mit der Hey-schen Säge.

Aus der Continuität soll Cassebohm[4]) 1719 bei einem Soldaten über 3 Zoll der Clavicula mit günstigem Erfolge resecirt haben. Die Exstirpation des ganzen Schlüsselbeines aber ist 1823 zuerst von Meyer[5]) bei einem 31jährigen Manne wegen Caries ausgeführt worden. Es trat Heilung mit theilweisem Wiederersatz des Knochens ein. In der Folge hat man die Operation noch mehrfach theils wegen Nekrose oder Caries, theils wegen bösartiger Geschwülste unternommen. Eine Sammelstatistik von 60 Fällen[6]) lieferte Rud. Zabel (1890).

Resection des Unterkiefers.

§. 24. Die ersten Beispiele wirklicher Resectionen des Unter-kiefers fallen in die erste Hälfte des vergangenen Jahrhunderts. Fauchard[7]) berichtet, dass Lambert, Chirurg bei dem Könige Ludwig XV., einem jungen Edelmanne mit Namen De Barces einen Theil des Unterkiefers, von der Symphyse des Kinnes an bis zum Winkel, entfernt und sich dabei eines Verfahrens bedient habe, wie vor ihm La Peyronie bei einem gleichen Falle. Beide Resectionen geriethen indessen in völlige Vergessenheit, und bis zum Jahre 1793 findet sich in der Literatur keine Spur einer derartigen Operation. In dieses Jahr fällt die erste Exarticulation einer Hälfte des Unter-kiefers, die von dem österreichischen Feldarzte Fischer[8]) zu Speyer an einem Cadetten des Infanterieregimentes Terzky wegen Schuss-fractur, 14 Tage nach der Verletzung, ausgeführt wurde. Die Heilung ging rasch von Statten, aber die Zunge hatte keinen Halt; doch war Sprechen und Kauen leidlich. Die Veröffentlichung dieses Falles fällt erst in das Jahr 1827. wesshalb Mursinna[9]). der 1799 in Berlin wegen

---

[1]) Val. Mott: The Americ. Journ. of med. Sc. 1828, Aug. T. II, pag. 482.

[2]) Porcher: Americ. Journ. of med. Sciences 1883, pag. 146. Sections-bericht des Falles.

[3]) Velpeau l. c. II, pag. 716.

[4]) Cassebohm: Act. med. Berol. V. I, Dec. II, pag. 98. Ried l. c. pag. 269.

[5]) Meyer: v. Gräfe und v. Walther's Journal etc. Bd. XIX, pag. 71.

[6]) Rud. Zabel: Zur Casuistik der Totalexstirpation der Clavicula. Dissert. inaug. Berlin 1890.

[7]) Fauchard: Der französische Zahnarzt, deutsch von Budde, Berlin 1733, I, pag. 229, und Palm, v. Gräfe und v. Walther's Journal, Bd. IX, pag. 197.

[8]) Fischer bei Gierl: Neuer Chiron von Textor, Bd. II, St. 2, pag. 358.

[9]) Mursinna: Erste Nachricht von einem Unglücklichen, der durch einen Schuss seine untere Kinnlade verlor. Mit Kupfern. Berlin 1799. — v. Gräfe's und v. Walther's Journal. Bd. IX, Hft. 4, p. 598.

Zerschmetterung der Kinnlade durch eine Kugel die gleiche Operation
mit Erfolg unternahm, lange Zeit als der Erste galt, der die Exarticulatio mandibulae ausgeführt hätte. Indessen waren diese beiden
Operationen doch mehr Splitterextractionen als Resectionen, und es
bleibt das Verdienst Palm's [1] (Ulm) und v. Gräfe's [2] (Berlin) un-
geschmälert, die zuerst wegen Geschwülsten des Unterkieferastes, die
bis zum Gelenkfortsatze sich erstreckten, 1820 bez. 1821, die Hälfte
der Mandibula exarticulirten. Insbesondere verdanken wir v. Gräfe,
der übrigens seinen Fall vor dem Palm'schen der Oeffentlichkeit über-
gab, die erste Methodik dieser wichtigen Operation.

Inzwischen hatte W. H. Deaderik [3] (Amerika) 1810 die längst
vergessene Resection in der Continuität bei einem 14jährigen Knaben
mit Erfolg ausgeführt. Es hatte sich um eine die ganze linke Seite
einnehmende Exostose gehandelt. Veröffentlicht wurde dieser Fall freilich erst 1823; und wenn Dupuytren [4] 1812 bei einem 40jährigen
Manne wegen Osteosarkom den grössten Theil des Unterkieferkörpers
resecirte und einen vollkommenen Erfolg erzielte, so theilt er mit vollem
Rechte das Verdienst, eine längst verschollene Operation der Chirurgie
dauernd wiedergewonnen zu haben.

Auch die totale Exstirpation der Mandibula ist von Dupuytren [5] bereits 1821 wegen „Fungus haematodes" mit wahrscheinlichem
Erfolge ausgeführt worden, während Andere die Priorität Signorini [6]
zuerkennen, der 1843 die Operation bei einem ausgedehnten Osteosarkome in einer Sitzung vornahm. Fast zur selben Zeit wurde bei
einer Kranken mit Phosphornekrose von J. F. Heyfelder [7] die eine,
dann 11 Monate später von Stadelmann [8] die andere Kieferhälfte
exarticulirt. Gerade diese Form von Nekrose gab in der Folge vielfach
den Anlass zur totalen Exstirpation des Unterkiefers.

In die neuere Zeit fallen Resectionen der Gelenkfortsätze, eigentliche Decapitationen, zur Heilung der Ankylosen im Kiefergelenke, wie
sie Bottini [9], König [10], Hagedorn [11], B. v. Langenbeck [12] u. A.
unternommen haben; und Tamburini [13] fand in der doppel- und
einseitigen, irreponiblen Luxation der Mandibula, die anderen Ein-
richtungsmethoden trotzt, einen Anlass zur Resection des Processus
condyloides. Ein von ihm 1877 operirter Fall hatte vollständigen
Erfolg.

Die Resection oder vielmehr Keilosteotomie des Unterkiefers
wegen narbiger Kieferklemme vergl. in §. 27.

---

[1] Palm: v. Gräfe's und v. Walther's Journal. Bd. IX, Hft. 4,
pag. 593, 1827.
[2] v. Gräfe: v. Gräfe's und v. Walther's Journal. Bd. III, Hft. 2,
pag. 257.
[3] Deaderik: Case of Removal of a Portion of the lower maxillary Bone.
Americ. med. Recorder. Juli 1823, pag. 516.
[4] Dupuytren: Journal de l'empire. 1812.
[5] Derselbe: Journal hebdomad. de méd. 1829, Sept.
[6] Signorini: Annali universali di medicina. 1843.
[7] u. [8] J. F. Heyfelder: Correspondenzblatt bayr. Aerzte 1843.
[9] u. [10] Fr. König: Deutsche Zeitschr. f. Chir. Bd. X, Hft. 1 u. 2, 1878.
[11] u. [12] Hagedorn: Verhandlg. d. deutsch. Gesellsch. f. Chir. IX. Congress,
1880, I, pag. 63 u. 64.
[13] Tamburini: Lo sperimentale, April 1877.

Resection des Oberkiefers und des Jochbeins.

§. 25. Die Extraction kleiner, nekrotischer Stücke des Oberkiefers, die nach Spaltung von Fisteln des Zahnfleisches oder der äusseren Haut keinerlei Schwierigkeit macht, reicht bis ins Alterthum hinauf, und es mögen sich hierauf wohl die partiellen Resectionen beziehen, von welchen Oribasios[1]) spricht. Sie sind indessen keine Resectionen im strengen Sinne des Wortes, ebensowenig wie die Perforation der Oberkieferhöhle, die bereits im 17. Jahrhundert von Molinetti u. A. zur Entleerung von Schleim- und Eiteransammlungen angewendet wurde. Als die erste eigentliche Resection am Oberkiefer muss die von Acoluthus[2]) in Breslau 1693 ausgeführte Operation gelten. Um eine Geschwulst des Oberkiefers zu beseitigen, spaltete er die Wange vom Mundwinkel aus und entfernte mittelst eines krummen Messers den vorderen und äusseren Theil des Tumors, der noch 4 Zähne enthielt. Die tieferen, wahrscheinlich in der Highmorshöhle sitzenden Geschwulstpartien wurden stückweise abgetragen; dann folgte das Glüheisen. Erst 80 Jahre später finden sich wieder ähnliche Operationen verzeichnet, so von Jourdain[3]) 1768, David[4]) und White[5]) 1770. In den Anfang dieses Jahrhunderts fallen die partiellen Resectionen von Deschamps[6]), der Exostosen und Osteosarkome mit Trepan, Meissel und Hammer abtrug, von Harrison[7]) und B. v. Siebold[8]), welche, der Erste eine Exostose, der Andere ein „Osteosteatom", mit der Säge entfernten. Bei diesen und anderen derartigen Operationen verfuhr man immer so, dass die der Geschwulst zunächst liegenden, oder sie bedeckenden Knochenpartien des Oberkiefers mehr oder weniger weit mit Meissel oder Säge durchtrennt wurden. Dann hob man die Geschwulst als Ganzes oder theilweise heraus und kauterisirte die Basis derselben. War nun ein solches Verfahren für Tumoren des Alveolarfortsatzes, wo Dupuytren[9]), Regnoli[10]) u. A. die Operation ausbildeten, meist ausreichend, so zeigte sich diese partielle Resection für die in der Highmorshöhle wurzelnden, oder dorthin sich verbreitenden Geschwülste vielfach ungenügend, und die Recidive maligner Tumoren blieben selten lange aus. Es versuchte desshalb zuerst Gensoul[11]) den Oberkiefer in seinen anatomischen

---

[1]) S. oben.
[2]) Acoluthus: Mém. de l'acad. roy. de chirurgie V, pag. 237. — Krüppel: De maxillae sup. resect. Bonn 1834, pag. 20.
[3]) Jourdain: Abhandlg. über d. klin. Krankh. d. Mundes. Aus d. Franz. Nürnberg 1784, pag. 285.
[4]) David: Traité de la nutrition et de l'accroissement, pag. 235.
[5]) White: Cases in Surgery etc.
[6]) Deschamps: Traité des maladies de fosses nasales et de leur sinus. Paris 1804.
[7]) Harrison bei Bradley: Med. and phys. Journ. 1802, April.
[8]) B. v. Siebold: Sammlung seltener, auserlesener chirurgischer Beobachtungen. Bd. I, pag. 225. 1805.
[9]) Dupuytren bei Gensoul: Lettre chirurg. sur quelques maladies graves du sinus max. Paris 1833.
[10]) Regnoli: Sulla exstirpatione delle intiere arcade alveolari della sup. ed infer. mascella per osteosarcoma. Pesaro 1825. — Osservat. chirurg. Pis. 1836.
[11]) Gensoul l. c.

Grenzen zu trennen und dann sammt der unberührten Geschwulst als Ganzes herauszulösen. Seine erste der Art am Lebenden unternommene totale Resection oder Exstirpation fällt in das Jahr 1827, und bis zum Jahre 1833 hatte er noch 7 Mal Gelegenheit, dieselbe auszuführen. Fast zugleich mit Gensoul, ebenfalls 1827, war Lizars [1]) in gleicher Weise vorgegangen. Er musste aber die Exstirpation unvollendet lassen, da trotz vorausgeschickter Unterbindung der Carotis eine heftige Blutung eintrat. Mit mehr Glück operirte er 1828 und 1830. In Deutschland hat Leo [2]) 1830 die totale Resection zuerst in einem Falle zur Ausführung gebracht, in welchem vorher die partielle ohne dauernden Erfolg unternommen worden war. In den folgenden Jahrzehnten finden wir die Operation vollkommen eingebürgert in die Chirurgie und kaum einen namhaften Chirurgen, der sie nicht öfters geübt hätte. Man überzeugte sich alsbald von ihrer relativen Ungefährlichkeit und schreckte selbst nicht davor zurück, miterkrankte Theile des anderen Oberkiefers zugleich wegzunehmen.

Die erste Totalresection beider Oberkiefer wurde am 13. Juni 1844 von J. F. Heyfelder [3]) bei einem 23jährigen Manne wegen Markschwamm unternommen. Der Kranke überlebte die Operation noch 15 Monate und starb an einem Recidiv. Bis zum Jahre 1875 sind von dieser in einer Sitzung vorgenommenen Doppelresection im Ganzen 11 Beispiele bekannt geworden, von welchen 4 unmittelbar tödtlich endeten [4]).

Das Jochbein wurde mehrfach zugleich mit dem Oberkiefer resecirt, wenn die Erkrankung sich auf dasselbe erstreckte; so von Gensoul, Guthrie, Liston, Warren, Stevens, de la Vacherie [5]) u. A. Eine gesonderte Resection wird von Dieffenbach [6]) mitgetheilt, der das Jochbein wegen Osteosarkoms entfernte. Später hat V. v. Bruns [7]) vorgeschlagen, als Vorakt zur Resection des 2. Astes des Nervus V. am Foramen rotundum das Jochbein herauszusägen, eine Operation, die wir etwas abgeändert bei der gleich zu besprechenden temporären Resection wiederfinden werden.

Die temporäre Resection.

§. 26. Die Idee, den ganzen Knochen, oder ein Stück desselben, in Verbindung mit den bedeckenden Weichtheilen auszusägen, an einer Hautbrücke zurückzuschlagen und dann wieder einzupflanzen, dieser Gedanke einer temporären oder, wie man sich früher ausdrückte, „osteoplastischen Resection" wurde zunächst veranlasst durch die fibrösen und sarkomatösen Geschwülste, die von der Schädelbasis, dem Keilbeinkörper und seinen Flügelfortsätzen, oder von der Flügelgaumengrube ausgehend bald als Rachen-, bald als Nasenrachenpolypen zum Vorschein kommen. Zu ihrer Exstirpation hatte zuerst Flaubert [8])

---

[1]) Lizars: Lancet 1830, T. II, pag. 54.
[2]) Leo: Rust's Magazin. Bd. LIII, Hft. 2.
[3]) J. F. Heyfelder: Amput. und Resection. pag. 57—67.
[4]) H. Braun: Arch. f. klin. Chir. Bd. XIX, 1876, pag. 746.
[5]) S. Ried l. c. pag. 147.
[6]) Dieffenbach: Hamburg. Zeitschr. f. d. ges. Med. Bd. VII, pag. 149.
[7]) V. v. Bruns: Prakt. Chir. Abth. II, Bd. I, pag. 838 ff.
[8]) Flaubert: Gaz. méd. de Paris 1840, pag. 573.

(Rouen) 1840, als Vorakt, den gesunden Oberkiefer resecirt, und nach ihm bedienten sich noch Michaux, Robert, Tatum, Heyfelder, besonders aber Maisonneuve[1]) dieses Verfahrens. Nélaton[2]) dagegen hatte sich 1848 durch Spaltung des weichen und theilweise Resection des harten Gaumens den Weg zu bahnen gesucht. Auch dieses Verfahren fand unter den französischen Chirurgen vielfach Nachahmer. Indessen erhoben sich doch sehr bald Stimmen, die ein solches Opfern ganz gesunder Knochen, besonders des harten Gaumens, entschieden verwarfen, und man suchte nach besseren Operationsverfahren. Der Erste, der es aussprach, man könne sich durch partielle Resection mit temporärem Verschieben des ausgeschnittenen Knochenstückes einen Weg zu den Nasenrachenpolypen öffnen, scheint Huguier[3]) gewesen zu sein (1852). Zwei Jahre später[4]) machte er den Vorschlag, man solle in geeigneten Fällen den Alveolarrand trennen, das Gaumengewölbe ablösen, es senken und dann wieder an seine Stelle bringen. Auch Chassaignac spricht in seinem Traité de l'écrasement linéaire 1856, pag. 430, von einer Methode der Exstirpation von Nasenrachenpolypen, bei der man die abgetrennte knöcherne Nase in Verbindung mit einem Hautlappen lassen und wieder zurücklagern könne.

Unabhängig von diesen Vorschlägen französischer Chirurgen hat B. v. Langenbeck[5]) im Jahre 1859 die temporäre Resection zum ersten Male praktisch zur Anwendung gebracht, und es wird ihm daher die Priorität dieser Operation Niemand streitig machen können. Es handelte sich um die Ausrottung eines Nasenrachenpolypen. B. v. Langenbeck führte von der Mitte der Glabella einen Schnitt bis zum Nasenflügel und an diesem vorbei und legte den Knochen mit Schonung des Periostes bloss. Dann wurde das Nasenbein dicht neben dem Septum mit einer Stichsäge eingeschnitten, nachdem vorher in derselben Richtung die Schleimhaut durchtrennt war. Ebenso wurde der Processus nasalis des Oberkiefers von der Apertura pyriformis aus durch das Antrum bis in die Augenhöhle an seiner Basis durchgesägt, worauf beide Knochentheile mit dem Elevatorium nach aufwärts zurückgeschlagen wurden. Nach Exstirpation des Polypen lagerte v. Langenbeck das Knochenstück wieder zurück, und da es sowohl mit dem Perioste, wie innen mit der Schleimhaut in Zusammenhang geblieben war, heilte es vollkommen ein; es blieb nicht die geringste Deformität zurück.

Zwei Jahre später (1. Juli 1861) resecirte B. v. Langenbeck[7]) ganz nach denselben Grundsätzen bei einem 15jährigen Knaben wegen eines Fibroms der Fossa pterygopalatina den ganzen oberen Theil des Oberkiefers, ohne Verletzung des harten Gaumens, des Gaumensegels

[1]) Maisonneuve: Gaz. des hôpit. 1860, pag. 380. (Bericht über acht derartige Fälle.)
[2]) Nélaton: Résection de la voute palatine etc. Gaz. des hôpit. 1853, 13. Jauvier.
[3]) Huguier: Bullet. de la société de chir. T. II, pag. 491, 1852.
[4]) Ibidem T. V, pag. 178, 1854.
[5]) B. v. Langenbeck: Osteoplast. Resection des Oberkiefers. Deutsche Klinik 1859, pag. 471.
[6]) Derselbe: Deutsche Klinik 1861, pag. 281.

und des Alveolarfortsatzes, liess ihn nur mit der Haut, dem Periost und der Schleimhaut der Nase in Verbindung und fügte ihn nachträglich wieder ein. Bereits am 18. Tage war selbst bei starkem Druck keine Beweglichkeit des resecirten Stückes mehr nachzuweisen. Vorher, 11. Aug. 1860, hatte Huguier[1]) eine „osteoplastische" Oberkieferresection ausgeführt, bei der er die untere Hälfte des linken Oberkiefers abtrennte und nur noch an den beiden Schleimhautbedeckungen des Gaumengewölbes und des Processus alveolaris hängen liess. Das Zurückhalten des wieder eingepflanzten Stückes machte indessen Schwierigkeiten, und 8½ Monate später, bei der Vorstellung des sonst geheilten Falles in der Pariser Académie de Médecine (28. Mai 1861), war die Beweglichkeit noch vorhanden. Fast zu der gleichen Zeit schlug J. Roux[2]) (Toulon) eine osteoplastische Resection der ganzen Oberkieferhälfte vor, die er als „Ecartement", Abdrängen des Oberkiefers, bezeichnete. Die Trennung der Stirn-Jochbein- und Schläfenbein-Jochbein-Verbindung wird in kleinen Hautschnitten mit Kettensäge oder Meissel vorgenommen. Durch einen längeren Schnitt, der am inneren Augenwinkel beginnt, den Nasenflügel umgeht und durch die Mitte der Oberlippe zieht, wird die Apertura pyriformis freigelegt und der Stirnfortsatz des Oberkiefers getrennt, dann die Verbindung mit dem Processus pterygoideus durch Einsetzen des Meissels hinter dem letzten Backzahne gelöst und endlich, nach Ablösung der betreffenden Hälfte des Gaumensegels, der harte Gaumen mit der Kettensäge durchgesägt. Setzt man nun in den letztgenannten Sägeschnitt eine starke, platte Zange, so kann man durch das Oeffnen der Arme die Kieferhälften auseinander drängen und die resecirte Hälfte bis zu einem Abstand von 10 cm. nach aussen und oben schieben. Roux, der dieses Verfahren vielfach an der Leiche geprüft hatte, war leider nicht in der Lage, es am Lebenden auszuführen, da der betreffende Kranke sich hartnäckig weigerte, eine Operation zuzulassen. So blieb der Vorschlag ziemlich unbeachtet. Meines Wissens hat nur Czerny[3]) in einem Falle nach dieser Methode operirt.

Die „osteoplastische" Resection des Oberkiefers, wie sie v. Langenbeck nannte, fand sehr rasch Beifall und Verbreitung und verdrängte sofort alle früheren Methoden, die mit dem Wegfall gesunden Knochens verbunden waren. Einzelne Abänderungen wurden von Gustav Simon[4]) und O. Weber[5]) angegeben. Der Erstere empfahl, die Durchsägung des Processus nasalis vor dem Thränennasengange vorzunehmen und so die Thränenorgane unversehrt zu erhalten; der Andere lässt, bei veränderter Schnittführung durch die Weichtheile, die Verbindung des Oberkiefers mit dem Jochbeine bestehen und klappt das herausgesägte Stück nach aussen.

Das am Oberkiefer erprobte Princip der temporären Resec-

---

[1]) Huguier: Bullet. de l'Académ. impér. de méd. T. XXVI. 1860—61, pag. 783.

[2]) J. Roux: Gaz. des hôpit. 1861, pag. 354.

[3]) Czerny bei W. Claussen: Beiträge zur Beurtheilung d. tempor. Resection des Oberkiefers. Kiel 1878. (Enthält 48 Fälle tempor. Oberkieferresection.)

[4]) Gust. Simon: Deutsche Klinik 1863, Nr. 9.

[5]) O. Weber: Krankheiten d. Gesichtes in Pitha-Billroth's Chirurgie, pag. 212.

tion, welche zutreffendere Bezeichnung wir bei Böckel[1]) zuerst
finden, wurde sehr bald auch auf andere Skelettheile übertragen. So
hat Th. Billroth[2]), um eine Geschwulst am Boden der Mundhöhle
zu entfernen, den Unterkiefer zuerst temporär resecirt, und Gustav
Simon[3]) empfahl die gleiche Resection des oberen Theiles des Unterkieferastes und Arcus zygomaticus zur Unterbindung der Art. maxill.
int. oder zur Neurectomie der Nervi mandibul. und lingualis. 1877
hat E. Albert[4]) in der That den Kieferwinkel vorübergehend herausgesägt, um an den Nervus mandibularis zu gelangen.

Die temporäre Resection des Jochbeins hat Alb. Lücke[5])
ausgebildet, indem er an den oben erwähnten v. Bruns'schen Vorschlag
anknüpfte, den Zugang zum 2. Aste des Nervus V. am Foramen
rotundum durch Entfernung dieses Knochens zu öffnen. Lücke löst
den Masseter vom Jochbeine ab und schlägt den Lappen nach oben,
während nach einer von Braun[6]) und mir[7]) angegebenen Methode
das resecirte Jochbein sammt Masseter nach unten geschlagen wird.

Auch an der knöchernen Nase hat man, in weiterer Ausbildung des ersten v. Langenbeck'schen Verfahrens, mehrfach temporäre Resectionen vorgenommen. So führte Lawrence[8]) 1862 zu
beiden Seiten der Nase je einen senkrechten Schnitt, trennte in gleicher
Richtung mit der Zange den Knochen und schlug, nach Durchtrennung
des Septums, die ganze Nase nach oben, indem er die Verbindung mit
dem Stirnbeine als Charnier benutzte. Ollier[9]) klappte die Nase nach
unten und V. v. Bruns[10]) legte sie ganz nach der Seite um.

Am Schädeldache suchte Jul. Wolff (1863)[11]) die nach gewöhn-
licher Trepanation zurückbleibende Knochenlücke dadurch zu vermeiden, dass er das zu entfernende Knochenstück nicht entblösste,
sondern nur an drei Seiten umschnitt und durchtrennte, an der vierten
Seite aber subperiostal einschnitt und mittelst eines Elevatoriums
zurückbog. Das Knochenstück konnte nun nach Vollendung der intra-
craniellen Operation wieder in seine frühere Stelle eingefügt werden
und war durch die Weichtheil- und Periostbrücke hinreichend ernährt.
Bei Thierversuchen gelang das Wiedereinheilen vollständig — temporäre Resection oder Trepanation am Schädeldache.

Dass man am Menschen von dieser Methode zunächst keinen
Gebrauch machte, lag wohl hauptsächlich in den gewöhnlichen Anlässen
zur Trepanation begründet. Schädelfracturen, tuberculöse Caries, syphi-

---

[1]) Böckel in der franz. Uebersetzung von O. Heyfelder's „Resectionen",
pag. 294.
[2]) Th. Billroth: Osteoplastische Miscellen. Osteoplastische Resectionen des
Unterkiefers. Arch. f. klin. Chir. Bd. II, pag. 651.
[3]) Gustav Simon: Mittheilg. aus d. chir. Klinik z. Rostock. I, pag. 97.
[4]) Albert, E.: Wiener med. Presse 1877, Nr. 17—19.
[5]) Lücke, Alb.: Deutsche Zeitschr. f. Chir. 1874, Bd. IV, pag. 322.
[6]) Braun, H.: Centralblatt f. Chir. 1878, pag. 148.
[7]) Lossen, Herm.: Ibidem pag. 65.
[8]) Lawrence: Med. Times and Gaz. 1862, Vol. II, pag. 491.
[9]) Ollier: Bullet. de la société de chir. de Paris. 1866.
[10]) V. v. Bruns bei Paul Bruns: Eine neue Methode d. tempor. Resection
der Nase zur Entfernung der Nasenrachenpolypen. Berlin. Klin. Wochenschrift
1872, Nr. 12 und 13.
[11]) Jul. Wolff: Archiv f. klin. Chir. Bd. IV. 1863.

litische Nekrose lieferten kein gesundes Knochenstück zum Zurück-
schlagen; bei eiteriger Meningitis und Gehirnabscessen aber musste die
Trepanationswunde zum Austritt des Eiters offen gehalten werden. Die
selteneren Trepanationen wegen Fremdkörpern und Blutungen aus
der Meningea media lassen allerdings die temporäre Resection zu,
und hier hat denn auch später W. Wagner (1889) [1]) das fast vergessene Verfahren am Menschen angewendet. Er bediente sich eines
Ω (Omega)-Schnittes durch die Weichtheile, meisselte den Knochen in
der Rundung des Omega durch, an den einspringenden Winkeln aber
nur ein und bog ihn zurück. Leider starb der Verletzte, obwohl das
Hämatom und seine Druckerscheinungen beseitigt waren, 24 Stunden
nach der Operation an den Folgen der Basisfractur, so dass über das
Wiedereinheilen des Knochenlappens in diesem Falle keine Erfahrung
gemacht werden konnte. Diese lieferten aber sehr bald Fälle von
Mezler v. Andelberg [2]), Lauenstein [3]), W. Wagner [4]) selbst,
und bei der in den letzten Jahren mehr und mehr geübten Schädel-
trepanation wegen Hirntumoren bedient man sich ausschliesslich
des temporären Verfahrens.

Die temporäre Resection des Kreuzbeines von Hegar zum
Zweck der Uterus- und Mastdarmexstirpation wurde schon Seite 49
erwähnt.

Die Osteotomie.

§. 27. Die ersten Spuren einer Knochentrennung mittelst schnei-
dender Instrumente finden sich bei Paul von Aegina [5]), welcher den
Rath gibt, da, wo es sich um das Wiederbrechen deform geheilter
Fracturen handelt, den harten Callus mit dem Messer blosszulegen und
mittelst des Scalprum (Meissel) zu durchtrennen. Auch Avicenna [6])
empfiehlt in ähnlichen Fällen, den Callus durch Schaben zu verdünnen
oder zu zerstören, damit dann der künstliche Knochenbruch auch sicher
im Callus und nicht an einer anderen Stelle des Knochens erfolge.
Im Mittelalter ging diese Operation ganz verloren, und wir müssen
schon hinab bis in die ersten Jahrzehnte unseres Jahrhunderts gehen,
um wieder den ersten unzweifelhaften Berichten solcher Osteotomien
zu begegnen. Wasserfuhr [7]) (Stettin) legte 1821 bei einer im rechten
Winkel geheilten Oberschenkelfractur, bei der das obere Fragment
gerade nach abwärts hing, das übrige Bein aber quer über dem anderen
ruhte, den Winkel durch einen queren Einschnitt bloss, sägte den Callus
über ⅓ seiner Dicke ein und brach den Rest durch. Eine ganz ähnliche Operation machte 1826 Riecke [8]) (Tübingen) wegen eines deform

---

[1]) W. Wagner: Centralblatt f. Chir. 1889, Nr. 47, pag. 833.
[2]) Mezler von Andelberg: Wiener klin. Wochenschrift 1890. Nr. 42.
[3]) Lauenstein, Carl: Archiv f. klin. Chir. 1890. Bd. XLI, pag. 246.
[4]) W. Wagner: Centralblatt f. Chir. 1891, Nr. 2.
[5]) Paulus von Aegina: De re medica. Cornari interprete. Liber VI,
Cap. CIX, pag. 601. — J. F. Oesterlen: Ueber das künstliche Wiederabbrechen
fehlerhaft geheilter Knochen der Extremitäten im Callus. Tübingen 1827.
[6]) Avicenna: Liber canonis. Lib. IV. — Oesterlen l. c.
[7]) Wasserfuhr: Rust's Magazin f. d. ges. Heilkunde. Bd. XXVII, 1828.
pag. 206.
[8]) Riecke bei Oesterlen l. c. pag. 138. Beob. 38.

geheilten Oberschenkelbruches. Er durchsägte den Callus zur Hälfte und stemmte den Rest mit Meissel und Hammer ab.

Die erste Osteotomie bei Ankylose ist von John Rhea Barton [1] 1826 am Hüftgelenke ausgeführt worden. Es handelte sich um einen 21jährigen Matrosen, bei welchem sich nach einer traumatischen Gelenkentzündung rechtwinklige Beugungsankylose entwickelt hatte. Rhea Barton machte auf der Höhe des Trochanter major einen Kreuzschnitt, legte den Knochen bloss, so dass man ihn mit dem Finger sowohl vorn als hinten umgreifen konnte, und sägte mit einer eigens construirten Säge den Femur im Trochanter major und einem Theile des Halses quer durch. Das Bein konnte nunmehr gerade gerichtet werden. Es folgte eine nur mässige Entzündung und Eiterung. Vom 20. Tage ab wurden Bewegungsversuche angestellt; am 60. Tage war die Wunde geheilt, und Patient ging an Krücken. Zwei Monate später konnte er ohne Unterstützung gehen und alle natürlichen Bewegungen ausführen. Leider stellte sich nach 6 Jahren wieder vollkommene Steifigkeit ein, die aber nun in gestreckter Stellung des Beines das Gehen wenig hinderte.

Rodgers soll nach Ried [2] die Barton'sche Operation 1830 ebenfalls ausgeführt, indessen den Knochen nicht blos durchsägt, sondern einen Keil herausgenommen haben — die erste Keilosteotomie. Der 47jährige Mann hatte eine Fractur des linken Oberschenkels und eine Quetschung des rechten Hüftgelenks erlitten; die erstere heilte mit 2 Zoll Verkürzung, im Hüftgelenke trat Ankylose ein. Rodgers trennte die Weichtheile am Trochanter ebenfalls durch einen Kreuzschnitt; nachdem dann der Femur im Trochanter durchsägt war, nahm er noch ein keilförmiges, aussen $\frac{1}{2}$ Zoll, innen $\frac{3}{4}$ Zoll dickes Stück Knochen weg. Die Heilung erfolgte, und der Operirte konnte alle Bewegungen, Rotation, Abduction, Adduction, Flexion bis zum rechten Winkel ausführen.

1835 unternahm Rhea Barton [3] die Durchsägung des Femur wegen Ankylose im Knie. Hier wurde an der Vorderseite des Schenkels ein dreieckiger, aus der Haut und den Muskeln bestehender Lappen ausgeschnitten und nach oben und aussen geschlagen, dann aus dem Femur ein keilförmiges Stück herausgesägt. Von Gurdon Buck [4] (New-York) ist die letztere Methode 1844 in der Weise abgeändert worden, dass er in einem Falle von Synostose und Winkelstellung im Knie Patella, Femurcondylen und Tibiakopf in einem keilförmigen Stücke heraussägte und nun das Bein gerade bog. Im Grunde führte er hiermit eine Resectio genus aus, ganz ebenso, wie am Ellenbogengelenke, wo er 1842 [5] wegen Ankylose in Streckstellung $1\frac{1}{2}$ Zoll des Knochens entfernte, eine Operation, die übrigens Watt-

[1] John Rhea Barton: On the Treatment of Anchylosis by the Formation of artificial Joints. Philadelphia 1827.

[2] Ried l. c. pag. 395. Die Originalquelle zu finden, war ich nicht im Stande.

[3] John Rhea Barton: Americ. Journ. of med. Sciences. Vol. XXI, pag. 332.

[4] Gurdon Buck: Americ. Journ. of med. Sciences. New Ser. Vol. X, pag. 277.

[5] Gurdon Buck: Americ. Journ. of med. Sciences. New Ser. V, pag. 297.

mann[1]) 1841 mit seiner Trepansäge zum ersten Male unternommen zu haben scheint.

Eine ganz besondere Pflege erfuhr die Osteotomie in den Händen A. Mayer's[2]) in Würzburg, der sie bei den verschiedenartigsten Verkrümmungen an den Gelenken, wie in der Continuität der langen Röhrenknochen anwandte. Seine Erfolge — er zählte unter 20 Osteotomien nur einen Todesfall[3]) — waren für die damalige Zeit geradezu überraschend und erregten das Kopfschütteln und die Zweifel vieler Fachgenossen. Der Schlüssel zum Verständniss ist in dem genauen Verschluss der Hautwunde gegeben. A. Mayer suchte stets prima intentio zu erzielen und hierdurch die Knochenwunde alsbald zu einer subcutanen zu machen. Es gelang ihm dies auch in der Hälfte seiner Fälle, und daher seine so günstigen Resultate, die bei unseren heutigen Anschauungen von der Wundheilung nicht mehr Wunder nehmen.

Was A. Mayer nach der Operation zu erreichen strebte, das suchte B. v. Langenbeck schon während derselben durch seine subcutane Osteotomie[4]) zu erzielen, die er 1852 zuerst wegen einer Ankylose im Hüftgelenke, in einem zweiten Falle zur Beseitigung einer Knieankylose ausführte. Auch auf rhachitische Verkrümmungen des Oberschenkels dehnte er in den nächsten Jahren die Methode aus. v. Langenbeck verfuhr in der Weise, dass er von einer kleinen Hautwunde aus den Knochen mittelst eines Drillbohrers von 2 Linien Querschnitt zuerst anbohrte, in dieses Loch eine schmale Stichsäge von 1½ Linien Breite und 4 Zoll Länge schob und nun den Knochen nach beiden Seiten fast vollständig durchsägte. Der Rest wurde sofort oder nach Heilung der Weichtheilwunde durchgebrochen, das Glied dann gerade gerichtet.

Das „subcutane" Verfahren v. Langenbeck's gewann der Osteotomie sehr viel mehr Anhänger. Freilich war auch hierbei nur selten eine Heilung ohne Eiter, die eigentliche prima intentio, zu beobachten[5]), aber die Gefahren der Septicämie und Pyämie schienen den Chirurgen, welche bei der „offenen" Osteotomie schlechte Erfahrungen gemacht hatten, doch um vieles geringer.

Unabhängig von dem eben genannten Autor kam Brainard 1858[6]) auf den Gedanken, seinen zur Behandlung der Pseudarthrosen angegebenen „Bone perforator", einen Hand-Spitzbohrer, der auch als

[1]) Wattmann bei Ried l. c. pag. 328, Anmerkg. — Froriep's N. Notizen. Bd. XX.

[2]) A. Mayer (Würzburg): Verhandlg. der physikalisch-med. Gesellschaft in Würzburg. Bd. II, pag. 224—229. Bd. III. pag. 8. Bd. V. pag. 236—271. Bd. VII, pag. 11. Bd. IX. Ferner Illustr. med. Zeitung. Bd. II, Heft 7. u. 8. Von A. Mayer rührt auch der Name „Osteotomie" her, cf. Verhandlg. etc. Bd. II, pag. 224.

[3]) A. Mayer: Deutsche Klinik 1856, pag. 180.

[4]) B. v. Langenbeck: Die subcutane Osteotomie. Deutsche Klinik 1854. Nr. 30.

[5]) Th. Billroth (Osteoplast. Miscellen. Archiv f. klin. Chirurgie, Bd. II, 1862. pag. 657) veröffentlichte, nachdem von B. v. Langenbeck u. A. schon eine ganze Reihe subcutaner Osteotomien verrichtet worden waren, den ersten Fall, in welchem volle prima intentio eintrat.

[6]) Brainard (Chicago): Gaz. des Hôp. 1858, pag. 527. — Chicago Med. Journ. 1859, Jan. — Americ. Journ. of med. Sciences. New Ser. Vol. XXXVII, 1859, pag. 577.

Meissel dienen kann, zur Trennung von fehlerhaft geheilten Knochen zu verwenden. In einem Falle von krumm geheilter Fractur der Tibia bei einem 3jährigen Kinde durchbohrte er von einer Hautwunde aus die Tibia nach verschiedenen Richtungen und suchte sie dann zu zerbrechen. Dies misslang zuerst, trotz Anwendung bedeutender Kraft der Hände und des Körpergewichts; 10 Tage später erfolgte die Fractur bei mässigem Drucke.

Ganz ähnlich verfuhr 1859 Pancoast [1]) bei der Streckung einer Knieankylose. Er durchbohrte dicht über dem Knie, von einer einzigen Hautwunde aus, den Femur an 6 Stellen mittelst eines starken Bohrers und brach dann den Knochen durch.

Die Einführung des Meissels bei subcutaner Osteotomie ist ein Verdienst von Billroth [2]), der hierzu lange, schmale Bildhauermeissel verwandte.

In das Jahr 1869 fällt die subcutane Osteotomie des Schenkelhalses von Adams [3]). Zum Weichtheilschnitte bediente er sich eines Tenotoms, dessen ¼ Zoll breite Klinge an einem langen Schafte angebracht war; zur Durchtrennung des Knochens aber gebrauchte er eine 1½ Zoll lange, ¼ Zoll breite, feine Stichsäge. Adams beschreibt in seiner letzten Abhandlung, in welcher er zugleich einen kurzen Abriss der Geschichte der Osteotomie gibt, das Verfahren folgendermassen: „Ich führte die Schneide des Tenotoms etwas oberhalb der Spitze des grossen Trochanters ein, und indem ich sie dicht am Halse des Femur nach abwärts zog, durchtrennte ich die Muskeln und eröffnete die Kapsel. Dann wurde das Messer herausgezogen, die kleine Säge durch den Schlitz, den die Finger der linken Hand fixirten, bis zum Knochen geführt und dieser von vorn nach hinten durchgesägt." [4])

Die Adams'sche Osteotomie fand in England grossen Beifall und wurde vielfach geübt, so dass Adams in einer Mittheilung vom Jahre 1876 [5]) bereits 26 von ihm und anderen englischen Chirurgen operirte Fälle zusammenstellen konnte. Unter ihnen befanden sich auch solche, die nach einer von Gant vorgenommenen Aenderung der Methode osteotomirt waren. Gant [6]) schlug nämlich 1872 vor, in Fällen von Hüftankylosen, in welchen bedeutende Zerstörung des Oberschenkelkopfes vorläge und die knöchernen Spangen sich bis nach dem Halse hin erstreckten, nicht hier, sondern unmittelbar unterhalb des kleinen Trochanters zu durchsägen.

Fast an derselben Stelle, etwas unterhalb der Trochanterspitze, etwa dem kleinen Trochanter gegenüber, führte R. v. Volkmann [7])

[1]) Pancoast (Jefferson Medical College) bei Sam. Gross: System of Surgery, II, pag. 85.
[2]) Th. Billroth: Ueber die Verwendung von Bildhauermeisseln bei Osteotomien. Wiener med. Wochenschrift 1870.
[3]) Adams: Brit. med. Journ. 1870, Vol. II, pag. 673.
[4]) Adams, Will. (London): Brit. med. Journal 1879, 18. Octob., pag. 605.
[5]) Derselbe: Lancet 1876. Vol. II, pag. 535. Adams gibt hierin auch die interessante Notiz, dass bereits 1828 Sir Charles Bell den Vorschlag gemacht habe, mit einer schmalen Säge den Schenkelhals in den frühen Stadien der Hüftgelenksentzündung zu trennen, damit der Schenkelkopf in der Pfanne bliebe und sich unterhalb ein bewegliches Gelenk bilden könne.
[6]) Gant: Lancet 1872, Dec.
[7]) R. v. Volkmann: Centralblatt f. Chirurgie. 1874, Nr. 1, pag. 1.

1874 seine Osteotomia subtrochanterica aus, indem er bei einer
der häufigen Adductionsankylosen mit dem Meissel einen Knochenkeil
heraushob), dessen Basis nach hinten-aussen lag, und den Rest der
Knochenrinde am Trochanter minor durchbrach.

Die Anwendung der Aseptik bei der Osteotomie, die wir zuerst
bei R. v. Volkmann [1]) (August 1874) finden, nahm der Operation
den Rest von Lebensgefährlichkeit, den sie noch besass, und von diesem
Zeitpunkte ab sehen wir die Osteotomie in stets wachsender Ausdehnung
bei den verschiedensten Skeletdeformitäten geübt.

Vor Allem wurde das Genu valgum wieder in das Bereich
der Osteotomie gezogen. Schon im November 1849 hatte A. Mayer [2])
wegen Genu valgum am oberen Ende der Tibia die Keilosteotomie
unternommen und hiermit ein neues orthopädisches Heilverfahren gegen
diese, meist als unheilbar erklärte Verkrümmung in die Chirurgie eingeführt. Der Operirte ging zwar nach 60 Tagen zu Grund, aber
2 andere, unter ihnen ein 15jähriger Bäckerjunge aus Rothenburg an
der Tauber, über den A. Mayer der physikalisch-medicinischen Gesellschaft zu Würzburg am 28. Dec. 1851 Bericht erstattete [3]), genasen
und lieferten den Beweis für die Richtigkeit der ausgedachten Heil-
methode. Gleichwohl fand Mayer keine Nachahmer, und selbst, als
die subcutane Osteotomie v. Langenbeck's bekannt wurde, scheute
man sich, gegen ein nicht lebensgefährliches Leiden eine Operation in
Anwendung zu ziehen, für deren Ausgang man nicht einstehen konnte.
So fertigt noch Pitha das Vorgehen Mayer's mit den Worten ab:
„In hochgradigen Fällen hat man selbst die Osteotomie nicht ge-
scheut, wozu sich jedoch wohl selten die zwei nöthigen Männer finden
werden." [4])

Es ist ein Verdienst Th. Billroth's [5]), schon vor der allgemeinen
Einführung der Aseptik, am 2. Juli 1873, das Mayer'sche Verfahren
als einfache subcutane Osteotomie der Tibia wieder aufgegriffen zu
haben, nachdem er am 16. Dec. 1872 eine ähnliche Operation wegen
Genu varum ausgeführt hatte. Ihm folgte M. Schede [6]), welcher
bei Genu valgum der Keilosteotomie an der Tibia, die er mit dem
Meissel ausführte, die lineare Durchmeisselung der Fibula vorausschickte (1876).

Bisher hatte man die in Rede stehende Verkrümmung des Kniegelenks immer durch Osteotomie am Unterschenkel auszugleichen gesucht, hauptsächlich wohl desshalb, weil hier der Knochen oberflächlicher liegt und den Instrumenten zugänglicher ist. Auch hoffte man
von der weniger tiefen Weichtheilwunde eher die prima intentio.

[1]) R. v. Volkmann: Edinburgh med. Journal, März 1875 (2 Fälle antisept.
Osteotomie wegen Knicankylose).

[2]) A. Mayer (Würzburg): Die Osteotomie, ein Beitrag zur operativen Ortho-
pädik. Illustr. med. Zeitung. II. Hft. 7 u. 8.

[3]) Derselbe: Beitrag zur Osteotomie. Verhandlg. d. physik.-med. Gesellsch.
zu Würzburg, Bd. III, pag. 8, 1852.

[4]) Pitha: Verletzungen und Krankheiten der Extremitäten (in Pitha-
Billroth's Chirurgie), pag. 288.

[5]) Th. Billroth bei Mikulicz: Die seitlichen Verkrümmungen am Knie
und deren Heilungsmethoden. Archiv f. klin. Chir. Bd. XXIII, 1879, pag. 577.

[6]) Max Schede: Berliner klin. Wochenschrift 1876, Nr. 52 und Verhandl.
d. deutsch. Gesellsch. f. Chirurgie. VI. Congress. I. pag. 49.

Es war Ogston[1]) in Aberdeen, welcher die Idee fasste, ohne Eröffnung des Gelenkes[2]) den Condylus internus, der nach der damals unbestrittenen Annahme bei Genu valgum den externus an Höhe übertreffe, in schiefer Richtung subcutan abzusägen und durch Geraderichten des Knies nach oben zu verschieben. Am 17. Mai 1876 führte er zum ersten Male diese Operation unter strenger Aseptik aus. Mit dem Adams'schen Tenotome stach er 6—7 cm oberhalb der höchsten Wölbung des Condylus internus, gerade in der Mittellinie der inneren Fläche des Oberschenkels durch die Haut und Muskulatur ein und führte das Messer nach unten, vorn und aussen, schräg über die Vorderfläche des Gelenkhöckers mit der Scheide nach hinten gerichtet, bis die Spitze in die Gelenkhöhle, und zwar in die Fossa intercondylica, gelangt war. Bei dem Zurückziehen drückte er die Schneide fest gegen den Knochen, damit das Periost und sämmtliche Gewebe bis auf den Knochen durchtrennt wurden, und erweiterte im Herausziehen die Einstichöffnung. In diesen, am stark gebeugten Knie gebildeten Stichkanal wurde die Adams'sche Stichsäge eingeschoben und der Condylus internus schräg nach rückwärts in kurzen Zügen abgesägt. Nun ergriff Ogston den Unterschenkel, drängte ihn in die gerade Richtung, sprengte damit die Reste von Knochenrinde, die den Condylus int. noch festhielten und schob ihn nach oben. Die Knochenwunde heilte vollkommen aseptisch. Vier Wochen nach der ersten Operation wurde die gleiche am anderen Kniegelenke vorgenommen, und 8 Wochen nach der ersten, 4 nach der zweiten Operation konnte dem Kranken das Umhergehen gestattet werden. Die Gelenke waren vollkommen beweglich geblieben.

Die Ogston'sche Operation erregte Aufsehen und fand alsbald in England und Deutschland Vertreter. Indessen fehlten ihr auch nicht die Gegner. Der Vorwurf, den man machte, sie sei wegen der Gelenkeröffnung zu gefährlich, ist wohl der schwächste, denn bei strenger Aseptik ist unter 55 von Barker[3]) zusammengestellten Fällen nur 1 Todesfall gewesen, welcher der Operation zur Last fällt, und aus der Breslauer Klinik berichtete Partsch[4]) (1884) über 34 Fälle Ogston'scher Operation, welche sämmtlich ohne jede Störung im Wundverlaufe zur Heilung gelangten. Viel schwerwiegender dagegen sind die Bedenken, welche von verschiedener Seite gegen den orthopädischen Werth der Ogston'schen Methode laut geworden sind, sowie der

---

[1]) Ogston, Alex.: Edinburgh med. Journal 1877, März. — Verhandlg. d. deutsch. Gesellsch. f. Chirurgie. VI. Congress. I, pag. 27. II, pag. 22.

[2]) Wir vermögen die Operation Annandale's aus Edinburgh zur Correction des Genu valgum nicht als eine Osteotomie anzuerkennen, wenn sie auch vielleicht die unmittelbare Vorläuferin des Ogston'schen Verfahrens gewesen ist. Annandale (Edinburgh med. Journal Vol. XXI, pag. 18) eröffnete 1875 unter Antiseptik das Kniegelenk mittelst eines Längsschnittes, trennte Seiten- und Kreuzbänder und sägte vom Condyl. int. ein keilförmiges Stück, vom externus eine dünne Scheibe ab. Es ist dies eine partielle Knieresection und fällt mit der Resectio genus zusammen, die bereits 9. Oct. 1860 Louis Bauer (New-York) wegen eines hochgradigen linkseitigen Genu valgum ausführte (Archiv f. klin. Chir. Bd. II, 1862, pag. 644), sowie mit der von Howse wegen Genu varum unternommenen Resection. (Guy's Hosp. Reports 1875, pag. 331. — Centralblatt f. Chir. 1875, Nr. 44.)

[3]) Barker, A. E.: Operations for Genu valgum. Brit. med. Journ. 1879. Vol. II, pag. 1.

[4]) Partsch: Archiv f. klin. Chirurgie. Bd. XXXI, pag. 526, 1884.

Vorwurf einer dauernden Störung in der Mechanik des Kniegelenks. Wir werden an anderer Stelle hierauf näher einzugehen haben und wollen nur noch einiger Abänderungen des Ogston'schen Verfahrens gedenken.

A. Schmitz [1] (St. Petersburg) will die Osteotomie des Condylus internus offen, im Boden einer grossen Wunde ausführen, um die Sägegänge genau übersehen zu können. Unter Aseptik sei dieses Verfahren nicht gefährlicher, als die subcutane Methode.

Reeves [2] schlug vor, die Abtrennung des inneren Condylus mit dem Meissel auszuführen und das Gelenk hierbei wo möglich nicht zu eröffnen. Es soll nur bis zum Gelenkknorpel gemeisselt und dieser durch Geraderichten des Beines gebogen oder zerrissen werden.

In der gleichen Absicht, die Verschiebung des Condylus internus ohne Gelenkverletzung zu unternehmen, meisselte Chiene [3] 1877, nachdem er durch einen 2—3 Zoll langen Schnitt dicht über dem Gelenkknorren den Knochen vom Perioste entblösst hatte, einen schief liegenden Keil aus der Basis des Condylus. Die Breite des Keiles hängt von dem Grade der Verkrümmung ab; seine lange Axe ist gegen die Fossa intercondylica gerichtet.

Das Chiene'sche Verfahren bildet den Uebergang zu den Keilosteotomien am Femur selbst, wie sie den an der Tibia bereits geübten entsprechen. 1877 (19. Mai) unternahm Mac Ewen [4] (Glasgow) die keilförmige Osteotomie mit dem Meissel. In dem breiten Theile des Femur, oberhalb der Epiphysenlinie, wurde von innen her ein Knochenkeil herausgemeisselt, dessen Spitze bis in die gegenüberliegende Knochenwand drang. Der Rest der Knochenrinde wurde zerbrochen. In ähnlicher Weise verfuhr im Februar 1878 Billroth [5], der 5 cm oberhalb der Epiphysenlinie den Knochen von aussen her mittelst eines 8 cm langen Schnittes blosslegte, ihn mit einem Drillbohrer 5 Mal anbohrte und dann die äussere Wand zwischen den Bohrlöchern ausmeisselte. Die innere Knochenwand wurde zerbrochen und das Bein gerade gerichtet. Später (1878) setzte Mac Ewen [6] an Stelle der Keilosteotomie die supracondyläre Osteotomie, die er von einer kleinen Weichtheilwunde an der Innenseite des Oberschenkels aus mit dem „Osteotom", einem starken, unten fein zugeschärften Stahlkeil, ausführte. Den dicken, festgefügten Femur der Erwachsenen empfahl E. Hahn [7] (1888) von innen und aussen her durchzumeisseln.

Eine Doppelosteotomie am Femur und an der Tibia hat wegen Genu valgum 1878 ebenfalls Mac Ewen [8] ausgeführt, und

[1] Arnold Schmitz: Centralblatt f. Chirurgie 1879, pag. 257. — Wir heben bei dieser Gelegenheit hervor, dass Mac Ewen (Die Osteotomie etc., deutsch von Rich. Wittelshöfer 1881) sich irrte, wenn er pag. 81 behauptet, Schmitz wolle bei seiner offenen Osteotomie auf die Aseptik verzichten. Gerade das Gegentheil steht in der betr. Mittheilung.

[2] Reeves: Brit. med. Journal 1878, 21. Sept.

[3] Chiene, John: On the Treatment of Knock-Knee. Edinb. med. Journ. 1879, pag. 881.

[4] Mac Ewen: Lancet 1878, März 30.

[5] Th. Billroth bei Mikulicz l. c. pag. 762.

[6] Mac Ewen: Die Osteotomie etc. Deutsch von Rich. Wittelshöfer. 1881, pag. 91.

[7] Eugen Hahn: Centralblatt f. Chirurgie 1888, Nr. 48, pag. 881.

[8] Mac Ewen l. c.

Barwell [1]) unternahm im gleichen Jahre die dreifache Osteotomie an Femur, Tibia und Fibula, und zwar in 2 Zeiten. Zuerst wurde der Femur keilförmig osteotomirt, dann nach Heilung der „Fractur" die Tibia quer, die Fibula schräg durchtrennt.

Als eine weitere Errungenschaft auf dem Gebiete der Osteotomie ist die von R. v. Volkmann [2]) ausgebildete und in zahlreichen Fällen ausgeführte „Meisselresection" des ankylotischen Hüftgelenkes zu verzeichnen. Sie fügt zur Streckung der Ankylose die Beweglichkeit im Hüftgelenke. Nach der Blosslegung des Trochanters, was am besten mittelst des B. v. Langenbeck'schen Längsschnittes geschieht, wird der Femur bei Erwachsenen etwa 1 Zoll unter der Trochanterspitze mit dem Meissel bis zur inneren Wand durchtrennt und diese abgebrochen. Es folgt die Glättung und Abrundung des Femurschaftes mit Meissel und Knochenzange. Dann wird mittelst Hohlmeissel der ganze, in der Pfanne zurückgebliebene Schenkelkopf stückweise herausgemeisselt und so die Pfanne zur Aufnahme des Femurschaftes frei gemacht. Die Erfolge dieses Verfahrens sind, was Heilung und Functionsfähigkeit betrifft, durchaus befriedigend gewesen.

Wir würden die Geschichte der Osteotomie unvollständig lassen, wollten wir der Durchschneidung und der Keilosteotomie nicht Erwähnung thun, welche am Unterkiefer zur Beseitigung der wahren und falschen Ankylose unternommen worden sind.

A. Bérard [3]) scheint zuerst den Gedanken ausgesprochen zu haben, dass man nach dem Grundsatze, welchen Rhea Barton am Hüftgelenke verfolgt hatte, auch am Unterkiefer in der Nähe der Ankylose ein künstliches Gelenk, eine Pseudarthrose, anlegen könne (1838). Der Vorschlag wurde übersehen oder vergessen, dann von anderen Chirurgen, wie Dieffenbach, Carnochan, Richet, ohne Bérard zu nennen, wiederholt [4]), niemals aber, so viel bekannt, ausgeführt. 1840 brach Carnochan [5]) (New-York), während er ein Kind mit narbiger Kieferklemme operirte, unabsichtlich den Unterkiefer entzwei, erkannte sofort die Vortheile einer Pseudarthrosenbildung, hat aber den darnach genau entworfenen Operationsplan, wie es scheint, niemals verwirklicht.

Erst nachdem Esmarch [6]) im September 1854 auf der Naturforscher-Versammlung zu Göttingen die Empfehlung, durch Osteotomie ein neues Gelenk zu bilden, wiederholte und zeigte, dass die Durchsägung des Knochens weder hinter- noch innerhalb der narbigen Stränge, sondern vor denselben vorgenommen werden müsse, erregte die Operation Interesse, und die erste Ausführung durch Wilms [7]) 1858 hat ihr eine bleibende Stelle in der Chirurgie gesichert.

---

[1]) Barwell: Brit. med. Journal 1878, May 25.
[2]) R. v. Volkmann: Centralblatt f. Chirurgie 1880, pag. 65.
[3]) A. Bérard: Dictionn. de Méd. en 30 Vol. T. XVIII, 1838, pag. 440.
[4]) Verneuil: Archives génér. de méd. 1860, Vol. I, pag. 174, 284. — E. Gurlt: Jahresber. f. 1860 u. 1861. Archiv f. klin. Chir. Bd. III, 1862, pag. 252.
[5]) Ibidem.
[6]) Friedr. Esmarch: Beiträge z. prakt. Chirurgie Hft. 2. Die Behandlung der narbigen Kieferklemme durch Bildung eines künstl. Gelenkes im Unterkiefer. Kiel 1860, gr. 4. mit 12 mehrfarb. Holzschnitten.
[7]) Wilms: Allgemeine med. Centralzeitung 1858, Nr. 53.

Nach Esmarch sollte immer ein Keil aus dem Knochen herausgesägt werden, während Rizzoli 1857 [1]) angab, man solle mit Vermeidung einer äusseren Wunde in einem kleinen Einschnitte der Schleimhaut den Kiefer vor den Verwachsungen einfach durchsägen. Beide Methoden wurden in der Folgezeit mehrfach geübt, doch gab man im Ganzen dem Esmarch'schen Verfahren den Vorzug, weil es eine grössere Sicherheit gegen Wiedereintreten der Ankylose bietet. Ganz ebenso, wie die Resection, hat man auch die Osteotomie temporär ausgeführt. Unter bestimmten Indicationen wird ein Knochen durchgesägt oder durchgemeisselt, um bequem an das dahinter liegende Operationsfeld zu gelangen; nach vollendeter Operation vereinigt die Knochennaht wiederum die getrennten Stücke. Die ersten derartigen Osteotomien wurden am Unterkiefer unternommen, als Vorakte zu Geschwulstexstirpationen an der Zunge, dem Boden der Mundhöhle, den Tonsillen. So durchsägte Sédillot [2]) bei Carcinom der Zunge den Kinntheil des Unterkiefers in querer Richtung, während B. v. Langenbeck [3]) in Fällen, in welchen der Krebs weit hinten sitzt oder den Boden der Mundhöhle mit ergriffen hat, es vorzog, die Durchsägung an der Stelle des Eck- oder ersten Backzahnes, in der Richtung von hinten-oben nach vorn-unten, vorzunehmen. Eine temporäre Durchsägung der Patella schickte R. v. Volkmann seiner 1877 angegebenen queren Eröffnung des Kniegelenkes voraus [4]), und T. Trendelenburg [5]) und O. Völker [6]) durchmeisselten oder durchsägten temporär das Olekranon, um bei veralteten Fracturen und Luxationen des Ellenbogengelenkes die der freien Bewegung hinderlichen Knochenstücke abzutragen.

Cap. III.

Indicationen zur Resection der Gelenke.

§. 28.   Im Allgemeinen ist die Gelenkresection in allen Fällen berechtigt, in welchen die Gelenke durch Verletzung oder Krankheit zerstört sind, der Zustand der Weichtheile aber eine Erhaltung des peripheren Gliedabschnittes ge-

---

[1]) Rizzoli: Bulletino delle scienze mediche di Bologna. Scr. IV, Vol. XIV, 1860, pag. 109. Gaz. des Hôp. 1861, pag. 10.
[2]) Sédillot: Gaz. médicale. T. XII, 19 Févr. 1844.
[3]) B. v. Langenbeck bei Benary: Die Exstirpation des Zungencarcinoms nach B. v. Langenbeck: Dissert. inaug. Berol. 1876.
[4]) R. v. Volkmann: Verhandlg. d. deutsch. Gesellsch. f. Chirurgie. VI. Congress. I, pag. 81, 1877. Deutsche med. Wochenschrift 1877, Nr. 33. Vergl. bei Resection des Kniegelenkes unten Cap. VI, §. 96.
[5]) T. Trendelenburg: Ueber die Bedeutung des Sprays für die antiseptische Wundbehandlung. Archiv f. klin. Chir. Bd. XXIV, 1879, pag. 790. — Trendelenburg vergisst hierbei nicht zu erwähnen, dass der erste Vorschlag der queren Durchsägung des Olekranon von V. v. Bruns ausgegangen ist. Vergl. bei Resection des Ellenbogengelenkes unten Cap. VI, §. 78.
T. Trendelenburg: Ueber die temporäre Resection des Olekranon und ihre Benutzung zur Reposition der veralteten Luxation beider Vorderarmknochen nach hinten. Centralblatt f. Chirurgie 1880, Nr. 52, pag. 833.
[6]) O. Völker: Deutsche Zeitschrift f. Chirurgie. Bd. XII, Hft. 6, 1880.

stattet. Das Gleiche gilt, wenn Gelenke sich in solch fehlerhafter Stellung befinden, dass der Gebrauch des Gliedes
unmöglich ist.

Zu den verschiedenen Zeiten sind diese Indicationen zur Resection
sehr erheblichen Schwankungen unterworfen gewesen, wie dies nicht
anders sein konnte bei einer Operation, welche zwischen die Gebiete
der streng conservativen Behandlung und der verstümmelnden Operationen gleichsam hineingeschoben worden war. Ihr Gebiet musste sie
sich erst von beiden Grenzen her erobern, und der Besitz schwankte
naturgemäss je nach dem Erfolge. Auch heutzutage gilt der oben
aufgestellte Satz noch nicht für alle Gelenke in gleicher Ausdehnung,
und wir werden bei der genaueren Betrachtung der einzelnen Indicationen erfahren, welchen bestimmenden Einfluss hierbei die Art und
Form der Gelenkzerstörung, das Alter und der Allgemeinzustand des
Kranken, die äusseren Verhältnisse, unter welchen die Resection vorzunehmen ist, nothwendigerweise ausüben.

§. 29. Die älteste Indication. welche wir kennen, ist die bei
complicirter Luxation, wenn das hervorstehende Gelenkende
einer Einrichtung hartnäckig widerstrebt, oder infolge der Periost-
entblössung der Nekrose zu verfallen droht. Complicirte Luxationen
des Fussgelenkes, seltener Verrenkungen des Ellenbogengelenkes lieferten früher die Fälle zu diesen Resectionen, welche heute, Dank der Antiseptik, zu den Ausnahmen gehören.

§. 30. Subcutane Luxationen geben Gelegenheit zur Resection, wenn sie veraltet sind, den zweckmässigen Einrichtungsverfahren
trotzen und selbst nach aseptischer Blosslegung und Spaltung der
Kapselnarbe nicht reponirt werden können. Es handelt sich hier um
Fälle, in welchen das irreponible Gelenkende durch seine falsche
Stellung den Gebrauch des Gliedabschnittes ganz unmöglich macht
oder die anliegenden Gefässe und Nerven der Art comprimirt, dass
Oedem, unerträgliche Schmerzen, Schwund der Nerven und Muskeln
die Folgen sind. Beispiele der ersten Art sind veraltete Luxationen
des Schenkelkopfes in das Foramen ovale oder in das Perinäum. Beispiele der zweiten veraltete Luxationen des Femur nach hinten mit
Druck auf den Nervus ischiadicus, veraltete Luxationen des Humerus
nach vorn mit Druck auf die Axillargefässe und den Plexus axillaris.

Am Schultergelenke kann auch die habituelle Luxation Anlass zur Resection geben (F. Cramer[1]), R. v. Volkmann[2]), Küster[3])
u. A.). Es handelt sich um Fälle, die weder durch langes Ruhig-
stellen des Gelenkes, noch durch Stützapparate. die eine Hyperabduc-
tion unmöglich machen, vor der häufigen Wiederkehr der Verrenkung
bewahrt bleiben. Man wird dann zunächst nach dem nicht verheilten
Kapselrisse suchen und diesen, wenn irgend möglich, über dem repo-
nirten Gelenkkopfe straff vernähen. Misslingt dies aber, und zeigt

[1]) Cramer, F.: Berliner klin. Wochenschrift 1882, Nr. 2, pag. 21.
[2]) R. v. Volkmann bei Küster, 3).
[3]) Küster, E.: Verhandlg. d. deutsch. Gesellsch. f. Chir. 1882. XI. Congress.
I, pag. 112.

sich überdies der Kopf durch Absprengung von Knochenstücken, meist
am Tuberculum majus, missgestaltet (R. v. Volkmann, Küster), so
schafft am ehesten die Resection ein wiederum brauchbares, straff bewegliches Gelenk.

§. 31. Ein sehr ausgedehntes, freilich nicht allezeit unbestrittenes
Gebiet der Resection ist das der Verletzungen, insbesondere
der Schussverletzungen der Gelenke. Hier sind zunächst die
Fälle, in welchen die Gelenkenden zerschmettert wurden, zu trennen
von den Kapselschüssen mit und ohne Verletzung des Knochens.
Absprengung oder Zertrümmerung eines oder beider
Gelenkenden erfordert die Resection, wenn Hauptnerv und
Hauptgefässe unverletzt und die Haut und Muskulatur nicht
der Art zerstört sind, dass eine die Gelenkfunction hem-
mende Narbe zu erwarten steht.

Die primäre Resection hat hier den Zweck, die Gelenktrümmer
wegzuräumen, sowohl diejenigen, welche, vollständig getrennt, voraus-
sichtlich nicht mehr zum Wiederaufbau des Gelenkes verwendet werden und absterben, als auch die, welche infolge ihrer Verschiebung
über die Ebene der Gelenkflächen später die Bewegung hindern, oder
mit anliegenden Knochenstücken verwachsen und zur knöchernen Ankylose führen können. Es liegt sofort auf der Hand, dass diese aus
rein functionellen Rücksichten unternommene Resection sich an Gelenken, deren Beweglichkeit man unter allen Umständen zu erhalten
wünscht, so am Hand-, Ellenbogen- und Schultergelenke, in weiteren
Grenzen bewegt, als an Knie, Hüfte und Fuss, wo man die Ankylose
entweder erstrebt oder doch nicht gerade als ungünstiges Resultat
betrachtet.

Die Resection wird in vielen Fällen in nichts Anderem bestehen,
als in dem Ausräumen abgeschossener Stücke und dem Glätten der
zurückbleibenden Knochen. Doch wird man hierzu nicht jeden beliebigen Schusskanal oder eine sonstige Hautwunde erweitern. Ein solch
planloses Herausbefördern loser Splitter ist durchaus zu widerrathen
und führt selten zu einem guten functionellen Resultate. Man halte
sich vielmehr so viel als immer möglich an die erprobten typischen
Schnittführungen, welche, ohne grössere Gefässe und Nerven zu verletzen, Band- und Muskelansätze schonend, das Gelenk an der günstigsten Stelle eröffnen.

Die Knochenzertrümmerung kann die Epiphysenlinie überschreiten,
ohne dass desshalb die Resection zu widerrathen wäre, doch sollte am
Hüft- und Kniegelenke nicht über die Ebene hinausgegangen werden,
in welcher sich das Gelenkende zum Schafte verjüngt. Die Längeneinbusse des Beines wird sonst eine zu bedeutende, und zugleich wächst
die Gefahr des Schlottergelenkes. Weiter kann man die Grenze am
Fussgelenke rücken. Die Knochenneubildung ist hier, wenn das Periost
sorgfältig geschont wurde, meist so ausgiebig, dass sich selbst ein Ausfall von 7—11 cm. ersetzt [1]).

---

[1]) Vergl. die Fälle von B. v. Langenbeck: Ueber die Endresultate der
Gelenkresectionen im Kriege, Archiv f. klin. Chirurgie. Bd. XVI, 1874, pag. 346,
506, 507.

An der oberen Extremität hat die Resection in erster Linie die Erhaltung der Hand, dieses kunstvoll gegliederten, unentbehrlichen Werkzeuges zum Zwecke. Sind die Bewegungen der Finger erhalten, so ist der Operirte, selbst wenn er auf ein activ bewegliches Hand-, Ellenbogen- oder Schultergelenk verzichten müsste, gleichwohl um vieles besser daran, als wenn man ihm den Vorder- oder Oberarm amputirt und durch einen künstlichen ersetzt hätte. Keine, auch die vollkommenste Prothese gibt ihm das willkürliche Spiel seiner Finger, die er, sobald der Vorderarm unterstützt ist, zu jeder leichteren Arbeit gebrauchen kann. Um die Hand zu erhalten, soll man daher nicht zögern, am Schultergelenke selbst bis zur Mitte der Diaphyse und weiter zu reseciren, wenn die Splitterung so weit nach abwärts reicht. Handelt es sich schliesslich doch nur darum, das untere Humerusende als Stützpunkt für diejenigen Muskeln der Hand und der Finger zu bewahren, welche sich am Condylus externus und internus ansetzen. An der Ulna und dem Radius dagegen ist es im Allgemeinen zu empfehlen, sowohl von oben wie von unten her nicht weiter als bis zur Grenze des mittleren Drittels abzusägen. Bekanntlich nehmen hier die für den Gebrauch der Hand wichtigen Muskeln des Daumens und der tiefe Beuger der Finger ihren Ursprung [1]. Abgesehen hiervon würde auch eine ausgedehntere Resection der beiden Knochen die Ursprungs- und Ansatzpunkte der Fingermuskeln einander zu sehr nähern und die Wirkung der letzteren unmöglich machen.

§. 32. Stich- und Schussverletzungen der Gelenkkapsel, Rinnen- und Lochschüsse der Gelenkenden, mit und ohne Zurückbleiben des Geschosses oder sonstiger Fremdkörper, sind zunächst der streng conservativen Behandlung zu überweisen. Die Resection findet erst ihre Stelle, wenn Eiterung im Knochen um den Fremdkörper herum oder längs der Knochenfissuren anzunehmen und die einfache Incision des Gelenkes die Eiterung zu beherrschen nicht im Stande ist.

Reine Kapselschüsse betreffen von den grossen Gelenken vorwiegend das Hüft-, Knie- und Schultergelenk, während die übrigen drei Gelenke, theils wegen der Einfügung der Gelenkenden in einander, theils wegen der Straffheit der Kapsel selten der Knochenverletzung entgehen. Dagegen sind Loch- und Rinnenschüsse an allen Gelenken beobachtet worden. Schon vor dem Bekanntwerden der Antiseptik hatte B. v. Langenbeck [2] auf diese Formen von Hüft-, Knie- und Fussgelenkschüssen aufmerksam gemacht und sie von der operativen Behandlung, wenigstens der primären, ausgeschlossen, und Gustav Simon [3] bewies

---

[1] Flexor pollic. long. von der Innenfläche des Radius; Extensor poll. long. von der Crista ulnae und dem Ligam. inteross.; Abductor poll. long. von der Aussenfläche der Ulna, des Ligam. inteross. und des Radius; Flexor digit. profund. von den zwei oberen Dritteln der Innenfläche der Ulna und des Ligam. interosseum.
[2] B. v. Langenbeck: Ueber die Schussfracturen der Gelenke und ihre Behandlung. Berlin 1868.
[3] Gust. Simon: Deutsche Klinik 1871, Nr. 29, 30. An der Leiche wies Simon nach, dass man Spiesse von der Dicke einer Chassepotkugel und selbst

durch sehr sinnreiche Versuche, dass am Knie reine Kapselschüsse
sehr viel häufiger vorkämen, als dies die Richtung des Schusskanales
vermuthen liesse. Am Schultergelenke hat man derartige Verletzungen
seither weniger beachtet und Loch- und Rinnenschüsse des Caput humeri
fast ausnahmslos der Resection zugewiesen. Sie gestatten indessen
ebenfalls die conservirende Therapie, und ich selbst habe im Kriege
1870/71 zwei derartige Fälle, einen Lochschuss des Gelenkkopfes und
einen Streifschuss seiner dem Akromion zugewandten Fläche von vorn
herein conservativ behandelt und ohne Ankylose geheilt [1]).

§. 33. Die Einführung der Antiseptik in die Kriegschirurgie,
vor Allem die sorgfältige antiseptische Reinigung und der
aseptische Verschluss der Schusswunden auf den Verband-
plätzen wird es in einem kommenden Kriege ermöglichen, die conservative Behandlung noch weiter auszudehnen und selbst leichtere
Fälle von Gelenkzerschmetterung zunächst von der Resection auszuschliessen.

Tritt Eiter im Gelenke auf. so darf man freilich nicht zögern
und zuwarten. Mit einem Schnitte, der am besten so geführt wird,
dass er leicht zu einem der typischen Resectionsschnitte verlängert
oder als Hülfsschnitt benutzt werden kann, eröffne man das Gelenk,
überzeuge sich mit dem zufühlenden Finger von der Beschaffenheit
des Innern und entscheide dann, ob es bei einer einfachen Incision
mit antiseptischer Ausspülung und Drainage bleiben könne, oder ob
nunmehr die Resection an Stelle conservirender Therapie zu treten habe.

Ist die Eiterung eine rein kapsulare, findet sich der von Hause
aus unverletzte Knochen nirgends von seiner Knorpelhülle entblösst
und in die Eiterung mit hineingerissen, so kann auch jetzt von einer
Resection abgesehen werden, falls die Gelenkdrainage allen Eiter
auszuspülen gestattet. Das ist freilich nicht an allen Gelenken in
gleicher Weise möglich. Am leichtesten gelingt es am Knie- und
Schultergelenke, wo nöthigen Falles in der Kniekehle oder der Achselhöhle eine Gegenöffnung angelegt werden kann. Schwieriger ist die
Aufgabe an der Hand und dem Fusse, wo die Eiterung sehr frühzeitig in die engen Spalten des Carpus und Tarsus dringt. ebenso am
Ellenbogen, dessen vielgestaltige, unebene Gelenkenden so dicht in
einander eingefügt sind, dass die Synovialhöhle nur an sehr beschränkter
Stelle zugänglich ist. Am ungünstigsten ist offenbar das Hüftgelenk
gelagert. Von dicken Muskelschichten rings umgeben, vom Becken
überragt, kann es nur von vorn und von hinten-aussen erreicht werden. Der vordere Schnitt eröffnet es an seinem höchstgelegenen Ab-

---

eines preussischen Langbleis von vorn nach hinten und quer mit grosser Leichtigkeit durch das Kniegelenk stossen kann, wenn man es in Beugung von 170 bis
180 ° stellt. Je kleiner der Beugungswinkel, um so leichter drang der Eisenstab
hindurch. Wurde er entfernt und das Knie wieder gestreckt, so verlagerten sich
die Hautwunden, und die Stichkanäle schlossen sich. Ganz ebenso, meinte Simon,
könnten auch Kugeln das Gelenk ohne Knochenwunde durchsetzen und, insofern
sie nicht die Poplitealgefässe verletzten, eine verhältnissmässig leichte Verwundung
verursachen, die man früher für einen Contourschuss erklärt hätte.

[1]) Hermann Lossen: Kriegschirurg. Erfahrungen etc. Deutsche Zeitschr.
f. Chirurgie. Bd. II, pag. 40.

schnitte, ein Schnitt hinten-aussen trifft es zwar an abhängiger Stelle,
aber der Schenkelhals und der Trochanter major verlegen sofort die
Oeffnung. In jedem Falle also ist die Ableitung der Wundsecrete
eine ungenügende. Unter solchen Umständen wird trotz gesunder Gelenkenden die Resection nothwendig; sie allein schafft Raum und ver-
wandelt die unzugängliche, buchtige Gelenkhöhle in eine Wunde, die
der Antiseptik und der Drainage offenen Zugang bietet. Wir werden
diesem Anlass zur Resection, dem Pyarthron, auch noch weiter unten
begegnen.

Bei einer andern Gruppe conservativ behandelter Gelenkschüsse
kriecht die Eiterung und Jauchung, nachdem der Knorpel nekrosirt
ist und sich abgestossen hat, in die Spongiosa als eiterige oder jauchige
Osteomyelitis. Die Resection ist dann das Mittel, diesen gefährlichen
Process zum Stehen zu bringen, ohne das Glied zu opfern; sie steht
in solchen Fällen freilich nicht mehr im Wettbewerb mit der conservativen Behandlung, sondern mit der verstümmelnden Amputation
und Exarticulation.

Das Gleiche gilt, wenn die Eiterung in dem Knochenschusskanale
und den die Spongiosa durchsetzenden Fissuren begonnen hat, das
stecken gebliebene Geschoss umspült und nachträglich in das Gelenk
durchgebrochen ist.

§. 34. Wir haben im Vorstehenden die Indicationen zur Resection bei Schussverletzungen möglichst bestimmt aufzustellen gesucht.
Wir verlangten für die Zertrümmerung der Gelenkenden, wenn der
Zustand der Weichtheile, insbesondere der grossen Gefässe und Nerven,
nicht die Amputation oder Exarticulation erheischt, die primäre Resection, d. i. die Resection vor Eintritt der Entzündung. Es ist nun
bekannt, dass die entzündliche Reaction ausbleibt, mindestens in sehr
geringem Grade auftritt, wenn es gelang, die Wunde gleich anfangs
aseptisch zu machen und ebenso zu verwahren. In solchem Falle ist
dann die primäre Resection nicht wie früher an die ersten Tage nach
der Verwundung gebunden, sie kann noch nach 8. nach 14 Tagen
ausgeführt werden, ohne den Charakter einer Operation in nicht ent-
zündetem Gewebe einzubüssen.

Hiermit begegnen wir dem so häufig gegen die Primär-Resection
erhobenen Einwurfe, es fehle auf dem Schlachtfelde an Zeit und
Händen, um die zeitraubende Resection auszuführen; man sei schon
desshalb genöthigt, in vielen Fällen die Amputation oder Exarticulation
an ihre Stelle treten zu lassen; habe man aber die Resection unternommen, so mangele es oft an dem geeigneten Materiale zu Verbänden,
um die operirten Gelenke für den Transport unbeweglich zu stellen.
Wir verlangen aber gar nicht die Resection auf dem Schlachtfelde.
sie braucht selbst nicht immer in dem Feldlazarethe ausgeführt zu
werden. Wir fordern nur die Antiseptik der Wunde, den aseptischen
Verschluss und die feste Lagerung, welch letztere selbst bei Mangel
an geeignetem Verbandmateriale auf die verschiedenste Weise im-
provisirt werden kann [1]). Bleibt die Wunde aseptisch und tritt keine

---

[1]) Vergl. hierüber Esmarch: Handbuch der kriegschirurg. Technik, 3. Auflage 1886.

entzündliche Reaction ein, so kann der Verwundete selbst bis in ein
entfernt liegendes Reservelazareth gebracht und dann erst primär
resecirt werden. Für die Operation bringt dieser Aufschub keinen
Nachtheil; im Gegentheile wird man oft mit weit grösserer Sicherheit
und Schonung vorgehen können, da sich bereits die Abgrenzungslinie
zwischen lebendem und todtem Gewebe deutlich sichtbar macht. Man
wolle hier nicht einwenden, der Transport bringe Schaden und beeinflusse den späteren Wundverlauf. Der aseptischen Knochenwunde
schadet eine mässige Bewegung durchaus nichts, wie wir dies von der
antiseptischen Behandlung complicirter Fracturen her wissen. Nicht
auf mechanische Weise reizt die Bewegung, sondern indem sie die
verschiedenen Abschnitte des Schusskanales fortwährend verschiebt und
hierdurch den Eintritt atmosphärischer Luft zulässt, den Austritt der
Wundsecrete aber verhindert. Handelt es sich also darum, der
Massenanhäufung von Schwerverwundeten zu steuern, so wird man
nicht nur Gelenkschüsse der oberen Extremität, sondern auch die Hüft-
und Knieverletzungen den Reservelazarethen zuweisen können, ohne
eine heftige Reaction zu gewärtigen. Hierfür sprechen auch die Erfahrungen von E. v. Bergmann[1]) und Reyher[2]), welche beide im
letzten russisch-türkischen Kriege antiseptisch behandelte Knieschüsse
in Gyps- und Schienenverbänden tagelangen, beschwerlichen Trans-
porten ohne Nachtheil ausgesetzt haben.

§. 35. Wie aber, wenn die Gelenkwunde nicht aseptisch ist,
oder es nicht bleibt? Wir dürfen es uns nicht verhehlen, dies wird
noch häufig genug der Fall sein. Nach grossen, entscheidenden
Schlachten, welche die Mehrzahl der kampfunfähigen Feinde in die
Hände des Siegers liefern, häufen sich die Verwundeten in einer solchen
Menge, dass bei dem besteingerichteten Sanitätsdienste nicht recht-
zeitige und ausreichende Hülfe geschafft werden kann. Viele, oft die
Mehrzahl der Verwundeten, werden unverbunden, das durchschossene
Gelenk schlecht oder überhaupt nicht festgestellt, in die Feldlazarethe
geschafft, und die entzündliche Reaction hat begonnen, ehe es Zeit und
Hände gab, die zur primären Resection geeigneten Fälle nur zu unter-
suchen und zu trennen.

Soll nun zu dieser Zeit auch noch resecirt werden, zu einer Zeit,
da die Weichtheile schon infiltrirt sind, die jauchige Zersetzung abgestorbenen Gewebes begonnen hat und bereits Fiebersymptome eintreten?

Von jeher hat man diese Periode des Wundverlaufes zur Vornahme grösserer Operationen als besonders ungünstig erachtet, und die
Statistiken der Amputation nach Schussverletzungen ergeben gerade
für diese, zwischen reizlosem und Stadium der Eiterung liegende
Zwischenperiode die schlechtesten Resultate. Für die Resection liegen
die Verhältnisse noch schlimmer. Hier kann man nicht oberhalb der
jauchig-infiltrirten Gliedabschnitte operiren, man ist vielmehr bei der
Blosslegung des Knochens geradezu auf die kranken Weichtheile hin-

---

[1]) E. v. Bergmann: Die Behandlung der Schusswunden des Kniegelenks
im Kriege. Stuttgart 1878.
[2]) Reyher: Volkmann's klin. Vorträge Nr. 142—143.

gewiesen. Es werden nothwendigerweise gesunde Gewebspartien in unmittelbare Berührung mit erkrankten gebracht, gesunde Binde-gewebsspalten, unverletzte Markräume eröffnet und den septischen, verderblich wirkenden Stoffen neue, weiter centralwärts führende Bahnen erschlossen. So erklärt es sich denn unschwer, dass Septi-cämie und Pyämie im Gefolge der Intermediärresection nie fehlten und manches Leben forderten, wo man neben dem Leben das Glied zu erhalten gedachte. In früheren Kriegen ist daher die Inter-mediärresection in Verruf gewesen, und die namhaftesten Militär-chirurgen empfahlen, in solchen Fällen entweder zu amputiren oder zuwartend zu verfahren, die Periode der Eiterung abzuwarten und nun erst zu reseciren.

Auch hier hat die Antiseptik Wandel geschaffen. Es ist das hervorragende Verdienst Fr. König's und R. v. Volkmann's, gezeigt zu haben, dass auch septische Wunden einer erfolgreichen Desinfection zugänglich sind und durch fortgesetzte Ausspülung mittelst anti-septischer Flüssigkeiten in einen Zustand gelangen können, der dem aseptischen sehr nahe kommt[1]). Selbst fortschreitende jauchige Ent-zündungen lassen sich durch Einschnitte, Drainage und Durchrieselung mit stärkeren antiseptischen Lösungen zum Stillstande bringen[2]). Solche Erfolge in Friedenszeit lassen hoffen, dass dies, freilich unter erschwerenden Umständen, auch im Kriege gelingen und man die Sepsis beherrschen werde. Dann aber gibt es keinen zwingenden Grund mehr, die intermediäre Resection zu verwerfen. Sie hat überall da einzutreten, wo die primäre Resection, aus welchem Grunde immer, unterlassen wurde; sie erfüllt neben dem functionellen noch einen antiphlogistischen Zweck. sie eröffnet die Schusswunde der Desinfection und Drainage. Nur in Fällen. in welchen eine jauchige Periostitis und Osteomyelitis am Schafte des Knochens hinaufkriecht, und sich schon die unzweifelhaften Symptome der Septicämie einstellen, wird man von der Erhaltung des Gliedes absehen müssen und die Am-putation oder Exarticulation im Gesunden vornehmen.

§. 36. Der secundären Resection, das ist derjenigen, die im Zustande der Eiterung unternommen wird, fallen alle die Gelenk-wunden anheim, bei welchen die von vorn herein eingeleitete conser-vative Behandlung fehlschlug. Sie wird um so seltener nothwendig sein, je mehr die Antiseptik auf dem Schlachtfelde geübt werden konnte.

§. 37. Unter den Krankheiten der Gelenke, welche den An-lass zur Resection abgeben können, steht in erster Linie die Caries, der Beinfrass, oder wie wir mit Rücksicht auf die Ursache heut-zutage sagen, die Tuberculose der Gelenke. Die Geschichte der Resectionen berichtet, dass gerade die Caries die erste Veranlassung

---

[1]) F. König: Verhandlg. d. deutsch. Gesellsch. f. Chirurgie. VII. Congress. 1878. II, pag. 56 und Discussion darüber I, pag. 5.
[2]) P. Kraske: Die Behandlung progredienter septischer Phlegmonen mit multiplen Incisionen u. Scarificationen. Aus der Volkmann'schen Klinik. Central-blatt f. Chirurgie 1880, pag. 265.

zur typischen Gelenkresection gegeben habe; sie ist es auch, die, in
Friedenszeiten wenigstens, den Boden liefert, auf dem sich die Resection und ihre Unterarten vorwiegend bewegen.

Die Tuberculose befällt die Gelenke in zwiefacher Form, als
tuberculöse Ostitis und als tuberculöse Synovitis.

Vorherrschend ist die ossale Form, die in der Spongiosa der
Gelenkenden in der Regel herdweise, zuweilen auch infiltrirt
auftritt. Sie führt zur granulösen Erweichung und Verkäsung des
Knochens, nicht selten unter Bildung kleiner, drusiger Sequester.
Ausnahmsweise und nur an bestimmten Knochen, so besonders im
Caput tibiae, im Calcaneus, kommt es zur vollständigen Vereiterung
des Tuberkelherdes, zum Knochenabscess, dem man in früherer
Zeit eine gesonderte Stellung unter den Erkrankungen des Knochens
zuwies.

Kleinere Tuberkelherde können im Knochen lange Zeit unbe-
merkt bleiben, auch wohl, wie dies zufällige Beobachtungen lehren,
ausheilen, mindestens durch narbigen Abschluss unschädlich gemacht
werden. In der grossen Mehrzahl der Fälle aber wuchert das tuberculöse Granulationsgewebe, während in der Mitte Verkäsung eintritt,
an den Grenzen weiter und gelangt endlich an die Oberfläche des
Knochens. Findet dieser Durchbruch ausserhalb der Gelenkkapsel
statt, so kommt es zur granulösen Zerstörung des Periostes und zu
einem tuberculösen Abscesse — „kalten Abscesse" — der Weichtheile
in der Nähe des Gelenkes. Liegt dagegen die Durchbruchstelle innerhalb der Kapsel, so ist, nachdem der Knorpel nekrotisch abgehoben
oder von den tuberculösen Granulationen siebartig durchwachsen ist,
der Aussaat der Tuberkelnoxe im Gelenkinnern keine Schranke gesetzt. Sie wird, befördert durch die Bewegungen des Gelenkes, um so
vollständiger sein, je unversehrter die Synovialis ist, je weniger der
Reiz des Krankheitsherdes im benachbarten Knochen schon vorher zu
entzündlichen Verlöthungen von Kapselabschnitten geführt hat.

Für die einzelnen Gelenke ist diese Gefahr des Einbrechens der
Knochentuberculose eine verschiedene, je nachdem die Kapsel knapp
oder ausgedehnt die Epiphysen umfasst. So kommt es am unteren
Ende des Radius, am oberen der Ulna, mehr noch an den beiden
Epiphysen der Tibia gar nicht so selten vor, dass Tuberkelherde extrakapsulär an die Oberfläche treten und nach Spaltung des Weichtheil-
abscesses den Instrumenten zugänglich werden. Dagegen taucht die
ganze untere Epiphyse des Femur in den weiten Hohlraum des Kniegelenks, der Kopf des Humerus wird vollständig, der Kopf des Femur
mitsammt einem grossen Theile des Schenkelhalses von der Gelenkkapsel umspannt. Durchbrüche granulirender Herde aus dem Knochen
in den Synovialraum sind daher hier das Gewöhnliche; sehr selten
erstreckt sich die Granulation gleichzeitig so weit nach aussen, dass
sie extrakapsulär bemerkt und von hier aus, z. B. am Hüftgelenke
vom Trochanter major aus angegriffen werden kann.

Der ossalen Tuberculose, deren häufiger Ausgang in eine secundäre tuberculöse Synovitis soeben geschildert wurde, gegenüber steht
die primäre Synovialtuberculose. Sie beginnt bald herdförmig in
den tieferen Schichten der Synovialis und führt durch ihren Reiz zur
bindegewebigen Verdickung der fibrösen Kapsel, bald tritt sie in Form

miliarer und submiliarer Knötchen auf, die wie ausgesät in den innersten Schichten der Synovialis liegen und, gleich den Tuberkeln der Darm-serosa, nur eben über die freie Fläche hervorragen. Es ist das die Form, deren tuberculöser Charakter am frühsten, und zwar von Roki-tansky und R. v. Volkmann erkannt worden ist.

§. 38. Ueber das vorwiegend ossale Auftreten der Gelenk-tuberculose. auf welches R. v. Volkmann zuerst hingewiesen hat, herrscht heute kein Zweifel, nachdem das aseptische Eröffnen der kranken Gelenke einen sehr frühzeitigen Einblick in die pathologischen Verhältnisse gestattet. Es fehlen aber auch nicht die ziffermässigen Beweise, die wir Fr. König, W. Müller [1] und F. Krause [2] ver-danken. Unter 232, meist durch Resection gewonnenen Gelenk-präparaten aus der Göttinger chir. Klinik fanden W. Müller und Fr. König 158, in welchen die Tuberculose deutlich nachweisbar im Knochen, 46 in welchen sie in der Gelenkkapsel ihren Anfang ge-nommen hatte. In 28 Fällen war der Beginn der Erkrankung zweifel-haft. Das sind, nach Weglassen der zweifelhaften Präparate, für die ossale Tuberculose 75 %, für die primär-synoviale 25 %. Zu einem ähnlichen Ergebnisse kommt Fedor Krause. Bei 319 Fällen aus der Halle'schen chir. Klinik, in welchen wegen Gelenktuberculose operirt worden war, fand er 198mal ossalen, 61mal synovialen Ur-sprung und berechnete, nach Abzug von 60 zweifelhaften Fällen, 77 % ossale gegen 23 % synoviale Tuberculose. Durchschnittlich ³/₄ aller Gelenktuberculosen nehmen also ihren Anfang im Knochen der Epiphysen.

Dieses Verhältniss ist indessen nicht das gleiche an allen Ge-lenken. Nach Fr. König und W. Müller kommt, wenn alle zweifel-haften Fälle weggelassen werden, die ossale Tuberculose am Knie-gelenke (102 Fälle) in 68 %, am Hüftgelenke (50 Fälle) in 94 %, am Ellenbogengelenke (52 Fälle) in 80 % der Fälle vor. Und Fedor Krause findet für das Kniegelenk (63 Fälle) 63,5 %, für das Hüft-gelenk (155 Fälle) 83,2 %, für das Ellenbogengelenk (25 Fälle) 68 %, für das Schultergelenk (16 Fälle) 75 % ossale Tuberculose. Es tritt demnach die tuberculöse Ostitis am häufigsten am Hüftgelenke auf, während das Kniegelenk noch verhältnissmässig viele Fälle primärer Synovialtuberculose aufweist.

Was das Lebensalter angeht, so berechnen König und Müller für das Alter von 3—14 Jahren aus 71 Fällen 70 %, für das von 14—30 Jahren aus 82 Fällen 78 %, für das Alter über 30 Jahre aus 51 Fällen 76 % ossale Tuberculose. Das Alter hat demnach auf die Häufigkeit der einen oder anderen Form der Gelenkerkrankung keinen erheblichen Einfluss. Anders bei Fedor Krause, der offenbar durch die grosse Menge der in Rechnung gestellten Hüftgelenktuberculosen (155 Fälle) für die frühe Jugend ein Vorwiegen der ossalen Form findet. In den gleichen Lebensabschnitten wie oben berechnet er 80 % (185 Fälle), 64 % (56 Fälle), 72 % (18 Fälle) vom Knochen aus-gehender Gelenktuberculose.

---

[1] Fr. König: Die Tuberculose der Knochen u. Gelenke. Berlin 1884.
[2] Fedor Krause: Die Tuberculose der Knochen u. Gelenke. Leipzig 1891.

§. 39. Das Auftreten der Tuberculose im Gelenke, mag dies
nun primär oder secundär, d. i. vom Knochen her geschehen, wird
von der Synovialis in verschiedener Weise beantwortet. Wohl die
geringgradigste Reaction besteht in einem serofibrinösen Ergusse in
die Kapsel. Dieser Hydrops tuberculosus (König). der am häufigsten im Kniegelenke, aber auch im Fuss- und Ellenbogengelenke beobachtet wird, unterscheidet sich auf den ersten Blick durch nichts von
der subacuten und chronischen Synovitis, wie sie nach leichten Gelenk-
traumen oder einer acuten Synovitis serosa zurückbleibt. Nur das
schleichende Auftreten des Ergusses und sein hartnäckiges Bestehen
muss den Verdacht auf die tuberculöse Grundlage lenken.

Ein ander Mal ist der Gelenkinhalt eiterig und so massenhaft,
dass er die Kapsel allseitig ausdehnt. Es sind das vielfach Fälle aus-
gebreiteter primärer Synovialtuberculose, bei denen die Synovialis so
dicht mit Tuberkeln übersäet ist, wie eine tuberculöse Abscessmembran.

Sehr viel häufiger und für die Gelenktuberculose eigenartig sind
diffuse Anschwellungen der Gelenke, die ganz allmälig und ohne Fieber
beginnen, sehr frühzeitig aber die Beweglichkeit beeinträchtigen. Sie
sind bedingt durch die verbreitete Einlagerung weicher, schwammiger
Granulationsmassen zwischen die Schichten der Synovialis. der fibrösen
Kapsel, der Gelenkbänder und selbst des Unterhautbindegewebes. Ganz
im Gegensatz zu den Flüssigkeitsansammlungen im Gelenke, die den
Raum der Kapsel wohl vergrössern, ihre Grenzen aber nicht überschreiten, geben diese Schwellungen dem Gelenke eine durchaus andere
Form. Die Gelenkenden erscheinen aufgetrieben, einzelne Stellen der
Kapsel buckelartig vorgewölbt, die darüber liegende Haut gespannt,
bläulich-weiss, glänzend. Struma und Fungus articuli, White
Swelling, Tumor albus sind die Namen. mit welchen frühere Autoren
dieses Bild der Gelenkentzündung treffend bezeichnet haben. und in
der That, manches tuberculöse Knie- und Ellenbogengelenk sieht auf
den ersten Blick ganz so aus. als habe sich in einem der Gelenkenden
ein bösartiger Tumor entwickelt. Monate lang kann diese derbe
Schwellung des Gelenkes ziemlich unverändert bestehen. In der Regel
aber kommt es zur Erweichung des einen oder anderen nach aussen
wachsenden Tuberkelherdes und zum Durchbruche durch die Haut.
Ein ander Mal wurden die scheinbar ausserhalb des Gelenkes gelegenen
„kalten Abscesse" eingeschnitten. Dann bleiben Fisteln zurück, zwischen
deren schwammigen Granulationen sich ein dünner, mit käsigen Bröckeln
gemischter Eiter entleert. und welche die Sonde meist mitten in den
zerstörten Knochen oder in die Gelenkspalte leiten.

Ausnahmslos erleiden die von Tuberculose befallenen Gelenke
schon sehr frühzeitig Einbusse in der Beweglichkeit und gerathen in
fehlerhafte Stellungen, in welchen sie wie unverrückbar gehalten werden.
Kapselspannungen, die bei acuten Ergüssen in die Gelenke diesen bestimmte Stellungen aufzwingen (Bonnet). kommen hierbei kaum in
Betracht. Es ist vielmehr vorwiegend der Schmerz bei Belastung und
Bewegung des Gelenkes. welcher theils willkürliche. theils reflectorische
Muskelspannungen veranlasst und auf diese Weise das Gelenk in einer
erträglichen Mittelstellung festhält.

Im weiteren Verlaufe kommt es früher oder später zur Ver-
nichtung des ganzen Gelenkapparates. Die Hemmungsbänder werden

granulös erweicht, die Gelenkknorpel zerstört, die entblössten Knochen, soweit sie nicht schon tuberculöse Herde in sich bergen, der fortschreitenden granulirenden Entzündung überantwortet, an einander verschoben oder in Winkelstellung gegen einander gepresst. Zuletzt schliesst die vielfach durchbrochene Kapsel einen eiterigen, käsigen Brei ein, in welchen die geschwürig zernagten, mit käsigen, nekrotischen Knochenbröckeln durchsetzten Gelenkenden eintauchen — Arthrocace, Caries articuli.

§. 40. Noch erübrigt es, die Wege zu betrachten, auf welchen die Tuberkelnoxe, der Bacillus tuberculosus, in die Knochen und Gelenke verschleppt wird. Das Eindringen von aussen her durch eine frische Wunde oder die Fistel einer traumatischen Gelenkeiterung kann zwar nicht von der Hand gewiesen werden, gehört aber gewiss zu den grössten Seltenheiten. So bleibt als der gewöhnliche Weg die Blutbahn, in welche die Tuberkelbacillen von einem anderen Herde aus gelangen. Im erwachsenen Alter spielt die Lungentuberculose in dieser Hinsicht eine wichtige Rolle. Ist es doch eine alte Erfahrung, dass Gelenktuberculose nicht selten der Lungentuberculose folgt, mindestens gleichzeitig mit ihr vorkommt. Im Kindes- und Jünglingsalter dagegen, in welches fast die Hälfte aller Gelenktuberculosen fällt (Billroth), scheinen die Lymphdrüsen, insbesondere die des Halses, vielfach die Ablagerungsstätten der Tuberkelbacillen zu sein, die bei dem Mangel an Eigenbewegung durch Leukocyten dorthin gebracht werden. Die Eingangspforten müssen natürlich am Kopf und im Gesichte gesucht werden, und wir gehen kaum fehl, wenn wir die bei Kindern so häufigen Eczeme der Haut, Entzündungen und Geschwüre der Nasenschleimhaut und der Tonsillen, cariöse Zähne und die ihnen folgenden Entzündungen an der Pulpa und dem Zahnfleische als die Stellen des ersten Haftens und Ansiedelns der Noxe bezeichnen. Nächst den Halslymphdrüsen sind es die peribronchialen und mesenterialen Drüsen, welche häufig Tuberkelbacillen bergen, die durch kleinste Risse und oberflächliche Geschwüre der Bronchial- oder Darmschleimhaut dorthin gelangt sein müssen, wenn nicht gerade schon Tuberkelherde in den Lungen oder in der Darmwand bestehen.

In den Lymphdrüsen, zumal in denen der Halsgegend, deren chronische Anschwellungen so recht dem früher geschilderten Bilde der „Scrophulose" entsprechen, können die Bacillen lange Zeit wie eingeschlossen verweilen. Sie werden gleichsam von einem Filter zurückgehalten, freilich nicht ohne die eigenartige, granulirende Entzündung anzuregen, deren Ausgang in Zerfall des neugebildeten Gewebes und käsige Eindickung man gerade hier so oft und so deutlich beobachten kann. Es gibt eine im Kindesalter nicht seltene Form der Tuberculose, die sich ganz allein in den Lymphdrüsen abspielt und oft genug, entweder durch narbige Verdichtung der Drüsenkapsel und Eindickung des käsigen Inhaltes, oder durch Vereiterung und Ausstossen des Tuberkelherdes zur Ausheilung gelangt. In anderen Fällen dagegen, und das sind die, welche uns bei den Ursachen der Gelenktuberculose interessiren. treten die Tuberkelbacillen früher oder später in die Blutbahn. Es geschieht das in der Regel auf dem Wege der Lymphgefässe; Weigert hat indessen auch das Einwachsen von Tuberkeln in die Venen gesehen.

ganz wie dies von bösartigen Geschwülsten bekannt ist. Frei, oder
in weisse Blutkörperchen eingeschlossen, passiren nun die Tuberkelbacillen die Lungencapillaren, treten in den grossen Kreislauf ein und
haften an Stellen des Körpers, die sich gerade im Zustande einer gewissen Schwäche befinden. Im jugendlichen Alter, in der Zeit des
Knochenwachsthums, sind offenbar die spongiösen, blutreichen Epiphysen
und die sie umspannende Synovialis besonders wenig widerstandsfähig.
Sie sind es in jedem Alter, wenn Fall oder Stoss auf die Gelenke
oder aber eine Verstauchung kleine Blutergüsse erzeugten und Tuberkelbacillen aus dem kreisenden Blutstrome in das umgebende Gewebe
austreten liessen.

Schon lange weiss man, dass die Gelenktuberculose sich gar
nicht so selten an ein Trauma, eine Gelenkquetschung, eine Verstauchung, einen Stoss anschliesst; und dass es sich hier nicht etwa
um ein zufälliges Aufeinanderfolgen, sondern um Ursache und Wirkung
handelt, das beweisen Thierversuche, die Max Schüller (1878)[1] und
Fedor Krause (1891)[2] angestellt haben. Schüller brachte tuberculöse Sputa, zerkleinerte Massen aus tuberculösen Menschenlungen
oder eine hieraus gewonnene, dreifach umgezüchtete Bacterienmasse
in die Lungen von Hunden und Kaninchen, welchen dann später ein
subcutanes Gelenktrauma, eine Contusion oder Distorsion beigebracht
wurde, und zwar stets an einem Kniegelenke. Er sah nach mehreren
Wochen am verletzten Gelenke Auftreibung der Gelenkenden und in
der Synovialis Granulationswucherung. In einigen Fällen kam es zur
Gelenkeiterung. Die gleichen Gelenkverletzungen hatten bei sonst gesunden Versuchsthieren niemals solche Erscheinungen zur Folge.

Fedor Krause impfte Meerschweinchen und Kaninchen mit
reinem Tuberkelbacillenmaterial, die ersteren unter die Bauchhaut, die
letzteren in die Bauchhöhle oder in eine der grossen Ohrvenen. Dann
verstauchte oder quetschte er den Thieren mehrere Gelenke. Er fand,
nachdem die Thiere in kürzerer oder längerer Frist an allgemeiner
Tuberculose zu Grund gegangen, bei den Meerschweinchen von 44 ver-
stauchten Gelenken 15 tuberculös erkrankt. In der Mehrzahl der
Fälle zeigte die Synovialis allein krankhafte Veränderungen, in 6 aber
waren tuberculöse Erweichungsherde im Marke der Epiphysen nachzuweisen. Bei Kaninchen ergaben 28 verstauchte Gelenke 14 tuberculöse Erkrankungen; Hüft- und Kniegelenk waren am häufigsten
befallen. Auch hier herrschte die Synovialtuberculose vor. Eigen-
thümlich war die geringe Anzahl von Tuberkelbacillen in den Synovial-
und Ossaltuberkeln, bei Meerschweinchen sowohl, wie bei Kaninchen.
obwohl in anderen Organen der Versuchsthiere, in den Lungen, der
Milz, der Leber, den Nieren, die Bacillen sich massenweise vorfanden.
Es stimmt dies überein mit den Befunden am Menschen. Auch hier
ist es oft recht schwer, in ganz frischen Gelenktuberkeln die Bacillen
nachzuweisen, eine Thatsache, die noch der Erklärung harrt.

Bei der grossen Empfänglichkeit der Meerschweinchen und Kaninchen für Tuberculose liesse sich nun freilich einwenden, dass es hier
zur Gelenktuberculose nicht erst eines Traumas bedurft hätte. Aber

---

[1] Max Schüller: Centralblatt f. Chirurgie 1878, Nr. 43, pag. 713.
[2] Krause a a. O. pag. 80.

unter 29 Versuchsthieren, bei welchen die Impfung mit Tuberkelbacillen
ohne nachfolgendes Gelenktrauma vorgenommen war, fand Krause
nur eines, ein Kaninchen, mit Tuberculose in einem der zwölf Gelenke,
die allemal der Untersuchung unterworfen wurden. Das spricht doch
entschieden für eine örtliche Gewebsschwäche, welche durch die Verletzung hervorgerufen worden war.

Während die bisher geschilderte Verschleppung der Tuberkelnoxe
einzig mit dem Transport freier oder in Zellen eingeschlossener Bacillen rechnete, lassen einzelne Beobachtungen vermuthen, dass es sich
auch um embolische, metastatische Vorgänge handeln könne. Fr. König[1]
hat auf die eigenthümliche Keilform mancher Tuberkelherde und tuberculöser Sequester in den Epiphysen hingewiesen und sie durch Embolie
erklärt; und W. Müller[2] ist es durch Einspritzen von tuberculösem
Eiter in die Arteria nutritia tibiae bei jungen Ziegen thatsächlich
gelungen, keilförmige Herde in den Diaphysen und Epiphysen zu erzeugen. Am Menschen gibt es für das Zustandekommen einer solchen
Embolie nur zwei Möglichkeiten. Da grössere Gewebsbröckel die
Lungencapillaren nicht passiren, so müsste ein Tuberkelherd in eine
Lungenvene oder eine Arterie des grossen Kreislaufes durchgebrochen
sein, was sicherlich in den meisten Fällen zu einem Blutergusse in das
umgebende Gewebe, nicht aber zur Verschleppung eines Gewebsbröckels
führen würde. Mehr Wahrscheinlichkeit hat das Zusammenballen von
Tuberkelbacillen oder mit solchen beladenen Leukocyten für sich, die,
verbunden durch niedergefallenes Fibrin, als kleine Klumpen im Blutstrome mitgeführt werden und irgendwo stecken bleiben. Eine kaum
anders entstandene Embolie hat auch Fedor Krause[3] einmal bei
seinen Thierversuchen in der unteren Femur-Epiphyse gesehen. Indessen liegt es doch auch keinesfalls ausser dem Bereiche der Möglichkeit, dass der durch Bacillen erzeugte Tuberkelherd im Knochen
ein kleineres Arterienästchen zur Thrombose gebracht habe. Der von
diesem versorgte Bezirk wird dann auch absterben und eine keilförmige
Nekrose oder, nach Einwachsen der Tuberkel, einen keilförmigen Erweichungsherd darstellen.

§. 41. Wir glaubten auf die pathologische Anatomie und die
Aetiologie der Gelenktuberculose etwas näher eingehen zu sollen, da
die gegenwärtige Stellung der Resection und ihrer Unterarten in der
Behandlung der Gelenktuberculose gerade durch die Errungenschaften
der letzten 15 Jahre wesentliche Aenderungen erfahren hat. Die Er-
kenntniss, dass mit Ausnahme seltener, auf Syphilis beruhender Fälle
Alles, was man früher mit den Namen „fungöse", „granulirende Ge-
lenkentzündung", „Caries der Gelenke" zu bezeichnen pflegte, einzig
und allein die Tuberkelnoxe zur Ursache hat, die Entdeckung des
Tuberkelbacillus durch Rob. Koch (1881), ganz besonders aber das
Studium der ersten Anfänge der Tuberculose im Knochen und in den
Gelenken — Alles das hat die typische Resection in engere
Grenzen gedrängt. An die Stelle der Frühresection sind andere

---

[1] König a. a. O. pag. 8.
[2] W. Müller: Centralblatt f. Chirurgie 1885, Nr. 14, pag. 233.
[3] Krause a. a. O. pag. 88.

Operationen getreten, die theils die conservative Behandlung in starren und extendirenden Verbänden unterstützen, theils Uebergänge bilden zur partiellen Resection.

Zu den ersteren gehören die Einspritzungen antibactericller Medikamente in die erkrankten Gelenke und deren Umgebung. C. Hüter, der dieses Verfahren zuerst empfohlen und technisch ausgebildet hat, verwendete hierzu 2—3 %ige Carbolsäure, hatte indessen ausser der Abnahme der Schmerzen und einer zeitweiligen Abschwellung der Gelenke keine durchschlagenden Erfolge zu verzeichnen. Auch mit dem Ersatze der Carbolsäure durch Arsenik- und Sublimatlösungen, durch Perubalsam (Landerer) war nichts Besseres zu erreichen. Erst in neuerer Zeit ist in dem Jodoform-Olivenöl — 5 bis 10 % Emulsion — und in dem Jodoformglycerin — 5—10 % Mischung — ein Mittel gefunden worden, welches, in tuberculöse Gelenke eingespritzt, zu thatsächlichen Heilungen geführt hat (Wendelstadt[1]), Fed. Krause[2]), P. Bruus[3]) u. A.). Es ist hier nicht der Ort, näher auf die Frage einzugehen, ob das Jodoform, was mehrfach behauptet wird, ein Specificum gegen Tuberkelbacillen ist, wie etwa Quecksilber gegen die Noxe der Syphilis. Jedenfalls ist es im Stande, die Bacillen der Tuberculose zu tödten, und seine Schwerlöslichkeit in Wasser verhindert, dass es allzu rasch aus dem Gelenkraume oder von der Injectionsstelle weg in den Lymphstrom aufgenommen wird. Die Wirkung des Jodoforms ist also eine sehr viel nachhaltigere, als die anderer antibacterieller Medikamente.

Es eignen sich für diese Jodoforminjectionen in das Gelenk, wie in die Schichten der Kapsel vorwiegend die Anfangsfälle der Gelenktuberculose, vor Allem der Hydrops tuberculosus. Hier sind bis jetzt die besten Heilerfolge beobachtet worden. In vorgeschrittenen Fällen vermag das Jodoform zwar auch noch zeitweilige Besserung zu schaffen, Schmerzen und Schwellung lassen nach, eiternde Fisteln sondern weniger ab, an einzelnen Stellen sieht man gesunde narbige Einziehung — die endgültige Heilung aber bleibt aus. Wenn demnach der hohe Werth nicht verkannt werden darf, den dieses neue conservative Verfahren besitzt, so ist doch vor allzu grossem Vertrauen zu warnen. Jedenfalls sollte die operative Behandlung überall da einsetzen, wo umschriebene Schwellung und Schmerzhaftigkeit oder gar schon Fluctuation einen nach aussen durchbrechenden Erweichungsherd erkennen lassen. Hier ist das Spalten mit dem Messer und das Ausräumen des tuberculösen Gewebes jedenfalls das zuverlässigere Verfahren.

Am günstigsten liegt der Fall, wenn es gelingt, den Tuberkelherd noch ausserhalb des Gelenkes anzugreifen, wie das manchmal an den Malleolen, im Calcaneus, am Caput tibiae, selten am unteren Ende des Radius, am oberen der Ulna und im Collum femoris möglich ist. In weitaus den meisten Fällen führt die Eröffnung des Abscesses zugleich in das Gelenk, und es ist dann zweckmässig, die Spaltung, wenn

[1]) Wendelstadt: (Aus d. chir. Klinik zu Bonn) Centralblatt f. Chirurgie. Nr. 38, 1889.

[2]) Fedor Krause: Berliner klin. Wochenschrift. Nr. 49, 1889.

[3]) P. Bruns: Verhandlg. d. deutsch. Gesellsch. f. Chirurgie. XIX. Congress 1890.

irgend möglich, so vorzunehmen, dass grössere Abschnitte oder auch das ganze Gelenk der Betastung und Besichtigung zugänglich wird.

Dies führt uns auf operative Verfahren, die sich als Unterarten der partiellen Resection darstellen. Die Arthrectomie, wie R. v. Volkmann dieses operative Vorgehen nannte, bezweckt, nach breiter Eröffnung des Gelenkes, die gründliche Entfernung alles krankhaften Gewebes, mag es nun in der Synovialis, der fibrösen Kapsel, den Gelenkbändern — Arthrectomia synovialis, oder in vom Knorpel entblössten, oberflächlichen Schichten der Gelenkenden liegen — Arthrectomia ossalis. Es kann sich bei dem letzteren Verfahren natürlich nur um kleine, umschriebene Tuberkelherde handeln, die mit dem scharfen Löffel herauszuheben, mit dem Hohlmeissel herauszugraben oder mit der Glühhitze zu zerstören sind. Nimmt der Herd den grösseren Theil des Gelenkendes ein, so muss dieses geopfert werden, und hier wird die Arthrectomie zur partiellen Resection.

Sind alle das Gelenk bildenden Knochen mit Tuberkelherden durchsetzt oder bereits in grosser Ausdehnung cariös zerstört, so tritt die totale Resection in ihre Rechte.

§. 42. Es liegt auf der Hand, dass sowohl die Verschiedenartigkeit der Gelenke, als das Alter der von Gelenktuberculose befallenen Kranken die Indicationen zur Resection, der partiellen wie der totalen, in mannigfacher Weise beeinflussen. Wir haben hierauf näher einzugehen.

Verhältnissmässig früh wird man sich am Schulter- und Ellenbogengelenke zur Resection, und zwar zur Totalresection, entschliessen.

Das Schultergelenk wird zwar von den sechs grossen Gelenken der Extremitäten am seltensten von Tuberculose befallen, aber die hier häufig auftretende Form, eine unter spärlichem Eitern einhergehende Granulation — Caries sicca nach R. v. Volkmann — zerstört Gelenkkopf und -Kapsel so gründlich, dass im Falle der Ausheilung schwere Bewegungsstörungen zurückbleiben. Die Resection verkürzt hier nicht nur die Krankheitsdauer um ein Beträchtliches, sie ist auch im Stande, ein bewegliches Gelenk zu schaffen, welches um so brauchbarer wird, je weniger die Muskeln durch lange Ruhe geschwunden sind.

Am Ellenbogengelenke tritt die hier sehr häufige ossale Tuberculose in der Regel in mehreren Knochen gleichzeitig auf; Ulna und Humerus bergen meist die Granulationsherde, die später in den Kapselraum durchbrechen. Die Arthrectomia ossalis und die partielle Resection sind dann kaum die geeigneten Verfahren, eine endgültige Heilung vorzubereiten; diese ist nur von der totalen Resection zu erwarten, deren beste functionelle Erfolge gerade am Ellenbogengelenke erreicht werden.

Im Kindesalter erkrankt das Handgelenk nicht häufig. Die hier gewöhnlich vorkommende Tuberculose der Hand ist die Paedarthrocace, die Spina ventosa, jene tuberculöse Osteomyelitis der Phalangen- und Metacarpus-Diaphysen, die sehr spät oder niemals in die Epiphysen und die Gelenke einbricht und meist durch wiederholtes Auskratzen und Ausbrennen der Knochenherde zur Heilung geführt

wird. Die Tuberculose des Handgelenkes und der Handwurzel
beginnt in der Regel erst nach dem 15. Lebensjahre, in der Zeit, in
welcher bei der arbeitenden Klasse schwere und andauernde Beschäftigung zu allerlei Zerrungen, Quetschungen, Verstauchungen der
Handwurzel den Anlass gibt. Die oberflächliche Lage der Knochen
und Gelenkspalten lässt die granulirende oder eiterige Schwellung
rasch an die Oberfläche treten, und so gelingt es hier verhältnissmässig
früh, dem tuberculösen Herde beizukommen. Typische Resectionen
sind daher selten nothwendig. Immerhin wird man zweckmässiger-
weise von bestimmten, auch der Resection dienenden Weichtheil-
schnitten auf den Knochenherd vordringen und den erweichten Knochen
mit dem scharfen Löffel ausschaben oder ihn sammt der granulirenden
Synovialis herausschneiden — partielle Resection. Vernachlässigte,
weit vorgeschrittene Fälle von Handgelenkstuberculose erfordern die
Resection der ganzen Handwurzel und der Epiphysen der Vorderarmknochen. Doch verspreche man sich nicht zu viel, zumal bei Erwachsenen. Die sorgfältige Herausnahme aller erkrankten Knochen
und Synovialsäcke, die Entfernung des die Sehnen umgebenden schwammigen Granulationsgewebes lässt in der Regel eine merkliche Schrumpfung der Sehnenscheiden entstehen, ganz abgesehen von der Steifigkeit der Finger, die bereits vor der Operation bestand. Zudem ist
die Heilung eine langwierige, und nicht wenige Fälle von Handgelenksresectionen bei Erwachsenen enden mit der Amputation des
Vorderarmes.

Zweifellos heilen manche Fälle von Hüftgelenkstuberculose
unter rein conservativen Massnahmen, Gewichtsextension, Bädern, Injectionen von Jodoformglycerin vollkommen aus, freilich nicht ohne
eine mehr oder weniger feste Ankylose im Gelenke zu hinterlassen,
deren Stellung von der rechtzeitig und zweckmässig eingeleiteten
orthopädischen Behandlung abhängt. In der grossen Mehrzahl der
Erkrankungen aber zwingt ein in der Trochantergegend oder an der
Vorderseite des Schenkels sich vordrängender Abscess zum operativen
Einschreiten. Es soll dann der Schnitt zur Entleerung des Eiters
immer so geführt werden, dass von ihm aus das Gelenk sofort zugänglich gemacht werden kann. Zeigen sich Gelenkkopf und -Pfanne
nur mässig zerstört, so liegt die Versuchung sehr nahe, die erreich-
baren Granulationsmassen mit dem scharfen Löffel auszuräumen, eine
Art Arthrectomie zu unternehmen und mit Jodoformglycerin nach-
zubehandeln. Zuverlässig ist ein derartiges Verfahren aber keineswegs.
Denn solange der Gelenkkopf noch in der Pfanne liegt, ist ein über-
sichtliches und ausreichendes Operiren an Kapsel und Pfanne unmöglich. Wohl gelingt es, Erweichungsherde im Schenkelhalse und Schenkelkopfe zu zerstören, auch wohl den hinteren-oberen Theil der Kapsel
herauszuschneiden; der vordere-untere aber und vor Allem die Pfanne
bleibt unzugänglich. Dieser Nachtheil wiegt um so schwerer, als die
ossale Tuberculose des Hüftgelenkes mindestens ebenso häufig, vielleicht noch häufiger in der Pfanne beginnt, als im Schenkelhalse und
Schenkelkopfe [1]). Hier schafft einzig und allein die Resection des

---

[1]) Eine aus der Volkmann'schen Klinik durch Oberst (1881) zusammen-
gestellte Tabelle gibt darüber bemerkenswerthe Aufschlüsse. Unter 132 Fällen

Femurkopfes freie Bahn. Sie wird am zweckmässigsten der Abscess-eröffnung unmittelbar nachgeschickt.

Dringend nothwendig wird die Resection, wenn der zerstörte Kopf über den cariösen Pfannenrand nach hinten-oben luxirt ist und bei Beckenabscessen in Folge der tuberculösen Zerstörung der Pfanne.

In vereinzelten Fällen kann die durch kein anderes Mittel zu mildernde Schmerzhaftigkeit des tuberculös erkrankten Hüftgelenks die Resection veranlassen, auch wenn noch kein Abscess zu Tage tritt. Es handelt sich hier um sehr stürmisch auftretende eiterige Ergüsse in die noch geschlossene Gelenkkapsel bei Synovialtuberculose, oder nach dem erfolgten Durchbruche eines ossalen Tuberkelherdes.

Am Kniegelenke ist die primäre Synovialtuberculose durch Jodoforminjectionen und synoviale Arthrectomie sehr wohl zu beherrschen. Aber auch bei ossaler Tuberculose, die in das Gelenk eingebrochen, schafft im Beginne der Erkrankung die Arthrectomie oft noch alles kranke Gewebe weg. Man darf sich dabei freilich nicht scheuen, tiefe Gruben in die Spongiosa der Gelenkenden einzukratzen und einzubrennen, Hohlgänge in dem einen oder anderen Condylus femoris, oder aber im Caput tibiae anzulegen und nach aussen zu drainiren, umschriebene Knochenstücke bis auf den Epiphysenknorpel abzutragen. Derartige Operationen, die schon eher partielle Resectionen zu nennen sind, eignen sich besonders für das Kindesalter, weil sie die Epiphysenknorpel schonen und somit das Knochenwachsthum von Femur und Tibia nicht beeinträchtigen [1]).

Vorgeschrittene Fälle von Kniegelenkstuberculose, zumal solche mit fehlerhafter Stellung der Gelenkenden, erfordern im Kindes- und jugendlichen Alter die totale Resection, die auch hier, wenn irgend möglich, die beiden Epiphysenknorpel zu schonen hat. Beim Erwachsenen bleibt in solchem Stadium der Erkrankung die Resection immer nur ein Versuch zur endgültigen Heilung. Der sicherste Weg ist die Amputatio femoris, die oft genug einer Resection folgt, weil entweder die Ausheilung nicht zu Stande kam, oder ein Rückfall der Tuberculose eintrat.

Es erübrigt noch das Fussgelenk. Tritt in der Jugend die Tuberculose am Fussgelenke und der Fusswurzel auf, so wird man, wie am Handgelenke, in der Regel mit dem mehrfach wiederholten Evidement oder mit der Arthrectomie unter Wegnahme des einen oder anderen Fusswurzelknochens auskommen. Die Frage einer eigentlichen Resection betrifft gewöhnlich Kranke, die in der Entwickelungsperiode oder, die Meisten, nach abgeschlossenem Knochenwachsthume an Tuberculose des Fussgelenkes und der Fusswurzel leiden. Ueber die Zulässigkeit sind die Stimmen getheilt; doch ist die grosse Mehrzahl der deutschen und englischen Chirurgen gegen die Resection ein-

---

von Resection des Hüftgelenkes fanden sich käsige Herde 50mal allein in der Pfanne (31mal mit, 19mal ohne Sequester), 23mal im Schenkelkopf, Schenkelhals oder Trochanter (14mal mit, 9mal ohne Sequester), 7mal gleichzeitig in Kopf und Pfanne (6mal mit, 1mal ohne Sequester). In 29 Fällen war die cariöse Zerstörung schon so weit vorgeschritten, dass der Ausgangspunkt der Erkrankung nicht mehr bestimmt werden konnte; in 23 endlich fehlte jeder Knochenherd; es handelte sich um primäre Synovialtuberculose.

[1]) Vergl. §. 57.

genommen. Man wird sie am ehesten noch empfehlen können bei
Kranken vor vollendetem Knochenwachsthume. Handelt es sich dagegen um Erwachsene, so wird man wenig Freude und Dank ernten,
wenn man resecirt. Die lange Heilungsdauer, die Schwierigkeit, den
resecirten Fuss in einer zum Gehen tauglichen Stellung straff-beweg-
lich oder auch ankylotisch ausheilen zu lassen, die Häufigkeit tuberculöser Rückfälle — Alles das sind schwerwiegende Nachtheile der
Resection. Der Kranke, der Monate lang bettlägerig war oder sich
an Krücken mühsam fortschleppte, verlangt von einer Operation rasche
und gründliche Ausheilung, er wünscht, möglichst bald .wieder auf die
Füsse zu kommen. Das aber lässt sich nur durch die Amputation,
die Pirogoff'sche und Syme'sche, erreichen, oder aber durch eine
Operation, die zwischen Amputation und Resection die Mitte hält, die
osteoplastische Resection nach Wladimiroff [1]) und Mikulicz [2]).

§. 43. Vielfach wird die Frage aufgeworfen, ob man bei bestehender Tuberculose der Lungen und bei den der Gelenktuberculose
so häufig folgenden Nierenerkrankungen noch reseciren solle.

Was zunächst die Lungentuberculose betrifft, so ist ein um-
schriebener Erkrankungsherd gewiss keine Contraindication gegen die
Resection. Dieser abgegrenzte Herd kann ja ebenso heilen, wie die
Gelenktuberculose, und wird sogar durch die Verstopfung der einen
Eiterquelle unter günstigere Bedingungen gestellt. Zudem ist die
Resection, unter Antiseptik ausgeführt, kaum mehr als eine besonders
eingreifende Operation zu betrachten. Ist freilich Lungenphthise vor-
handen, bestehen bereits Symptome, die auf eine Darmtuberculose oder
eine solche der Nieren hindeuten, so wird man, wie von jeder anderen
Operation, so auch von der Resection absehen. Dies gilt in erhöhtem
Maasse, sobald Zeichen beginnender Miliartuberculose vorhanden sind.

Die im Verlaufe der tuberculösen Caries auftretenden Erkrankungen der Nieren sind doppelter Art. Die eine ist die parenchymatöse Nephritis, die andere die Amyloiddegeneration der Niere.
Beide liefern einen albumenhaltigen Harn, beide geformte Elemente in
demselben; doch sind diese bei der ersten Form im Ganzen zahlreicher
vertreten.

Die parenchymatöse Nephritis gibt jedenfalls keine Contraindication gegen die Resection ab. Sie heilt sogar häufig nach derselben,
wie man wenigstens aus dem Verschwinden des Albumen im Harn
schliessen muss. Die Amyloiddegeneration, die übrigens erst in dem
letzten Stadium des Gelenkleidens auftritt und sich allmälig mit der
gleichen Entartung in Leber, Milz und Darmgefässen verbindet, gilt
für unheilbar, und die Resection würde desshalb wenig Aussicht auf
Erfolg bieten. Gleichwohl haben verschiedene Autoren selbst hier
noch die Resection ausgeführt und wollen auch in Fällen, in welchen
neben dem Eiweissharnen eine Anschwellung der Leber oder der
Leber und Milz bestand, also die speckige Entartung der drei Organe
angenommen werden musste, eine Verminderung und selbst ein Ver-

[1]) Monastyrski, N.: St. Petersburger med. Wochenschrift 1886, Nr. 2, pag. 13.
[2]) Mikulicz: Archiv f. klin. Chirurgie. Bd. XXVI, 1881, pag. 494 u.
Bd. XXXIII, 1886, pag. 220.

schwinden des Albumen im Harne beobachtet haben [1]). Es ist schwer
zu entscheiden, ob in solchen Fällen diagnostische Irrthümer begangen
wurden oder nicht. Bekanntlich kommt bei parenchymatöser Nephritis
auch Fettleber vor, so dass aus der gleichzeitigen Anschwellung der
Leber und Eiweissharnen noch kein sicherer Schluss auf amyloide
Degeneration zu machen wäre. Fälle, in welchen auch eine Ver-
grösserung der Milz nachgewiesen wurde, geben freilich zu denken,
und es wären weitere Versuche in dieser Richtung entschieden geboten.

§. 44. Bei Gelegenheit der Schussverletzungen der Gelenke
wurde bereits für gewisse Fälle von Gelenkvereiterung die Resection
empfohlen, auch wenn die Knochen an sich gesund waren. Diese
Resection bei Pyarthron ist zuweilen auch ohne Gelenkverletzung
indicirt, so bei schweren Gelenkvereiterungen metastatischer Natur,
wie sie im Gefolge des Typhus, der Blattern, des Scharlach, des Ery-
sipels, des acuten Gelenkrheumatismus zuweilen auftreten. In den
meisten Fällen wird man freilich mit der einfachen Arthrotomie auskommen. die in Verbindung mit Gelenkdrainage und Ausspülung
mittelst antiseptischer Flüssigkeiten Vorzügliches leistet. Immerhin
bleiben Gelenk-Empyeme übrig, bei welchen, wie z. B. am Hüftgelenke, nur die Resection den freien Abfluss des Eiters und die Durchspülung ermöglicht.

§. 45. Nekrose der Gelenkenden, entstanden infolge einer
eiterigen Osteomyelitis und Periostitis mit Epiphysenlösung, veranlasst
nur selten die Resection im strengen Sinne des Wortes. Gewöhnlich
genügt die Nekrotomie, bei welcher indessen die für die betreffende
Resection angegebenen Schnittführungen zweckmässige Verwendung
finden. Wir wissen, dass gerade die epochemachenden ersten Resectionen des Schultergelenkes von Charles White und Lentin derartige Fälle betrafen. Sie geben die beste Gewähr für eine Neubildung des Gelenkes.

Noch seltener wird man genöthigt sein, den nach Fractur im
anatomischen Halse nekrotisch gewordenen Humerus- oder Femurkopf
zu entfernen.

§. 46. Unter den Geschwülsten der Gelenke erfordern die
gutartigen, intra- und extraarticularen, sehr selten die Resection. Die
ersteren, gestielte fibröse oder cartilaginöse Gelenkkörper, Gelenk-
lipome, selbst kleinere Ekchondrosen werden nach aseptischer Eröffnung
der Kapsel entfernt. ohne dass die Gelenkflächen hierbei eine Verletzung erleiden. Die letzteren, Exostosen, Ekchondrosen trägt man nach
sorgfältiger Blosslegung vom Knochen ab. Einzig die selten vorkommenden Enchondrome der Epiphysen würden die Resection veranlassen [2]).
Gleichzeitig mit der Amputation und Exarticulation kommt die
Resection in Frage, wenn es sich um halb- und ganzmaligne

---

[1]) Vergl. die Discussion in den Verhandlg. d. deutsch. Gesellsch. f. Chirurgie.
V. Congress. I, pag. 42, 1876.
[2]) Siehe einen Fall der Art bei R. v. Volkmann, Beiträge z. Anatomie
u. Chirurgie d. Geschwülste. Archiv f. klin. Chirurgie. Bd. XV, pag. 566, 1873.

Knochengeschwülste handelt, um die verschiedenen Sarkome, das
Riesenzellen-, das Spindelzellen- und das Rundzellensarkom, die bald
vom Marke, bald vom Perioste ihren Ursprung nehmen, mit Vorliebe
die Gelenkenden befallen und sowohl nach dem Gelenkinnern wachsen,
wie sich nach aussen ausdehnen. Wir wissen, dass Spindel- und Rund-
zellensarkome bezüglich der Metastasen zu den malignen Tumoren
gehören, dass das Riesenzellensarkom dagegen in dieser Beziehung
relativ gutartig ist. Indessen ist die Benignität doch keineswegs so
gross, wie dies von verschiedenen Autoren, besonders von Nélaton
und Gray, betont wurde. Einmal ist die Geschwulst nicht selten ge-
mischt mit den anderen Arten, und dann liegen auch Fälle vor, in
welchen zweifellos eine Generalisation von Riesenzellensarkom stattgefunden hat [1].

Im Hinblick auf das Gesagte sind wir der Ansicht, dass die conservative Chirurgie hier sehr schlecht angebracht ist. Eine frühzeitige,
gründliche Entfernung dieser Geschwülste durch die Exarticulation im
nächst höher liegenden Gelenke, mindestens durch eine entfernt von
dem Tumor ausgeführte Amputation, ist jedenfalls das sicherste Mittel,
um den Metastasen zuvorzukommen und einen Erfolg zu erzielen, nach
welchem man bei Geschwulstexstirpationen an anderen Körpergegenden
vergebens strebt. Nimmt die Geschwulst auch nur das Gelenkende
ein und liegt die Versuchung noch so nahe, mit dem Leben auch das
Glied zu erhalten, so bleibt doch stets zu erwägen, dass die Verschleppung der Geschwulstkeime erfahrungsgemäss im Periost und
Marke weit höher hinauf- und hinabreicht, als es die Grenzen des
Tumor vermuthen lassen.

Eine einzige Ausnahme dürfte am Humeruskopfe gemacht werden,
wenn dieser der Sitz eines Sarkoms wäre. Die Erhaltung der Hand
lässt hier die Resection gerechtfertigt erscheinen, und die Grenzen des
Sägeschnittes am Schafte des Humerus sind, wie wir bereits wissen,
sehr weit gesteckt.

§. 47. Die letzte der Indicationen zur Gelenksresection ist eine
rein orthopädische, eine functionelle.

Sie betrifft in erster Linie abgelaufene Fälle tuberculöser Gelenkentzündungen, fibrös- und knöchern-ankylotische Gelenke in Stellungen.
die den Gebrauch des Gliedes vollständig unmöglich machen und weder
durch das Brisement forcé, noch durch subcutane Teno- und Myo-
tomien zu beseitigen, nicht einmal zu verbessern sind.

So bieten stumpfwinklige oder Streckankylosen des Ellenbogengelenkes, demnächst Ankylosen des Schultergelenkes
Gelegenheit zur Resection. Neben der Verbesserung der Stellung
bezweckt die Operation hier auch die Bildung eines beweglichen Gelenkes, ein Grund, wesshalb selbst von Manchen bei der im Uebrigen
ganz brauchbaren, rechtwinkligen Ankylose des Ellenbogengelenkes die
Resection vorgeschlagen wird.

Die Versteifung des Handgelenkes gibt seltener den Anlass

---

[1] Vergl. hierüber die bemerkenswerthe statistische Zusammenstellung von
S. Gross im Americ. Journ. of med. Sciences 1879. Juli u. Oct. Ref. im Centralblatt f. Chirurgie 1880, pag. 154 u. 551.

zur Resection, da sie meist in Streckung eingetreten ist und an sich die Bewegungen der Finger nicht beeinträchtigt.

Ankylosen der Hüfte, insbesondere Adductions- und starke Flexionsankylosen werden am zweckmässigsten durch die Keilosteotomie geheilt. An der Hüfte ist bei der vollständigen Verödung des Gelenkes die Resection mit ausserordentlichen Schwierigkeiten verbunden, man müsste denn, wie dies von R. v. Volkmann[1]) geschehen ist, der Osteotomia subtrochanterica die „Meisselresection" des Hüftgelenkes hinzufügen.

Am Knie ist es die nicht seltene recht- und spitzwinklige Ankylose, die zur Resection den Anlass gibt. Doch kommt auch hier die Keilosteotomie am Femur, oder aber die doppelte, an Ober- und Unterschenkel in Betracht.

Am Fusse ist zuweilen die Spitz- oder Klumpfussstellung zu beseitigen, wenn man nicht vorzieht, eine der später zu erwähnenden Keilosteotomien auszuführen, oder nach Pirogoff oder Syme zu amputiren.

Die Arthritis deformans kann in einzelnen Fällen, wenn sie ein einziges oder nur wenige Gelenke befallen hat, Gelegenheit zur Resection geben. An der Schulter, am Ellenbogen, an der Hand und den Fingern wird man auf diese Weise dem Kranken wieder ein bewegliches Gelenk zu verschaffen suchen. An der Hüfte[2]), dem Knie und Fusse lässt sich der Eingriff wohl nur dann rechtfertigen, wenn das Gelenk in solch fehlerhafter Stellung versteift, dass das Glied vollkommen unbrauchbar ist. Es treten in derartigen Fällen mit der Resection in Wettbewerb die Keilosteotomien und die Pirogoff'sche osteoplastische Fussamputation.

Auch der Hallux valgus (Stromeyer), die meist mit Arthritis deformans verbundene Abductionsstellung der grossen Zehe, hat mehrfach eine Resection des Köpfchens des Metatarsalknochens veranlasst. Die Operationen waren von Erfolg begleitet[3]).

Inwiefern der chronische Gelenkrheumatismus, die Polyarthritis rheumatica chronica, ein Feld für die Gelenkresectionen abgeben könne, ist zur Zeit noch eine offene Frage. Zwar liegt es nahe, auch hier die versteiften Schulter-, Ellenbogen-, Hand- und Fingergelenke durch die Resection wieder beweglich zu machen, doch wird man nur solche Fälle zur Operation heranziehen, die einen Jahre langen Stillstand des Processes im ganzen Körper nachweisen lassen. M. Schede[4]) hat in einem Falle dieser Krankheit, bei einem 19jährigen Mädchen, wegen knöcherner Ankylose beide Ellenbogen-, beide Hand- und beide Fussgelenke resecirt, und C. Hüter[5]) einmal beide Ellenbogengelenke. Bei diesen Operirten war der nächste Erfolg ein guter

[1]) Richard Volkmann: Osteotomia subtrochanterica und Meisselresection des Hüftgelenkes. Centralblatt f. Chirurgie 1880, Nr. 5, pag. 65.
[2]) Zander, Hans: Ein Fall von Hüftgelenksresection wegen Arthritis deformans. Dissertat. inaug. Würzburg 1889. — Fall, von Schönborn operirt, nebst 4 anderen von Fock, Küster, Riedel, Niehans.
[3]) S. Cap. II, §. 14.
[4]) M. Schede: Verhandlg. der deutsch. Gesellsch. f. Chirurgie. VII. Congress 1878, I, pag. 78.
[5]) C. Hüter: Ibidem pag. 81.

doch darf man wohl die Prognose für die Dauer nicht allzu günstig
stellen. Die Versteifung kann wiederkehren, und zudem ist mit der
rheumatischen Erkrankung der Gelenke auch meist eine verbreitete
der Muskeln verbunden, die zu Contracturen führt.

§. 48. Weniger häufig, als die Versteifung, veranlassen Schlottergelenke die Resection. Es sind das meist ungünstig verlaufene Fälle
einer ersten Resection, bei welcher die erstrebte straffe Gelenkverbindung oder die knöcherne Ankylose ausblieb. Am ehesten bietet
hierzu das Kniegelenk Gelegenheit. So berichtet Henry Smith[1])
über eine von ihm wiederholte Resection und erzählt, im Kings-Hospital
sei die Resection in vier bis fünf Fällen an ein und demselben Kniegelenke wiederholt worden; Fergusson habe sie sogar dreimal am
selben Knie ausgeführt; in allen sei schliesslich ein brauchbares Bein
erzielt worden. Oft wird man indessen die Amputation der Resection folgen lassen müssen, da doch in der Mehrzahl der Fälle die
ungünstigen, localen und allgemeinen Verhältnisse fortbestehen werden, die am Knie eine knöcherne Ankylose nicht zu Stande kommen
lassen.

In der Absicht, an die Stelle eines durch Muskellähmung un-
brauchbaren Gelenkes die knöcherne Ankylose zu setzen, hat zuerst
von Lesser[2]) (1879) die Resection an einem Pes varus paralyticus
mit Erfolg ausgeführt. Albert[3]) (1881) hat dann diese Indication
auch auf das paralytische Kniegelenk ausgedehnt und der Operation
den Namen „Arthrodese" beigelegt.

Endlich sind hier die Versuche zu erwähnen, bei Luxatio coxae
congenita an Stelle des haltlosen, nach oben verlagerten Gelenkes
eine straff-bewegliche Gelenkverbindung an richtiger Stelle zu schaffen.
Man hat zu dem Zweck die Resection des Schenkelkopfes vorgeschlagen
und ausgeführt (Rose, Reyer, Margary u. A.). Die Resection des
Caput femoris hat indessen hier kaum eine Berechtigung; denn nicht
der Kopf, sondern die Pfanne ist der am meisten verbildete Theil.
Ihre flache, niedrige Umrandung lässt den Schenkelkopf bei der Belastung durch den Körper nach oben auf das Darmbein gleiten, und
es ist nicht recht einzusehen, wie durch die Resection des Kopfes
dieses Aufwärtsgleiten verhindert werden soll. In der That sind denn
auch die Endergebnisse solcher Resectionen wenig zufriedenstellend
gewesen[4]).

Richtiger geplant sind die Verfahren, die sich die Befestigung des
Schenkelkopfes in der verkrüppelten oder in einer neugeformten Pfanne
zum Ziele setzen. So schlug C. Hüter[5]) vor, nach Blosslegung des

---

[1]) Henry Smith: Excision of the Knee-Joint for a second Time. Brit.
med. Journal. Vol. I. 1867, pag. 169 u. 453. — Repeated Resection of the Knee-
Joint. Lancet 1867, Febr. 16.
[2]) v. Lesser, L.: Ueber operative Behandlung des Pes varus paralyticus.
Centralbl. f. Chirurgie 1879, Nr. 31, pag. 497.
[3]) Albert: Sitzungsberichte der 54. Versammlung deutscher Naturforscher
und Aerzte in Salzburg 1881. Referirt im Centralbl. f. Chirurgie 1881, Nr. 48,
pag. 766.
[4]) Vergl. eine Sammelstatistik von 27 Fällen in Albert Hoffa's Lehrbuch der orthopäd. Chirurgie pag. 531.
[5]) C. Hüter: Grundriss d. Chirurgie. 1. Aufl. II. Hälfte, pag. 931.

Schenkelkopfes und Abtragen seiner Wölbung einen Periostlappen vom Schenkelhalse und einen vom Darmbeine abzulösen und diese zu vereinigen. De Paoli nagelte, Israël nähte das Caput femoris an das Darmbein fest. Fr. König [1]) umschnitt den Trochanter bogenförmig, drang bis auf das Darmbein vor und löste mit dem Meissel einen fächerförmigen Periostknochenlappen ab, den er in der Nähe der Pfannengrube aufrichtete, als Hohlschale über den Gelenkkopf schob und mit der Kapsel durch Catgutnähte vereinigte. Endlich hat Alb. Hoffa [2]) ein Verfahren erdacht, welches neben der Ausbildung einer tieferen Pfanne die Beseitigung der Muskel- und Fascienwiderstände bezweckt. Mit Recht sieht er in den zu kurz gewachsenen Weichtheilen den Grund, warum der nach unten gezogene Schenkelkopf immer wieder nach oben gleitet, und empfiehlt daher ein ausgiebiges Ablösen der Muskeln am Trochanter major, bei Kindern nach dem 6. Jahre auch die Tenotomie der verkürzten Unterschenkelbeuger, des M. biceps, M. semimembranosus, M. semitendinosus in der Kniekehle, bei älteren Individuen selbst die Durchschneidung der gespannten Fascia lata und der von der Spina ilei ant. herabziehenden Muskeln. Die Operation verläuft in ihrem ersten Akte ganz wie eine Hüftgelenksresection mit hinterem Längsschnitte nach B. v. Langenbeck (siehe §. 88). Sind die Weichtheile vom grossen Rollhügel abgeschält, so gelingt es leicht, den Kopf in die flache Pfanne zu bringen, aber nicht, ohne dass die zu kurz gewachsenen Beuger des Unterschenkels das Knie in Beugung ziehen. Langsame passive Streckung des Unterschenkels, während der Schenkelkopf in der Pfanne gehalten wird, oder aber die Tenotomie der Beuger beseitigt diese Widerstände. Der zweite Operationsakt besteht in der Vertiefung der Pfanne mit einem bajonettartig abgebogenen scharfen Knochenlöffel, also in einer Art Meisselresection der Hüftpfanne, wobei es hauptsächlich darauf ankommt, den hinteren-oberen Pfannenrand recht scharf und hoch herauszuarbeiten. Schliesslich wird der Schenkelkopf in die neue Pfanne geleitet, die überschüssige Kapselwand herausgeschnitten, die Wunde tamponirt und genäht.

Die Erfolge, die Hoffa bei nunmehr 26 Operationen erzielt und in mehreren Fällen 2 und 3 Jahre hindurch geprüft hat, übertreffen so sehr Alles, was bis jetzt durch operatives Handeln bei Luxatio coxae congenita erreicht worden ist, dass diese Meisselresection der Hüftpfanne mit Muskeltrennung entschieden empfohlen werden muss und die angeborene Hüftluxation unter den Indicationen zur Hüftresection nunmehr eine dauernde Stelle behalten wird.

---

[1]) Fr. König: Lehrbuch der speciellen Chirurgie 1889, 5. Aufl., Bd. III, pag. 273.
 [2]) Alb. Hoffa: Verhandlg. d. deutsch. Gesellsch. f. Chirurgie. XIX. Congress 1890, I, pag. 44; XXII. Congress 1893, I, pag. 12.

Cap. IV.

Die Neubildung resecirter Knochen und Gelenke. Subperiostale und subcapsulare Resection.

§. 49. Als eine hervorragend conservative Operation ist die Resection bestrebt, überall nach Herausnahme der kranken Knochen den Zusammenhang des Skelets wieder herzustellen. Nach Continuitätsresectionen und Exstirpationen von Knochen kann dies durch den knöchernen Ersatz, nach Gelenksresectionen durch eine dem ausgefallenen Gelenke möglichst nahe kommende Arthrodie oder durch die knöcherne Ankylose geschehen. Wir wissen nun, dass der Knochen im Stande ist, aus sich selbst wieder Knochen zu bilden, und zwar durch dieselbe Matrix, die bei der ersten Bildung den wichtigsten, vielleicht einzigen Factor darstellt, das Periost. Die sorgfältige Schonung des Periostes ist somit einer der ersten Grundsätze der Resection, und die Ergebnisse sind in functioneller Beziehung erst zur jetzigen Vollkommenheit gelangt, seit man den Werth des Periostes und, fügen wir hinzu, der damit im Zusammenhange bleibenden Sehnen-, Band- und Kapselansätze erkannt hatte.

§. 50. Ueber die Bedeutung des Periostes als knochenbildende Membran war man bis zu den bahnbrechenden experimentellen Arbeiten Duhamel's (1739—1743) vollkommen im Unklaren. Nach der Ansicht der Alten war die Beinhaut nur die Hülle des Knochens, sie spielte weder bei der Heilung der Fracturen, noch bei dem Ersatze nekrotisch gewordener Knochen irgend eine Rolle. Die Heilung der Knochenbrüche besorgt das Mark (Hippokrates), oder ein aus dem Marke ausfliessender „Succus osseus" (Galenus), der sich zwischen die Bruchenden ergiesst und verknöchert. In die durch Caries oder Nekrose entstandenen Knochenhöhlen wachsen Granulationen, die verknöchern und auf diese Weise die Lücken ausfüllen (Celsus). Die Lehre von dem plastischen „Succus osseus" erhielt sich während des ganzen Mittelalters und hat selbst im vergangenen Jahrhundert noch gegenüber den Duhamel'schen Entdeckungen Vertreter gefunden.

Auch der gegen Ende des 16. Jahrhunderts aufblühenden Anatomie ist nicht beschieden gewesen, unter den Geweben, die den Knochen zusammensetzen, dem Perioste die gebührende Stelle anzuweisen. Für die Anatomen der damaligen Zeit war immer noch das Mark die einzige Matrix des Knochens, und vom Perioste nahm man wie früher an, es diene zu seinem äusseren Schutze und zur Umhüllung und Einbettung der ihm zustrebenden Gefässe und Nerven. Selbst Clopton Havers [1]), der um die Anatomie und Histologie des Knochens so hoch verdiente Forscher, wies dem Perioste höchstens eine das Wachsthum regelnde, die Form beeinflussende Aufgabe zu. Er stellte bezüglich der Beinhaut sechs Thesen auf:

---

[1]) Clopton Havers: Osteologia nova. 1692. Francofurti et Lipsiae.

1. Das Periost dient als Hülle des Knochens und bestimmt seine Form;
2. es lässt die Blutgefässe und Nerven zu ihm treten und begünstigt so seine Ernährung und sein Wachsthum;
3. es beschränkt das Wachsthum und die Ausdehnung des Knochens;
4. es verbindet die Diaphyse mit den Epiphysen;
5. es vermittelt den Ansatz der Muskeln und Sehnen an den Knochen;
6. dem Perioste verdankt der Knochen seine Sensibilität.

Den Zeitgenossen Havers' und auch späteren Anatomen galt die 3. These wohl für die bedeutendste, und 100 Jahre später hören wir Scarpa noch ganz die gleiche Ansicht aussprechen.

Ueber die Neubildung verloren gegangener Knochen oder deren Theile verbreitet sich Havers nur wenig, führt aber einen einschlägigen Fall von Diemerbroek an[1]). Dieser war zur Amputation eines gebrochenen Unterschenkels gerufen worden, dessen oberes Tibiabruchende, von Weichtheilen und Periost entblösst, sich bei dem Sturze in die Erde eingegraben hatte. Ein Chirurg schlug die Resection des vorstehenden Bruchendes vor und sägte 2 Zoll ab. Der Kranke genas, ohne eine Verkürzung zurückzubehalten.

Werthvoller als diese Beobachtung, aber ebensowenig gewürdigt für die Bedeutung des Periostes ist der Fall von Joh. Scultetus, den wir bereits in der allgemeinen Geschichte der Resectionen kurz erwähnt und als eine Nekrotomie bezeichnet haben. Die in seinem Armamentarium chirurgicum, Ulm 1653, unter Nr. 81 aufgeführte bemerkenswerthe Krankengeschichte ist folgende:

„Anno 1634 homo quisquam ad me confugit propter magnum ulcus, quod tibiae, secundum totam ejus longitudinem insedit. Inspecto ulcere non solum os tibiae a superficie ad medullam usque corruptum, verum etiam inferius fibulae caput laesum invenimus, et communicatis consiliis clarissimorum virorum unanimi pro rato habuimus, priusquam et abrasione et abustione jam frustra adhibita, ut totum os tibiae excideretur . . . . . Facta incisione ostendi collegis meis tibiam valde corruptam et dimidium caput fibulae putrefactum. Huic tibiae supervenit cartilago quaedam, ut os sub illa tamquam gladius in vagina trahi posset. Ob id vulnus pulvere adstringente obligavi. Post XXX dies tibiam corruptam in sua vagina, quam modiolis ter ad corruptum usque os tibiae perforavi et postea foraminum interstitia forcipe excidi, monstravi. Hoc facto tibiam corruptam et caput fibulae magis corrosum modiolo excidi, atque hac ratione tibiam a genu vere usque ad inferius caput abstuli, et postea utrique tibiae capiti pulverem, ex rad. Aristo. — Irid. Florent. — Cap. Chriso. praeparatum inspersi. Durante curatione in cavitatem tibiae et fibulae candelam ceream transmisimus et caro coepit in extremitatibus tibiae crescere rubra. A die XV usque L dua ossis frustula a superiore et inferiore tibiae parte extraxi."

Im Anschlusse hieran mag auch ein Fall von Delamotte, Chirurgen in der Normandie (1694)[2]), Erwähnung finden. Delamotte

---

[1]) Diemerbroek: Anatomie lib. IX, cap. I, pag. 770; auch bei Velpeau: Nouveaux Eléments de Médecine opérat. II. Edit. 1839, T. II, pag. 573.

[2]) Delamotte: Traité complet de chirurgie. Edit. III. par Sabatier 1771.

resecirte bei einer offenen Fractur der Tibia 6 Zoll aus der Diaphyse,
nachdem er mit dem Messer „les portions membraneuses, qui
étaient unies à l'os" durchschnitten und abgelöst hatte. In 8 Monaten war der Knochen vollständig neugebildet.

§. 51. Mit Duhamel, 1739[1]), gelangt die Periostfrage in das
Stadium der streng wissenschaftlichen Behandlung. Das Experiment
tritt an Stelle alter Schulmeinungen und missdeuteter klinischer Beobachtungen. Die zahlreichen Versuche, welche Duhamel an Tauben
über die Heilung der Knochenbrüche anstellte, zeigten ihm unwider-
leglich, dass das Periost einen sehr wesentlichen Einfluss auf die
Knochenbildung habe. In seinen verschiedenen Arbeiten formulirte er
diesen Satz allerdings nicht immer in der gleichen Weise. Anfangs
glaubte er annehmen zu müssen, dass das ganze Periost durch Aufnahme von Kalksalzen verknöchern könne und auf diese Weise Knochen-
lücken auszufüllen im Stande sei. eine Ansicht, die sein Neffe und
Schüler Fougeroux[2]) noch später aufrecht erhielt. Im weiteren Verlaufe der Untersuchungen kam er dann zu der Ueberzeugung[3]), dass
nur die innersten Schichten des Periostes osteogen seien und lehrte
schliesslich, die knochenbildende Schicht liege zwischen Periost und
Knochen. Sie umgebe auch den wachsenden Knochen und liefere das
Material für das Dickenwachsthum; sie sei dem Cambium, das Periost
aber der Rinde der Bäume vergleichbar. Die Experimente, welche
Duhamel über das Wachsthum der Knochen noch anstellte und in
denen er die Krappfütterung zuerst anwandte, interessiren uns hier
weniger, doch sei kurz erwähnt, dass er die Markhöhle nicht durch
Resorption, wie später Hunter, sondern durch Ausdehnung des wachsenden Knochens entstehen liess.

Die Duhamel'sche Lehre rief grossen Widerspruch hervor. Vor
Allen kämpften Albrecht v. Haller[4]) und sein Prosector Detlef[5])
dagegen an. Auf Gegenversuche gestützt, behaupteten sie, die Galen-
sche Lehre von dem Succus osseus bestehe noch immer zu Recht. Die
Bruchenden, besonders aber das Mark liefere bei der Heilung der
Fracturen eine leimartige Masse, in welcher sich Knochenkerne bildeten.
Das Periost habe keinen Antheil an der Verknöcherung. Ein anderer
Gegner Duhamel's, Bordenave[6]), liess zwar den Knochensaft fallen,
schrieb aber den Knochenenden lediglich die Regenerationsfähigkeit zu.
Die Knochenwunde heile, wie jede Weichtheilwunde, durch Sprossung
von Granulationen, die hier durch Aufnahme von Kalksalzen ver-

---

[1]) Duhamel in Histoire de l'Académie des sciences 1741. pag. 41; 1742,
pag. 40; 1743, pag. 69.
[2]) Fougeroux: Mémoire sur les os. Paris 1760.
[3]) Duhamel: Lettre à Bonnet; — im Journal de médecine de Vander-
monde 1757.
[4]) A. v. Haller: Deux Mémoires sur la Formation des Os, fondés sur des
Expériences. Lausanne 1758, pag. 1.
[5]) Detlef: Dissert. ossium calli generationem et calli naturam etc. demon-
stratam exhibens. Gotting. 1753 und Göttinger Anzeigen von gelehrten Sachen.
1753, pag. 771.
[6]) Bordenave: Essai sur le Mécanisme de la Nature dans la Génération
du Cal. etc. Anhang zu Fougeroux: Mémoire sur les os. 1760.

knöcherten und so die Lücke ausfüllten. Bei diesem Vorgange bleibe das Periost unverändert.

Im Jahre 1775 nahm Troja[1]), ein in Paris lebender neapolitanischer Arzt, die Versuche von Duhamel wieder auf und änderte sie in verschiedener Weise. Er war kein Anhänger Duhamel's, obwohl seine Untersuchungsergebnisse mit denen seines Vorgängers so sehr übereinstimmten, dass sie von späteren Forschern vielfach für die Duhamel'sche Anschauung verwerthet wurden. Anstatt dem Perioste die Knochenbildung zuzuschreiben, nahm er eine zwischen Knochen und Periost ausgeschiedene, gelatinöse Masse an, die schliesslich in Knochen übergehe. Daneben könne auch das Mark Knochen anbilden. Seine Versuche, die sich mehr auf die Entzündung des Knochens und die Nekrose beziehen, sind übrigens nicht frei von Fehlerquellen und lassen manchen Einwurf zu. So zerstörte er das Mark eines Röhrenknochens, sah centrale Nekrose und Regeneration von Seiten des Periostes; in anderer Versuchsanordnung zerstörte er das Periost, sah wieder Nekrose, natürlich eine superficielle, und wiederum Regeneration des Knochens, die er dem Marke zuschrieb. Schon Scarpa und Léveillé haben darauf hingewiesen, dass diese Schlüsse nicht vollberechtigt seien, da in keinem der beiden Versuche der alte Knochen vollständig zerstört und beseitigt war.

Während Anatomen und Physiologen im heftigen wissenschaftlichen Streite über Wachsthum und Neubildung der Knochen waren, finden wir die Chirurgen jener Zeit der Frage sehr kühl gegenüber stehen. Nur hin und wieder scheint die Duhamel'sche Lehre auf dem Gebiete der Chirurgie Wurzel geschlagen zu haben, freilich ohne zu einer praktischen Entwickelung zu gelangen. Von Belang ist in dieser Hinsicht eine Beobachtung von Vigarous[2]), Chirurgen in Montpellier, desselben, dem seine Landsleute die erste Resectio humeri zuschreiben. Der Fall betraf einen 21jährigen Soldaten, der an einer Erkrankung der Tibia litt. 16 Tage nach Eröffnung eines grossen Abscesses brach der Knochen mitten entzwei, während der Mann eine Bewegung im Bette machte. Vigarous legte die erkrankten, wahrscheinlich nekrotischen Bruchenden bloss und entfernte das obere mit dem Trepan, das untere mit der Säge. Beidemal wurde im Gesunden abgesetzt. Die Neubildung des ausgefallenen Stückes der Diaphyse, welches im Ganzen 6 Zoll betrug, erfolgte vollständig. Vigarous konnte Tag für Tag das Fortschreiten der Ossification verfolgen. Er beobachtete dabei, dass der neue Knochen sich in dem Raume zwischen den Enden des alten bildete, und dass diese keinen Antheil an der Neubildung nahmen. Es trat vollständige Heilung ein, und der Kranke ging, ohne zu hinken. Konnte es einen klareren Beweis für die Duhamel'sche Lehre geben, als diese Beobachtung? Der Knochen war von dem zurückgebliebenen Perioste neugebildet worden, welches Vigarous offenbar mit Absicht zurückgelassen hatte. Zwar spricht

---

[1]) Troja: De novorum ossium regeneratione. Paris 1775.
[2]) Vigarous: Considérations générales, pratiques et théorétiques, sur la régénération partielle et totale des os du corps humain, in: Oeuvres de Chirurgie pratique, civile et militaire de Barthélemy Vigarous. Montpellier 1812, p. 398. Observat. LXXVII.

er nirgends von einer subperiostalen Resection, aber er sagt ausdrücklich an einer Stelle: „Le périoste est d'une nécessité absolue pour con-
sommer l'oeuvre de la réproduction."

Inzwischen waren die ersten Resectionen der Gelenke ausgeführt
worden. Park und die beiden Moreau, Vater und Sohn, wetteiferten,
dieser conservativen Operation an Stelle der Amputation und Exarticulation Eingang zu verschaffen, aber, merkwürdigerweise, keiner
legte Werth auf die Erhaltung des Periostes.

Vermandois. Koeler, Chaussier. Wachter[1]) unternahmen
zahlreiche Gelenksresectionen an Thieren; man beobachtete den Heilungsvorgang. untersuchte die neugebildeten Gelenke und kam zu dem
Schlusse, dass im Allgemeinen die resecirten Knochenstücke nicht
wiedergebildet würden. Die hervorragende Bedeutung des Periostes
übersah man. Nur bei Wachter findet sich erwähnt, dass er an
einem Hunde den Schenkelkopf unterhalb des Trochanter major resecirt habe, „nachdem er das Periosteum abgeschabet". — „Nach der
Tödtung fand man Erhabenheiten, die gleichsam den Schenkelkopf
vorstellten, woran sich eine dicke Membran befand, die den Schenkel
mit dem Becken verband." [2]) Früher schon hatte Chaussier bei seinen
Experimenten nach Resection des Caput humeri eine neugebildete
Apophyse gefunden, verwerthete diese Beobachtung aber nicht weiter.

Gegen das Ende des 18. Jahrhunderts erwuchs der Lehre Duhamel's in Bichat[3]) ein scharfer Gegner, der, an Bordenave's Anschauung sich anlehnend, jede bevorzugte Stellung des Periostes bei
der Knochenneubildung in Abrede stellte. Er fand in Antonio
Scarpa[4]) einen mächtigen Bundesgenossen. Der Bildung des Knochens
wie des Callus steht das Periost fern; es ist eine Art Schranke für
die Ossification und verhindert das regellose Knochenwachsthum; so
lehrte Scarpa. Das war auch schon die Ansicht von Clopton Havers
gewesen.

Vor der Autorität Bichat's und Scarpa's schwand die Lehre
Duhamel's mehr und mehr zusammen, und dies um so rascher, als
die späteren Experimentatoren und Schriftsteller über Knochenneubildung, Koeler, Blumenbach. Chopart. Desault, Weidmann,
Macdonald sich eher der Troja'schen Anschauung anschlossen, die
ja dem alten „Succus osseus" gegenüber einige Zugeständnisse gemacht hatte [5]).

1812 veröffentlichte indessen Dupuytren[6]) eine Lehre der Callus-

[1]) S. oben „Geschichte der Resectionen", pag. 25.
[2]) Wachter: Dissertat. chirurg. de articulis exstirpandis imprimis de genu
exstirpato in nosocomio chirurg. academiae groninganae. — C. J. M. Langenbeck's Bibliothek f. Chirurgie. Bd. III, Stück III, pag. 510.
[3]) Bichat: Anatomie générale; Edit. de l'Encyclopédie, pag. 313.
[4]) Anton. Scarpa in Mémoires de physiologie et de chirurgie pratiques
par Scarpa et par Léveillé. Paris 1804.
[5]) Zur gleichen Zeit wurden durch J. Hunter auch die Duhamel'schen
Theorien über das Knochenwachsthum erschüttert. Hunter liess die Markhöhle
durch eine neben der Apposition einherlaufende Resorption im Innern
des wachsenden Knochens entstehen, während Duhamel eine Ausdehnung des
Knochens annahm.
[6]) Dupuytren: Vorlesungen über pathologische Anatomie 1812 und in
L. J. Sanson: Exposé de la Doctrine de M. le Prof. Dupuytren sur le Cal. etc.
Journal universel des Sciences médic. T. XX, 1820, pag. 131.

bildung, die sich den Ansichten Duhamel's wieder etwas näherte. Er wies dem Perioste die Bildung des äusseren, „provisorischen" Callus zu, während das Mark den inneren liefere. Dupuytren's grosser Schüler Cruveilhier[1]) änderte, gestützt auf Thierversuche und pathologisch-anatomische Untersuchungen, diese Anschauung in der Weise ab, dass er neben dem Perioste auch alle dem Knochen zunächstliegenden Weichtheile an der Callusbildung theilnehmen liess. Für ihn gab es übrigens nicht, wie Dupuytren lehrte, einen „provisorischen" und einen „definitiven" Callus, Cruveilhier kannte vielmehr nur einen Callus, der anfangs schwammig und übermässig, später dicht und auf das Maass des alten Knochens geschrumpft erscheint.

Hatten Dupuytren und Cruveilhier bei ihren Untersuchungen vorwiegend den Callus bei Fracturen im Auge, so stellte Charmeil[2]) wiederum die Frage der Knochenneubildung bei Nekrose und Continuitätsresection in den Vordergrund. Ein Anhänger der damals herrschenden Ansicht, dass das Periost keinen oder mindestens keinen vorwiegenden Einfluss auf die Knochenneubildung habe, unternahm er zweierlei Experimente. In der einen Reihe von Versuchen zerstörte er Periost und Mark eines Diaphysenstückes; er sah Nekrose und Neubildung des Knochens. In einer zweiten Reihe resecirte er ein Stück aus der Diaphyse sammt dem bedeckenden Perioste; auch hier erfolgte Regeneration. Charmeil schloss daraus, dass Periost sei unnöthig zur Neubildung von Knochen, dieser könne ebensowohl von den umgebenden Weichtheilen, wie von den Knochenenden geliefert werden. Er vergass, dass in seinen Versuchen sehr wohl das Periost der beiden unversehrt gebliebenen Knochenenden Material zur Verknöcherung geliefert haben konnte.

Zu ähnlichen Ergebnissen gelangten Meding[3]) (Leipzig) und Kortum[4]) (Berlin), welche die Versuche von Troja, Cruveilhier und Charmeil wiederholten.

§. 52. Im engen Anschlusse an die Resectionen in der Continuität und Contiguität, die in der Würzburger Schule eine so hervorragende Pflegestätte gefunden hatten, unternahm Bernhard Heine[5]) 1830—1837 eine grosse Anzahl von Versuchen an Thieren. Sie zeichneten sich durch Einfachheit und Klarheit der Fragestellung vortheilhaft vor den früheren aus. Um den Einfluss des Periostes auf die Neubildung der Knochen zu prüfen, führte er meist an Hunden, einige Male auch an Katzen, theils partielle, theils totale Resectionen aus, die sich in zahlreichen Experimenten über sämmtliche Knochen des Skelets verbreiteten. Unter den Präparaten, die heute noch eine Zierde der Würzburger anatomischen Sammlung ausmachen, sind nicht nur alle Knochen der Extremi-

---

[1]) Cruveilhier: Essai sur l'anatomie patholog. en général. Paris 1816. 2 Vol., T. 1, pag. 48.

[2]) Charmeil: Recherches sur les métastases, suivies de nouvelles expériences sur la régénération des os. Metz 1821.

[3]) Meding: Dissertatio de regeneratione ossium per experimenta illustrata. Lipsiae 1823.

[4]) Kortum: Dissert. inaug. physiol. proponens experimenta circa regenerationem ossium. Berolini 1824.

[5]) Bernh. Heine: S. unten pag. 111, Anmerkung.

täten vertreten, sondern auch die des Schädels, der Unterkiefer, die
Scapula, die Rippen, selbst Wirbel- und Beckenknochen. In der Mehrzahl der Versuche wurde bei der Resection das Periost sammt allen
Muskel-, Sehnen- und Bandansätzen sorgfältig geschont und als Ganzes
zurückgelassen. Tödtete er nun die Thiere verschieden lange Zeit
nach der Operation, so konnte er alle Stufen der Knochenneubildung
verfolgen. In einzelnen Fällen, auf die wir noch zurückkommen
werden, erhielt Heine wirklich neugebildete Skeletabschnitte, die in
Grösse und Form dem alten Knochen sehr nahe kamen und jedenfalls seine Function vollkommen übernommen hatten; in den übrigen
war die Knochenbildung seitens des Periostes jedenfalls zweifellos zu
erkennen.

Eine andere Versuchsanordnung opferte mit dem Knochen auch
das ganze anliegende Periost. Hier war niemals eine Neubildung von
Knochen zu bemerken; die Enden des zurückbleibenden Knochens
glätteten sich und stumpften sich ab, und zwischen ihnen bildete sich
keine knöcherne Zwischensubstanz. Die vereinzelten Knocheninseln,
die sich zuweilen in dem die Lücke ausfüllenden fibrösen Gewebe
fanden, liessen eher auf stehengebliebene Periostfetzen schliessen, als
auf eine Knochenbildung der umgebenden Weichtheile; sie konnten sich
nicht entfernt mit der Knochenreproduction messen, die niemals ausblieb, wenn das Periost als Ganzes erhalten war. In einem Falle von
Neubildung des oberen Endes der Fibula, die als Ganzes sammt der
Beinhaut entfernt worden war, liess sich die Knochenneubildung auf
einen Rest der Fibula zurückführen, der bei der Ausschälung abgebrochen und zurückgeblieben war.

Aehnliches zeigte sich bei den Resectionen der Epiphysen. Wurden
Kapsel, Bänder, Ansätze der Muskeln und Sehnen im Zusammenhange
mit dem die Diaphyse bekleidenden Perioste erhalten, so stellte sich
die Function des resecirten Gelenkes wieder in ziemlicher Vollständigkeit her, und man konnte bei der nach Monaten erfolgten Section
selbst Neubildung von Apophysen und kleinen Gelenkköpfen nachweisen. Dabei ergab sich, dass das neugebildete Gelenk der Norm
näher kam, wenn nur ein Gelenktheil, an dem Schultergelenke nur
das Caput humeri, an dem Hüftgelenke das Caput femoris entfernt
worden und die betreffende Pfanne unversehrt geblieben war. Eine
sehr mangelhafte Verbindung entstand, wenn das Gelenk ohne Schonung
der Kapsel, der stützenden Bänder und der Muskelansätze resecirt
worden war.

Im Nachstehenden mögen einige der beweiskräftigsten Versuchsergebnisse auszugsweise Platz finden, wie sie im Text zu J. Th. A. Feigel's
Chirurg. Bildern zur Instrumenten- und Operationslehre, pag. 407—503, mitgetheilt sind.

1. Bei einem 1jährigen Jagdhunde wurde die rechte Scapula sammt
dem Perioste und den Muskelansätzen exstirpirt und 4 Monate 15 Tage
später auch die linke, jedoch unter sorgfältiger Schonung der Beinhaut. An
manchen Stellen blieben indessen, da die Operation eiligst beendet werden
musste, Perioststücke an dem Knochen hängen, so besonders an der inneren,
den Rippen zugekehrten Fläche.

7 Monate 15 Tage nach der ersten, 3 Monate nach der zweiten Operation wurde der Hund getödtet.

Section: An Stelle der linken, subperiostal resecirten Scapula hat sich ein neuer Knochen gebildet, dessen Oberfläche noch sehr uneben ist und noch einzelne Lücken zeigt. Das Ganze besteht eigentlich aus 3 Stücken, die durch eine feste Membran unter sich verbunden sind, allein die Form der normalen Scapula lässt sich schon daran erkennen. Auffallend ist besonders die Spina des Schulterblattes durch einen langen und stark vorspringenden Fortsatz wiedergegeben; es ist eine Fossa infra- und supraspinata vorhanden, und das Akromion besteht als langer, freier Fortsatz der Gräte. An ihm hängt ein kolbenförmiges Knochenstück, an dem sich die Sehne des Biceps ansetzt. An der rechten Seite dagegen hatten sich trotz einer viel längeren Heilungsdauer nur 4 unförmliche und nicht im

Fig. 1.

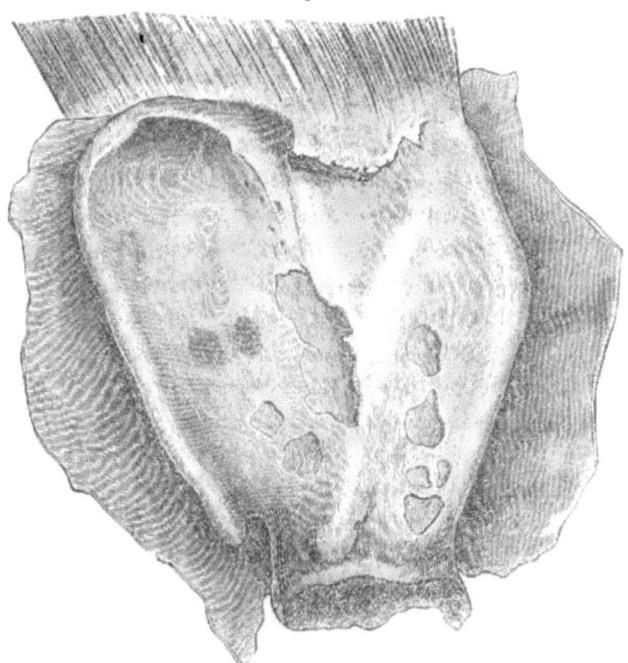

Nach Feigel. Atlas. Taf. XXIX, Fig. 8.

Zusammenhange stehende Knochenstückchen gebildet. Die bei der Operation abgeschnittenen Muskeln waren mittelbar oder unmittelbar mit dem Narbengewebe verbunden und hatten sich erheblich verkürzt. Das obere Ende des Humerus lag ziemlich oberflächlich unter den Weichtheilen, war ungemein beweglich nach allen Richtungen hin und entbehrte jeglicher Stütze. Der Hund hatte die Extremität selten und dann nur hinkend gebraucht. (S. Feigel l. c. pag. 452—454.)

    2. Bei einem 8monatlichen, grossen Hunde wurde die Scapula unter möglichster Schonung der Beinhaut als Ganzes exstirpirt. 10 Monate später hatte sich ein neues Schulterblatt gebildet, und der Hund gebrauchte das Bein wie das gesunde. Fig. 1.

    Section 14 Monate nach der Operation.

"Es hat sich ein neues Schulterblatt gebildet, welches den Urtypus desselben nicht verkennen lässt. Auch haben sich die Muskeln wieder so inserirt, wie sie von der exstirpirten Scapula getrennt wurden. — Die äussere Oberfläche des Knochens ist grösstentheils glatt und besteht aus dichter, harter Rindensubstanz. Man machte längs der Mitte einen Einschnitt durch den Knochen und fand dessen inneres Gewebe zwischen der Corticalsubstanz spongiös. Der Kopf des Humerus articulirte vollkommen mit der Gelenk-fläche durch eine starke Kapselmembran, die sich an dem abgerundeten Rande der neu gebildeten Gelenkfläche inserirte." (S. Feigel l. c. pag. 455.)

3. "Einem 3 Jahre alten Hunde wird auf der Mittellinie nach dem Laufe der 9. Rippe mit dem Scalpell ein Längenschnitt durch die allgemeinen Bedeckungen gemacht und diese sammt dem Periosteum von ihrer äusseren Fläche genau zurückpräparirt und die Wundränder aus einander gehalten; sodann wurde die Pleura mit den Intercostalgefässen mittelst der Resections-nadel längs der inneren Rippenfläche abgetrennt, der Rippenknorpel durch-schnitten, dann, um leichter in der Tiefe operiren zu können, das abge-schnittene Ende nach hinten und aussen gegen das Rückgrat gezogen und die Rippe exarticulirt. — — Ungefähr 2 Monate nach der Operation fühlte man durch die Bedeckungen einen langen, schmalen und harten Körper, der sich nach und nach grösser und hervorspringender ausbildete und für ein neu gebildetes Rippenstück angenommen werden konnte. — — 7 Monate und 11 Tage nach der oben beschriebenen Exstirpation der 9. Rippe wurde der Hund getödtet und die Gefässe injicirt. Die anatomische Untersuchung ergab Folgendes: An der rechten äusseren Seite der Brust, längs der Stelle, wo die 9. Rippe exstirpirt worden war, zeigte sich die leicht vertiefte, über 5 Zoll lange, gut gebildete Hautnarbe, die etwas fester mit den unterliegenden Theilen zusammenhing und nicht so über den Rippen hin und her ver-schiebbar war, wie an der entsprechenden Stelle der linken Brusthälfte." Nach Eröffnung der Brusthöhle konnte man an derselben Stelle durch die Pleura costalis hindurch "einen harten Körper, offenbar einen neugebildeten Knochen", fühlen. Dieser wird sorgfältig herauspräparirt, und eine genaue Vergleichung der exstirpirten Rippe mit der neugebildeten zeigt, "dass diese 6 Linien kürzer, fast noch einmal so breit, aber nicht so dick und mehr platt, übrigens von gleicher Härte und weisserer Farbe ist, deren innere, mit der Pleura innig zusammenhängende Fläche convex und glatt ist; der Bogen, den die Rippe von hinten nach vorn beschreibt, ist nicht so stark gewölbt, wie der der übrigen Rippen; die äussere Rippenfläche ist an einigen Stellen uneben, besonders in der Nähe des Rückgrates da, wo der Lon-gissimus dorsi darüber hinläuft und durch festes Zellgewebe sich an der Rippe festsetzt; an dieser Stelle befindet sich eine längliche, schief abwärts laufende, knöcherne Erhabenheit, und neben derselben eine fast dreieckige, einige Linien grosse Vertiefung; ausserdem ist die Oberfläche des neuen Knochens grösstentheils glatt und mit vielen feinen Gefässlöchern versehen: das Gelenkköpfchen, der Hals und das Tuberculum für die Articulation mit dem Rückgrate fehlen, dagegen zeigen sich Rudimente davon, denn die neu gebildete Rippe endet mit zwei, einige Linien langen Fortsätzen, zwischen denen sich ein eben so grosser Ausschnitt befindet. Diese waren durch ein starkes, faserbandartiges Gewebe mit dem Querfortsatze des 9. Brustwirbels, dem Rest der alten, bei der Operation von der Rippe abgetrennten Bändern, den umgebenden Muskeln und mit der Pleura innig verbunden". (B. Heine: v. Gräfe's u. v. Walther's Journal d. Chirurgie und Augenheilkunde. Bd. XXIV, Heft 4, pag. 516. Feigel l. c. pag. 491.)

4. Einem 8jährigen Hunde wird unter Schonung des Periostes der ganze Humerus exstirpirt. Nachdem 10 Minuten vergangen, brachte man den Knochen wieder in seine natürliche Lage und vereinigte die Weichtheile über demselben. Heine wollte durch den als fremden Körper wirkenden Knochen das Periost zu stärkerer Neubildung anreizen. Nach 30 Stunden

musste indess der Humerus wieder entfernt werden, wollte man durch die heftige Entzündung nicht das Leben des Thieres gefährden.

Section 11 Monate nach der Exstirpation.

„Es hat sich ein bedeutender Knochen wieder erzeugt, an dem sich mehrere Erhabenheiten und grätige Fortsätze befinden, welche den Muskeln zur Anlage dienten. Das untere Ende theilt sich in einen inneren und äusseren Fortsatz, von welchen der erste für die Insertion der Beugemuskeln der Pfote und der letztere für deren Streckmuskeln bestimmt war. Das

Fig. 2.

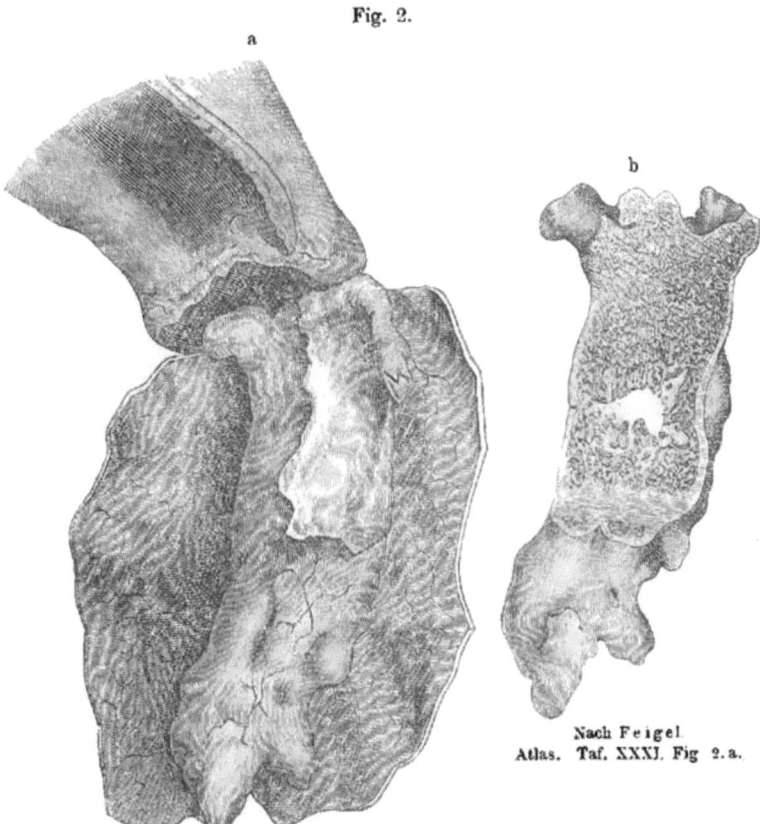

Nach Feigel Atlas. Taf. XXXI. Fig 2. a.

Nach Feigel. Atlas. Taf. XXXI, Fig. 2.

Periost wurde mit der Gelenkkapsel vom Knochen abgezogen, um die Gelenkverbindung mit dem Schulterblatt genau sehen zu können; diese war sehr fest, die Bewegungen aber etwas mehr beschränkt, wie im normalen Zustande. — Der senkrecht durchsägte Knochen zeigt in der Mitte die beginnende Markhöhle mit einem theils netzförmigen, theils zelligen Knochengewebe durchzogen. Dieselbe ist mit einer feinen, röthlich braunen Membran ausgekleidet und enthält eine halbflüssige Masse, die als Mark angesehen werden kann. Fig. 2 a u. b. (S. Feigel l. c. pag. 465—467.)

5. Aus dem Radius eines Hundes wurden 21 Linien sammt der bedeckenden Beinhaut mit dem Osteotome resecirt.

Section nach 4 Monaten.

„Man sieht auf den ersten Blick, dass fast gar keine Reproduction von Knochenmasse an den beiden Schnittenden stattgefunden hat. Dieselben sind abgerundet und der Raum zwischen ihnen ist um 2 Linien kürzer geworden." (S. Feigel l. c. pag. 478.)

6. Es wurde bei einem Hunde das untere Gelenkköpfchen der Ulna subperiostal resecirt. Als man nach einem Jahr das Thier tödtete, ergab die Untersuchung das schönste Resultat: „Es hat sich der Knochenmangel in einer Weise wieder ersetzt, dass man weder die neue Ansetzungsstelle erkennen, noch den Urtypus in der Bildung verkennen kann." (S. Feigel l. c. pag. 479.)

7. Bei einem Spitzhunde wurde durch einen Längsschnitt das Hüftgelenk zugängig gemacht, dessen Kapselband vom Femur getrennt, die Muskelansätze ebenfalls abgelöst und das obere Ende des Femur resecirt.

Section 5 Monate 9 Tage nach der Operation.

„Die Muskeln zeigen wenig Veränderung und inseriren fast in derselben Ordnung wie vor der Operation. — Die ganze Gelenkpfanne ist resorbirt, und statt ihrer findet man nur noch eine unebene knöcherne Wand. Das Lig. teres ist als breiteres Band mit der alten Gelenkkapsel verwachsen und hängt auch noch an einer etwas vertieften Stelle mit dem Knochen zusammen. Es bildet auf diese Weise eine Zwischenlage zwischen dem Beckenknochen und dem Femur. Letzterer zeigt ein schönes Resultat, und das resecirte Ende würde bei längerer Lebensdauer des Thieres gewiss eine vollkommene normale Bildung wieder erhalten haben; denn man unterscheidet leicht die sämmtlichen Theile des Urtypus in dem neu entstandenen Knochen wieder." (S. Feigel l. c. pag. 446, 447.)

8. Einem 6jährigen, grossen, muskulösen Hunde wurde der Schenkelkopf an der Basis des grossen Trochanter und die Gelenkpfanne mit Zurücklassen sämmtlicher Weichtheile (Kapsel-, Muskel- und Bandinsertionen) resecirt. Ungefähr nach 6 Wochen machte der Hund manchmal Versuche, die kranke, etwas verkürzte Extremität beim Gehen mitzugebrauchen, bis sich nach und nach eine regelmässige Bewegung derselben einstellte.

Section 5½ Monate nach der Resection.

„An das dem grossen Trochanter entsprechende obere Knochenende hatten sich die Gesässmuskeln, der Pyriformis und die übrigen abgetrennten Muskeln mittelst eines neugebildeten und starken Fasergewebes wieder festgesetzt. — Die alte Kapselmembran hat sich durch Ablagerung neuer Fasermasse bedeutend verstärkt und schliesst das abgesägte Ende des Schenkelbeines vollkommen ein. Beim Aufschneiden derselben floss seröse Flüssigkeit aus. An dem Knochen wird durch neue Bildung der entfernte Trochanter sehr deutlich repräsentirt. Ein kleiner Trochanter steht um 1 Linie mehr vor, als der der gesunden Extremität, ist abgerundet, und an der Basis hat sich eine halsförmige Einschnürung gebildet. Das Ganze stellt so einen kleinen Gelenkkopf dar. An den Mittelpunkt und an die Basis dieses neuen Gelenkkopfes gehen mehrere ligamentöse Duplicaturen der Kapselmembran, die noch durch die Ausbreitung und Verwachsung mit dem unteren sehnigen Theile des Psoas und Iliacus verstärkt wird. — Am Schnittrande des Darmbeins hat sich ein bedeutender neuer Vorsprung gebildet, so auch am absteigenden Ast des Sitzbeins, und am gleichnamigen Ast des Schambeins ist ebenfalls ein wuchernder Zustand von neuer Knochenbildung nicht zu verkennen. — Der kleine Trochanter articulirt als neuer Gelenkkopf mit dem erwähnten Vorsprunge des Darmbeins," ausserdem noch mit einer faserigen, die Lücke der alten Pfanne verschliessenden Masse. (S. Feigel l. c. pag. 449, 450.)

9. Exstirpation der Tibia mit Erhaltung ihrer Beinhaut bei einem 8 Jahre alten Metzgerhunde. Der Knochen war fast 7½ Zoll lang. Die Fibula blieb möglichst unberührt in ihrer Lage zurück.

Section 9 Monate später.

„Durch die Wirkung der Muskeln zeigte sich die Fibula etwas gekrümmt und infolge dessen die Extremität verkürzt. — Es hat sich eine
neue Tibia erzeugt, deren oberes Ende viel breiter, aber weniger dick ist,
als die normale. Es sind daselbst mehrere Fortsätze vorhanden, die den
früher abgeschnittenen Muskeln und Bändern zum Ansatze dienten. Auch
hat sich das Ligament. patellae mit dem neuen Knochen verbunden. Es
zeigen sich an dem oberen Ende der neuen Tibia noch mehrere Lücken, die
mit einer Haut verschlossen sind, wie bei den Fontanellen. Die an der
äusseren und vorderen Seite gelegene Oberfläche ist convex, die hintere dagegen, welche sich an das obere Ende der Fibula und an die Condylen des
Femur stützt, von einer Seite zur anderen und von oben nach unten etwas
concav, wodurch für den von der Kniekehle herkommenden, zwischen der
Tibia und Fibula durchgehenden und an der äusseren Seite des Unterschenkels
herablaufenden Hauptstamm der Arterie freier Raum gelassen ist. — In der
unteren Hälfte bildet die Tibia fast eine dreieckige Gestalt und schliesst
mit einem etwas verstärkten Gelenkfortsatz, der genau auf die knorpelige
Gelenkfläche des Sprungbeins passt. — Die Verbindungen des Knochens nach
oben mit dem Kniegelenke und nach unten mit dem Fussgelenke zeigen
grosse Festigkeit und dabei doch hinreichende Beweglichkeit in den Gelenken
selbst. Am vollkommensten entwickelt zeigt sich offenbar die neue Tibia
in der unteren Hälfte, und namentlich soweit dies die Gelenkfortsätze und
ihre Verbindung mit dem Sprungbeine betrifft. Dies bekundet sich nicht
nur in der Form, sondern es ist auch die Gelenkfläche mit einer Art von
glattem Knorpel von weisser Farbe überzogen, der durch die Gelenkfeuchtig-
keit schlüpfrig erhalten wurde. Es dringen von aussen in den Knochen
Gefässe; übrigens ist seine Substanz sehr dicht, hart und von weisser Farbe. —
An der Durchschnittsfläche unterscheidet man deutlich die äussere compacte und
innere spongiöse Substanz, die an einigen Stellen grössere Zwischenräume bildet,
die als Beginn einer Markhöhle gelten können." (S. Feigel l. c. pag. 492, 493.)

Neben der Thätigkeit des Periostes studirte B. Heine auch die
knochenbildende Fähigkeit des Markes. Wir können diese Versuche
um so weniger unberührt lassen, als die Frage der Markverknöcherung
in späterer Zeit wiederum mehrere Experimentatoren beschäftigt hat.
Heine verfuhr in der Weise, dass er mit seinem Osteotome Einschnitte in die langen Röhrenknochen machte, die bald die Markhöhle
eröffneten, bald nur die Rindenschicht verletzten. Das Periost wurde
in einer Reihe von Versuchen geschont, in einer anderen auf eine
Strecke weit zurückgeschabt. Es zeigte sich nun, dass in den Fällen,
in welchen der Einschnitt bis in die Markhöhle drang, der Spalt in
15 Tagen vollständig mit einer Knochenmasse ausgefüllt war, die sich
einerseits in der Markhöhle noch ausbreitete. andererseits die Knochenoberfläche eine Strecke weit überzog. (Feigel l. c. pag. 482.) In
einem anderen Versuche wurde der 15 Linien lange Schnitt so angelegt, dass er nur an zwei Stellen die Markhöhle eröffnete, im
Uebrigen in der Rindenschicht verlief. Nach 15 Tagen war „die
Knochenspalte nur da, wo sie bis in die Markhöhle drang, mit neuer
Masse ausgefüllt, so dass man die Quelle ihrer Bildung nur in den
Gefässen der Markhöhle suchen kann. Auf der Oberfläche des Knochens
zeigte sich eine röthliche Membran, welche die äusseren Schnittränder
überdeckte und sich in den durch neue Knochenmassen ausgefüllten
Theil der Spalte einsenkte. — Ob diese Membran eine Fortsetzung
der Beinhaut oder ein neues Product sei, konnte nicht mit Bestimmt-
heit unterschieden werden." (Feigel l. c. pag. 482.) Wieder ein

ander Mal fand H e i n e 8 Tage nach dem Einschnitt „die Knochenwunde von einer Membran bedeckt, die hier und da durch dieselbe
drang und mit einer anderen Membran in der Markhöhle innig verwachsen war". Die Knochenmasse, welche offenbar durch diese Membran
geliefert wurde, zeigte sich bereits in der Knochenspalte, der Markhöhle und auf der Oberfläche des Knochens abgesetzt. „Um die
Schnittränder der Wunde genauer beurtheilen zu können, wurde der
Knochen an dieser Stelle durchbrochen, und es zeigten sich dieselben
unverändert, ein Beweis, dass sie nicht die Quelle der in der Incision
abgesetzten Knochenmasse waren, sondern die oben schon erwähnten
zwei Membranen." (F e i g e l l. c. pag. 483.)

Inwiefern das Periost an der Ausfüllung dieser Knochenspalten
betheiligt sei, darüber sollten die folgenden zwei Versuche Aufschluss
geben. In dem ersten wurde ein 1 Zoll langer Schnitt in die compacte Substanz der Tibia gemacht und dadurch das Markgewebe blossgelegt, nachdem das Periost zu beiden Seiten 2 Zoll zurückgelagert
war. Als der Knochen 13 Tage später exstirpirt wurde, fand man
die Schnittspalte ganz mit Knochenmasse ausgefüllt; diese ragte sogar
aus dem Spalt hervor. Das Periost hatte nur an der Grenze der
Ablösung einen Knochenwall gebildet, der den Einschnitt begrenzende
Knochen dagegen war, soweit die Beinhaut abgehoben worden, vollkommen glatt. (F e i g e l l. c. pag. 484.) In dem zweiten Versuche
wurde ein 1½ Zoll langer Einschnitt in den Femur eines Hundes
gemacht und das Periost nur 2 Linien seitlich abgelöst. Der Schnitt
drang bis in die Markhöhle. „Mittelst eines Pinsels wurden einige
Partikel vom Marke entfernt, dann die Knochenwunde mit einem
doppelten Leinwandstreifen bedeckt, dessen Lage man durch 4 Schrauben
sicherte, und die Wunde der Weichtheile geheftet." — S e c t i o n 27 Tage
später. „Die äussere Oberfläche des Femur ist ringsum mit einer
dicken Schichte neuer Knochenmasse umgeben, die sich nach oben und
unten etwas weiter, als die Knochenwunde erstreckt. Längs den Stellen,
wo die neue Knochenmasse sich dem die Knochenspalte bedeckenden
Leinwandstreifen nähert, ist dieselbe wulstig, auffallend gefässreich
und bildet hier einen hellröthlichen Saum, der von einer die Knochenmasse überziehenden, sehr gefässreichen Membran bedeckt ist, welche
sich unter die Leinwand in die Knochenspalte fortsetzte. Merkwürdigerweise erstreckten sich sogar zahlreiche feine Gefässe über
die äussere, von einem dünnen Schleim schlüpfrig gemachte Fläche
der Leinwand nach allen Richtungen hin. Den Ursprung derselben
konnte man nicht deutlich erkennen, sie schienen aber Fortsetzungen
der feinen Gefässe zu sein, die in dem oben erwähnten Saum vorhanden sind. An mehreren Stellen der Knochenspalte ist die Leinwand durch neuerzeugte Knochenmasse emporgehoben, von der die
Knochenspalte selbst und die Markhöhle in ihrem Querdurchmesser
ganz ausgefüllt ist." (F e i g e l l. c. pag. 500, 501.)

B. H e i n e zieht aus allen diesen Versuchen die folgenden Schlüsse:
Es trägt zur Bildung neuer Knochenmasse unter gegebenen Umständen wesentlich bei:

    1. Das P e r i o s t e u m mit seinen häutigen Fortsätzen;
    2. der Knochen, die M e d u l l a r h a u t und ihre häutigen
        Fortsätze;

3. die umgebenden weichen Theile, wo der Knochen sammt dem Periosteum entfernt wurde und noch einzelne Verlängerungen oder Reste des Periosteum mit den umgebenden Muskeln und Sehnen oder deren Scheiden vorhanden waren [1]).

Die Heine'schen Versuchsergebnisse wurden von Syme [2]) und Klenke [3]) bestätigt, und Flourens, durch dieselben zu seinen bekannten

---

[1]) Im Sommer 1834 theilte B. Heine unter Vorzeigen eines Präparates von partieller Rippenresection, nebst 30 anderen, seine Ergebnisse der Académie des Sciences zu Paris persönlich mit. Flourens, damals Secretär der Academie, machte Einwände und behauptete, die partielle Resection liesse immerhin noch die Deutung zu, dass der neugebildete Knochen durch Betheiligung der zurückgebliebenen Knochenenden entstanden sei. Dies bewog Heine zur Vornahme der oben aufgeführten Totalresectionen von Rippen und Röhrenknochen.

1837 wurden sämmtliche Präparate der Heine'schen Versuche nach Paris an die Academie gesandt, und diese erkannte ihm, in gerechter Würdigung seiner vivisectorischen Leistungen, den grossen physiologischen Preis zu.

In dem eigenen Vaterlande fanden die Versuche durchaus nicht die Werthschätzung, die sie verdienten. Nur wenige Chirurgen, Textor, Ried, vor Allen B. v. Langenbeck, schenkten ihnen Aufmerksamkeit. Den Uebrigen galten sie mehr als interessante physiologische Versuche, denn als praktisch verwerthbar. Es mag dies zum grossen Theil darin seinen Grund haben, dass es dem rastlosen Forscher nicht vergönnt war, seine Ergebnisse und Schlussfolgerungen in einem von ihm geplanten grossen Werke „Ueber die Wiedererzeugung der Knochen" zu veröffentlichen. Er hatte bereits die Präparate von seinem Freunde Feigel zeichnen lassen und gedachte in Bälde an die Bearbeitung des Textes zu gehen, als ihn der Tod fern von der Heimath ereilte. Feigel hat nun zwar diese Abbildungen seinem chirurgischen Bilderatlas (Chirurg. Bilder zur Instrumenten- und Operationslehre von J. Th. A. Feigel, Prosector, vollendet von Carl Textor) einverleibt und im Texte auf pag. 407—503 die von Heine aufgezeichneten Versuchsprotokolle im Auszuge beigefügt, aber Jeder, der diese Mittheilungen liest, wird die Uebersichtlichkeit in der Darstellung vermissen und durch die im Ganzen trockene Schilderung der Versuche und der Präparate ermüden, um so mehr, als nur hier und da die Eintönigkeit durch einige Schlussfolgerungen unterbrochen wird. So haben wohl Wenige sich der Mühe eines eingehenden Studiums unterzogen. Von B. Heine selbst besitzen wir nur eine kurze Abhandlung: „Ueber die Wiedererzeugung neuer Knochenmasse und Bildung neuer Knochen" in v. Gräfe's und v. Walther's Journal der Chirurgie und Augenheilkunde, Bd. XXIV, Heft 4, pag. 513, 1836, und seinen Vortrag in der Pariser Academie (Comptes rendus 1834).

An dieser Stelle kann ich nicht umhin, einen literarischen Irrthum zu berichtigen, der sich in der Operationslehre von W. v. Linhart, 4. Aufl., 1874, auf pag. 430 findet. Es heisst hier: „Bei totalen Resectionen (Excisionen ganzer Knochen) erhält man von dem zurückgelassenen Periost nur unförmliche Knochenlamellen, oder auch nicht einmal diese. Dies ist an den so ausgezeichneten Heine'schen Präparaten deutlich zu sehen. Als Beispiel wollen wir in der Fig. 254 die Abbildung eines Heine'schen Präparates geben. Exstirpation der Ulna eines 4 Monate alten Fleischerhundes mit Erhaltung des Periostes. Man sieht an der Innenfläche der Ulna zerstreute Lamellen von porösem Knochengewebe, aber das kann doch kein Wiedersatz der Ulna genannt werden." Die Fig. 254 ist dem Feigel'schen Atlas, der Tafel 31 (Fig. 5) entnommen, derselben Tafel, auf welcher unter Nr. 2 ein ziemlich gut regenerirter Humerus vom Hunde dargestellt ist; im Feigel'schen Texte steht pag. 469 zu Fig. 5: „Das Präparat von einem 4 Monate alten Fleischerhunde nach Exstirpation der linken Ulna mit Erhaltung der Beinhaut. — Section 13 Tage (!) nach der Exstirpation." Dies erklärt „die unförmlichen Knochenlamellen". Bekommt der Leser auf diese Weise einen Begriff von den Heine'schen Resectionsresultaten?

[2]) Syme: On the Power of the Periosteum to form new Bone. — Contributions to the Pathology and Practice of Surgery. Edinburgh 1842.

[3]) Klenke: Physiologie der Entzündung und Regeneration in organischen Geweben. Leipzig 1842.

Versuchen über Knochenwachsthum veranlasst, kam auf die alte Duhamel'sche Lehre zurück. „C'est dans le périoste seul que l'os se forme, et non dans une substance, dans un épanchement quelconque étranger au périoste" schrieb er in seiner Théorie expérimentale de la formation des os. 1847.

Mit vollem Recht können die Heine'schen Thierversuche als die Ausgangspunkte unserer heutigen subperiostalen Knochen- und Gelenksresectionen betrachtet werden. Deutlicher und schlagender, als alle früheren, bewiesen sie den hervorragenden Einfluss, den die Erhaltung des Periostes und der mit ihm zusammenhängenden Muskel-, Sehnen- und Bandansätze auf die Neubildung der Knochen hat. Auf chirurgischem Boden entstanden, wurden die Versuche Heine's auch sofort wieder fruchtbringend für die Chirurgie. Man begann nunmehr, zunächst bei den Continuitätsresectionen, das Periost sorgfältig zu schonen, und alsbald fanden sich Fälle, in welchen auch am Menschen die nach Heine's Vorschriften ausgeführte Resection Neubildung von Knochen zur Folge gehabt hatte. Cajet. Textor [1] resecirte 1838 bei einem Bäckergesellen 2 Zoll der zehnten linken Rippe mit Erhaltung des Periostes. 4 Monate später, als der Kranke an Lungenschwindsucht zu Grund gegangen war, fand man bereits ein Drittel des entfernten Stückes wiedergebildet.

Gleichfalls durch Heine [2] veranlasst, entfernte Rklitzky [3] in St. Petersburg den cariösen Radius subperiostal mit Ausnahme der Gelenkenden. Der ganze Knochen formte sich neu, bis auf eine Stelle, an der das Periost durch ein Geschwür zerstört worden war. Die Wunde war in 3 Monaten vernarbt, und der Kranke konnte seinen Arm wie früher gebrauchen.

Franz Ried empfahl in seinem trefflichen Werke: „Die Resectionen der Knochen" (Nürnberg 1847, pag. 39, Anmerkung) mit Hinblick auf die Heine'schen Versuche die Erhaltung des Periostes bei den Exstirpationen langer Knochen, z. B. des Schlüsselbeins, einer Rippe, der langen Röhrenknochen, selbst des ganzen Unterkiefers. „Obwohl ich", heisst es dort, „im Allgemeinen unstatthaft finde, die Resultate von Versuchen an Thieren auf den Menschen zu übertragen, so zeigen doch die vielfach beobachteten unvollkommenen Regenerationsprocesse nach Resectionen ohne Schonung des Periostes, dass gerade in dieser Beziehung noch eine Vervollkommnung der Resultate der Resectionen möglich sei. Verhältnissmässig am leichtesten ausführbar ist die Erhaltung des Periostes an mechanisch verletzten Knochen (indiciren daher Beschädigungen die Resection, so schone man die Beinhaut auf alle Weise); schwieriger ist diese Aufgabe an entzündeten und cariösen Knochen, weil es bei solchen gewöhnlich verdickt, bisweilen speckartig entartet und mit dem aufgetriebenen.

[1] Caj. Textor: Ueber Wiedererzeugung der Knochen nach Resectionen beim Menschen. Nebst einer tabellarischen Uebersicht aller Resectionen, welche seit 1821 im Kgl. Juliusspitale zu Würzburg gemacht worden sind. Würzburg 1842, Folio. 2. Aufl. 1843, 8. Mit einer Steindrucktafel.
[2] Nach Ried (Die Resectionen der Knochen. Nürnberg 1847, pag. 350) hatte B. Heine 1837 die subperiostale Resection des Radius in einer Länge von 5 Zoll 4 Linien in dem Hospitale zu Kronstadt ausgeführt. Erfolg unbekannt.
[3] Noodt: Das Osteotom, pag. 64. — Ried l. c. pag. 350.

häufig mit Osteophyten besetzten Knochen fest verwachsen ist; gänzlich unmöglich möchte die Berücksichtigung des Periostes bei Aftergebilden der Knochen sein. Das Gleiche gilt wegen dessen zu fester Verwachsung bei der Wegnahme kurzer Knochen oder Gelenkenden." Mit Bezug auf die letztere Einschränkung bei Schonung des Periostes heisst es später, pag. 83, bei der allgemeinen Methodik der Gelenksresectionen: „Nach der gänzlichen Eröffnung des Gelenkes hat man sich durch die sorgfältigste Untersuchung von der Ausdehnung der mechanischen oder organischen Zerstörung der Knochenenden zu überzeugen und die Trennungsstelle derselben durch kreisförmiges Einschneiden des Periostes zu bestimmen."

§. 53. Als der erste, welcher die Grundsätze der subperiostalen Resection auch auf die Gelenkenden übertrug, ist Bernh. v. Langenbeck [1]) zu nennen. Er hatte 1840 in Würzburg die Präparate B. Heine's gesehen und hierdurch eine mächtige Anregung erhalten. Nachdem er seit 1842 mehrfach ganze Knochen subperiostal exstirpirt hatte, entfernte er 1844 „das infolge einer Verletzung hypertrophirte Os metacarpi pollicis der rechten Hand mit nachfolgender vollständiger Regeneration des Knochens. Der neue Knochen articulirte vollkommen beweglich mit Os multangulum maj. und mit der ersten Phalanx des Daumens, und die Brauchbarkeit des Fingers war ganz wiederhergestellt". 1845 resecirte B. v. Langenbeck Fingergelenke mit Erhaltung des Periostes und der umgebenden Weichtheile und erreichte einmal ein „activ vollkommen bewegliches Gelenk zwischen der ersten und zweiten Phalanx des Mittelfingers".

Den ersten Versuch, auch grössere Gelenke subperiostal zu reseciren, d. h. „die Gelenkkapsel mit allen an die Gelenkenden sich festsetzenden Sehnen und Muskeln in Verbindung mit dem Periost der Diaphyse zu erhalten", machte B. v. Langenbeck [2]) im Juni 1859 bei Gelegenheit der Resection eines cariösen Oberarmkopfes. Es wurde der die Ansätze der Mm. supraspinatus, infraspinatus und teres minor umfassende Theil der Gelenkkapsel in Verbindung mit dem Periost der Diaphyse vollständig erhalten, während die Schonung des Ansatzes des M. subscapularis nicht vollkommen gelang. Der junge Mann starb 2 Jahre später an Lungentuberculose, und die Section ergab, dass sich „am oberen Ende des resecirten Humerus ein kleiner, mit hyalinem Knorpel überzogener, mit der Fossa glenoid. scapulae articulirender und von einer Synovialkapsel umschlossener Oberarmkopf wieder gebildet" hatte. Das Präparat befindet sich in der Sammlung des Kgl. Klinikums zu Berlin und ist das erste einer Regeneration des Schultergelenks nach Resection des Oberarmkopfes beim Menschen.

Inzwischen hatte auch der Italiener Larghi interessante Resultate von subperiostalen Resectionen beim Menschen erhalten. Seine von 1845 — 1855 datirenden Erfahrungen sind in einer Abhandlung: Opera-

---

[1]) B. v. Langenbeck: Ueber die Endresultate der Gelenksresectionen im Kriege. Archiv f. klin. Chirurgie, Bd. XVI, pag. 361.

[2]) Ebenda und A. Lücke: Beiträge zur Lehre von den Resectionen. Archiv für klinische Chirurgie, Bd. III, 1862, pag. 348, Nr. 112, u. pag. 379, Beob. 8, Taf. II, Fig. 2.

zioni sottoperiostali e sottocassulari, Torino 1855. niedergelegt. Er entfernte unter anderem bei einem 20jährigen Manne die nicht nekrotische Diaphyse des Humerus und sah 62 Tage später einen neugebildeten Knochen; der Kranke konnte die Hand zum Munde führen und sich selbst ankleiden. Bei einem anderen Patienten von 15 Jahren resecirte er 87 mm. des Humerusschaftes; der Knochen war nach 54 Tagen neugebildet.

Aus der gleichen Zeit stammen die Arbeiten von Steinlin[1]), A. Wagner[2]) und R. Hein[3]). Während die beiden ersten den Heilungsprocess in den Weichtheilen und am Knochen nach Resection einer genauen, zum Theil mikroskopischen Untersuchung unterwarfen, experimentirte der letztere über Regeneration gebrochener und resecirter Knochen. Alle drei sprechen dem Perioste einen vorwiegenden Einfluss auf die Knochenneubildung zu, nehmen aber auch eine Betheiligung des anliegenden Bindegewebes an. In sehr bestimmter Weise spricht sich R. Hein aus: „Die Regeneration gebrochener und resecirter Knochen geht im Allgemeinen von den Geweben aus, die zur Gruppe der Bindesubstanzen gehören. — Diese Regeneration geht zuweilen allein vom Bindegewebe des Knochenmarkes und des Periostes aus; in den meisten Fällen trägt aber auch das Bindegewebe, das die anliegenden Weichtheile, besonders die Muskeln umgibt, dazu bei. Es kann nach Resection in der Continuität ein Wiederersatz des Knochens auch dann eintreten, wenn das Periost mit fortgeschnitten wurde, und wird dann der Callus allein von dem Bindegewebe der nächsten Weichtheile erzeugt." (l. c. pag. 46.)

§. 54. Mit dem Jahre 1858 beginnen die zahlreichen Versuche L. Ollier's[4]) über die Knochenregeneration. Seine Periostüberpflanzungen erregten gerechtes Aufsehen. Es gelang ihm nicht nur, nachzuweisen, dass jeder gestielte Periostlappen, den man um oder in die umgebenden Muskeln oder Weichtheile verpflanzt, in wenigen Wochen Knochen bildet, er erreichte auch Verknöcherung, wenn er vollständig abgetrennte, 6—8 cm. lange, mehrere Millimeter breite Perioststücke an irgend einer Stelle des thierischen Körpers unter die Haut lagerte. Hiermit war ein neuer und wohl der deutlichste Beweis für die dem Perioste an sich innewohnende, knochenbildende Kraft erbracht. War es bei den Versuchen von Duhamel, B. Heine, Flourens durchaus nicht ausgeschlossen, dass neben dem Perioste auch die anderen den Knochen umlagernden Weichtheile an der Bildung des neuen Knochens theilnahmen, so musste hier jener Einwand fallen. Das Periost war aus seiner Umgebung herausgelöst worden, hatte selbst seine ernährenden Gefässe eingebüsst und war dennoch im Stande, an fremder Stelle Knochen zu bilden.

[1]) Steinlin: Ueber den Heilungsprocess nach Resection der Knochen. Zürich 1849.
[2]) Albr. Wagner: Ueber den Heilungsprocess nach Resection und Exstirpation der Knochen. Berlin 1853.
[3]) Reinhold Hein: Ueber die Regeneration gebrochener und resecirter Knochen. Archiv f. path. Anat. u. Physiol. von R. Virchow, Bd. XV, pag. 1.
[4]) Leop. Ollier: Traité expérimental et clinique de la régénération des os. 2 T. Paris 1867. Umfasst sämmtliche Arbeiten Ollier's über diesen Gegenstand von 1858 an.)

Diese „osteogene" Eigenschaft kommt aber nicht dem ganzen Perioste in allen seinen Schichten zu. Für den wachsenden Knochen hatte dies schon Duhamel gelehrt und angenommen, es verknöchere immer nur eine zwischen Knochen und Periost liegende, aber von letzterem gebildete Gewebsschicht; er nannte sie, wie wir oben hörten, das „Cambium des Knochens". Spätere Forscher kamen mit Hilfe des Mikroskopes zu dem gleichen Ergebnisse und wichen in ihren Ansichten nur insofern von Duhamel ab, als sie diese knochenbildende Schicht für einen Bestandtheil des Periostes erklärten. So spricht Kölliker von der tieferen Periostschicht als von dem „ossificirenden Gewebe", Virchow nennt sie „Proliferationsschicht", Gegenbaur die „Osteoblastenschicht", Ranvier das „periostale Mark".

Dass der neugebildete Knochen auch nur ein Erzeugniss dieser innersten Periostschicht sei, dafür hat Ollier erst die Beweise geliefert. Er verpflanzte einen gestielten Periostlappen, dessen vordere Hälfte unversehrt gelassen, dessen hintere durch Abschaben seiner „osteogenen Schicht" beraubt worden war. Die Knochenbildung fand nur im vorderen Abschnitte statt, der hintere blieb, obwohl er der Ernährungsbrücke, die ihn mit gesundem Perioste verband, am nächsten lag, einfach fibrös. Man kann diese Schicht auch durch Aetzmittel, Argent. nitricum, Chlorzink oder die Glühhitze zerstören; der übrige Theil des Periostes bleibt am Leben und verwächst nach wie vor mit den Geweben der Transplantationsstelle, aber die Verknöcherung bleibt aus.

Ollier hat es ferner versucht, die osteogene Schicht für sich, ohne das übrige Periost zu verpflanzen. So richtig gedacht dieses Experiment ist, so schwierig ist seine Controle. Bekanntlich haftet die tiefe Periostschicht sehr fest am Knochen und ist nur bei sehr sorgfältiger Präparation unverletzt abzulösen. Wie leicht kann dabei ein kleines Knochenstück an dem Läppchen haften bleiben? Hat man nun den Pfropfungsversuch gemacht, so ist es hinterher schwer zu unterscheiden, ob die kleinen Knochenkerne (und die grössten, welche Ollier beobachtete, hatten nur die Grösse eines Stecknadelkopfes) neugebildet sind, oder von dem alten Knochen herstammen. Ollier hat sich diesen Einwand sofort selbst gemacht, glaubt indessen doch, in einigen Versuchen wirklich neugebildeten Knochen bekommen zu haben.

Die subperiostalen Resectionsversuche Ollier's führten im Allgemeinen zu den gleichen Ergebnissen, wie sie B. Heine bereits erhalten hatte. Wurde der Röhrenknochen mit Schonung des Periostes resecirt oder exstirpirt, so erfolgte eine mehr oder weniger vollständige Neubildung; wurde das Periost mit entfernt, so blieb sie aus. Nur in einigen wenigen Fällen der zweiten Versuchsanordnung fand Ollier wie Heine hier und da Knochenkerne und Knochenplatten in die fibröse Zwischensubstanz eingestreut. War das Knochen, welchen die dem Periost anliegenden Weichtheile geliefert hatten, oder waren es Erzeugnisse stehengebliebener Periostinseln? Um diese Frage zu entscheiden, ersann Ollier zwei weitere Versuchsreihen. In der ersten wurde das Periost ringsum von den Weichtheilen sorgfältig abgetrennt, Sehnen- und Muskelansätze, sowie Bandinsertionen genau vom Knochen abgehoben und nun dieser sammt dem Perioste herausgelöst. In der

zweiten Reihe nahm Ollier den Knochen sammt Periost und einer
mehr oder weniger dicken Weichtheilschichte, bestehend aus Sehnen-,
Muskel- und Bandpartikeln, hinweg. In dem ersten Falle erhielt er
an Stelle des alten Knochens einen fibrösen Strang, in welchem bei
einigen Versuchen kleine Knochenkerne eingestreut lagen. Diese fanden
sich im Allgemeinen an den Enden da, wo die Sehnen- und Bandinsertionen sorgfältigst von dem Knochen abgelöst worden waren, an
Stellen also, wo kein deutlich zu unterscheidendes Periost liegt. Hier
konnten also sehr wohl Perioststückchen an den Sehnen und Bändern
hängen geblieben sein. In dem zweiten Falle wurde niemals eine
Ossification beobachtet.

Ollier schloss aus diesen Versuchen, dass das Periost allein den
Knochen im eigentlichen Sinne neu zu bilden im Stande sei. „Le
périoste seul donne lieu à de véritables régénérations" [1]. Dieser grund-
legende Satz, fährt Ollier fort, werde dadurch keineswegs umgestossen,
dass man gelegentlich auch andere Gewebe, das Mark, den Knochen
selbst und die das Periost umgebenden Weichtheile neues Knochengewebe bilden sehe. Es geschehe dies nur bei sehr starken Reizen,
wie seine Versuche über Ostitis und Nekrose ergeben hätten und wie
man dies bei der Callusbildung nach Fracturen beobachten könne.
Hierzu seien Bedingungen nothwendig, die sich nach Entfernung des
ganzen Knochens oder eines grossen Abschnittes desselben nicht wieder-
fänden. Es gehöre zu dieser Knochenbildung die Nachbarschaft des
Periostes; die betreffenden Gewebe könnten wohl die Knochenbildung
seitens des Periostes unterstützen, niemals aber seine Stelle ersetzen.

Die Ossification der Weichtheile, heisst es pag. 255, lässt uns im
Stich, wenn wir sie am nothwendigsten haben, das heisst, in dem
Falle einer totalen Entfernung des Knochens. Sie tritt bei den Resectionen nur zufällig ein und ist durchaus keine Hilfsquelle, auf die
mit Sicherheit zu rechnen ist; sie ist die Ausnahme und nicht die
Regel. Sie ist übrigens in ihrer Ausdehnung niemals vergleichbar mit
derjenigen, welche vom Perioste ausgeht. Sicherlich sind die Weichtheile nothwendig zur Ernährung des Periostes, zumal wenn es Knochen
bilden soll; ohne dieselben würde es schwinden oder selbst gangränös
werden: aber niemals kann das parostale Bindegewebe, können Sehnen
und Muskeln als knochenbildende Organe an Stelle des Periostes treten.

Zu ähnlichen Ergebnissen kamen Billroth und seine Schüler
Janny und Menzel [2]. Ihre an Hunden und Tauben angestellten
Versuche ergaben, dass nach vollständiger Ablösung des Periostes
(5 Versuche) der Knochen keine Neubildung zeigte; ebensowenig wenn
mit dem Perioste ein Stück Knochen entfernt wurde (2 Versuche).
Von 7 Experimenten, in welchen Knochentheile mit Zurücklassen des
Periostes herausgeschnitten worden waren, zeigten 4 eine Knochenneubildung, 3 nicht. Die Regeneration findet mit ziemlicher Sicherheit
statt, wenn die Thiere jung sind und die Operationswunde ohne

---

[1] l. c. T. I, pag. 260.
[2] Billroth, Th.: Osteoplastik u. osteoplastische Operationen. Wochenbl.
d. k. k. Gesellsch. d. Aerzte in Wien 1868, pag. 417, 453, 462. — Menzel, Arth.:
Osteoplast. Versuche von Prof. Dr. Th. Billroth, Dr. Janny u. Dr. Menzel.
Wiener med. Wochenschrift 1868, Nr. 95 u. 96.

Eiterung heilt. Replantation und Transplantation vollkommen abgetrennter Knochenstücke misslang stets.

Alles zusammenfassend spricht sich Billroth dahin aus, dass die Wahrscheinlichkeit einer Knochenneubildung beim Thier sehr schwankend sei und auch beim Menschen die Hoffnungen nicht allzu hoch gespannt werden dürften. Der vom gesunden Periost gebildete Knochen schwinde zum grossen Theil, wie dies auch bei der Resorption des Fracturencallus bemerkbar sei. Anders verhalte es sich bei krankhaft gereiztem, verdicktem Perioste, hier sei die Knochenneubildung reichlicher und dauernder. Indessen machten die an „scrophulöser Caries" erkrankten Knochen wieder eine Ausnahme, das Periost sei hier nur selten zur Knochenneubildung geschickt.

§. 55.   Die Ansicht Ollier's, das Periost bilde allein den Knochen, fand in den Ergebnissen der Untersuchungen, welche in den 70er Jahren über embryonale Knochenbildung und Knochenwachsthum angestellt wurden, eine wesentliche Stütze. Seit den Arbeiten von A. Baur[1]) und H. Müller[2]) wird es allgemein als erwiesen betrachtet, dass der Knochenknorpel niemals direct in Knochen übergehe, dass vielmehr die embryonale Knorpelanlage der langen und kurzen Knochen nur eine vorübergehende Bedeutung habe und auch hier, wie bei dem sog. Bindegewebsknochen, die eigentliche, bleibende, lamellöse Knochensubstanz ein Product des Bindegewebes sei. Indessen nahmen sowohl H. Müller, wie eine ganze Anzahl Forscher nach ihm, immer noch eine indirecte Betheiligung des Knorpelgewebes an, indem sie lehrten, dass die Mark- und jungen Knochenzellen im Innern des Knochens Abkömmlinge der Knorpelzellen seien. Zwar war man niemals im Stande gewesen, Uebergänge zwischen Knorpelzellen und Knochenzellen direct zu beobachten, aber auf der anderen Seite wusste man auch nicht, woher sonst auf einmal diese massenhaft auftretenden kleinen Zellen mitten in den Knorpel gelangt sein sollten.

Gegenbaur[3]) war wohl der erste, welcher an dieser Abkunft der endostalen Knochenbildungszellen etwas zweifelte, der Osteoblasten, wie er sie gleich den unter dem Periost liegenden nannte. „Da die Zellen", sagt er, „meist kleiner sind, als die Knorpelzellen, hat man geschlossen, dass sie aus Knorpelzellen durch Theilung entstanden seien. Man hat es geschlossen, aber nicht beobachtet. Dass mit demselben Recht noch eine andere Möglichkeit existirt, ist nicht beachtet worden. Es ist das die, dass jene die Hohlräume füllenden jungen Zellen, von denen ein Theil zu Osteoblasten wird, die Abkömmlinge der von der skeletogenen Schicht aus in den Knorpel gewucherten Gewebselemente sind, die nicht nur die Intercellularsubstanz, sondern auch die Zellen des Knorpels zerstören und an der Stelle des Knorpels ein neues Gewebe, Knochengewebe aufbauen."

---

[1]) A. Baur: Zur Lehre von der Verknöcherung des primordialen Knorpels. Müller's Archiv 1857, pag. 347.
[2]) H. Müller: Ueber die Entwickelung der Knochensubstanz nebst Bemerkungen über den Bau rhachitischer Knochen. Zeitschr. f. wissenschaftl. Zoologie, Bd. IX, 1858, pag. 147.
[3]) Gegenbaur: Ueber primäre und secundäre Knochenbildung etc. Jenaische Zeitschrift, Bd. III, pag. 64, 1866.

Jene Möglichkeit hat L. Stieda 1872 zur Gewissheit erhoben. Er fand an Querschnitten von Diaphysen, die er den Extremitäten von Hunde-, Katzen- und Kaninchenembryonen entnommen hatte, zu einer gewissen Zeit Folgendes: „Die primäre (vom bindegewebigen Perichondrium oder Periost gebildete) Knochenrinde ist an einer oder zwei Stellen in ihrer Continuität unterbrochen, und durch die Lücke schiebt sich ein gefässhaltiger Fortsatz der osteogenen Substanz in das Innere des Knorpels hinein. Der Fortsatz hat das Aussehen eines zellenreichen embryonalen Bindegewebes; an seiner Oberfläche findet sich deutlich die Schicht der Osteoblasten, welche fast ohne Unterbrechung in die aussen der Knochenrinde anliegende Osteoblastenschicht übergeht. Die Osteoblasten im Innern des Knorpels lehnen sich an das Netz der verkalkten Knorpelgrundsubstanz, welche annoch die aufgeblähten Knorpelzellen einschliesst. An solchen Querschnitten möchte kaum die Herleitung der Osteoblasten von den Knorpelzellen eine Unterstützung finden — vielmehr finde ich nur eine Deutung: das Knorpelgewebe atrophirt, und an seine Stelle tritt die von aussen eindringende osteogene Substanz." [1]

Auch in den Epiphysen entsteht der Knochenkern nicht durch Metaplasie des Knorpels; es dringen vielmehr von dem mit der Knorpeloberfläche dicht verwachsenen Perichondrium aus zahlreiche dünne, bindegewebige Fortsätze in die Tiefe, welche mit einander anastomosiren und den Knorpel nach allen Richtungen durchziehen. Diese Fortsätze haben die Beschaffenheit des embryonalen Bindegewebes und führen eine oder zwei Arterien, die sich an der Peripherie des Fortsatzes in ein engmaschiges Capillarnetz auflösen. Eine osteogene Schicht ist an ihnen nicht nachzuweisen, später aber treten mit der Vermehrung der embryonalen Bildungszellen Osteoblasten auf, und die centrale Verknöcherung nimmt ihren Verlauf wie in der Diaphyse [2]).

Es liefert also nach Stieda nur das Periost, i. e. seine innerste, osteogene Schicht das Material, die Osteoblasten für den ganzen Aufbau des knorpelig vorgebildeten Knochens. Von aussen her lagert sich Schicht um Schicht auf die Diaphyse und verknöchert, von innen her bilden sich um die Blutgefässe herum Lamellensysteme; auch in den Epiphysen sind die Knochenkerne periostalen Ursprungs. Der Knorpel ist nur das formgebende, das Stütz-Gewebe, er geht nach vollendeter Dienstleistung zu Grund.

Zur gleichen Zeit veröffentlichte Kölliker [3]) mehrere interessante Abhandlungen über Knochenwachsthum und Resorption, die wir, da das Gebiet normalen Knochenwachsthums, wenn auch vorübergehend, betreten worden ist, nicht wohl unerwähnt lassen können. Er fand überall, wo Knochen der Resorption anheimfällt, die Oberfläche wie

---

[1]) Ludwig Stieda: Die Bildung des Knochengewebes. Leipzig 1872. Mit 1 Tafel, pag. 15.

[2]) l. c. pag. 17.

[3]) Kölliker, A.: I. Die Verbreitung und Bedeutung der vielkernigen Zellen der Knochen und Zähne. Verhandlg. d. Würzb. phys.-med. Gesellsch. n. F., II, pag. 4, 1872. II. Weitere Beobachtungen über das Vorkommen und die Verbreitung typischer Resorptionsflächen an den Knochen. Ibidem III, pag. 3, 1872. III. Dritter Beitrag zur Lehre von der Entwickelung der Knochen. Ibidem. 4. März 1873. Ferner: Die normale Resorption des Knochengewebes. Leipzig 1873.

angefressen, und in den feinen Grübchen, den Howship'schen Lacunen, sah er je eine Riesenzelle eingelagert; seltener erfüllte eine solche zwei Lacunen oder umgekehrt. Diese Riesenzellen, die Osteoklasten, wie sie Kölliker nannte, entstehen aus den Osteoblasten, was aus den vielen Uebergangsstufen, die man zwischen beiden Zellenformen beobachten kann, mit grosser Wahrscheinlichkeit hervorgeht. Sie liegen theils im Innern, theils an der Oberfläche der Knochen, immer an typischen Stellen. So findet man sie innen: dicht hinter den Ossificationsrändern der Knorpel und an den Wandungen der sich entwickelnden Markräume und Knochenhöhlen; aussen: an den Wänden der Knochen, welche die Schädelhöhle, den Wirbelkanal, die Augen- und Nasenhöhle begrenzen, an den Zahnfurchen embryonaler Kiefer, am vorderen Rande des Proc. coronoides und condyloides des Unterkiefers, an allen die Knochen durchbohrenden Löchern und Kanälen. Dass diese Zellen auch den verkalkten Knorpel des sich entwickelnden Knochengewebes auflösen, konnte Kölliker nicht nachweisen. Durch Krappfütterungsversuche von kurzer Dauer, bei welchen eben nur die während der Fütterung angesetzte Knochensubstanz roth gefärbt erscheint, während die anderen Stellen und die Resorptionsflächen weiss bleiben, wurde ebenfalls nachgewiesen, dass eine äussere Resorption an allen Knochenflächen stattfindet, welche Hohlräume begrenzen, sowie an allen Knochenvorsprüngen, die sich im Laufe der Entwickelung verschieben. Kölliker war bei diesen Fütterungsversuchen auch im Stande, die während der Zeit angesetzte Knochenmasse an allen Skelettheilen mikroskopisch zu messen und fand für das Längenwachsthum die folgenden wichtigen Grundgesetze: 1) An langen Röhrenknochen mit Epiphysen an beiden Enden wächst das ganze Diaphysenende schneller, dessen Epiphyse länger getrennt bleibt; 2) kleine Röhrenknochen mit nur einer Epiphyse wachsen an der dieser zugekehrten Seite ihrer Diaphyse am stärksten; 3) alle freien Ränder und Apophysen, sowie die Enden der Rippen zeigen ein mächtiges Wachsthum; 4) alle Epiphysen wachsen an der Gelenkseite am stärksten; 5) je mächtiger die Lage der ruhenden Knorpelzellen ist, um so rascher schreitet im Allgemeinen das Längenwachsthum voran.

Was den Inhalt der Knorpelkanäle und der jungen Markräume betrifft, so stimmt Kölliker mit Stieda überein, indem auch er die kleinen Zellen vom Perioste ableitet. Fast zu den gleichen Resultaten kamen Strelzoff[1]) und Steudener[2]). Während aber der erstere für einzelne Fälle noch eine metaplastische Ossification des Knorpels zulässt, schliesst sich der letztere durchaus an Stieda an.

§. 56. Kehren wir nach dieser Abschweifung auf das Gebiet der normalen Knochenbildung, bei welcher natürlich nur die wichtigsten Arbeiten berührt werden konnten, zur Neubildung des Knochens zurück, so haben wir noch einiger Untersuchungen zu ge-

---

[1]) Strelzoff: Ueber die Histogenese der Knochen. Untersuchungen aus dem patholog. Institut zu Zürich. Herausgegeben von Eberth. 1873, Hft. 1, pag. 1—63.
[2]) Steudener: Beiträge zur Lehre von der Knochenentwickelung und dem Knochenwachsthum. Halle 1875.

denken, die, zum Theil an Ollier sich anlehnend, die Periostfrage behandeln.

Hermann Maas [1]) betrachtete als feststehend, dass das Periost, und zwar seine innerste Schicht, den Knochen bilde, und warf die weitere Frage auf: Wie regenerirt sich das Periost? Diese Frage ist bei der obigen Annahme selbstverständlich gleichbedeutend mit der seither gestellten: Wie regenerirt sich der Knochen? Während Ollier und Andere noch eine gewisse Betheiligung des Knochens, des Markes und selbst des Bindegewebes nicht ganz auszuschliessen vermögen, entschied sich Maas dafür, dass sich das Periost nur aus sich selbst neu bilden könne, mit anderen Worten, dass am ausgewachsenen Knochen nur das Periost Osteoblasten zu liefern im Stande sei. Der Knochen selbst ist hierzu unfähig, denn wenn Maas den Knochen an einer Stelle von Periost entblösste und diese Stelle mit einem Platinplättchen bedeckte, welches mittelst eines Platinringes fest auf der Knochenoberfläche befestigt war, so sah er nach 3—4 Wochen das Platinblech von Knochenmasse bedeckt, darunter den Knochen aber vollkommen glatt. In einem anderen Versuche war die Knochenlücke, die er an einer von Periost entblössten Stelle angelegt und mit einem Platinplättchen bedeckt hatte, unausgefüllt geblieben, nur über die Platinplatte hatte sich Knochenmasse gelagert. Maas schloss hieraus, das Gewebe des ausgewachsenen Knochens könne kein ossificirendes Material mehr liefern; wäre es anders, so hätte das Platinplättchen in beiden Versuchsanordnungen von seiner Unterlage abgehoben werden müssen.

Betreffs der Periostbildung des anliegenden Bindegewebes hat Maas in seinen Versuchen ganz wie B. Heine und Ollier negative Resultate erhalten und hebt wie Letzterer hervor, dass einzelne Knochenkerne, die sich, trotz sorgfältiger Entfernung des Knochens sammt dem Perioste, zeigten, entweder auf Reste der Beinhaut, z. B. im Ligam. interosseum des Unterschenkels und des Vorderarmes, oder auf das Periost der zurückgebliebenen Knochenenden zurückzuführen seien.

Wie Ollier, so hat auch Maas nach Transplantation von Knochenmark unter die Haut, zwischen die Muskeln, in die Bauchhöhle der Versuchsthiere niemals Knochen erhalten. Die Markstückchen zerfielen und wurden resorbirt. Während aber Ollier auf Grund von Versuchen, bei welchen er das Mark von Röhrenknochen wiederholt zerstörte und schliesslich Knochenbildung sah, annimmt, dass das Knochenmark erst nach wiederholten Reizen zur Ossification gelange, spricht Maas dem Marke jegliche Fähigkeit ab, Knochen zu liefern. Er behauptet vielmehr, „dass es sich bei den intramedullaren Knochenbildungen nach Markzerstörung stets um periostale Knochenneubildungen handelt, welche, hervorgerufen durch die bei der Markzerstörung entstehende Periostreizung, sich durch die zur Markzerstörung gemachte Oeffnung der Knochenwand in die Markhöhle hinein entwickelt haben" [2]). Maas stützt sich hierbei hauptsächlich auf folgende Versuche:

---

[1]) Herm. Maas: Ueber das Wachsthum und die Regeneration der Röhrenknochen etc. Archiv f. klin. Chirurgie. Bd. XX, 1877, pag. 735.

[2]) Auch bei der Callusbildung nach Fracturen soll der „Markcallus" von dem Periost geliefert werden (Maas).

„Verschliesst man bei Vögeln, besonders halberwachsenen Hühnern, die eine ungemein rege Knochenreproduction haben, die zur Markzerstörung gemachte Oeffnung durch ein unter die tiefe Periostlage geschobenes Platinplättchen und befestigt es in der oben angegebenen Weise, so findet man bei gelungener Abschliessung die Markhöhle in der ersten Zeit leer, später nur mit Knochenmark ausgefüllt. Lässt man aber die Resectionsöffnung offen, so wird die Markhöhle durch eine mehr oder weniger ausgedehnte Knochenneubildung verschlossen." Zur Prüfung dieses mehrfach wiederholten Versuches resecirte M a a s „Stückchen der Knochenwandung der Diaphysenmitte, ohne das Knochenmark zu verletzen". Auch so fand er, „dass die Periostwucherung in verschiedener Ausdehnung die Markhöhlung ausfüllte, während bei gelungenem mechanischen Verschlusse der Oeffnung nicht allein das Hineinwuchern in die Markhöhle, sondern auch der knöcherne Verschluss der Resectionsöffnung verhindert wurde".

So zwingend diese Versuche auch erscheinen, so wird man doch gut thun, den aus ihnen abzuleitenden Schluss nicht zu allgemein zu fassen. Abgesehen von den oben pag. 110 erwähnten, ganz ähnlichen Versuchen von B. H e i n e, die bezüglich der Markverknöcherung ein positives Resultat ergaben, beweisen Marktransplantationen von G o u j o n[1]) und B a i k o w, P a u l B r u n s[2]), Th. K ö l l i k e r[3]), dass allerdings das Mark Knochengewebe bilden kann, während wiederum Z e s a s[4]) und B o n o m e[5]) das transplantirte Knochenmark alsbald zu Grund gehen sahen.

Diesen sich widersprechenden Versuchsbefunden gegenüber hat F. B u s c h[6]) hervorgehoben, dass es im Grunde ein müssiger Streit sei, ob das Mark Knochen bilden könne oder nicht. Wer mit S t i e d a, S t r e l z o f f und S t e u d e n e r eine Metaplasie des Knorpelgewebes ausschliesse und annehme, der endgültige Knochenaufbau werde vom Perioste besorgt, der müsse auch dem Markgewebe die Ossificationsfähigkeit zusprechen; denn auch das Markgewebe sei periostalen Ursprunges, und es käme eben nur darauf an, dass zur Zeit des Versuches noch Osteoblasten in der Markhöhle sich vorfänden, welche die Knochenbildung übernehmen könnten. Derartige einzelne Osteoblasten seien übrigens von G e g e n b a u r, W a l d e y e r, wie auch von ihm selbst in den Markräumen des ausgewachsenen Knochens gesehen worden. Man wird B u s c h zugeben, dass es sich so verhalten k a n n und dass dann ohne Schwierigkeit zu erklären ist, warum in dem einen Falle das Mark verknöchert, in dem anderen nicht. Indessen gibt es keinen zwingenden Grund, anzunehmen, dass die Markverknöcherung einzig

---

[1]) G o u j o n, E.: Zur Physiologie des Knochenmarkes. Journ. de l'Anat. et de la Physiol. VI, 4. Juli, Aug. 1869.

[2]) P a u l B r u n s: Verhandlg. d. deutsch. Gesellschaft f. Chirurgie. X. Congress 1881, u. Archiv f. klin. Chirurgie 1881, Bd. XXVI, pag. 661.

[3]) K ö l l i k e r, T h e o d.: Ueber Transplantation von Knochenmark. Centralblatt f. Chirurgie 1881, Nr. 37.

[4]) Z e s a s, G.: Ueber Knochenmarktransplantation. Wiener med. Presse 1883, Nr. 8.

[5]) B o n o m e, A.: Intorno alla rigenerazione del tessuto osseo. Archivio per le scienze mediche. Vol. IX, Nr. 9, pag. 131—190.

[6]) B u s c h, F.: Die Knochenbildung und Resorption beim wachsenden und entzündeten Knochen. Archiv f. klin. Chirurgie. Bd. XXI, pag. 172 ff.

und allein von diesen aus der Wachsthumsperiode zurückgebliebenen
Osteoblasten ausgehe, wie dies die Busch'sche „Osteoblastentheorie"[1])
verlangt, indem sie die Osteoblastenzelle als embryonal differenzirte
Zelle auffasst und sie nur aus einer gleichartigen entstehen lässt.
Sehen wir doch auch entfernt vom Perioste und seiner osteogenen
Schicht, mitten in den Muskeln, in gewissen Vogelsehnen, im Hoden-
gewebe, im atrophischen Bulbus etc. wahren, lamellösen Knochen
entstehen, dessen Abkunft Busch nur in höchst gezwungener Weise
durch seine „Osteoblastentheorie" zu erklären vermag. Hier wie dort
erscheint es durchaus nicht ausgeschlossen, dass unter gewissen, noch
nicht näher bekannten Verhältnissen das Bindegewebe Osteoblasten
zu bilden und hiermit wahren Knochen zu liefern im
Stande ist.

§. 57. Eine gesonderte Besprechung erfordert die Frage von
der Neubildung der Epiphysen. Wir meinen hierbei nicht nur
die Gelenkenden, sondern auch den zur Epiphyse zugehörigen Intermediärknorpel.

Bekanntlich besorgt die Epiphyse das Längenwachsthum der
Röhrenknochen, indem an ihrer Diaphysenseite eine regelmässige Vermehrung der Knorpelzellen stattfindet, in deren verkalktes Gerüst der
Knochen vom Diaphysenkern aus sich einlagert. Diese wuchernde
Knorpelschicht bleibt auch in der postfötalen Zeit, wenn das Gelenkende bereits verknöchert ist, als eine mehr oder weniger dicke Scheibe
bestehen und verknöchert erst am Ende der Wachsthumszeit. d. i. nach
dem 20. bis 25. Lebensjahre.

Bei diesem Längenwachsthume sind indessen die beiden eine
Diaphyse einschliessenden Intermediärknorpel durchaus nicht gleichmässig betheiligt. Schon Duhamel[2]) hatte bei seinen Studien über
das Knochenwachsthum beobachtet, dass das obere Ende der Tibia ein
wenig rascher wachse, als das untere. Das Gleiche fand Flourens[3]),
und Stanley[4]) wies für Radius und Ulna ein vorwiegendes Wachsthum des unteren Abschnittes nach. Auch Broca[5]) hatte aus der
ungleichen Höhe der entsprechenden Epiphysenknorpel geschlossen, dass
das Wachsthum an der oberen und unteren Epiphyse ein ungleiches
sei, und überdies wusste man seit Langem, dass die Knorpelscheiben
zu verschiedener Zeit verknöchern. Experimentell wurde indessen erst
durch Ollier[6]) (1861) und kurz nachher durch George Humphry[7])
diese Thatsache klar gestellt, und dies um so überzeugender, als beide
Forscher unabhängig von einander zu den gleichen Ergebnissen gelangten.
Wir wissen nunmehr, dass von den ersten Lebenstagen 'an, wahr-

---

[1]) F. Busch: Die Osteoblastentheorie auf normalem und pathologischem
Gebiet. Deutsche Zeitschrift f. Chirurgie. Bd. X, pag. 59, 1878.
[2]) Duhamel: Histoire de l'académie des sciences 1743.
[3]) Flourens: Théorie expérimentale pag. 20.
[4]) Stanley citirt von Humphry; s. unten.
[5]) Broca: Bulletin de la Société anatomique. 1852. Cit. von Ollier l. c.
T, pag. 368.
[6]) Ollier l. c. I, pag. 357 u. 371.
[7]) George Murray Humphry (Cambridge): Observations on the Growth
of long Bones. Medico-chir. Transact. Vol. XLIV, 1861.

scheinlich demnach schon in utero, sobald die Verknöcherung der Diaphyse begonnen hat, Tibia, Fibula und Humerus an der oberen, Radius,
Ulna und Femur an der
unteren Epiphyse am stärksten wachsen, oder, wie dies
Ollier ausdrückt, dass an der
oberen Extremität diejenigen
Epiphysen die geringste
Wachsthumsenergie zeigen,
welche das Ellenbogengelenk
bilden, an der unteren Extremität diejenigen die grösste,
welche das Kniegelenk for-
miren.

Fig. 3.

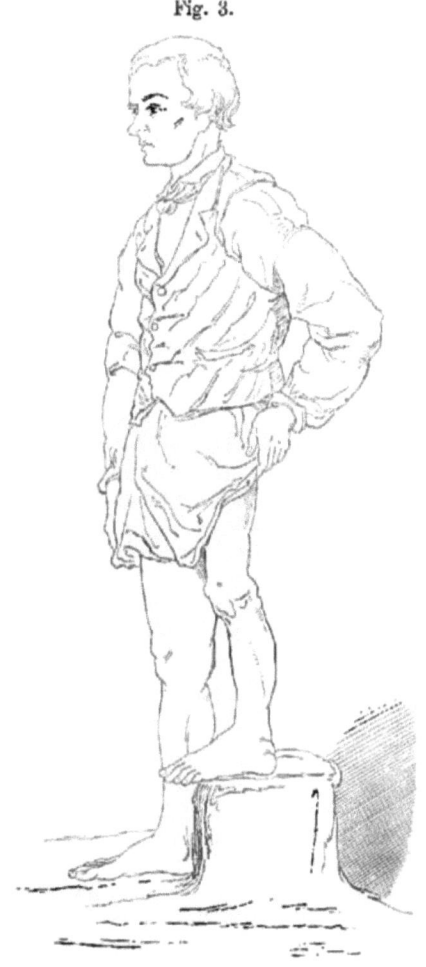

Nach Pemberton.

Dies vorausgeschickt,
fragt es sich: was geschieht,
wenn die Epiphyse sammt
Knorpelscheibe bei der
Gelenksresection ent-
fernt wird? Erlischt das
Längenwachsthum oder
treten andere Factoren
an die Stelle des Epiphy-
senknorpels? Syme[1]) war
wohl der erste, der eine
Wachsthumshemmung nach
Resection beobachtete. Er
hatte 1829 bei einem 8jährigen
Knaben das eine Knie resecirt
und fand 17 Jahre später das
knöchern ankylosirte Bein um
mehrere Zoll verkürzt. Später
beobachtete Fälle hat George
Humphry[2]) zusammenge-
stellt. Unter 18 Knieresectionen bei Kindern fand er 10,
bei welchen nach Jahren eine
mehr oder weniger auffällige
Verkürzung nachgewiesen
werden konnte. Bei einem von
Pemberton[3]) am Knie re-
secirten 12jährigen Knaben
betrug nach 6 Jahren die Ver-
kürzung 9 Zoll, während von dem Femur $2\frac{1}{2}$, von der Tibia 1 Zoll,
im Ganzen also $3\frac{1}{2}$ Zoll, abgesägt worden waren. Fig. 3. Hier hatte

[1]) Syme: Contributions to the Pathology and Practice of Surgery,
pag. 225, 1848.
[2]) George Murray Humphry: On the Influence of Paralysis, Diseases
of the Joints, Diseases of the epiphysial Lines, Excision of the Knee etc. upon the
Growth of Bones. Medico-chir. Transact. Vol. XLV, pag. 283, 1862.
[3]) Pemberton: Brit. med. Journal. Nov. 26, 1859.

die Resection jedenfalls beide Epiphysenknorpel mitentfernt. Auch in den anderen 9 Fällen ist es mindestens sehr wahrscheinlich, dass der eine oder beide Knorpel mitresecirt worden sind. In Deutschland hat F. König [1]) der Frage seine Aufmerksamkeit geschenkt und an den Epiphysenknorpeln des Femur und der Tibia von Kindesleichen genaue Messungen angestellt. Wir werden hierauf, sowie auf die Vorschriften betreffs der Knieresection, die sich daran knüpfen, weiter unten (Cap. VI §. 101) ausführlich zu sprechen kommen. König hielt es übrigens für wahrscheinlich, dass nur die vollständige Entfernung des Epiphysenknorpels das Wachsthum des betreffenden Diaphysenabschnittes aufhebe; werde nur ein kleiner Theil des Knorpels geopfert, so sei das Wachsthum nicht wesentlich beeinträchtigt.

Ollier [2]) verdanken wir die erste experimentelle Prüfung der für den Chirurgen so ausserordentlich wichtigen Frage. In einer Reihe von Versuchen trug er zunächst bei einem jungen Lapin von 35 Tagen die Gelenkknorpel des Radius und der Ulna ab, bei einem 6 Monate alten die unteren Epiphysen der beiden Knochen ohne den Intermediärknorpel, bei zweien von ca. 2 Monaten resecirte er die Intermediärknorpel allein. Zwei weitere Versuche betrafen die Resection von 4 mm. der Diaphysen des Radius und der Ulna dicht neben dem unteren Epiphysenknorpel und von Stücken aus der Mitte der Diaphysen beider Knochen. In allen Fällen wurde das bedeckende Periost mitentfernt. Die Thiere wurden nach 2½—4 Monaten getödtet, und es ergab sich Folgendes:

Die Resection des Gelenkknorpels nebst einer dünnen Knochenschicht der Epiphyse verlangsamte das Wachsthum in sehr geringem Maasse, nach 2½ Monaten betrug der Unterschied gegenüber der gesunden Seite an der Ulna 2 mm., am Radius 5 mm.

Die Resection der ganzen Epiphyse mit Ausnahme des Intermediärknorpels beeinträchtigte schon sehr viel mehr das spätere Wachsthum. Der Ausfall an der Ulna betrug nach 4 Monaten bereits 15 mm.

Die totale oder fast totale Resection des Intermediärknorpels hob an dieser Stelle das Längenwachsthum des Knochens endgültig auf. Hatte man mit dem Intermediärknorpel die ganze Epiphyse weggenommen, so entstand eine knöcherne Ankylose im Carpus, und der Knochen wuchs nicht weiter.

Die Resection eines der Epiphyse anliegenden Stückes der Diaphyse verlangsamte das Wachsthum an dem betreffenden Intermediärknorpel; Resection eines centralen Diaphysenstückes bewirkte ebenfalls eine kleine Störung in beiden Knorpelscheiben, die indessen fast unmerklich war, wenn man die Diaphyse subperiostal resecirt, und der Knochen sich ersetzt hatte.

Wir sehen also, dass jede in unmittelbarer Nähe des Epiphysenknorpels vorgenommene Resection einen mehr oder weniger bedeutenden Einfluss auf dessen Wachsthumsthätigkeit ausübt. Vielleicht ist diese Störung nur eine vorübergehende, nur durch den operativen

---

[1]) F. König: Beiträge zur Resection des Kniegelenks. Archiv für klin. Chirurgie. Bd. IX, 1868, pag. 187.
[2]) Ollier l. c. I, pag. 398.

Eingriff bedingte und gleicht sich später wieder aus. Eine totale Entfernung der Knorpelscheibe aber hat stets ein Stillstehen des Längenwachsthums zur Folge.

Zu demselben Resultate gelangten spätere Experimentatoren, die entweder den Epiphysenknorpel verletzten oder zerstörten (Bidder [1]), Thiel [2], Vogt) [3] oder ihn nach dem Vorgange von Ollier entfernten (Telke [4], Helferich) [5].

Bidder konnte bei Kaninchen, welchen er den oberen Epiphysenknorpel der Tibia unter Schonung der Diaphyse reizte oder zerstörte, fast nach Belieben das Längenwachsthum verhindern, und Vogt fasste die Ergebnisse seiner Versuche in folgenden Sätzen zusammen:

1. „Nach der Totalresection eines Röhrenknochens am wachsenden Thiere ersetzt sich, falls die Herausnahme subperiostal geschah, der Knochen in annähernd derselben Gestalt (Längen- und Dickenausdehnung) wieder, wie er sie zur Zeit der Entfernung besessen. Ein weiteres Mitfolgen im Wachsthum findet nicht statt."

2. „Nach der Resection eines Stückes aus der Continuität der Diaphyse entspricht nach vollendetem Wachsthume die Verkürzung des operirten Knochens meist noch der Länge des entfernten Diaphysenstückes."

3. „Entfernung des Knorpels zwischen Diaphyse und Epiphyse bedingt Wachsthumsstillstand am operirten Knochenende."

4. „Abhebelung des Knorpels von der Diaphyse mit gleichzeitiger Verletzung und dadurch bedingter Entzündung der Knorpelsubstanz hebt ebenfalls das Längenwachsthum am operirten Knochenende auf."

Der resecirte oder zerstörte Intermediärknorpel wird also nicht mehr ersetzt; seinen dauernden Ausfall bekundet die Wachsthumshemmung des betroffenen Knochenendes. Hiermit stimmen auch die klinischen Erfahrungen über Verkürzung des Humerus nach voraufgegangener Entzündung der oberen Epiphysenscheibe, wie sie Vogt [6] zusammengestellt und Heynold [7] vervollständigt hat.

In einem eigenthümlichen Widerspruche zu allen diesen Thatsachen stehen 2 Versuchsergebnisse Ollier's [8], die nach dem Ausspruche des Autors eine Neubildung des Intermediärknorpels wenigstens als möglich darstellen sollen. Ollier hatte bei einer 3 Monate alten Katze den unteren Abschnitt des Radius (Diaphysenhälfte und Epi-

[1] Bidder, A.: Experimente über die künstl. Hemmung des Längenwachsthums etc. Archiv f. experiment. Pathol. u. Pharm. 1873, Bd. I, pag. 248.
[2] Thiel: Dissertat. inaug. Greifswald 1876.
[3] Vogt, P.: Die traumat. Epiphysentrennung und ihr Einfluss auf das Längenwachsthum der Röhrenknochen. Archiv f. klin. Chirurgie. Bd. XXII, 1878, pag. 343.
[4] Telke, O.: Experiment. Beiträge zur Lehre vom Knochenwachsthum. Dissertat. inaug. Greifswald 1874.
[5] Helferich: Zur Lehre vom Knochenwachsthum. Archiv f. Anat. u. Physiol. 1877. Anat. Abth. pag. 93.
[6] Vogt l. c. pag. 343—346.
[7] Heynold: Ein Fall von Wachsthumsstörung infolge von Vereiterung der Epiphyse des rechten Humerus etc. Virchow's Archiv. Bd. LXXII, 1878. pag. 503.
[8] Ollier l. c. I, pag. 267—269.

physe) subperiostal resecirt und fand 46 Tage später das entfernte
Knochenstück durch eine fast ebenso grosse Knochenmasse ersetzt, wie
sie der Radius der gesunden Seite an der entsprechenden Stelle zeigte.
Ein Längsschnitt durch den neugebildeten Knochen ergab eine dem
Diaphysenstück entsprechende dichte Knochenmasse, dann folgte nach
unten hin eine knorpelige Schicht, die 2 kleinere, unter sich wiederum
durch Knorpel getrennte Knochenstückchen trug. Das Ganze sieht
auf der von Ollier beigefügten Abbildung einer normalen Epiphyse
mit Knorpelscheibe ähnlich, aber auch nur dies. Ein eigentlicher Intermediärknorpel ist das offenbar nicht. Vielmehr scheint es sich um
einen der vielen Fälle zu handeln, in welchen der von dem Periost
neugebildete Knochen sich nicht als Ganzes, sondern in einzelnen
Stücken um Knochenkerne geformt hat. Solche Knocheninseln sind
dann durch fibröses oder knorpeliges Gewebe von einander getrennt.
In dem Ollier'schen Falle liegen 2 solcher Knochenkerne an Stelle
der alten Epiphyse; aber die Knorpelschicht, die sie von dem grössern
Diaphysenstücke trennt, ist desshalb noch kein Epiphysenknorpel. Das
Gleiche gilt in noch höherem Maasse von dem zweiten Ollier'schen
Versuchspräparate, dem neugebildeten, oberen Theile eines Humerus
der Katze. Ollier macht nun freilich für seine Erklärung geltend,
dass das wiedergebildete Stück des Radius die gleiche Länge des entsprechenden der gesunden Seite habe, demnach in den 46 Tagen mit-
gewachsen sein müsse. Hier schliessen wir uns der Ansicht von
Maas [1] an, der das Mitwachsen des neu sich bildenden Radiusstückes
durch seine Anheftung an die unversehrte Ulna erklärt. Es spricht
hierfür auch ein Versuchspräparat von Vogt [2], das Vorderbein eines
Hundes, bei welchem der für den exstirpirten Radius wiedergebildete
Knochen grösser ist, als der entfernte. Auch Vogt sieht hierin nicht
etwa eine Thätigkeit der wiedergebildeten Epiphysenknorpel, sondern
ein interstitielles Wachsthum der Periosthülse, bedingt durch den Zug
des wachsenden Nebenknochens.

Bleibt somach der oben aufgestellte Satz von dem dauernden
Ausfalle des resecirten Intermediärknorpels und der Wachsthumshemmung des betroffenen Knochenendes zu Recht bestehen, so ist damit
nicht gesagt, dass der ganze Knochen im Wachsthume
zurückbleiben müsse. Noch liefert die am anderen Ende liegende
Epiphysenknorpelscheibe jungen Knochen, und in manchen Fällen
zeigt sich hier eine solche Steigerung der Knochenproduction, dass der
Ausfall am resecirten Ende zum Theil gedeckt wird. Die erste derartige Beobachtung rührt von F. Petersen [3] her. Er fand an dem
Oberschenkel eines 17jährigen jungen Mannes, der 6 Jahre früher im
Kniegelenke total resecirt worden war, dass das untere Ende um
8,5 cm. im Wachsthume zurückgeblieben, wofür die obere Epiphysen-
fuge durch stärkeres Wachsthum ausgleichend eingetreten war. Dies
ging nicht nur aus der grösseren Länge des Schenkelhalses hervor

---

[1] H. Maas l. c. pag. 751.
[2] P. Vogt l. c. pag. 359, Anmerkung.
[3] F. Petersen: Verhandlg. der deutschen Gesellsch. f. Chirurgie 1886,
Bd. XV, pag. 157; Archiv f. klin. Chirurgie 1886, Bd. XXXIV, pag. 449; und:
Zur Frage des ausgleichenden Knochenwachsthums an den langen Röhrenknochen.
Centralbl. f. Chirurgie 1889, Nr. 40.

— 1,7 cm. mehr, als an der gesunden Seite —, sondern auch aus der Lage des Knochenkanales für die Arteria nutritia femoris. Während dieser an der gesunden Seite, der Norm und dem stärkeren Wachsthume an der unteren Epiphyse entsprechend, von unten nach oben verläuft, verhielt sich das am resecirten Femur gerade umgekehrt: der Kanal zog von oben nach unten.

Ollier [1]) beobachtete nach einer totalen Ellenbogenresection sogar eine Verlängerung des Humerus der kranken Seite im Vergleiche zu dem der gesunden und hat dann durch Thierversuche die ausgleichende Wachsthumssteigerung der unversehrt gebliebenen Epiphysenscheibe thatsächlich nachgewiesen. Sie ist verschieden an den einzelnen Röhrenknochen und bei demselben Knochen an dem einen oder anderen Ende. Am stärksten tritt sie an der Epiphysenscheibe auf, an welcher auch sonst die regste Knochenneubildung vor sich geht. Sie setzt übrigens immer den Gebrauch des resecirten Gliedes voraus.

§. 58. Die Frage der Neubildung der Epiphysen selbst oder sagen wir lieber der Gelenkenden wurde schon oben bei Erwähnung der B. Heine'schen und Ollier'schen Thierexperimente berührt. Beide Forscher haben in einer ganzen Reihe von Fällen an Stelle der resecirten Gelenkenden neue, den alten mehr oder weniger in Form und Grösse ähnliche, gesehen. Auch am Menschen wurden derartige Beobachtungen gemacht. Ein theilweise neugebildeter Humeruskopf nach einer wegen Caries ausgeführten Resection hat bereits Erwähnung gefunden. Andere Fälle vom Ellenbogen- und Fussgelenke werden unten, bei den Endergebnissen der Gelenksresectionen aufgeführt werden.

Man mag darüber streiten, ob derartige Knochenneubildungen Epiphysen zu nennen seien, da sie mit der Diaphyse des jugendlichen Knochens nicht mittelst einer Knorpelscheibe, sondern synostotisch verbunden sind. Als Gelenkenden wird man sie aber immerhin gelten lassen müssen, sobald die Ansätze der Kapsel, der Bänder, der Sehnen und Muskeln die gleichen sind, wie an dem resecirten Gelenkende und dessen Functionen in annähernder Vollständigkeit übernommen werden. Bei dem erwachsenen Knochen fällt überdies der obige Einwand weg. Welche Factoren wirken nun bei dieser Knochenneubildung mit?

Der Epiphysenknorpel kann von vornherein ausgeschlossen werden. Seine Wachsthumsthätigkeit gilt der Diaphyse und nicht der Epiphyse. Zudem wissen wir durch Versuche von Ollier [2]), dass sich, wenn die Epiphyse ohne den Intermediärknorpel entfernt wurde, dessen freie Fläche mit einer Knochenschicht überzieht. Eine weitere Knochenbildung findet nicht statt.

Es bleiben übrig die Knochenmasse des Epiphysenrestes oder der Diaphyse, das Knochenmark und das Periost.

---

[1]) Ollier, L.: Nouvelles expériences sur l'accroissement des os longs après l'ablation d'un des cartilages de conjugaison et sur l'hyperplasie compensatrice par le cartilage conservé. Compt. rend. 1889, Nr. 18, pag. 933.

[2]) Ollier l. c. I, pag. 277.

Die Versuche von B. Heine, von Ollier, von H. Maas haben ergeben, dass der ausgebildete lamellöse Knochen nicht im Stande ist, aus sich wieder Knochen zu bilden. Auch das Markgewebe scheint nur unter ganz besonderen Verhältnissen. wie wir oben erfahren haben, zur Knochenbildung geeignet. und wenn es auch in jugendlichen Knochen ossificirt, so ist es doch nicht im Stande, solch massigen Knochen zu liefern, wie er in manchen neugebildeten Gelenken zu finden ist. A. Bidder[1] hat überdies durch Versuche erhärtet, dass das Markgewebe der Epiphysen nach wiederholten Reizen — Einschieben und Liegenlassen von Elfenbeinstäben, Injectionen von Jodtinctur oder Milchsäure in den Tibiakopf von Kaninchen — nur bei jungen und halberwachsenen Thieren verknöchert. Besonders sah er dies nach Injectionen von Milchsäure. Aber in keinem Versuche konnte er äusserliche Verdickungen und deutliche Spuren von Knochenneubildung wahrnehmen. Bei erwachsenen Thieren trat nicht einmal die Markverknöcherung ein. Es bleibt nach Allem dem nur das Periost als knochenbildender Factor.

An dem ausgewachsenen Röhrenknochen reicht das Periost bis zur überknorpelten Gelenkfläche, fehlt aber überall, wo sich Bänder und Sehnen ansetzen. Ob zur Zeit des Knochenwachsthums die osteogene Schicht die gleichen Grenzen innehält, darüber gehen die Ansichten der Autoren aus einander. Stieda[2] lässt von dem bindegewebigen Perichondrium aus Fortsätze in die knorpelige Epiphyse dringen, welche später Osteoblasten führen und den Knochenkern anlegen. Man darf hiernach voraussetzen, dass das Perichondrium der Epiphyse eine osteogene Schicht besitze. Dagegen verschmilzt nach Bruch[3], Ranvier[4], Schwalbe[5] die Beinhaut bereits mit dem Epiphysenknorpel. Auch Strelzoff[6] findet, dass der von der osteogenen Schicht gebildete Knochenmantel nur die Diaphyse umgebe und höchstens bis zur Verknöcherungsgrenze der Epiphyse reiche, während wiederum Kölliker[7] angibt, der Knochenmantel ziehe sich anfangs über die Ossificationsgrenze ein Stück am Epiphysenknorpel hinauf und werde erst später wieder an dieser Stelle resorbirt. Für die obere Epiphyse der Tibia des Menschen hat A. Bidder[8] durch Untersuchungen an Embryonen wie auch an der Leiche eines 48 Tage alten Kindes festgestellt, dass die osteogene Schicht des Periostes zu keiner Zeit weiter, als bis an die Epiphysengrenze reicht. Man wird nach Allem dem von dem Perioste der Epiphyse nicht allzuviel für eine

---

[1] Bidder, A.: Experiment. Beiträge und anat. Untersuchungen zur Lehre von der Regeneration des Knochengewebes, namentlich in Beziehung auf die Resection des Kniegelenks. Archiv f. klin. Chirurgie, Bd. XXII, 1878, pag. 156.
[2] Stieda l. c. pag. 17.
[3] Bruch: Beiträge zur Entwickelungsgeschichte des Knochensystems. Denkschriften der allgem. schweiz. naturforsch. Gesellschaft, Bd. XII, 1852, pag. 36.
[4] Ranvier: Quelques faits rélatifs au développement du tissu osseux. Comptes rendus. T. LXXVII, pag. 1105.
[5] G. Schwalbe: Ueber die Ernährungskanäle der Knochen und das Knochenwachsthum. Zeitschr. f. Anatomie u. Entwickelungsgesch., Bd. I, 1876, pag. 311.
[6] Strelzoff l. c.
[7] Kölliker l. c.
[8] A. Bidder l. c. pag. 173.

Neubildung zu erwarten haben. Dagegen erscheint die Beinhaut des anliegenden Diaphysenabschnittes eine um so regere knochenbildende Thätigkeit entwickeln zu können. Hierfür sprechen schon die Fälle, in welchen bei Nekrose der Epiphyse und Lösung derselben in der Knorpelfuge ein von der Diaphyse her sich vorschiebender Knochenmantel das nekrotische Ende bis zur Hälfte und weiter umgab. Sehr belehrend ist in dieser Hinsicht die Beobachtung von Bromfield [1]. Er fand den spontan abgelösten Oberarmkopf, nebst einem Stück der Diaphyse, in der Form ganz unverändert in einer dicken Knochenlade eingeschlossen, die am anatomischen Halse endete. Einen ähnlichen Fall beschreibt, leider sehr unvollständig, Syme [2]. In einem Falle, den Chaussier [3] mittheilt, hatte sich nach spontanem Ausstossen des nekrotischen Oberarmkopfes am oberen Humerusende eine Gelenkhöhle gebildet, die einen aus der Scapula herausgewachsenen Gelenkkopf aufnahm. Die Bewegungen in diesem neuen Gelenke waren vollkommen frei gewesen.

In allen diesen Fällen kann von einer Betheiligung des Knochens an der Bildung der Sequesterkapsel wohl nicht die Rede sein; handelte es sich doch überall um eine Totalnekrose der Epiphyse. Und wenn auch nicht zu beweisen ist, dass sich in dem Bereiche der Epiphyse gar keine Knochenkerne gebildet haben, so ist doch die Hauptmasse von dem Perioste des oberen Diaphysenendes geliefert worden; das zeigt schon der ununterbrochene Zusammenhang des neugebildeten Knochens mit der Diaphyse. Man kann sich dies nur durch ein Auswachsen des entzündlich gereizten Periostes erklären, wie wir es bei der knöchernen Ankylose der Gelenke in den zahlreichen Spangen und Brücken sehen, welche die Gelenkenden an einander heften, und wie es bei der Callusbildung nach Fracturen in hervorragender Weise beobachtet wird.

Die das Gelenk unmittelbar umgebenden Weichtheile, die fibröse Kapsel, die Bänder, die Sehnenansätze sind, wie Ollier [4] durch Versuche nachgewiesen hat, bei der Knochenneubildung unbetheiligt, aber sie üben, wenn sie bei der Resection als Ganzes erhalten und in ihrem Zusammenhange mit dem Diaphysenperiost belassen werden, einen wesentlichen Einfluss auf die Form und Ausbildung des vom Perioste gelieferten Knochens. Schon unmittelbar nach der Resection dienen sie zur Befestigung der beiden Resectionsstümpfe. Sie verhindern eine Verschiebung durch einseitigen Muskelzug, wie er um so eher eintreten kann, als durch die Resection gewisse knöcherne Hemmungen weggefallen sind; sie wirken der Diastase entgegen und einer durch die Schwere des Gliedes bedingten seitlichen Verlagerung; sie leisten mit einem Worte Aehnliches wie ein Contentivverband, der die Fracturenden in der richtigen Lage hält. Wichtiger noch ist ihre Aufgabe von dem Zeitpunkte ab, in dem die Knochenbildung beginnt. Die

---

[1] Bromfield: Chir. Wahrnehmungen. Aus dem Englischen. Leipzig 1774, 8, Tab. IV, Fig. 5 u. 6.
[2] Syme: Principles of Surgery. Edit. 4, London 1856, pag. 230.
[3] Chaussier: Magasin encyclopéd. An. V, T. VI, Nr. 24. — Auch in: Hufeland, Schreger u. Harless, Journal d. ausländ. med. Literat. Bd. I, pag. 251.
[4] S. oben pag. 110.

von B. Heine. Larghi, B. v. Langenbeck, Ollier und Anderen in übereinstimmender Weise gefundene Thatsache, dass nur die „subcapsuläre" Resection eine massige Anbildung von Knochen und eine Formation neuer Gelenke ermöglicht, im anderen Falle dagegen die abgestumpften, theilweise geschrumpften Knochenenden nur durch fibröse Stränge in sehr unvollkommener Weise an einander befestigt werden, deutet auf die Nothwendigkeit bestimmter, continuirlicher Bahnen hin, in welche die osteogene Schicht des Periostes auswachsen kann. Es dienen eben die Kapsel und die Bänder des ursprünglichen Gelenkes den Periostwucherungen als Leiter, der neugebildete Knochen wächst in die Form des alten hinein. Beginnt dann nach Ausheilung der Weichtheilwunde der Gebrauch des resecirten Gliedes, so sind es die erhaltenen Sehnen- und Muskelansätze, die eine der normalen gleiche, oder doch sehr ähnliche Bewegung möglich machen und die neu geformten Gelenkenden mehr oder weniger vollkommen gegen einander ab- und in einander einschleifen helfen.

Wir werden auf dieses für die Functionstüchtigkeit resecirter Gelenke äusserst wichtige Moment bei der Nachbehandlung der Gelenksresectionen noch zurückzukommen haben.

§. 59. Eine vielfach besprochene und sehr verschieden beantwortete Frage ist die von der Ueberknorpelung neugebildeter Gelenkflächen. Während B. Heine zuweilen einen knorpelähnlichen, weissen Ueberzug auf dem resecirten Knochenende fand [1], konnte Wagner [2] niemals eine Spur davon entdecken. Er erklärt den vermeintlichen Faserknorpel für ein sehr dichtes Bindegewebe. Dagegen ist Lücke [3] der Ansicht, dass es hier, wie bei Pseudarthrosen sehr wohl zur Bildung einer überknorpelten Gelenkfläche kommen könne und beschreibt ein neugebildetes Ellenbogengelenk, dessen Pfanne mit Knorpel überzogen war und einen ebensolchen Limbus trug. Die mikroskopische Untersuchung ergab, dass die tieferen Schichten aus Faser-, die oberflächlichen aus hyalinem Knorpel bestanden, so dass die mikroskopischen Schnitte einen allmäligen Uebergang von einem faserigen Bindegewebe zu Faser- und hyalinem Knorpel zeigten. Von einem Rest des alten Gelenkknorpels konnte an dieser Stelle keine Rede sein. Aehnliche Fälle von Ueberknorpelung der Gelenkenden nach Resection des Ellenbogengelenkes haben Dontrelepont [4] und Czerny [5] beschrieben. Auch B. v. Langenbeck [6] hat zuweilen einen Ueberzug von hyalinem Knorpel beobachtet, so in dem oben angeführten Falle von Humerusresection und hält dafür, dass dieser überall da gebildet werden könne, wo Knochenflächen sich an einander dauernd reiben. Ollier wiederum behauptet, die neuen Gelenkflächen seien

---

[1] B. Heine, s. oben pag. 109, Versuch 9.
[2] Albr. Wagner l. c. pag. 75.
[3] Alb. Lücke, Beiträge z. Lehre v. d. Resectionen. Archiv f. klin. Chir. Bd. III, pag. 378, 1862. (Die beigefügte mikroskopische Abbildung lässt deutlich die Knorpelzellen erkennen.)
[4] Dontrelepont: Archiv f. klin. Chir. Bd. IX, pag. 911, 1868.
[5] Czerny: Archiv f. klin. Chir. Bd. XIII, pag. 225, 1873.
[6] B. v. Langenbeck: Ueber Endresultate der Gelenksresectionen im Kriege. Archiv f. klin. Chir. Bd. XVI. 1874, pag. 361 und 366.

niemals von einem wahren Knorpel bedeckt. „An ihrer freien Oberfläche, da, wo sich keine fibrösen Faserzüge einsenken, welche die
Verbindung mit der Kapsel oder der entgegengesetzten Gelenkfläche
vermitteln, nehmen sie schliesslich ein glattes Aussehen an. In gewissen Fällen ist dies die polirte Knochenoberfläche, elfenboinartig wie
bei Arthritis deformans, in anderen ist es eine knorpelähnliche Schicht,
die mit der Skalpellspitze durchstossen werden kann, aber nicht aus
eigentlichem Knorpelgewebe besteht; man findet vielmehr ein weniger
oder weniger festes, fibröses Gewebe [1]." Dieses derbe. netzförmige
Bindegewebe ist nach Allem dem jedenfalls das häufigere Vorkommen.
Daneben erscheint indessen, abgesehen von dem Zeugnisse zuverlässiger
Beobachter, zu welchen sich auch Dan. Bajardi[2]) gesellt, eine
Bildung hyalinen Knorpels gar nicht so unwahrscheinlich, sehen wir
ihn doch als eine Zwischenstufe der Verknöcherung auch bei dem
Fracturencallus auftreten.

§. 60. Wir haben schliesslich noch mit wenigen Worten der
Synovialis der neugebildeten Gelenke und der von ihr gelieferten
Synovia Erwähnung zu thun. Da bei der subcapsulären Resection im
strengsten Sinne des Wortes die ganze Kapsel erhalten wird, so ver-
steht es sich von selbst, dass das neue Gelenk die alte oder wenigstens
Reste der alten Synovialis enthält. Wird dagegen, wie dies bei
Resectionen wegen Gelenktuberculose immer zu geschehen hat, die
Synovialis möglichst sorgfältig exstirpirt, so bildet sich, falls keine
Synostose eintritt, ein ähnlicher Zustand aus, wie bei einer Pseud-
arthrose, oder einem accessorischen Schleimbeutel: die Innenwand der
Gelenkhöhle glättet sich und bedeckt sich mit einer fadenziehenden,
synoviaähnlichen Flüssigkeit.

Cap. V.

Die Resection der Gelenke. Allgemeine Technik.

Aseptik und Antiseptik.

§. 61. Aseptik bei dem Eröffnen der Gelenke, Antiseptik bei
dem Ausräumen und Abtragen der verletzten, entzündeten, tuberculös
erkrankten Weichtheile und Knochen, haben die früher bestehende
Lebensgefahr nach manchen Gelenksresectionen, so besonders solchen
des Knie- und Hüftgelenkes, vollkommen beseitigt und die Heilungsdauer wesentlich abgekürzt. Abgesehen von dem Schutze gegen die
bei Knochenoperationen sonst so sehr gefürchteten accidentellen Wundkrankheiten, ermöglicht die Antiseptik eine rasche Heilung der Weichtheilwunde und macht die Knochenwunde sehr früh zu einer subcutanen.
Die entzündliche Schwellung bleibt aus. die Eiterung fehlt oder ist,
wo sie eintritt, eine äusserst geringe, die Vernarbung kommt, wenn

---

[1]) Ollier l. c. I, pag. 326.
[2]) Bajardi, Daniele: Sulla reproduzione dei capi articolari nelle resezioni sotto-capsulo-periostee. Archivio per le scienze mediche. 1882. Vol. VI.
Nr. 7, pag. 73.

nicht prima intentione, so jedenfalls weit früher, als unter jeder anderen Wundbehandlung zu Stande. Dies gestattet wiederum in den Fällen, in welchen die Nearthrose angestrebt wird, einen sehr frühzeitigen Gebrauch und methodische Uebung der resecirten Gelenke. Durch Nichts aber kann die functionelle Thätigkeit besser gefördert und einer Ankylose wirksam entgegengearbeitet werden.

Für das Ausheilen der Knochenwunde, sei es nun, dass durch die Resection eine Nearthrose oder eine Synostose beabsichtigt wurde, ist die streng antiseptische Wundbehandlung weniger vortheilhaft. Man beobachtet vielfach, dass während des vollkommen reactionslosen Verlaufes die Knochenneubildung in sehr beschränktem Maasse stattfindet. Die osteogene Substanz des Periostes und des jugendlichen Markes, besonders die letztere, bedarf eben, wie dies durch Versuche erwiesen, kräftiger Reize zum Wuchern und Auswachsen, und diese fehlen während einer vollkommen aseptischen Wundheilung. Besonders unangenehm wird diese mangelhafte Knochenneubildung zuweilen nach der Resection des Kniegelenkes empfunden, wo auch die sonstigen Verhältnisse die Synostose nicht so leicht zu Stand kommen lassen. Dies kann uns indessen nicht veranlassen, zu einer anderen Wundbehandlung zurückzukehren; denn der Schutz, den die Antiseptik gegen die verheerenden Wundkrankheiten bietet, ist zu werthvoll, um gegen den verhältnissmässig kleinen Nachtheil Preis gegeben zu werden. Zudem lernen wir mechanische Mittel kennen, die auch bei aseptischer Heilung einen genügenden Reiz auf die osteogene Schicht auszuüben im Stande sind.

In einer grossen Anzahl von Fällen wird es freilich nicht gelingen, die Resectionswunde in den Zustand vollkommener Asepsis zu bringen. Wie häufig muss bei Gelenktuberculose zu einer Zeit operirt werden, in welcher Fisteln und periarticuläre Abscesse bestehen? Wie oft wird man nach Verletzungen die Resection in infiltrirten Weichtheilen oder an vereiterten und theilweise verjauchten Gelenken zu machen haben? Soll man desshalb auf die Antiseptik Verzicht leisten? Gewiss nicht. Gelingt es auch nicht durch sorgfältiges Ausätzen der Wundhöhle mit 5 % Carbolwasser, 0,1 % Sublimatlösung, 5—10 % Chlorzinklösung jede Eiterung zum Versiegen zu bringen und den raschen Schluss der Weichtheilwunde zu erreichen, so ist es doch meist möglich, die Eiterung in Schranken zu halten und das Ausheilen zu beschleunigen; die Kräfte des Kranken werden weniger erschöpft, das Krankenlager wird abgekürzt. Die Antiseptik gestattet es somit, selbst in schweren Fällen noch die Resection mit Aussicht auf Erfolg zu unternehmen, in Fällen, die früher bedingungslos der Amputation oder Exarticulation anheim gegeben waren.

Ueber die Vorbereitungen zur aseptischen Resection können wir uns kurz fassen, da wir die Technik der Lister'schen Operations- und Verbandmethode als bekannt voraussetzen dürfen. Das ganze Operationsfeld muss mit warmem Wasser und Seife gründlich von allem Schmutze und den Epidermislagen gereinigt werden, die besonders bei Gelenken, welche lange Zeit in Contentivverbänden gelegen haben, oft nur dem Spatel oder dem Messerrücken weichen. Dann wird die Haut mit 5 % Carbolwasser oder 0,1 % Sublimatlösung gewaschen. Die Instrumente liegen in 2½ % Carbolwasser oder werden im Sterilisationsapparate aseptisch erhalten; ebenso Schwämme und Material zur Unterbindung, Catgut und carbolisirte Seide.

Vorsorgliche Blutstillung. Blutabsperrung.

§. 62. In früherer Zeit legte man bei den Resectionen, mit Ausnahme derjenigen des Schulter- und Hüftgelenks, stets ein Tourniquet an den Stamm der Hauptarterie. Die verbesserten Schnittführungen, bei welchen nur sehr wenige und unbedeutende Gefässe durchtrennt werden, liessen später von einer derartigen Vorsorge absehen; man unterband sofort, nachdem ein Gefäss angeschnitten war. Wenn seit über 20 Jahren wiederum die Compression der Blutgefässe oberhalb des Operationsfeldes vielfach geübt und empfohlen wird, so geschieht dies, weil sie in der von Esmarch [1]) in die Chirurgie eingeführten Form, neben der Blutersparniss einen nicht zu unterschätzenden Vortheil gerade für die Resectionen bietet. Die völlige Blutleere, wie sie nur durch das der Absperrung vorhergehende, elastische Einwickeln des ganzen Gliedes erzeugt werden kann, erlaubt es, mit einer ausserordentlichen Genauigkeit die Einzelheiten zu erkennen. Ohne durch die Blutung aus schwammigen Granulationen oder den feinen Gefässen der Synovialis gestört zu sein, kann man die Knochen unter Schonung der Band- und Muskelansätze blosslegen, den Gelenkraum und die Gelenkenden durchmustern und die Grenzen des Kranken und Zerstörten bestimmen. Es ist somit ein weit sorgfältigeres Operiren ermöglicht. Die endgültige Blutstillung aber wird, nach Unterbinden der sichtbaren Gefässlumina, dadurch sehr vereinfacht, dass man, wenn die Resection vollendet, nicht sofort den einschnürenden Gummischlauch löst, sondern zunächst einen comprimirenden aseptischen Verband anlegt, dann das ganze Glied senkrecht emporhalten lässt und nun erst den Schlauch abnimmt. In dieser Stellung wird das Glied in einen Schienen- oder Contentivverband gelegt, der Operirte mit erhobener Extremität zu Bett gebracht und diese erst nach einer halben Stunde bequem und wagerecht gelagert. Auf solche Weise ist man vor einer Nachblutung gesichert (Esmarch) [2]).

Schnitt durch die Weichtheile.

§. 63. Wenn wir die Resection als eine Operation bezeichneten, die mit möglichster Schonung der umgebenden Weichtheile ein Stück des knöchernen Gerüstes entfernt, so ist für den Hautschnitt bereits die Forderung ausgesprochen, dass er nicht etwa ein Stück Haut opfert, sondern sie nur spaltet und ablöst, um einen bequemen Zugang zum Knochen zu schaffen. Von diesem Grundsatze wird nur in dem seltenen Falle abgegangen, wenn bei Resection wegen Geschwülsten die Haut bereits in die Neubildung hineingezogen worden ist. Infiltration der Haut, Unterminirung durch Fistelgänge ist keineswegs ein Grund, die

---

[1]) Siehe hierüber das Genauere in: „Amputationen". Dieses Werk Lief. 29 a.
[2]) Esmarch, F.: Ueber ganz blutlose Operationen. Archiv f. klin. Chir. Bd. XXV, 1880, pag. 693.

erkrankten Partien zu entfernen. Die entzündlich infiltrirte Haut
stellt die Heilung nicht in Frage und liefert später eine ganz normale
Bedeckung, wie dies auch von den Amputationsstümpfen bekannt ist;
die Fisteln aber versiegen, sobald durch die Resection die Eiterherde
dauernd beseitigt sind. Wenn möglich, wird man indessen die Fistelgänge in die Hautschnitte hineinfallen lassen, oder sie als Gegenöffnungen für die Drainage benutzen.

Ganz besonderer Werth ist auf die Schonung der grösseren Ge-
fäss- und Nervenstämme zu legen. Ein Verletzen der grossen das
Glied versorgenden Gefässe würde die Erhaltung des peripheren Abschnittes in Frage stellen. Durchschneiden eines Hauptnerven aber
Lähmung in der sensitiven oder motorischen Sphäre nach sich ziehen;

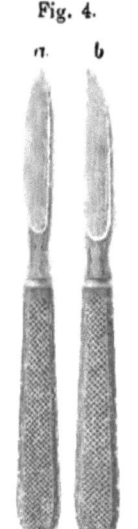

Fig. 4.

a.   b

v. Langenbeck's
Resectionsmesser.

denn erfahrungsgemäss werden die Enden der durchschnittenen Nerven durch die Narbe verschoben. Es
haben somit bei allen Resectionen die Hautschnitte
entfernt von den grossen Gefässen und Nerven, oder
parallel mit ihnen zu verlaufen.

Die Wichtigkeit der Erhaltung aller das Gelenk
umgebenden Muskeln und Sehnen und ihrer Ansätze an
den Gelenkenden wurde schon im vorhergehenden Capitel
hervorgehoben. Der ganze Muskelapparat muss seine
Angriffspunkte am Knochen behalten, mindestens in
ähnlicher Weise wiederfinden können, soll anders ein
neues Gelenk die Functionen des alten übernehmen. Man
wird daher das Gelenk stets da blosszulegen suchen,
wo es, von möglichst wenig Muskeln bedeckt, der Oberfläche am nächsten liegt. Sind aber an einer Stelle
Muskelpolster oder Sehnenlagen zu durchsetzen, so geschehe dies in den Zwischenräumen der Muskeln, in
der Richtung ihrer Fasern und zwischen den Sehnenscheiden. Dabei hat man noch den Vortheil einer geringeren Blutung aus den Muskelarterien.

Indem nun bald die freie Zugänglichkeit zum Gelenke, bald die Erhaltung der Muskel- und Sehnenansätze
in den Vordergrund gestellt wurde, sind die verschiedensten Schnittführungen bei der Weichtheildurchtrennung
angewandt worden. So gibt es H, +, L, ⊣, I und
U-förmige Lappenschnitte, Bogen- und Querschnitte; einfache und
doppelte Längsschnitte. Ganz im Allgemeinen darf behauptet werden,
dass die Bogen- und Querschnitte für Ginglymus-, die Längsschnitte
für Nussgelenke geeigneter sind. Legen wir aber auf die Erhaltung
des Muskelapparates den Hauptnachdruck, so gewinnen, mit einziger
Ausnahme des Kniegelenks, die einfachen und doppelten Längsschnitte
den Vorrang über sämmtliche Lappen-, Quer- und Bogenschnitte.
Es ist das grosse Verdienst Bernh. v. Langenbeck's, die Längsschnitte ganz allgemein für die Gelenksresectionen ausgebildet zu haben,
unter dem fortwährenden Hinweis auf die Wichtigkeit eines unversehrten
Muskelapparates für den functionellen Werth des neuen Gelenkes.

Der Weichtheilschnitt wird gewöhnlich in einem, höchstens zwei
Zügen bis auf den Knochen geführt. Man bedient sich hierzu starker,
kurzer Scalpelle mit kräftiger Spitze und Schneide. Fig. 4 a u. b.

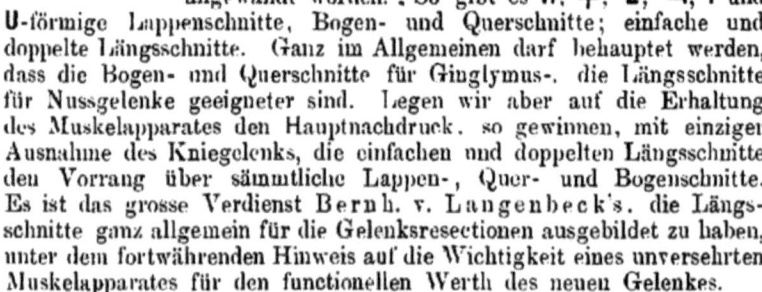

Entblössen und Herauslösen der Knochen.

§. 64. Von dem auf den Knochen dringenden Schnitte aus beginnt nunmehr das Entblössen der Gelenkenden von den Ansätzen der Kapsel. der Bänder, der Sehnen und das Abtrennen des angrenzenden Periostes. Dies geschieht, während die Wundränder, beziehungsweise der zurückpräparirte Weichtheillappen durch stumpfe oder scharfe Haken (Fig. 5 a b c) zurückgehalten werden, theils mit dem Messer, theils mittelst Elevatorien und Raspatorien (Fig. 6 a b c d). Hier-

Fig. 5.

Fig. 6.

Fig. 7.

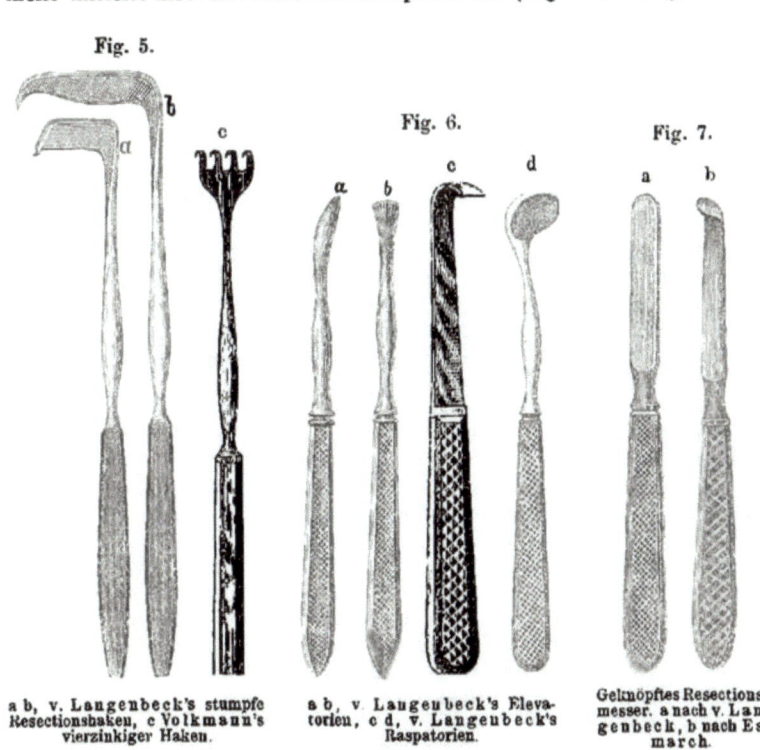

a b, v. Langenbeck's stumpfe Resectionshaken, c Volkmann's vierzinkiger Haken.

a b, v. Langenbeck's Elevatorien, c d, v. Langenbeck's Raspatorien.

Gelmöpftes Resectionsmesser. a nach v. Langenbeck, b nach Esmarch.

bei kann es, besonders dem Anfänger gegenüber, nicht genug hervorgehoben werden, dass es an den Epiphysen ein eigentliches Periost nicht gibt, dass vielmehr Muskeln, Sehnen und Bänder sich unmittelbar an den Knochen ansetzen und mit zahlreichen derben Fasern zwischen die Knochenbälkchen einsenken. Es ist geradezu unmöglich, diese feste Verbindung mit dem Elevatorium abzureissen, man würde unter fortwährendem Quetschen der Theile nur Fetzen abbringen. Hier kann nur mit dem Messer vorgegangen werden; aber man schneide in kurzen, immer gegen den Knochen gerichteten Zügen und sorge dafür, dass die Sehnen- und Bandausbreitung als Ganzes erhalten und im Zusammenhange mit dem Perioste des Diaphysenendes bleibe. In

der Tiefe und in der Nähe der grossen Gefässe bedient man sich
geknöpfter Resectionsmesser (Fig. 7 a b). Mit dem Raspatorium
und Elevatorium wird man nur an sehr beschränkten Stellen einzelner
Epiphysen und an der Diaphyse arbeiten können, soweit dieselbe mit
weggenommen werden soll.

Die Gegner subperiostaler Gelenksresectionen haben in dieser Art
der Blosslegung der Gelenkenden immer einen Hauptangriffspunkt gefunden. Sie urtheilten: da es an den Epiphysen, mit geringfügigen
Ausnahmen, nirgends ein Periost gibt, so hat der volltönende Name
„subperiostale Resection" keinen rechten Sinn. Im Uebrigen ist es
ganz gleich, ob man Band- und Muskelansätze während des Weichtheilschnittes mit abtrennt, oder sie später ablöst. Muskeln und Bänder
finden immer ihre Ansatzpunkte am neugebildeten Gelenke wieder,
wenn auch in etwas unvollkommenerer Weise, und es ist verlorene
Zeit und Mühe, sich mit der sogenannten „subperiostalen" Auslösung
der Gelenkenden zu quälen. Von anderer Seite, insbesondere von
v. Langenbeck, Larghi, Ollier, wurde hiergegen mit Recht geltend
gemacht, dass es nicht etwa blos auf das Periost ankomme, sondern
auch auf die Erhaltung des Kapsel- und Bandhohlcylinders, der unmittelbar nach der Resection eine Verschiebung der Knochenenden
verhindere, später aber eine der normalen möglichst nahe kommende
Wirkung des Muskel- und Bandapparates eintreten lasse. Mit der
allgemeinen Annahme der Bezeichnung „subcapsulare Resection",
wie sie Larghi[1]) zuerst vorschlug, wäre der Einwand der Gegner
am kürzesten beseitigt.

Eine wesentlich einfachere Art des Ablösens von Muskel- und
Bandansätzen hat Paul Vogt (1876)[2]) in die Resectionstechnik eingeführt. Durch Versuche an Hunden fand er, dass der Knochen-
wiederersatz sehr viel vollkommener wird, wenn ausser dem Perioste
auch die Knochenschichten erhalten bleiben, an welchen sich Bänder
und Muskeln ansetzen, oder über welche Sehnen gleiten. Er empfahl
daher, solche Knochenpartien in dünner Schicht mit dem
Meissel abzustemmen. Am Schultergelenke handelt es sich um
die beiden Tubercula, am Ellenbogen um Olekranon und die Epicondylen, am Handgelenke um die Knochenschicht des Radiusendes, welches
die Strecksehnen der Finger über sich gleiten lässt und um die Processus styloidei, am Fussgelenke um die Malleolen.

Fr. König (1882)[3]) hat dieses Verfahren weiter ausgebildet
und auch auf das Hüftgelenk übertragen, wo der grosse Trochanter
abgestemmt wird. Am Kniegelenke, dessen Synostose nach der Resection angestrebt wird, hat das Abmeisseln der beiden Seidenband-
ansätze von den Condylen des Femur und vom Kopfe der Tibia wenig
Zweck, doch hat Tiling[4]) auch hier die Methode angewandt und
will die 1—1½ cm. dicken Knochenstücke mit Elfenbeinstiften wieder
festnageln.

[1]) Larghi: s. oben pag. 108.
[2]) Paul Vogt: Verhandlungen d. deutsch. Gesellsch. f. Chir. V. Congress,
1876, I, pag. 31 und Centralblatt f. Chir. 1882, Nr. 34, pag. 553.
[3]) Fr. König: Centralblatt f. Chir. 1882, Nr. 28, pag. 457.
[4]) Tiling, G.: St. Petersburg. med. Wochenschrift. 1887, Nr. 33, 34.

Abtrennen der Knochen.

§. 65. Das Abtrennen der entblössten Knochen geschieht entweder in situ, oder nach Luxation des Gelenkendes. Im ersteren Falle bedient man sich der Stichsäge oder der Kettensäge[1]),, Fig. 8

Fig. 8.

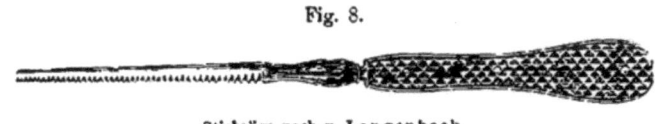

Stichsäge nach v. Langenbeck.

Fig. 9.

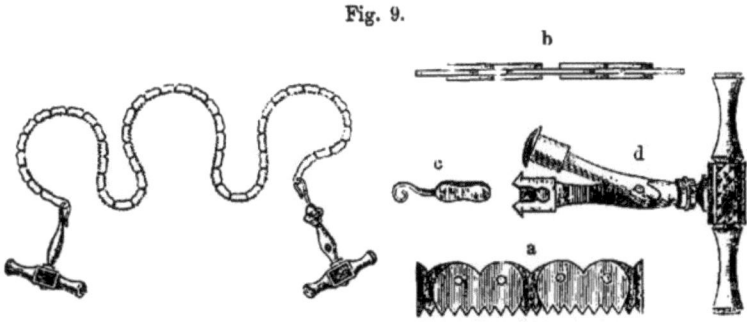

Kettensäge.

und 9, im letzteren kann jede Amputations- und Phalangensäge in Anwendung kommen. Am besten jedoch gebraucht man eine der eigens construirten Resectionssägen, deren schmales Blatt, wie bei der Tischlersäge in verschiedene Ebenen eingestellt, verschieden

---

[1]) Die Erfindung der Kettensäge knüpft sich an die Namen zweier Autoren, von welchen keinem mit Sicherheit die Priorität zugesprochen werden kann. In James Jeffray's Schrift: Cases of the Excision of carious Joints. By H. Park, Surgeon on the Liverpool Hospital; and P. F. Moreau, De Bar-sur-Ornain M. D. de l'Ecole de Paris. With Observations. Illustrated by Engravings. Glasgow 1806, 8. heisst es pag. 175: „At last I conceived it to be possible, that a saw might be constructed, with joints like the chain of a watch, so as to allow itself to be drawn through behind a bone by a crooked needle, like a thread, and to cut the bone from behind forward, without injuring the soft parts. A drawing of this saw was accordingly made; but it was not till some years thereafter, that I got one executed in London by Mr. Richards, who was assisted in making it by his nephew, the present Mr. Richards of Brick Lane. In the mean time, a sketch of such a saw was published by Dr. John Aiken (muss Aitken heissen) of Edinburgh. I do not know, that any other saw of the kind has ever been made, except one that I got made lately, of a larger size. The one, of which the drawing is annexed has been used here annually in the Anatomy Class, ever since the year 1790, and has been occasionally lent to surgeons, by whom it has been used in operations; but there is no purpose to which it is so well fitted, as that for which it was originally intented, viz. the Exision of Bones from Carious Joints: of course, whenever an opportunity offered here, for shawing the manner

gespannt und auch herausgenommen werden kann. Butcher, Maw,
Szymanowski, v. Bruns haben derartige Sägen angegeben.
Fig. 10 a b c d.

B. Heine und Textor bedienten sich zu Gelenksresectionen des von
dem Ersteren construirten Osteotome. Spätere Chirurgen benutzten es
noch bei der Continuitätsresection (Linhart); gegenwärtig gehört das
Osteotom zu den historischen Instrumenten.

Sind die Gelenkenden entzündlich erweicht, oder handelt es sich
um sehr jugendliche Knochen, so kann man sie auch mit einem starken
Resectionsmesser abschneiden oder abschnitzen. Es ist dies Verfahren
dann besonders zu empfehlen, wenn kleinere, nicht in einer Ebene
liegende cariöse Stücke abgetragen, oder nur die Knorpelschicht entfernt werden soll. Billroth hat, um die Quetschung der spongiösen
Knochen bei dem Durchsägen zu vermeiden und eine reine Wundfläche
herzustellen, die Durchschneidung der Knochen als Methode einzuführen
gesucht. Er schlug vor, am Knie, am Femurkopfe, am Humerus den
Knochen mittelst eines langen, kräftigen Amputationsmessers in einem
Zuge zu durchschneiden oder besser zu durchhauen. Später[1]) hat er
selbst die Methode wieder aufgegeben, nachdem er sich in mehreren
Fällen überzeugt hatte, dass die Corticalis der spongiösen Knochen
gleichwohl gequetscht wird und einbricht, anstatt durchschnitten zu
werden.

Während des Absägens wird das Gelenkende mit einer ein- oder
mehrzähnigen Knochenzange festgehalten, wie sie von B. v. Langenbeck, Fergusson, Ollier, Faraboeuf angegeben worden sind
(Fig. 11 a b c). Für den Kopf des Femur und des Humerus besitzen
wir in dem v. Langenbeck'schen scharfen Knochenhaken (Fig. 12)
ein sehr zweckmässiges Instrument, mit welchem sowohl der luxirte
Kopf gehalten, als der in situ abgesägte aus der Gelenkpfanne heraus-
geholt werden kann. Zum letzteren Zweck hat Löbker[2]) auch ein
Löffelelevatorium angegeben, welches besonders bei Resectio coxae Verwendung findet.

Reste der Corticalis, welche nach der Abtrennung des Knochens
über die Sägefläche hervorstehen, werden mit der Liston'schen

---

in which Mr. Parks operation is directed to be performed, this saw, and the
manner of nsing it, which is extremely simple, has been annually exhibited."
In John Aitken: Principles of midwifery or puerperal medecine. With
plates. Edinburgh 1784. (Deutsch nach der 3., 1786 erschienenen Auflage:
Johann Aitken's Grundsätze der Entbindungskunst, übersetzt von C. H. Spohr,
Nürnberg 1789, 8. mit 31 Kupfertafeln) sagt der Autor bei Gelegenheit der
Symphysiotomie, deren Ausführbarkeit durch Verknöcherung der Symphyse von
Einigen in Frage gestellt sei, in einer Anmerkung (pag. 98 der deutschen Ausgabe): „Eine biegsame Säge, welche ich erfunden und empfohlen habe, wenn eine
Verknöcherung da ist, hebt diesen Einwurf."
Was die Form der beiden Kettensägen betrifft, so ist die bei Jeffray
abgebildete der jetzt gebräuchlichen durchaus gleich; die Aitken'sche dagegen
(auf Tab. XXX, Fig. 2 l. c.) unterscheidet sich dadurch, dass die Handgriffe nicht
quer, sondern in der Axe der Säge stehen.
[1]) Verhandl. d. deutsch. Gesellsch. f. Chirurgie, VI. Congress, 1877, pag. 88.
[2]) K. Löbker: Ein Löffelelevatorium für die Herausbeförderung des resecirten Hüftkopfes. Centralblatt f. Chirurgie 1883, Nr. 3, pag. 33.

Fig. 10.

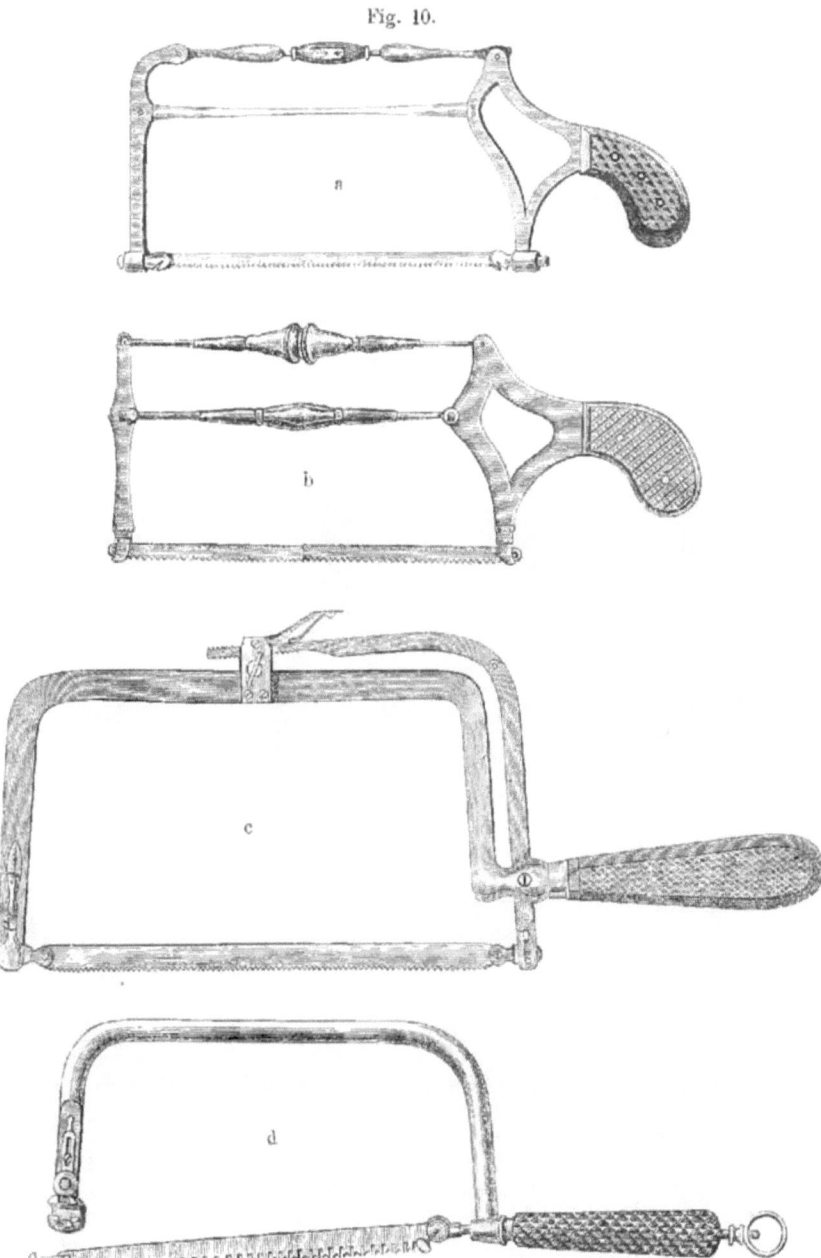

Resectionssägen:
a nach Butcher, b nach Maw, c nach Szymanowski, d nach V. v. Bruns.

Knochenscheere (Fig. 13), oder der Lüer'schen Hohlmeisselzange (Fig. 14) entfernt. Einen sehr ausgiebigen Gebrauch macht
man von diesen Zangen bei Resectionen wegen Schussverletzung, wo
nicht selten die ganze Resection in nichts Anderem besteht, als in dem
Ausräumen der gelösten und dem Glätten der noch haftenden Knochensplitter.

§. 66. Die typische Resection der Gelenkenden verlangt, dass
der Knochen an der Grenze des Kranken, im Gesunden quer ab-

Fig. 11.   Fig. 12.

a   b   c

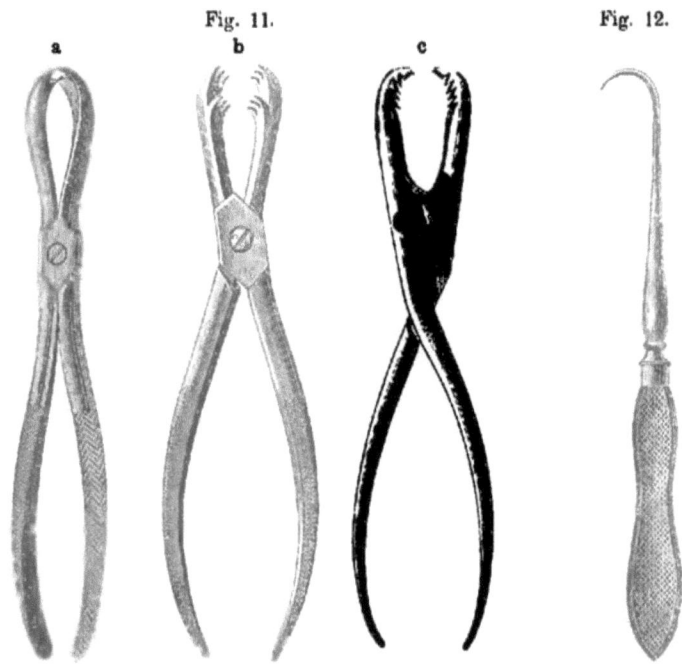

Resectionszangen: Resectionshaken nach
a nach v. Langenbeck, b nach Fergusson, c nach Faraboeuf.   v. Langenbeck.

getrennt werde — Decapitatio. Im Laufe der Zeit ist man indessen
von dieser Regel vielfach abgewichen, so dass eine für alle Fälle gültige
Norm schwer aufzustellen ist. Vor Allem ist auseinanderzuhalten,
welcher Indication die Resection dient, ob wegen Verletzung oder Erkrankung des Gelenkes operirt wird.

Bei den Resectionen nach Verletzungen, insbesondere nach Schussverletzungen, hat man schon sehr früh versucht, die partiell zerstörten Knochen auch nur partiell zu entfernen, gesunde Theile des
einen oder anderen Gelenkendes stehen zu lassen und sie höchstens in
eine dem gegenüberstehenden entsprechende Form zu bringen. Man
hoffte auf diese Weise bessere Erfolge zu erzielen und stützte sich
dabei auf die Beobachtung, dass Gelenkschüsse, bei welchen keine
Resection im eigentlichen Sinne des Wortes, sondern nur Splitter-

extractionen vorgenommen worden waren, zuweilen mit einem brauchbaren Gelenke ausheilten [1]).

Die Gelenktuberculose gestattet in ihren frühen Stadien wohl
auch die partielle Resection, jedoch nicht an allen Gelenken. So
wird man gut thun, am Schulter- und Hüftgelenke den Kopf immer
in querer Ebene ganz abzutragen; denn nur auf diese Weise gelangt
man zu den so häufigen Erkrankungsherden der Gelenkpfanne. Auch
am Ellenbogengelenke verdient die totale Resection vor der partiellen
im Allgemeinen den Vorzug, wie schon in §. 42 näher begründet

Fig. 13.

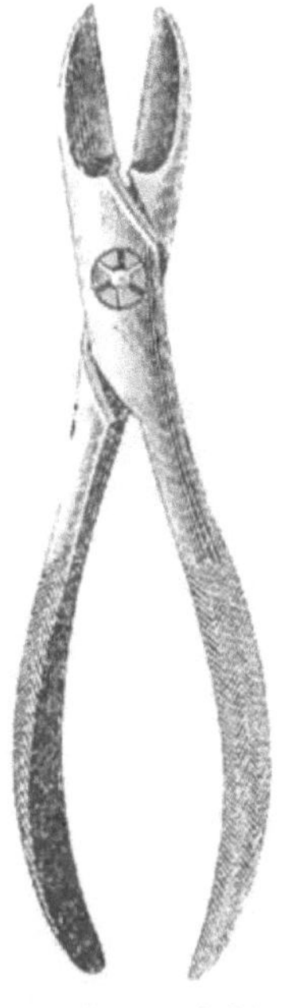

Knochenscheere nach Liston.

Fig. 14.

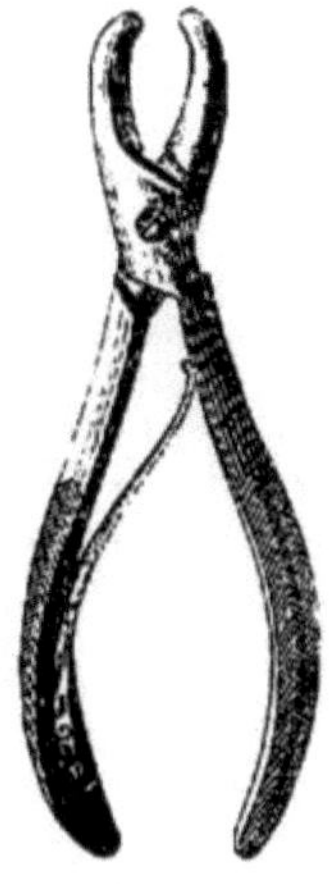

Hohlmeisselzange nach Lüer.

worden ist. Dagegen kann man am Hand- und Fussgelenke sehr
wohl mit der Herausnahme einzelner erkrankter Knochen und Knochentheile auskommen.

Am Kniegelenke, dessen Totalresection bei jugendlichen Kranken
so leicht eine Wachsthumshemmung zur Folge haben kann (vergl.
§. 57), hat sich in den letzten Jahrzehnten ein Verfahren ausgebildet,
welches mit der Resection das Evidement, das Ausräumen der Knochen
verbindet. Je früher man wegen Tuberculose die Kniegelenke eröffnete, um so häufiger wurden Fälle beobachtet, in welchen die Erkrankung das Gelenkende nicht in ganzer Breite und Tiefe einnahm,
sondern nur Theile der Oberfläche ergriffen hatte, oder in Form ein-

---

[1]) Siehe unten: „Statistik der Gelenksresectionen“.

gesprengter Herde die Epiphysen durchsetzte. Man sägte oder schnitt
dann den Knochen in der Ebene der ausgedehntesten Zerstörung quer
ab, kleine Nester aber und Knochenfisteln wurden mit dem scharfen
Löffel ausgekratzt, mit dem Hohlmeissel herausgehoben, oder mit dem
Thermokauter zerstört — Arthrectomia ossalis (R. v. Volkmann).
Sorgfältig geübt gewährt dieses Verfahren keine geringere Sicherheit,
alles Kranke entfernt zu haben, als wenn man im Gesunden absägt;
es bietet dabei noch den Vortheil, dass der Verlust an gesundem
Knochen auf ein geringes Maass beschränkt und die Knorpelscheibe
der Epiphyse ganz oder doch theilweise erhalten werden kann. Auch
am Hand- und Fussgelenke ist die Arthrectomie anwendbar.

Hat die tuberculöse oder traumatische Zerstörung den Epiphysenknorpel in ganzer Breite überschritten, so muss nothwendigerweise in
der Diaphyse abgesägt werden. Wie weit man hier gehen darf, ohne
ein unbrauchbares Schlottergelenk zu gewärtigen, darüber lassen sich
keine allgemeinen Vorschriften geben, und es ist Sache der Einzel-
prüfung, wann an Stelle der Resection die Amputation einzutreten hat.
Beispielsweise ist ein Arm, dessen Humerus bis zur Mitte der Diaphyse und darüber resecirt wurde, trotz seines Schlottergelenkes dem
Kranken um vieles werthvoller, als ein an dem Humerusstumpfe befestigter künstlicher Arm, und anderseits wird ein Schlottergelenk am
Knie oder der Hüfte von jeder, selbst der unvollkommensten Prothese
übertroffen. Bei den Resectionen der einzelnen Gelenke werden wir
auf diese Einschränkungen näher eingehen, die theils davon abhängen,
ob eine Nearthrose oder eine Synostose angestrebt wird, theils von dem
Zwecke, dem das resecirte Gelenk zu dienen hat.

Ausschälen der Synovialis.

§. 67. Sind die Knochen abgesägt und von den an ihnen noch
haftenden Band- und Periostfasern vollständig losgetrennt, so folgt
nunmehr die Reinigung und Ausräumung des Gelenkinnern.

Wir betrachten zunächst die wegen Gelenktuberculose operirten Fälle. Schon bei den ersten Resectionen dieser Art war es den
Beobachtern nicht entgangen, dass die mit schwammigen Granulationen,
mit Eiter- und käsigen Herden vielfach durchsetzte, von Fisteln durchbohrte Gelenkkapsel den Hauptgrund abgebe, warum die Heilung der
Resectionswunde sich so ausserordentlich verzögere. Park empfahl
daher bereits in dem bekannten Briefe, den er nach seiner ersten Kniegelenksresection an Percival Pott schrieb[1], dringend, die Gelenkkapsel möglichst sorgfältig zu entfernen. In der Folgezeit beschränkte
man sich indessen auf das Ausräumen und die Beseitigung besonders
entarteter Kapseltheile, was natürlich um so leichter geschehen konnte,
als man nicht subcapsulär operirte. Ausserdem wurden die Fisteln
gespalten und periarticuläre Abscesse eröffnet. Erst 1858 hat Adelmann[2] wieder bei der Knieresection auf dieses vollkommene Ausschälen der Synovialis hingewiesen und betont, wie nur hierdurch die

---

[1] Siehe § 12: Geschichte der Resection des Kniegelenkes.
[2] Adelmann, G.: Prag. Viertelj.-Schrift. 1858, Bd. LIX, pag. 89.

Heilungsdauer abgekürzt und der nachträglichen Fistelbildung vorgebeugt werden könne. Dasselbe hoben Pitha [1]) und Metzler [2]) hervor, und empfahlen, mit der Patella den oberen, unter der Quadricepssehne liegenden Recessus und die zugänglichen Kapseltheile zu entfernen.

In ein ganz neues Stadium trat die Frage von der Ausrottung der Synovialkapsel und ihrer Recessus durch die Untersuchungen von Hüter, König und R. v. Volkmann über die Gelenktuberculose. Wir wissen nunmehr, dass die von Rokitansky, v. Volkmann und C. Köster gesehenen Tuberkel ein regelmässiges Vorkommen bei der sogenannten fungösen Gelenkentzündung sind. Sie finden sich sowohl auf der freien Fläche der Synovialis, als nesterweise in den schwammigen Granulationen; sie folgen jedem Fistelgange und liegen ebenso in der Auskleidung periarticulärer Abscesse. Dies gilt für alle Fälle: mag nun der tuberculöse Process in der Kapsel begonnen und nach Zerstörung des Knorpels auf den Knochen übergegangen sein, mag der Knochen zuerst von Tuberkelherden durchsetzt gewesen sein, die mit der Zeit in das Gelenkinnere eingebrochen. Mit dem Zeitpunkte des Eiterdurchbruches in die Kapsel beginnt das Auftreten dieser miliaren Knötchen in der Synovialis (R. v. Volkmann).

Hiermit ist, wenn überhaupt eine Resection alles Krankhafte beseitigen soll, die totale Exstirpation der Synovialis zu einer unumstösslichen Forderung geworden [3]). Sie ist nicht blos vortheilhaft im Hinblick auf eine raschere Heilung, sie ist nunmehr nothwendig, um gegen örtliche und allgemeine Recidive die denkbar grösste Gewähr zu schaffen; sie ist nothwendig an allen tuberculösen Gelenken, ohne Ausnahme. Das functionelle Resultat mag freilich nicht selten eine Einbusse erleiden — Verlust der Synovialis begünstigt die Ankylose —, aber hier treten functionelle Vortheile in den Hintergrund vor den vitalen.

Wie in manchen Fällen primärer Synovialtuberculose die gründliche Ausrottung der erkrankten Kapsel, die Arthrectomia synovialis, für sich allein schon eine Ausheilung anbahnen kann, wurde bei Gelegenheit der Indicationen zur Resection tuberculöser Gelenke (§. 41 Schluss) hervorgehoben.

Die Kapselexstirpation kann, während die Wundhöhle mittelst scharfer Haken weit offen gehalten wird, mit dem Messer oder der Scheere vorgenommen werden. Bei mehr flächenhafter Ausbreitung der Membran, wie am Kniegelenke, wird man von dem Messer ausgiebigen Gebrauch machen und die fungös entartete Synovialis bis auf das gesunde, mindestens bis auf das infiltrirte, periarticuläre Gewebe in Lappen ablösen können: kleinere, buchtige Abschnitte werden mit

---

[1]) Pitha: Verletzungen und Krankheiten der Extremitäten. Handbuch d. allgem. u. spec. Chirurgie. IV. Bd., 2. Abth., B., Abschnitt X, pag. 295.
[2]) Metzler: Verhandl. d. deutschen Gesellsch. f. Chirurgie, I. Congress, 1872, II, pag. 101.
[3]) Vergl. F. König: Die Exstirpation des oberen Recessus des Kniegelenks als Act der Resection fungöser Gelenke. Verhandl. d. deutsch. Gesellsch. f. Chirurgie, VI. Congress, 1877, I, pag. 78 und R. v. Volkmann: Ueber die Resection des Kniegelenks mit totaler Exstirpation d. Kapsel (Exstirpation des Kniegelenks). Ibidem pag. 81.

der Cooper'schen Scheere in kurzen Schlägen abgetragen, schwer
zugängliche Recessus mit dem scharfen Löffel ausgekratzt. Die Arbeit
ist oft eine recht mühsame und zeitraubende und erfordert die volle
Geduld des Operirenden. Bei der Sorgfalt, mit welcher alles Kranke
aufgesucht und entfernt werden muss, kommt ihm übrigens die künstliche Blutleere nicht wenig zu Statten.

In frischen traumatischen Fällen, insbesondere bei Schussverletzungen genügt es, die lebensunfähigen Kapselfetzen und Synovial-
falten mit der Scheere abzutragen; die gesunde Synovialis kann zurückbleiben, ohne die Heilung prima intentione zu hindern und dient wiederum
der Nearthrose zur Auskleidung. Dies gilt selbst von Fällen, in
welchen eine traumatische Eiterung Platz gegriffen hat. Einzig und
allein am Knie wird man im Hinblick auf eine raschere Verödung des
Gelenkes den Synovialsack herauspräpariren und damit auch erreichen,
dass sich die periarticulären Weichtheile straffer an die Synostose
anlegen.

Wundnaht. Drainage. Tamponade.

§. 68. Nachdem die sichtbaren Lumina durchschnittener Gefässe
mit aseptischem Catgut oder aseptischer Seide verschlossen sind, schreitet
man zur Wundnaht, die ebenfalls mit aseptischem Nähmateriale ausgeführt wird und die Wunde bis auf zwei oder mehr Oeffnungen für
die Drains vollständig vereinigt.

Die Drainage der Resectionswunden rührt aus der vorantiseptischen
Zeit her und fand stets in der einen oder anderen Weise Anwendung,
wenn nicht gerade nach den Grundsätzen der offenen Wundbehandlung
verfahren wurde. Jos. Lister nahm die Drainage als nothwendiges
Erforderniss in sein Verbandverfahren auf, und bei den Resectionen
ist sie um so weniger zu entbehren, als es sich stets um unregelmässige,
vielfach buchtige Wundhöhlen handelt, die selten vollkommen aseptisch
zu machen sind. Es wird daher immer aus der Tiefe mehr oder
weniger Wundsecret geliefert werden, wenn auch die Hautwunde prima
intentione heilt.

Man bedient sich zur Drainage meist einer oder mehrerer kurzer,
mehrfach gelochter Kautschukröhren, die bis in die tiefsten Abschnitte
der Wunde reichen und an der Oberfläche kurz abgeschnitten werden.
Um das Versinken zu verhüten, sind sie an dem äusseren Ende mit
einer Fadenschlinge oder Sicherheitsnadel versehen, oder werden in
den Rand der Hautwunde eingenäht. Trendelenburg und Neuber
haben resorbirbare Drainröhren aus entkalkten Vogelknochen angegeben,
die auch bei Resectionen zweckmässige Verwendung finden.

An die Stelle der Drainage ist in neuerer Zeit vielfach die Tamponade mit Jodoformgaze gesetzt worden, ein Verfahren, welches
nach dem Ausschneiden der Synovialis in den tiefen Gelenkhöhlen der
Hüfte und des Knies, oder nach dem Eröffnen und Ausschaben buch-
tiger, paraarticulärer Abscesse von unbestrittenem Vortheile ist. Die
Flächenblutung wird wirksam bekämpft und das spärlich nachsickernde
Wundsecret aseptisch gehalten. Den Tampon nimmt man bei dem
nächsten Verbandwechsel heraus, der in solchen Fällen meist nach
wenigen Tagen schon nothwendig ist.

Aseptischer Wundverband. Lagerung der resecirten Gelenke.

§. 69. Nahtlinie und Drainlöcher werden mit trockener aseptischer Gaze oder Watte bedeckt, oder aber mit Jodoformpulver bestreut. Darüber kommen dann breite und dicke Lagen aseptischer Verbandstoffe — Gaze, Watte. Jute, Holzwolle- oder Torfmullkissen —, die mit gestärkten, in heissem Wasser angefeuchteten Gazebinden in regelrechten Gängen befestigt werden. Lässt die Grösse der Resectionswunde, oder aber die vorher bestandene Eiterung ein starkes Absondern von Wundsecreten erwarten, so müssen die Verbandstoffe besonders reichlich gelegt werden und erhalten nach Art des ursprünglichen Lister'schen Verbandes, in die obersten Schichten eine Einlage von wasserdichtem Stoffe, Guttaperchapapier, Wachstaffet oder Pergamentpapier. Bei den Rundgängen der Gazebinden, welchen sich an Schulter und Hüfte Spicatouren anschliessen, soll die Binde immer ein wenig angezogen werden, damit sich die Verbandstoffe unter leichtem Druck gegen die Wunde anlegen. Es werden durch dieses gleichmässige Zusammenpressen flächenhafte Nachblutungen verhindert und vor allem die Weichtheile gegen die Knochen angedrängt. Die erste Vereinigung kommt auf diese Weise auch in den tieferen Wundabschnitten zu Stande, und man kann unter sonst günstigen Umständen in der That eine prima intentio der ganzen Wunde, manchmal unter einem einzigen Verbande erreichen. In der Mehrzahl der Fälle freilich ist theils wegen des Durchschlagens der Wundsecrete, theils wegen des Ausräumens zurückgebliebener tuberkulöser Fisteln ein öfterer Verbandwechsel nothwendig.

Der soeben beschriebene Verband stützt, sobald die gestärkten Gazebinden trocken geworden sind, das resecirte Gelenk schon ganz erheblich, zumal wenn er bis zur Mitte der Diaphysen reicht. Indessen muss doch in den meisten Fällen für eine ruhige, unbewegliche Lage der resecirten Knochen besondere Sorge getragen werden.

Contentivverbände aus Gyps, Magnesit, Wasserglas, wie sie früher ziemlich allgemein in Gebrauch waren, eignen sich hierzu sehr wenig. Der dicke, die Wunde weit überragende aseptische Verband, der zur Ueberwachung der Wunde und zum Wechsel stets zugänglich bleiben muss, lässt sich mit erstarrenden Verbänden schwer vereinigen. Man hat sich zwar mit Ausschneiden oder Aussparen von „Fenstern" gegenüber der Wunde zu helfen gesucht, man hat die Diaphysenabschnitte mit Gypshülsen umgeben und diese durch abgebogene Stücke von Bandeisen oder Draht verbunden; aber dabei können die lose unterstützten Resectionsenden dennoch aus einander weichen, oder sich in einen Winkel stellen, was beispielsweise die Synostose am Knie sofort vereiteln würde. Es sind daher die erstarrenden Verbände für die erste Zeit der Behandlung resecirter Gelenke vollständig aufgegeben worden. Hat der aseptische Verband durch Einlegen von schmalen Pappschienen oder Fournierspänen noch nicht hinreichenden Halt gewonnen, so lagert man das Glied auf eine Holz- oder Eisenschiene, wie sie für die einzelnen Gelenke in zweckentsprechender Weise angegeben sind und befestigt es mit Bindengängen. An der Hüfte ist die Gewichtsextension fast ausschliesslich im Gebrauche. Erst wenn die Weichtheilwunde geheilt ist oder doch nur wenig Wundsecret mehr liefert, also bei regelrechtem Wundverlaufe von der 2.—3. Woche an, kommen erstarrende Contentivverbände in Frage. Die Narbe bedarf dann nur mehr eines dünnen aseptischen Verbandes, der sehr gut in den Contentivverband vollständig eingeschlossen werden kann.

Nachbehandlung resecirter Gelenke. Passive und active Bewegungen. Massage und elektrische Behandlung.

§. 70. Nach einer regelrechten subcapsulär-subperiostalen Resection und bei ungestörtem Wundverlaufe — seine Störungen sollen in Cap. VII eingehend besprochen werden — sind am Schlusse der 4.—5. Woche die Resectionsenden schon in eine festere Verbindung zu einander getreten. Es ist dies ebenso sehr die Folge der fortschreitenden Knochenneubildung, als des Narbenzuges der Weichtheile. Aufgabe der Nachbehandlung wird es nunmehr, diese Befestigung zu fördern, sie aber auch, je nach dem Endzweck der betreffenden Resection, für die spätere Gebrauchsfähigkeit des Gelenkes und des ganzen Gliedes nutzbar zu machen.

An den Gelenken der oberen Extremität, dem Schulter-, Ellenbogen- und Handgelenke soll die Resection womöglich ein neues, bewegliches Gelenk, eine Nearthrose schaffen, die in Bewegung und Hemmung dem normalen Gelenke thunlichst nahe kommt. Es gilt also, die Anbildung neuen Knochens in gewisse Bahnen zu lenken, sie an den der Hemmung dienenden Gelenkvorsprüngen zu fördern, an den Bewegungsflächen zu mindern. Dies geschieht durch regelmässige passive Bewegungen, die sich genau an die Axen des normalen Gelenkes halten und, je nach der Masse des angebildeten Knochens, mit geringer oder gesteigerter Kraft geübt werden. Die Aufgabe einer solchen Behandlung, die in der That ein Umformen des neugebildeten Knochens in normale Gelenkenden bezweckt, erscheint auf den ersten Blick etwas hoch gestellt. Sie findet aber eine wesentliche Unterstützung in der Art und Weise, wie der neue Knochen wächst. Wir wissen aus §. 58 (Schluss), dass die bei der Resection erhaltenen Ansätze der fibrösen Kapsel, der Bänder, der Sehnen dem wuchernden Knochen als Leiter dienen, dass die vom geschonten Periost ausgehenden Knochenschichten in den Hohlcylinder der Gelenkweichtheile hineinwachsen und durch ihn schon eine dem früheren Gelenke ähnliche Form erhalten. Wirkt nun die passive Bewegung mit ihrem regelmässig und häufig wiederkehrenden Druck auf diese neuen Gelenkenden ein, so tritt das gleiche Gesetz in Kraft, welches auch den jugendlich wachsenden Knochen beeinflusst: an den Stellen des Druckes bleibt der Knochen im Wachsthume zurück, kann selbst wieder schwinden, an den Stellen, die vom Drucke frei, entwickeln sich die Knochenschichten massiger. So sind also die passiven Bewegungen thatsächlich im Stande, den Gelenkenden eine bestimmte Gestalt zu geben, sie gegen einander „einzuschleifen“, und einer wochen- und monatelang durchgeführten Nachbehandlung gelingt es nicht selten, zumal am Ellenbogen und an der Schulter, Gelenke zu schaffen, die in Umfang und Regelmässigkeit der Bewegung dem normalen nur wenig, in einzelnen Fällen gar nicht nachstehen [1]).

---

[1]) Siehe unten „Functionelle Ergebnisse der Gelenkresectionen“.

Den passiven Bewegungen der resecirten Gelenke folgen active, sobald die Empfindlichkeit der Weichtheil- und Knochennarbe, diese zulassen. Man muss hierbei freilich mit der Einsicht, der Willenskraft und manchmal auch mit dem guten Willen des Operirten rechnen. Bei kleinen Kindern lässt sich eine regelrechte active Bewegung am ehesten noch durch bewegliche Spielzeuge erreichen. Heranwachsende und Erwachsene bekommen bestimmte Aufgaben gestellt. So veranlasst man sie, Bewegungen um die eine oder andere Gelenkaxe nach Zählen auszuführen, Gegenstände vom Boden aufzuheben, die Hand nach dem Gesichte oder auf den Kopf zu führen. Den Schluss bilden turnerische Uebungen mit leichten Hanteln und Stäben, unter Umständen Fechtübungen.

Anders, wie an der oberen, stellt sich die Aufgabe der Resection an der unteren Extremität. Hier handelt es sich vor allem darum, feste Gelenkverbindungen zu schaffen, die beim Gehen und Stehen das Gewicht des Körpers zu tragen im Stande sind. Am Hüft- und Fussgelenke gehört selbst die knöcherne Ankylose in brauchbarer Stellung nicht zu den Fehlergebnissen der Resection, am Kniegelenke aber ist die Synostose in Streckstellung der einzige Erfolg der Resection, der den Gebrauch des Beines auf die Dauer sichern kann. Die Begründung dieses nicht immer in der gleichen Schärfe ausgesprochenen Satzes soll später [1]) gegeben werden. Es besteht also für das Kniegelenk die Nachbehandlung lediglich in dem weiteren Feststellen der Resectionsenden durch erhärtende Verbände oder Stützapparate, und zwar so lange, bis die Synostose die Last des Körpers allein zu tragen fähig ist. Am resecirten Hüft- und Fussgelenke mag man bei reichlicher Knochenneubildung passive Bewegungen unternehmen, um eine straff-bewegliche Gelenkverbindung zu erzielen. Doch hüte man sich vor zu frühzeitigem und zu ausgiebigem Bewegen, wodurch leicht ein zur Stütze unbrauchbares Schlottergelenk entstehen kann.

Neben der Fürsorge für das resecirte Gelenk sollen bei der Nachbehandlung die Nachbargelenke nicht vergessen werden. Sie leiden in mehrfacher Weise durch die langdauernde Ruhigstellung, welche die Pflege der Resectionswunde nothwendig macht. Die Synovia wird spärlicher abgesondert, die Gelenkkapsel schrumpft, in den kleinen Buchten der Synovialsäcke bilden sich Verlöthungen aus, mit einem Worte: die Gelenke versteifen in Folge des Nichtgebrauches. Solchen Vorgängen muss und kann gesteuert werden. Oefteres passives und actives Bewegen der Nachbargelenke, insbesondere der Finger nach Resection im Ellenbogen-, Schulter- oder Handgelenke, des Fusses nach Resection im Knie- oder Hüftgelenke erhalten die Gebrauchstüchtigkeit und schützen vor einer Nachkrankheit der Resectionen, die früher leider nicht zu den seltenen gehörte.

Endlich erfordern die Muskeln der Extremität, an welcher ein Gelenk resecirt wurde, eine nicht zu unterschätzende Pflege und Aufmerksamkeit. Wir wissen, dass unthätige Muskeln in der Ernährung leiden, dass sie abmagern und schwinden; wir wissen ferner, dass wachsende Muskeln sich der Stellung der Gelenke anbequemen, bei lange Zeit eingehaltener Beugestellung zu kurz bleiben. Beides kann

---

[1]) Siehe unten „Functionelle Ergebnisse der Gelenkresectionen".

sich ereignen nach Resectionen, wenn die resecirten Gelenke und mit ihnen die Nachbargelenke Wochen und Monate hindurch unbeweglich gestellt werden. Nach aseptischer Resection kommt dies allerdings nur selten mehr vor. Wo aber die langsame Knochenneubildung oder die wiederkehrende Tuberculose ein längeres Feststellen der Gelenke erfordert, da sollte man nicht versäumen, durch Massiren und elektrische Behandlung der zugänglichen Muskeln ihre Ernährung zu fördern. Massage und Elektricität sind zudem vortreffliche Unterstützungsmittel in Fällen, in denen die active Bewegung der Nearthrose aus irgend welchem Grunde auf Hindernisse stösst. Der Wachsthumsverkürzung im jugendlichen Alter, die weniger die Muskeln des resecirten Gelenkes, als die Nachbargelenke betrifft, kann sehr wohl durch öfteren Wechsel der Stellung und durch passives Bewegen dieser Gelenke begegnet werden.

Cap. VI.

Die Resection der Gelenke.   Specielle Technik.

Resection des Schultergelenkes.

§. 71. Der Kranke liegt mit erhöhtem Oberkörper auf dem Rücken; die kranke Schulter ist an den Rand des Operationstisches gezogen, der Oberarm wird so gelagert, dass der Condylus ext. nach oben sieht.

Verfahren.

1. Der vordere Längsschnitt. (Robert. Malgaigne. Baudens. B. v. Langenbeck. C. Hüter.)

Der Schnitt ist aus dem von Ch. White benutzten, äusseren Längsschnitte durch die Mitte des Deltoides entstanden. Man wollte sowohl die Schwierigkeiten vermeiden, die der äussere Längsschnitt bezüglich der Trennung der Gelenkbänder bietet, als auch das Durchschneiden des Nervus circumflexus humeri s. axillaris und die hierdurch veranlasste Lähmung des M. deltoides möglichst umgehen. Robert und nach ihm Malgaigne führten einen 4—5 Zoll langen Schnitt, der an dem unteren Rande des Schlüsselbeins, zwei Querfinger von seinem äusseren Ende begann und zwischen Akromion und Process. coracoid. parallel der Humerusaxe nach abwärts zog. Baudens durchtrennte mittelst eines 5 Zoll langen Schnittes die Haut in der Furche zwischen Musculus pectoralis major und Deltoides und drang bis auf die Rinne, welche die Sehne des langen Bicepskopfes aufnimmt. Gab dieser Schnitt nicht den nöthigen Raum für die Eröffnung der Kapsel und zur Luxation des Gelenkkopfes, so trennte er die Muskeln durch 2 kleine seitliche Querschnitte.

B. v. Langenbeck legte besonderen Werth auf die Erhaltung der Bicepssehne; seine Schnittführung ist im Uebrigen der Baudensschen sehr nahestehend. Wir geben sie nach den Worten des Autors:

„Der Hautschnitt beginnt hart am vorderen Rande des Akromion, dicht nach aussen von der Junctura acromio-clavicularis und steigt 6—10 cm. je nach der zu erwartenden Ausdehnung der Resection, in gerader Linie nach abwärts. Der zweite Schnitt, in derselben Länge und Richtung geführt, dringt zwischen den Muskelbündeln des Deltoides bis auf die fibröse Gelenkkapsel ein. Die Sehnenscheide des langen Bicepskopfes, welche in der Schnittlinie zwischen beiden Tubercula vorliegt. wird mit einer Hakenpincette aufgehoben und von aussen nach innen vorsichtig eingeschnitten, und, sobald die glänzende Bicepssehne zu Tage getreten, in der ganzen Länge der Wunde, bis in das Gelenk hinein gespalten, so dass die Gelenkfläche des Oberarmkopfes mit der auf ihr liegenden Sehne erkannt wird. Es ist darauf zu achten, dass die Gelenkkapsel vollständig bis an den Rand des Akromion aufgeschnitten werde, und nicht etwa Brücken derselben stehen bleiben, welche die spätere Herausbeförderung des Kopfes sehr hindern würden. Jetzt folgt die Periostablösung von der inneren Fläche des Collum humeri. Ein starkes Knochenmesser, in der Verlängerung des inneren Randes der Kapselwunde, genau auf Spina tuberculi minor. aufgesetzt, trennt das Periost, welches mit einem feinen, glatten Elevatorium vorsichtig abgehebelt wird. Das in der vollen Faust kurz gefasste Elevatorium darf den Knochen nie verlassen und nicht ausgleiten, wenn jede Quetschung des Periostes vermieden werden soll. Ist die Periostablösung bis zum Tuberculum minus vorgeschritten, so wird das Elevatorium bei Seite gelegt, zu Messer- und Hakenpincette gegriffen, und die Sehnenfasern des M. subscapularis hart am Knochen abgeschält, die Verbindung der fibrösen Gelenkkapsel mit dem abgelösten Periost dabei sorgfältigst erhalten. Je weiter die Ablösung der Muskelinsertion zur Axillarseite des Gelenkes vorschreitet, um so mehr rotirt ein Gehülfe den Oberarm um seine Axe nach aussen. Sehr oft muss von Neuem zum Elevatorium gegriffen werden, um adhärente Theile des Periostes von der inneren Fläche des Oberarmhalses abzuhebeln und dann wieder zum Messer, um die in den Knochen sich einsenkenden Gewebe, namentlich die Synovialkapsel abzupräpariren. Nun erst wird unter sanfter Erhebung des Oberarmes und Rotation nach aussen die Bicepssehne aus der Sehnenscheide hervorgehoben und in die Gelenkhöhle versenkt. Es folgt die Periostablösung von der äusseren Fläche des Collum humeri in Verbindung mit den drei Muskelinsertionen an das Tuberculum majus. Da das Periost hier sehr dünn, so ist seine Ablösung mit dem Elevatorium bei primären Resectionen bisweilen sehr schwierig. Ist die Ablösung bis zu den Muskelinsertionen vorgeschritten, so werden diese wiederum mit dem Messer vom Knochen abgeschält. Nachdem nun die Stelle, wo abgesägt werden soll, bestimmt und die Periostablösung, wenn nöthig, bis dahin vervollständigt worden, lässt der Gelenkkopf sich aus der Wunde hervordrängen und mit Bogen- oder Blattsäge absägen. Braucht nur der Gelenkkopf, etwa im oberen Ende der Tubercula resecirt zu werden, was stets die besten Resultate verspricht, so kann von einer Periostablösung nicht die Rede sein. Man schält dann, von der Gelenkhöhle aus, die Muskelansätze so weit als erforderlich vom Knochen ab und achtet nur darauf, dass sie nicht quer abgeschnitten

werden, sondern ihre Verbindung mit dem Knochen behalten. In diesem
Fall empfiehlt es sich, die Durchsägung mit einer feinen Stichsäge,
oder mit der Kettensäge von der Wunde aus zu machen, weil der
Humerus aus der Wunde nicht hervorgedrängt werden kann [1])."
        Von diesem v. Langenbeck'schen Verfahren ist C. Hüter
insofern abgewichen, als er das Durchsägen des Schaftes dem
Auslösen der Tubercula und des Humeruskopfes regelmässig vorausschickte. Nachdem der Längsschnitt das Collum
chirurgicum von aussen her freigelegt hat, löst man zunächst von diesem
Schnitte aus das Periost mit allen Weichtheilen rings um den Humerus-
schaft ab, was mit einem schmalen, über die Fläche gebogenen Elevatorium ohne besondere Schwierigkeit auszuführen ist. Das Collum
chirurgicum wird nun etwa 1 cm. unterhalb der tiefsten Stelle des
überknorpelten Gelenkkopfes mit der Stichsäge durchtrennt. Jetzt
fasst man das Gelenkende mit der Resectionszange und dreht es der
Art nach aussen, dass sich das Periost auch an der Innenfläche des
Knochens bis zur Gelenkkapsel hin vollständig ablösen lässt. Es folgt
die Durchschneidung der Kapsel an ihrem inneren unteren Umfange,
wo sie von Sehnen frei ist und schliesslich das Ausschälen der sehnen-
bedeckten Tubercula. Dieser letzte, schwierige Akt wird durch die
schon ziemlich bedeutende Beweglichkeit des Kopfes sehr erleichtert.

2. Der vordere Schrägschnitt. (L. Ollier.)

        Dem oben beschriebenen vorderen Längsschnitte durch den Del-
toides wird mit einigem Rechte vorgeworfen, dass er den Nervus circumflexus humeri nicht immer unversehrt lasse. In der That trifft
ein etwas weit nach abwärts ziehender Muskelschnitt den Nerven und
lähmt die vordere Hälfte des Deltoides. Ollier hat daher einen
vorderen Schrägschnitt am Innenrande des Deltoides empfohlen.
        Der Schnitt beginnt dicht am äusseren Rande des Proc. cora-
coides und dringt, während die Messerschneide gegen den Kopf gerichtet ist, in einem Zuge, dem schrägen Verlaufe der Deltoidesfasern
folgend, sofort bis zum Humerusschafte, dicht unter dem Tubercul.
minus. Nach innen von dem Schnitte bleiben nur wenige Fasern des
Deltoides liegen; der Nervus circumflexus bleibt ganz unverletzt. Bei
der geringen Dicke des inneren Muskelrandes lassen sich die folgenden
Akte der Resection sehr bequem ausführen. Tuberculum minus und
Sulcus intertubercularis liegen sofort frei, und das Herauslösen der langen
Bicepssehne vollzieht sich ohne Schwierigkeit. Auch genügt eine
mässige Rotation des Humerus nach innen, um das Tuberculum majus
in das Operationsfeld zu bringen. Nachdem der Humeruskopf abge-
sägt ist, wird am hinteren Rande des Deltoides eine knopflochartige
Gegenöffnung geschnitten, die zum Einlegen der Drainröhren dient.
Diese Abflussstelle der Wundsecrete entspricht bei der Rückenlage des
Kranken genau dem tiefsten Punct, so dass die Resectionswunde vollständig vernäht werden kann. —
        Ist der Kopf, wie dies bei Schussverletzungen nicht selten, voll-
ständig getrennt vom Schafte, so hält man ihn bei dem Ausschälen

---

[1]) B. v. Langenbeck: Archiv f. klin. Chir. Bd. XVI, pag. 412 ff., 1874.

mit dem von B. v. Langenbeck angegebenen Knochenhaken (Fig. 12) fest. Das obere Schaftende wird nachträglich mit Säge oder Knochenzange geglättet.

Nachdem der Kopf entfernt ist, muss die Pfanne genau untersucht werden. Oberflächliche Caries erfordert den scharfen Löffel oder die Glühhitze. Handelt es sich um tiefere Zerstörung, so wird man sich am besten des Hohlmeissels bedienen, da der Anwendung von Sägen das Akromion und der Proc. coracoides im Wege stehen. Bei Schussverletzungen genügt meist die einfache Splitterextraction.

Für die Blutstillung braucht kaum gesorgt zu werden. Unterbindungen grösserer Gefässe kommen nur vor, wenn die Resection sehr ausgiebig gemacht wird und bei der Verlängerung des Weichtheilschnittes nach unten die Arteriae circumflexae humeri durchtrennt werden.

§. 72. Aeltere und neuere wenig geübte Verfahren.

I. Längsschnitte.

a) Der äussere Längsschnitt von Charles White.

White führte seinen Schnitt von der Spitze des Akromion in der Mitte des Muscul. deltoides bis zu dessen Insertionsstelle.

Ebenso verfuhren Orred, Larrey, Morel, Guthrie[1]), Chassaignac u. A.

b) Abänderungen desselben.

1. C. J. M. Langenbeck schlug vor, an dem oberen Ende des Längsschnittes einen kleinen Querschnitt zu machen. Es entstand so ein T-Schnitt[2]).
2. Umgekehrt führte Bromfield zuerst einen Querschnitt durch die untere Partie des Deltoides und liess auf diesen einen Längsschnitt vom Akromion aus fallen; die Wunde wurde ⊥-förmig[3]).
3. C. Textor machte in seinem zweiten Resectionsfalle zuerst einen Längsschnitt längs des Biceps und fügte diesem, als der Gelenkkopf nicht bequem aus der Wunde zu befördern war, einen Querschnitt durch den Deltamuskel hinzu — L- oder ⊢-Schnitte —[4]).
4. Bouzairie empfahl, wenn der Längsschnitt nicht Raum genug gebe, am oberen Ende entweder einen oder zwei schräge Schnitte anzufügen, so dass ein Y-Schnitt entsteht[5]).

c) Der hintere Längsschnitt.

1. Verfahren von Fr. König[6]).

Der Kranke liegt auf der gesunden Seite; der im Ellenbogen gebeugte Arm wird so weit nach aussen rotirt, dass der Condyl. ext. etwas nach hinten steht. Nun führt man vom hinteren Rande des Akromion einen 6—8 cm. langen Schnitt gerade nach unten. Man durchschneidet den hinteren Theil des Deltoides und dringt oben-hinten unter dem Akromion sofort durch die Gelenkkapsel. Die Ablösung der Muskeln vom Tub. maj. und Tub. minus geschieht in bekannter Weise.

---

[1]) Vergl. Geschichte der Resectionen, §. 8.
[2]) Bei Ried: Resectionen, pag. 297.
[3]) Bromfield: Chirurg. Wahrnehmungen. Aus d. Engl., pag. 209.
[4]) C. Textor: Chiron. Bd. I, Hft. 3, pag. 393.
[5]) Bei Ried: Resectionen, p. 297.
[6]) König, Fr.: Lehrbuch d. spec. Chirurgie. 5. Aufl. 1890. Bd. III, pag. 65.

2. Verfahren von Theod. Kocher [1]).

Der Hautschnitt beginnt am Akromio-Claviculargelenke.
zieht über die Schulterhöhe längs der Crista scapulae, biegt an
deren Mitte nach abwärts gegen die hintere Achselfalte und endigt
2 Finger breit über derselben. Der obere Schenkel des Schnittes
dringt in das Akromio-Claviculargelenk ein und im weiteren
Verlaufe auf den oberen Rand der Crista, der abwärts ziehende
Schenkel dagegen spaltet die Fascie am hinteren Rande des Deltoides
und legt ihn frei bis 2—3 cm. von der Crista entfernt. Nach
subperiostaler Ablösung des Cucullaris und Vorschieben der
hinteren Ansatzpartie des Deltoideus wird der Akromialtheil der
Crista durch einen Meisselschlag abgetrennt und nach vorn um-
gewälzt. Dabei hebt sich der Deltoideus von selbst von der
Musculatur der Scapula ab, mit der er nur durch lockeres Bindegewebe verbunden ist. Es tritt nunmehr die hintere-äussere
Fläche der Humeruswölbung frei hervor, bedeckt von den Sehnen
der Auswärtsroller, des Supra- und Infraspinatus und des Teres
minor. Die Kapsel wird durch einen Längsschnitt eröffnet, der
zwischen dem Vorderrande der Ansätze genannter Muskeln und
der Bicepssehne verläuft. Nach Beendigung der Resection wird
das Akromion durch Knochennaht wieder mit der Crista scapulae
vereinigt.

3. Einen hinteren Winkelschnitt hatte früher schon Albanese
empfohlen.

d) Der axillare Längsschnitt. B. v. Langenbeck.

In Fällen von irreponibeler Oberarmluxation nach innen und
unten machte B. v. Langenbeck in der Axilla einen Schnitt gerade längs des hinteren Randes des M. coracobrachialis. Nach Durchschneidung der Haut und der Axillarfascie lag der Kopf frei und
wurde mit der Stichsäge abgesägt [2]).

II. Querschnitte.

Sie bezwecken neben der Schonung des Nervus circumflexus insbesondere die leichte Blosslegung des Collum scapulae mit der Fossa
glenoidalis.

a) Ein bogenförmiger Querschnitt umkreist den hinteren Rand des
Akromion und trennt die Fasern des Deltoideus ab. Es tritt die
hintere-obere Fläche der Gelenkkapsel zu Tage, die nun in der
Längsrichtung gespalten wird (Nélaton, Perrin, Esmarch [3]).

b) Der „Epaulettenschnitt" Neudörfer's fügt dem oberen Querschnitte
die Durchsägung der Clavicula und des Akromion hinzu.

III. Lappenschnitte.

a) Viereckige Lappen.

1. Bent fügte dem White'schen Längsschnitte zwei an dessen
Enden sich anschliessende Querschnitte zu, von welchen der obere
den Ansatz des Deltoides an der Clavicula, der untere den des
Pectoralis maj. am Humerus abtrennte. Es entstand so ein viereckiger Lappen — ⊏ — mit medialer Basis [4]).

---

[1]) Kocher, Theod.: Archiv f. klin. Chirurgie. Bd. XXXVII. 1888,
pag. 780.

[2]) Bei Spieker, Gust.: Der Axillarschnitt zur Resection des Schultergelenks
bei irreponibler Luxation. Dissert. inaug. Berolini 1876.

[3]) Esmarch, Friedr. v.: Handbuch der kriegschirurg. Technik. Hannover
1877, pag. 261.

[4]) Bent: Philosoph. Transact. Bd. LXIV, Jahrg. 1774, I, pag. 353.

2. Moreau der Vater wandte einmal einen viereckigen Lappenschnitt mit unterer Basis — ⊓ — und einmal einen H-
Schnitt an [1]).

3. Percy, Moreau jun., Roux, Textor empfahlen den viereckigen
Lappen mit oberer Basis — ⊔ —, wie ihn La Faye für die
Exarticulatio humeri ausgebildet hat [2]).

b) Hufeisenförmiger Lappen.
Durch Abstumpfung der Ecken entsteht der hufeisenförmige
Schnitt — ∪ — nach Charles Bell und Morel. Er kann von
aussen nach innen oder umgekehrt mittelst Durchstiches gebildet
werden [3]).

c) V-förmiger Lappen nach Sabatier.
Der dreieckige Lappen wird durch 2 Schnitte gebildet, von
welchen der eine von der Spitze des Proc. coracoides, der andere
von der Basis des Akromion ausgeht. Beide vereinigen sich im
spitzen Winkel an der Ansatzstelle des Deltoides.

§. 73. Es bedarf keiner besonderen Beweisführung, dass gegenüber
den Winkel-, Quer- und Lappenschnitten der einfache Längsschnitt die
geringste Verletzung der Muskeln sowohl, wie der Gefässe und Nerven
mit sich bringt. Das haben auch die früheren Autoren zugegeben,
und wenn sie dennoch den Längsschnitt wenig übten, so geschah dies,
weil der Ch. White'sche Schnitt der äusseren Seite des Gelenkes zu
wenig Platz schaffte und sowohl die breite Eröffnung der Kapsel, als
die Luxation des Oberarmkopfes auf Schwierigkeiten stiess. Durch
das Verlegen des Längsschnittes an die Vorderseite ist diesem Uebel-
stande abgeholfen. Für die subcapsuläre Resection des Schultergelenks
kann überdies nur der Längsschnitt in Frage kommen. B. v. Langenbeck's gerader, Ollier's schräger Schnitt stehen hier in Wettbewerb.
Der erstere führt geradezu in den Sulcus intertubercularis und auf die
Scheide der Bicepssehne, der letztere schont mit voller Sicherheit den
Nervus circumflexus.
Von einem vorderen Längsschnitte abzugehen, empfiehlt sich nur
im Falle der Resection eines luxirten Gelenkkopfes. Für irreponible
Schulterluxationen hat B. v. Langenbeck seinen axillaren Längsschnitt angegeben und mehrfach ausgeführt. Man kommt mit ihm
jedenfalls auf dem kürzesten Wege zu dem nach unten und innen
gewichenen Gelenkkopfe.

§. 74. Die Grenze, bis zu welcher herab der Humerus noch
resecirt werden soll, fällt mit der der Erkrankung oder Zerschmetterung zusammen. Die besten functionellen Resultate werden allerdings
erzielt, wenn der Kopf im anatomischen Halse, oder wenigstens noch
in den Tuberkeln abgesägt wird. Im ersteren Falle ist dann auch die
Epiphysenlinie nicht überschritten, und das Knochenwachsthum, welches,
wie wir wissen, am Oberarme vorwiegend von dem oberen Epiphysen-

---

[1]) Moreau, P. F. (jun.): Essai sur l'emploi de la résection des os dans
le traitement de plusieurs articulations affectées de carie. Paris 1816. Observat.
I et IV.
[2]) Bei Ried l. c. pag. 621.
[3]) Ibidem pag. 621.

knorpel besorgt wird, erleidet keine Störung. Bei tuberkulöser Caries
ist diese Grenzlinie zuweilen einzuhalten, bei Schussverletzungen dagegen wird man meist mehr oder weniger weit in die Diaphyse hinab-
gehen müssen. Die Literatur, auch die ältere, kennt fast von jedem
Abschnitt der Diaphyse Resectionsfälle, und mit vollem Rechte hat
man stets den Grundsatz festgehalten, dass eine functionstüchtige Hand
an einem schlotterigen Oberarme doch tausend Mal mehr werth sei,
als eine an der Schulter nothdürftig befestigte Prothese.

Wundverband und Lagerung.

§. 75.   Die Naht verschliesst mittelst tiefgreifender Fäden die
ganze Resectionswunde bis auf den untersten Wundwinkel, oder eine
Gegenöffnung, in der ein kurzes Drainrohr befestigt wird. Dann folgt
der aseptische Verband mit Spica humeri.

Die Lagerung des resecirten Armes geschieht am besten in
der Weise, dass man ein kleines aus Watte, oder einem um-
wickelten Bindenkopf bestehendes Polster in die Achselhöhle legt und
den Oberarm mit einigen Bindentouren gegen den Thorax befestigt;
der Vorderarm ruht, im Ellenbogen gebeugt, in einer Mitella. Es
wird auf diese Art das Schaftende, welches dem Zuge der Muskeln
nach innen folgt, genügend nach aussen gedrängt, und der Schaft
selbst erhält eine gewisse Stütze, die durch untergeschobene Spreu-
oder Hirsekissen vervollständigt wird. Diese Lagerung sichert zur
Genüge das resecirte Gelenk und hat vor den mit Spica humeri
angelegten erstarrenden Contentivverbänden den Vorzug der Einfachheit. Sehr frühzeitig kann man die aseptisch Operirten aufstehen und
umhergehen lassen.

Ist der aseptische Schutzverband aus irgend welchem Grunde
nicht durchführbar, muss zur Irrigation mit antiseptischen Lösungen
geschritten werden, so sind flache, am Ellenbogengelenke rechtwinklig
gebogene Blechschienen am Platze, auf die der Arm gelagert und
festgebunden wird. Im Kriege 1870/71 habe ich einige Schultergelenk-
resecirte in den ersten 3—4 Wochen auf eine flach ausgehöhlte, am
Ellenbogen rechtwinklig abgebogene Holzschiene gelagert, die mit
Schraubenstützen an die seitliche Bettlade befestigt wurde. Für den
Condylus internus war ein Loch ausgeschnitten, und das obere Ende
umfasste halbmondförmig die Thoraxwand in der Achselhöhle. Am
Knie der Schiene war eine Rolle angebracht, über die eine Extensions-
schnur geleitet werden konnte. Der Zug wurde mittelst der Heftpflasterschlinge und einem Gewichte von $\frac{1}{2}$—1 kg. bewirkt. Die
Schiene konnte für beide Körperseiten benutzt werden und war zu
diesem Zwecke auf beiden Flächen dem Ober- und Vorderarme entsprechend ausgehöhlt [1]). Fig. 15 a und b. Der Arm lag ruhig und
schmerzlos in dieser Schiene, und die damals noch übliche offene
Wundbehandlung liess sich recht gut ohne Beschmutzung der Bett-
wäsche durchführen. Sobald die Wunde sich mehr geschlossen hatte,

---

[1]) Herm. Lossen: Kriegschirurg. Erfahrungen etc. Deutsche Zeitschrift
f. Chir. Bd. II, pag. 56.

Fig. 15.

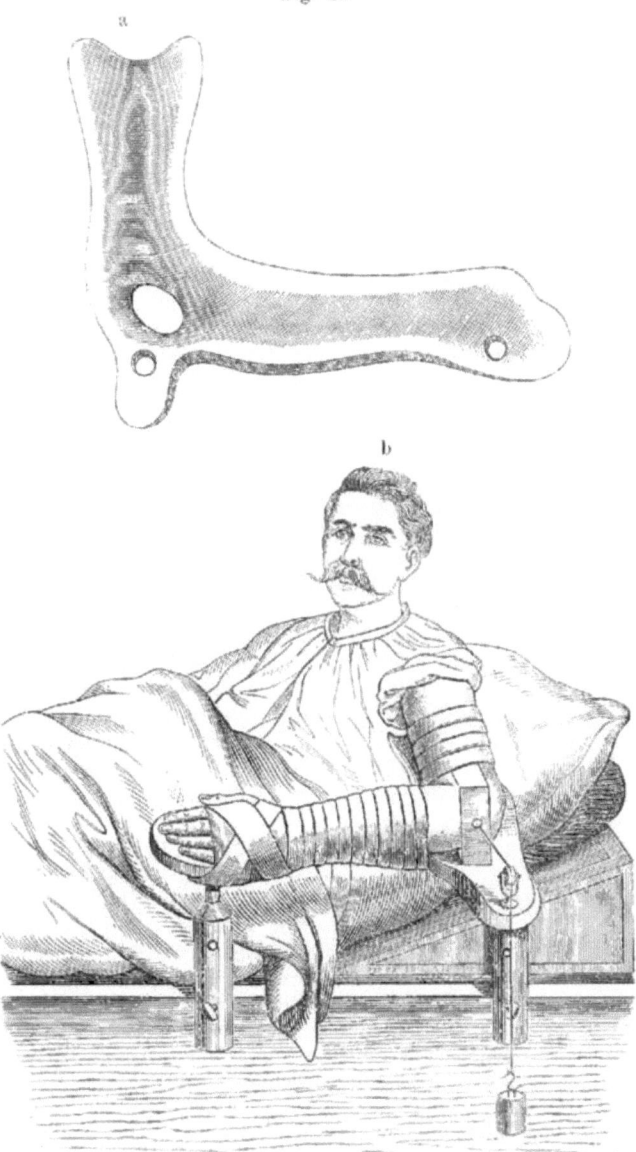

Gewichtsextensionsschiene für den Oberarm nach Lossen.

wurde der Arm in eine Mitella gelegt; die abducirte Stellung, die der Humerus seither eingenommen, liess sich dann ohne Schwierigkeit in die adducirte überführen.

Resection des Ellenbogengelenkes.

§. 76. Der Kranke liegt auf dem Rücken oder auf der gesunden Seite. Der stumpfwinklig gebeugte Arm ruht, gut unterpolstert, auf dem Körper des Patienten.

Verfahren.

1. Der Längsschnitt am inneren Rande des Olekranon. (R. v. Langenbeck.)

„Der beiläufig 8 cm. lange Längsschnitt verläuft etwas nach innen von der Mitte des Olekranon über die Streckseite des Gelenks und dringt überall bis auf die Knochen ein. Eine sorgfältige Dissection trennt nun die Weichtheile zunächst in der Richtung zum Condylus internus ab. Hakenpincette und Scalpell können hier nur ausnahmsweise durch Elevatorien ersetzt werden. Das Faserlager auf dem Olekranon, welches hier die Stelle des Periosts vertritt, muss in Verbindung mit Vorderarmfascie und Haut so vom Knochen abgelöst werden, dass die Verbindung der Tricepssehne mit diesen Theilen und mit der Gelenkkapsel erhalten bleibt. Beim weiteren Fortschreiten der Präparation nach innen dürfen die Instrumente den Knochen niemals verlassen, damit der in Verbindung mit allen Weichtheilen abzulösende Nervus ulnaris nicht verletzt werde.

Sobald die Präparation dem Epicondylus int. näher rückt, handelt es sich um die Erhaltung der Verbindung der Muskelansätze und des Ligam. laterale int. mit dem Periost. Die starke Hervorragung des Epicondylus intern. macht diesen Theil der Operation etwas schwierig, und es kann erforderlich sein, den Hautschnitt nach oben oder unten etwas zu verlängern, wenn die Haut zu sehr gespannt werden sollte. In dem Maasse, wie die Ablösung der Theile vom Epicondylus intern. vorschreitet, lässt man den Vorderarm mehr und mehr beugen.

Nachdem auf diese Weise der ganze innere Abschnitt des Gelenks offen zu Tage liegt, wird, nachdem die abgelösten Weichtheile wieder in ihre frühere Lage gebracht sind, nun in der Richtung zum Condylus externus und zum Radialgelenk in derselben Weise vorgegangen. Hier handelt es sich besonders darum, den an der äusseren Fläche der Ulna sich festsetzenden Musc. anconaeus quart. nicht zu zerfetzen, und mit den übrigen vom Condylus externus entspringenden Muskeln und dem äusseren Seitenband so abzulösen, dass alle diese Theile ihre Verbindung mit einander und mit dem Periost des Humerus behalten. Während dieser Operationsacte halten Assistenten die abgelösten Weichtheile mit etwas solider gearbeiteten Schiel-Häkchen zur Seite. Dieses Verfahren ist weit schonender, als die Verwendung der stumpfen Wundhaken, durch deren häufiges Abgleiten die Weichtheile zu sehr insultirt werden.

Nunmehr lässt man unter starker Beugung des Vorderarmes das untere Gelenkende des Humerus aus der Wunde hervortreten und sägt dasselbe dicht unterhalb der Epicondylen oder im Bereiche derselben ab. Bei nicht sehr starker Schwellung der Weichtheile kann man das Gelenkende des Humerus aus der Wunde hervortreten lassen und mit der Bogen- oder Blattsäge abtragen. Im anderen Falle empfiehlt es sich, die Stichsäge zu gebrauchen. — Nun folgt die Absägung der Gelenkenden der Vorderarmknochen."[1])

Wird die Resection wegen knöcherner Ankylose ausgeführt, so entblösst man am besten die oberen Enden der Vorderarmknochen zunächst vom Periost und sägt sie in der Höhe des Proc. coronoides mittelst Ketten- oder Stichsäge durch. Dann folgt die Periostablösung nach oben; das um mit den abgesägten Enden der Vorderarmknochen knöchern verbundene untere Humerusende wird aus der Wunde hervorgedrängt und unterhalb der Epicondylen abgesägt (v. Langenbeck).

2. Der Längsschnitt am äusseren Rande des Olekranon. (Chassaignac, Ollier.)

Den von Chassaignac angegebenen äusseren Längsschnitt hat Ollier[2]) im Sinne der subcapsulären Resection abgeändert. Der Schnitt beginnt an der äusseren Seite des Gelenkes, 6 cm. oberhalb der Gelenkspalte und zieht in dem Zwischenraume zwischen Supinator longus und äusserem Rande des Triceps nach abwärts bis zur Höhe des Epicondylus ext. Hier wendet er sich schief nach innen und unten bis zum Olekranon, um von da ab auf der hinteren Seite der Ulna 4—5 cm. nach abwärts zu laufen. — Incision en bayonet. — An der Ulna dringt er sofort bis auf den Knochen. Man trennt nunmehr in dem oberen Theile des Schnittes die Fascie, gelangt zwischen Supinat. long. und Triceps auf die Beinhaut, löst diese ab und eröffnet in der Richtung des äusseren Schnittes die Kapsel. In dem mittleren Theile des Schnittes folgt man der Spalte zwischen Triceps und Anconäus und befreit dann das Olekranon von der Tricepssehne, die im Zusammenhange mit den Weichtheilen nach innen geschoben wird. Nun schreitet man zur Loslösung des Lig. lat. ext. und der Luxation des Humerus nach aussen. Die vordere und innere Kapselinsertion, sowie die an dem Condyl. int. sitzende Muskelgruppe werden mit Messer und Elevatorium sorgfältig vom Knochen lospräparirt. Der Nervus ulnaris kommt gar nicht zu Gesicht und kann nicht verletzt werden. Es folgt das Absägen des Humerus, dann die Entblössung der Gelenkenden des Radius und der Ulna und deren Abtrennung.

3. Der radiale[3]) Längsschnitt. (C. Hüter.)

Als Vorakt der Operation wird auf dem Condylus int. ein 1½ bis 2 cm. langer Schnitt bis auf den Knochen geführt. Dieser Schnitt, welcher, um den Nervus ulnaris nicht zu verletzen, mehr volar als dorsal verläuft. dient zum Ablösen der Ansätze der Mm. pronator teres, flexor carpi rad., palmaris, insbesondere des Ligam. lateral. intern.

---

[1]) B. v. Langenbeck: Arch. f. klin. Chir. Bd. XVI, pag. 419, 1874.
[2]) L. Ollier l. c. Bd. II, pag. 339, 1867.
[3]) B. v. Langenbeck nennt ihn (Arch. f. klin. Chir., Bd. XVI, pag. 452) mit Recht den „bilateralen Längsschnitt". Er unterscheidet sich von dem Jeffray'schen Schnitte durch die ungleiche Länge der Incisionen und die Art der Knochenauslösung, kommt aber dem weiter unten erwähnten Ollier'schen Schnitt zur Resection bei Ankylose sehr nahe.

Nun folgt der eigentliche, zur Eröffnung des Gelenkes dienende, ca. 8 cm. lange radiale Längsschnitt auf dem Condylus externus. Das Radiusköpfchen wird freigelegt, aus seiner Gelenkverbindung herausgelöst und mit der Stichsäge abgetrennt. Mit dem linken Zeigefinger wird nunmehr der volare Abschnitt der Gelenkhöhle gespannt und die Insertion der Synovialis an der Vorderfläche des Humerus mit kurzen Messerzügen durchschnitten. Der Zeigefinger dringt dann in den dorsalen Abschnitt der Gelenkhöhle vor, spannt hier die Anheftung der Kapsel und trennt sie ebenfalls mit dem Messer. Muss ein grösseres Stück des Humerus abgesägt werden, so wird das Periost mit dem Elevatorium zurückgeschoben und die Kapsel womöglich in Verbindung mit demselben gelassen.

Die Luxation des Humerusendes durch die klaffende Radialwunde erfolgt, indem der Vorderarm stark ulnarwärts gedrängt wird. Es zerreissen hierbei die nicht durchschnittenen Kapselreste und die letzten Fasern des Ligam. lat. int. Das Gelenkende wird mittelst der Bogensäge abgetragen. Es bleibt nun noch übrig, die Tricepssehne von dem Olekranon und die Sehne des Musc. brach. int. vom Proc. coronoid. abzulösen. Dies geschieht mit Messer und Elevatorium, worauf auch das Gelenkende der Ulna abgesägt wird[1]).

I. Der doppelseitige Längsschnitt.
(Jeffray, Ollier, P. Vogt.)

a) Jeffray[2]) führte zwei gleich lange Schnitte längs der äusseren und inneren Seite des Gelenkes. Nachdem die Weichtheile zurückpräparirt waren, wurden die Knochen ringsum entblösst, mit der Kettensäge getrennt und als Ganzes herausgenommen.

b) Für die Resection ankylotischer Ellenbogengelenke verwendete Ollier[3]) diesen Schnitt und bildete ihn in folgender Weise aus:

Der eine Schnitt, von 6 cm., verläuft an der äusseren-hinteren Seite des Gelenkes, der zweite, von 3—4 cm. Länge, an der inneren Seite, nach innen vom Nervus ulnaris. Der letztere soll vor Allem den Nerven schützen, dessen Blosslegung zunächst besorgt werden muss. Nachdem die Weichtheile sorgfältig vom Knochen lospräparirt sind, werden die vorderen Wundränder in die Höhe gehalten und unter ihnen der Knochen durchsägt. Von den nunmehr beweglichen Gelenkenden sägt man, je nach dem Falle, grössere oder kleinere Stücke subperiostal ab.

c) P. Vogt[4]) hat in einem Falle von Ankylose des Ellenbogengelenkes ebenfalls mittelst doppelseitigem, je 6 cm. langem Längsschnitte die Knochen blossgelegt, ist dann aber, um auch die innerste Periostschicht sicher zu schonen, folgendermassen verfahren: Nach Abhebelung der Weichtheile in der Umgebung des Epicondylus int.

---

[1]) Hüter: Der radiale Längsschnitt zur Resection des Ellenbogengelenkes. Deutsche Zeitschrift f. Chirurgie. 1872, Bd. II, pag. 67.
[2]) Jeffray, James: Cases of the Excision of carious Joints etc. Glasgow 1806, pag. 174.
[3]) L. Ollier l. c. T. II, pag. 343.
[4]) P. Vogt: Verhandl. d. deutsch. Gesellschaft f. Chirurgie. VII. Congress. 1878, 1, pag. 47.

wird mit „ein paar Hammerschlägen die Insertionsstelle der Flexoren-
gruppe sammt einigen Knochenlamellen abgetrennt, die Abhebelung
von Weichtheilen und Periost mit dem Elevatorium nach oben hin
vervollständigt und endlich das innere Seitenband nach dem Ulnar-
ansatz hin quer durchtrennt". In gleicher Weise werden im äusseren
Längsschnitte die Weichtheile abgehebelt, dann wird das Radiusköpfchen mit der Stichsäge abgesägt und herausgelöst und nun auch
die Insertionsstelle der Extensoren sammt Periost und der darunter
liegenden Knochenlamelle flach abgemeisselt. „Nachdem nun die Abhebelung mit dem Elevatorium nach allen Richtungen hin vervollständigt ist, wird der Proc. cubitalis humeri oberhalb der Condylen
mit der durch den radiären Schnitt ein- und durch den ulnaren Schnitt
ausgeführten Säge quer durchtrennt. Jetzt gelingt es ohne grosse
Schwierigkeit, vom radiären Schnitt aus die Weichtheile nach hinten
so weit herüberzudrängen, dass man anfangs mit dem Scalpell, dann
wieder mit ein paar Meisselschlägen Tricepsinsertion und Periost mit
Knochenlamellen vom Olekranon abhebt, die Ulna etwas hervordrängt,
sammt dem an der Sägelinie mobilen Process. cubit. humeri, auch den
Proc. coronoides entblösst und wieder mit der Stichsäge die Abtrennung
des Ulnagelenkes vollendet." Das ankylotische Gelenk wurde in toto
entwickelt. Der Erfolg war ein sehr günstiger. Bereits nach Ablauf
der 3. Woche waren active Bewegungen möglich.

§. 77. Aeltere und neuere weniger geübte Verfahren.

I. Längsschnitte.

a) Der hintere Längsschnitt über die Mitte des Olekranon
wurde von H. Park [1]) zuerst bei seinen Operationsversuchen an der
Leiche angewandt. Er beginnt 2 Zoll oberhalb des Olekranon und
endet ebensoweit unterhalb desselben. Die Weichtheile werden nach
beiden Seiten zurück präparirt, die Gelenkbänder unter allmäliger
Beugung des Vorderarms durchschnitten.

b) Chassaignac [2]) verlegte den Längsschnitt an die äussere Seite des
Olekranon in den Zwischenraum zwischen Radius und Ulna und
drang hier sofort in das Gelenk ein. Das Köpfchen des Radius
wurde zuerst, dann Humerus- und Ulnaende entfernt.

II. Abänderungen des einfachen Längsschnittes.

a) Aehnlich wie am Kniegelenke, formte H. Park [3]), da er mit dem
einfachen Längsschnitte an stark geschwollenen Gelenken nicht aus-
reichte, diesen in einen Kreuzschnitt um, indem er einen quer
über das Gelenk herziehenden kürzeren Schnitt hinzufügte. Am
Lebenden wurde diese Methode von Syme, 1838, in einem Falle
angewendet.

b) Thore [4]) empfahl einen Längsschnitt an der hinteren Gelenkseite,
von dessen Mitte ein Querschnitt nach aussen bis zu dem Gelenke
zwischen Radius und Humerus zieht — ⊣-Schnitt —.

[1]) H. Park: An Account of a new Method of treating Diseases of the Joints
of the Knee and Elbow in a Letter to Mr. Percival Pott. London 1783, 8.
[2]) Chassaignac: Traité des opérations chirurg. 1861, T. I.
[3]) H. Park l. c.
[4]) Thore: De la résection du coude, pag. 98.

c) Ganz ähnlich verfuhr Liston[1]) in London. Nur verlegte er den Längsschnitt an die Radialseite des Nervus ulnaris und führte dann den Querschnitt bis zum Radiohumeralgelenke — ⊣· Schnitt —.

d) Roux[2]) kehrte die Schnittführung um, legte den Längsschnitt wie Chassaignac auf die äussere Seite und führte von dessen Mitte einen Querschnitt nach innen — ⊢ · Schnitt —.

e) Simson[3]) empfahl einen 4 Zoll langen Längsschnitt über die Mitte des Olekranon, an dessen beiden Enden 2 Zoll lange Querschnitte angefügt wurden — I-Schnitt —.

III. Bogenschnitte.

a) Wattmann's Bogenschnitt[4]).

Man führt von einem Condylus zum anderen einen nach unten flach convexen Schnitt. Die Weichtheile werden nach oben zurückpräparirt.

b) Linhart[5]) legte in einem Falle, in welchem über dem Olekranon Fistelöffnungen sich befanden, die Convexität nach oben.

IV. Lappenschnitte.

a) Moreau's sen.[6]) U- und H-Schnitte.

An jeder Seite des Gelenkes wird ein Schnitt von 3 Zoll Länge geführt; die unteren Enden vereinigt ein oberhalb des Olekranon herziehender Querschnitt. Der viereckige Lappen wird nach oben präparirt, das Humerusende freigelegt und auf einem untergeschobenen Spatel oberhalb der Condylen resecirt. Nun lässt man den Vorderarm sinken, hebt mit dem linken Zeigefinger und Daumen das obere Ende des abgesägten Knochenstückes in die Höhe und trennt mit dem Messer seine Gelenkverbindungen.

Sollen nach diesem Akte auch Ulna und Radius weggenommen werden, so muss man die beiden Seitenschnitte nach unten verlängern; aus dem U-Schnitte entsteht ein H-Schnitt, dessen unterer Lappen nach abwärts geschlagen wird.

Abänderungen des Moreau'schen Schnittes.

1. Dupuytren[7]) suchte, wie dies auch schon Moreau der Sohn und Jeffray empfohlen hatten, den Nervus ulnaris zu schonen, der bei dem gewöhnlichen Moreau'schen Schnitte meist durchtrennt wurde. Er verlegte daher den inneren Schnitt mehr nach rückwärts. Nachdem er den viereckigen oberen Lappen zurückpräparirt hatte, sägte er nun nicht wie Moreau das Humerusende zuerst ab, sondern das Olekranon. Nun wurde der Nervus ulnaris aus seiner Scheide herauspräparirt und von einem Gehülfen mittelst stumpfer Haken zurückgehalten. Es folgte die Durchschneidung der Bänder und die Luxation des Humerus nach aussen. Die noch haftenden, vorderen und inneren Kapselreste wurden vom Gelenke aus durchschnitten.

[1]) Liston: The Lancet 1842, Septemb.
[2]) Roux bei Thore l. c. pag. 94.
[3]) Simson bei Günther: Operationslehre. 1859, I. Abth., IX. Abschnitt, pag. 84.
[4]) Wattmann bei Linhart: Operationslehre. IV. Aufl., 1874, pag. 449.
[5]) Linhart ibidem.
[6]) Moreau jun.: Essai sur l'emploi de la résection des os dans le traitement de plusieurs articulations affectées de carie. Paris 1816.
[7]) Dupuytren nach Wedemeyer: Vorrede zur deutschen Uebersetzung von Moreau's Essai etc. von Carl Krause. Hannover 1821. — Velpeau: Nouveaux éléments de médecine opérat. II. Edit., 1839, T. II, pag. 695.

2. Mich. Jäger[1]) empfahl folgendermassen zu operiren, um die Durchschneidung des Nerven sicher zu vermeiden: Im Verlaufe des Ulnarnerven wird ein 2—2½ Zoll langer Schnitt geführt. Man präparirt den Nerven sorgfältig aus seiner Scheide und lässt ihn mittelst eines stumpfen Hakens nach innen halten. Dann macht man oberhalb des Olekranon einen Querschnitt durch die Haut, die Sehne des Triceps und die Gelenkbänder und lässt ihn bis zum Condylus ext. humeri reichen. Hierdurch wird das Gelenk geöffnet. Findet sich nun, dass die totale Resection nothwendig, so macht man an der äusseren Seite ebenfalls einen 2—2½ Zoll langen Schnitt. Die solcher Weise gebildeten viereckigen Lappen werden zurückgeschlagen.

3. Ganz ähnlich verfuhr Velpeau[2]), nur machte er zuerst die beiden Seitenschnitte, verband sie quer zu einem U-Schnitte und löste dann im inneren Seitenschnitte den Nervus ulnaris heraus. Sollten die Gelenkenden der Vorderarmknochen mit resecirt werden, so wurde der U- zum H-Schnitte vervollständigt.

b) Der dreieckige Lappenschnitt nach C. Textor[3]).

Der erste Schnitt beginnt an der äusseren Seite, etwas unterhalb des Radiohumeralgelenkes und wird in schräger Richtung nach oben und innen bis über die Spitze des Olekranon geführt. Hier trifft auf den ersten ein zweiter Schnitt, welcher an der Innenseite weniger tief herabzieht. Der äussere Schnitt dringt sofort bis auf den Knochen, der innere durchtrennt zunächst, um den Nervus ulnaris zu schonen, nur die Haut und wird schichtweise tiefer geführt. Der Lappen wird nach unten lospräparirt.

c) Der bogenförmige Lappen.

Einen länglichrunden Lappen mit oberer Basis empfahl Guépratte[4]).

d) Manne[5]) endlich führte über und unter dem Olekranon einen nach oben, beziehungsweise unten convexen Bogenschnitt und verband die Winkel durch zwei Seitenschnitte; der abgegrenzte Hautlappen wurde vollständig herauspräparirt.

§. 78. An keinem anderen Gelenke hat die sorgfältige Erhaltung des Band- und Muskelapparates so vollkommene, functionelle Resultate ergeben, als am Ellenbogengelenke, und mehr und mehr hat man sich desshalb den Schnittführungen ausschliesslich zugewandt, welche, ohne quere Trennung der Bänder, Muskeln und Sehnen, das Gelenk eröffnen. Es können hier selbstverständlich nur die Längsschnitte in Betracht kommen, entweder die Park'sche Methode mit ihren Modificationen von Chassaignac, Ollier und B. v. Langenbeck, oder der doppelte Längsschnitt von Jeffray mit den Abänderungen von Ollier. C. Hüter und P. Vogt.

Der Park'sche Schnitt über die Mitte des Olekranon muss, um Platz für die Herausnahme der Knochen zu gestatten, sehr weit nach oben und unten geführt werden, er spaltet die Tricepssehne unnöthigerweise und erschwert ihre Ablösung vom Olekranon. Der äussere

---

[1]) Mich. Jäger bei Rust l. c. pag. 648.
[2]) Velpeau: Nouveaux éléments de médec. opérat. II. Edit., 1839, T. II, pag. 696.
[3]) C. Textor: Grundzüge zur Lehre der chir. Operat. 1835, pag. 334.
[4]) Guépratte: Gaz. médicale de Montpellier. 1844, p. 45.
[5]) Manne: Traité élém. des malad. des os. 1789, pag. 50.

Längsschnitt am radialen Rande des Olekranon (Chassaignac) hat zwar den grossen Vortheil, dass er gleich in das Gelenk dringt und dessen Beschaffenheit sofort zu untersuchen gestattet, aber die Blosslegung und Schonung des Nervus ulnaris macht Schwierigkeit, weil der innere Wundrand sich nur schwer so weit ulnarwärts verziehen lässt. Indessen hat die Schnittführung Ollier's entschiedene Vortheile, indem sie sich in ihrem unteren Abschnitte dem Nervus ulnaris nähert und so dessen Auslösung erleichtert.

Mit dem Ollier'schen Schnitte wetteifert der von B. v. Langenbeck angegebene Längsschnitt am Innenrande des Olekranon. Der Nervus ulnaris ist hierbei wohl am leichtesten zu entblössen und bei Seite zu schieben. Die Eröffnung des Gelenkes erfolgt zwar später, ist indessen ebenso leicht und ausgiebig zu bewerkstelligen, wie bei dem vorhergehenden Verfahren.

Sind die Weichtheile sehr stark geschwollen und unnachgiebig, so wird man mit Vortheil den doppelten Längsschnitt anwenden, entweder nach Ollier oder nach Hüter, zugleich mit Abmeisseln der Condylen nach P. Vogt. Ferner findet er eine zweckmässige Verwendung bei Resection wegen Ankylose, sowie in Fällen von Schusswunden, in welchen das Olekranon unverletzt ist und erhalten werden kann.

Wenn wir im Vorhergehenden den Längsschnitten alle Quer-, Bogen- und Lappenschnitte nachgesetzt haben, so wollen wir uns dennoch keineswegs den Vortheilen verschliessen, welche dieselben neben dem allen anhaftenden Nachtheile mit sich bringen. Es heben ihre Vertheidiger hervor, dass die Ausdehnung des Ellenbogengelenkes in die Quere auch eine vorwiegend quere Eröffnung erfordere, und dass nur auf diese Weise die Luxation der Gelenkenden ohne erhebliche Zerrung und Quetschung der Weichtheile bewirkt werden könne. Sie verweisen auf die Verhältnisse am Kniegelenke, wo wir allerdings ganz ähnliche Schnittführungen wiederfinden, die als zweckmässig allgemein angenommen sind. Hiergegen muss jedoch geltend gemacht werden, dass das beabsichtigte Endresultat der Knieresection von dem der Ellenbogenresection wesentlich abweicht. Am Knie erstrebt man die knöcherne Ankylose[1]), am Ellenbogen das bewegliche Gelenk. Dort kann einer bequemen und weiten Eröffnung des Gelenkinnern der Band- und Muskelapparat zum Opfer fallen, einfach weil er nicht mehr gebraucht wird, hier ist seine Erhaltung erster Grundsatz, und ihm zu Liebe kann man wohl einige Schwierigkeiten bei dem Blosslegen und Luxiren der Knochen in den Kauf nehmen. Uebrigens müssen die Längsschnitte nur genügend weit nach auf- und abwärts geführt werden, um jeder Zerrung und Quetschung zu begegnen.

Man hat nun von anderer Seite behauptet, die Durchschneidung der Tricepssehne beeinflusse die Functionstüchtigkeit in keiner Weise, der Stumpf wachse in der Narbe fest und übernehme wiederum die Streckung des Vorderarmes. In der That haben sowohl der H-Schnitt als auch der Liston'sche ⊣-Schnitt anerkannt gute functionelle Resultate ergeben; aber, fragen wir, ist es nicht für die ersten activen Bewegungen, die nunmehr bei aseptischer Wundbehandlung sehr viel früher unternommen werden können, von grosser Wichtigkeit, dass

---

[1]) Siehe unten Cap. VIII: „Endergebnisse der Gelenkresectionen".

ihnen ein von Hause aus unversehrter Triceps zu Gebote steht? Selbst
der Vorschlag von V. v. Bruns[1]), das Olekranon sammt Tricepssehne
abzusägen und mittelst Knochennaht wieder an der Ulna zu befestigen,
reicht hier nicht aus, abgesehen davon, dass dies auch nur ausführbar,
wenn das Olekranon gesund gefunden wird. Das Gleiche gilt von
einem von Linhart[2]) in 2 Fällen geübten Verfahren. Er sägte,
nachdem das Gelenk durch einen Lappenschnitt blossgelegt war, „vor
der Insertion des Stumpfes der Tricepssehne das Olekranon longi-
tudinell bis unter den Proc. coronoides durch, setzte dann die Säge
horizontal unterhalb des Proc. coronoid. quer an und sägte gegen den
senkrechten Schnitt rechtwinklig nach rückwärts." Durch diese zwei
Sägeschnitte wurden die cariösen Stellen der Vorderarmknochen entfernt, und es blieb eine Knochenschicht des Olekranon mit dem Ansatz
der Tricepssehne stehen. Der functionelle Erfolg war in beiden Fällen
ein sehr guter; der Sehnenstumpf hatte sich, wie Linhart bei dem
einen, 2 Jahre später an Lungentuberculose gestorbenen Mädchen nachweisen konnte, wie nach einer Tenotomie wieder fest an das Gegen-
stück angelegt.

§. 79. Wenn am Schultergelenke der Resection der Humerus-
diaphyse ein ziemlich weiter Spielraum gelassen werden konnte, so ist
es am Ellenbogengelenke wohl nicht gerathen, über das untere Drittel
des Ober- und das obere des Vorderarms hinauszugehen. Der Grund
liegt weniger in der Gefahr eines Schlottergelenks — man kann hiergegen durch die Nachbehandlung sehr wirksam arbeiten —, aber die
Ursprungs- und Ansatzpunkte der Muskeln der Hand und der Finger
werden zu sehr einander genähert, als dass eine kräftige Muskelarbeit
noch möglich wäre.

Wundverband und Lagerung.

§. 80. Die Wundnaht lässt an der abhängigsten Stelle Raum
für einen oder zwei Drains, welche in die tiefsten Buchten der Gelenkwunde eingeschoben und aussen befestigt werden. Oft gibt auch
ein nach unten führender Fistelgang oder der Schusskanal den geeigneten Weg zur Drainirung ab. Der aseptische Verband muss jederseits bis in die Mitte der Diaphyse reichen und gibt durch seine Gazebinden dem resecirten Gelenke schon eine gewisse Festigkeit.
Bereits im allgemeinen Theile der Technik der Gelenkresectionen
wurde hervorgehoben, dass die gleichzeitige Anwendung des aseptischen
Schutz- und des Contentiv-Verbände auf erhebliche Schwierigkeiten stosse
und die Festigkeit der letzteren entschieden beeinträchtige. Wir können
dies hier bei der Ellenbogenresection nur wiederholen. Für die letzten
Wochen der Ausheilung und für den Transport im Felde hat der Gypsverband gewiss viele nicht zu verkennende Vortheile, und wir werden
sie an geeigneter Stelle hervorzuheben nicht unterlassen, in der ersten
Zeit nach der Resection aber stört er die Zugänglichkeit der Wunde

---

[1]) V. v. Bruns: Deutsche Klinik 1858, Nr. 9 ff.
[2]) W. v. Linhart: Operationslehre. 4. Aufl., 1874, pag. 454, mit Abbildung.

und ihrer Umgebung. oder büsst. durch grosse Fenster unterbrochen,
an Festigkeit ein. Hier verwendet man mit grösserem Vortheile eine
der vielen Resectionsschienen, wie sie zur festen Lagerung sowohl, als
zur Suspension von verschiedenen Autoren angegeben worden sind.
Als einfachste Form einer Ellenbogenresectionsschiene sei die
Stromeyer'sche erwähnt. eine stumpfwinklig geknickte, gepolsterte
Schiene, die an der Stelle des Condylus int. ein Loch hat. Esmarch hat
aus ihr eine Doppelschiene gemacht. Die innere. gepolsterte Schiene
ist eine unterbrochene. deren beide, für Ober- und Vorderarm bestimmte
Theile mittelst zweier Eisenbügel verbunden sind. Sie ruht auf der
nur aus Holz gefertigten Stromeyer'schen auf und findet hier ihre
Stütze. Bei dem Verbandwechsel kann der Arm an der oberen Schiene
frei emporgehoben werden [1]) (Fig. 16).

Linhart [2]) empfahl für Fälle, in welchen die Eiterung sehr reichlich ist, eine flachgehöhlte, stumpfwinklig gebogene, zerlegbare Blech-

Fig. 16.

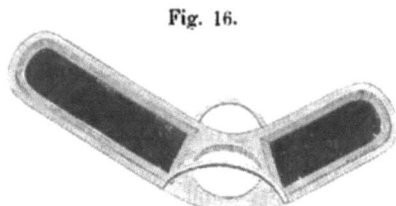

Resectionsschiene für das Ellenbogengelenk nach Stromeyer-Esmarch.

schiene. Das Mittelstück. welches dem Condylus int. gegenüber ein
Loch besitzt, ist herauszunehmen; die Continuität der beiden anderen
Stücke wird für diesen Fall durch zwei abgebogene Eisenstäbe her-
gestellt.

Eine flache, stumpfwinklige. für Ober- und Vorderarm. sowie
für den Handteller eigens ausgehöhlte Holzschiene. deren Ellenbogen-
stück sich verschmälert und zugleich nach unten ausbiegt. ist von
Watson in Edinburg angegeben und von Esmarch verbessert worden [3]). Sie lässt sich. gut desinficirt. in den aseptischen Verband, ebenso
in den Gypsverband hineinwickeln und ist wegen ihres geringen Ge-
wichtes und der einfachen Form für die Feldpraxis besonders zu empfehlen (Fig. 17 a b c).

Sehr bequem für den Kranken, indessen complicirter und theurer.
als die eben erwähnten Schienen. ist Esmarch's getheilte Schwebeschiene [4]). Sie besteht aus drei gepolsterten Klappenschienen, deren
in Charnieren bewegliche Arme durch Schraubenklammern an einer

[1]) Esmarch: Handb. der kriegschir. Technik. 1877, pag. 69. Er nennt sie
nach dem Orte der ersten Anwendung, 1866, die Langensalza-Schiene. — An der
beigefügten Abbildung sind die Bügel irrthümlich an der äusseren statt an der
inneren Schiene angebracht.

[2]) W. v. Linhart: Operationslehre. 4. Aufl. 1874, pag. 456. (Abbildung.)

[3]) Watson, H., Edinb. med. Journ. 1868. Jan.   Esmarch. Verband-
platz etc. Berlin 1871, pag. 138.

[4]) Esmarch: Beiträge zur pract. Chirurgie. Heft 1. Kiel 1859.

gebogenen Tragstange befestigt werden. Der Ober- und Vorderarm ruhen sicher auf der oberen und unteren Schiene, wenn die mittlere bei dem Verbandwechsel entfernt werden muss. Die Schwebeschiene

Fig. 17.

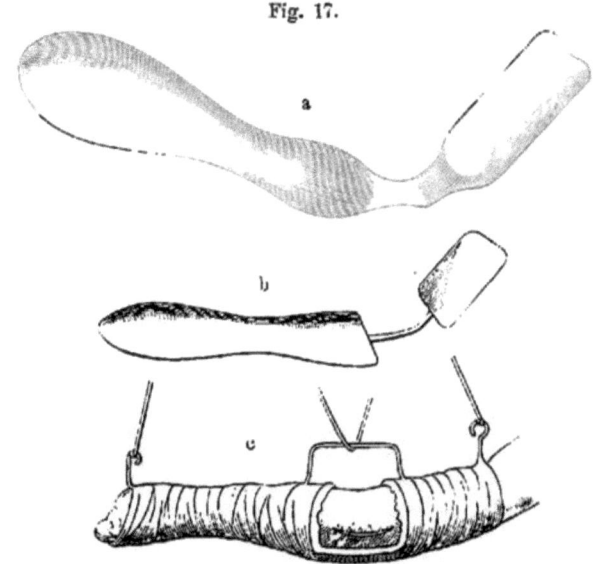

a Resectionsschiene für das Ellenbogengelenk von Watson, b abgeändert von Esmarch.

Fig. 18.

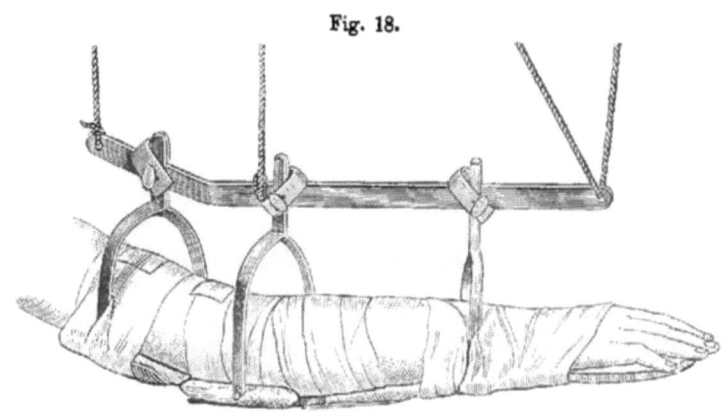

Esmarch's getheilte Schwebeschiene zur Resection des Ellenbogengelenkes.

ist für die aseptische Wundbehandlung äusserst zweckmässig und eignet sich auch sonst für Fälle, in welchen die Ausdehnung der Weichtheil-verletzung eine breite Zugänglichkeit verlangt (Fig. 18).

Im Felde kann man sich eine sehr viel einfachere Schwebe aus

Telegraphendraht herstellen, wie dies R. v. Volkmann[1]) zu thun gelehrt hat. Der Draht wird in der aus Fig. 19 ersichtlichen Weise
gebogen und mit mehreren Bindenstreifen versehen, die mittelst Sicher-
heitsnadeln zu befestigen sind und den Arm tragen. Bei dem Verbandwechsel kann man die Streifen leicht abnehmen und durch neue
ersetzen. An den Drahtösen wird der ganze Arm schwebend gehängt.

Fig. 19.

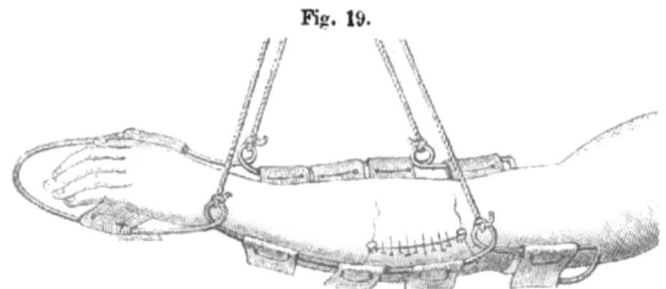

R. v. Volkmann's Drahtsuspensionsschiene zur Resection des Ellenbogengelenkes.

Heath[2]) gebraucht nach der Resectio cubiti eine stellbare Schiene.
Sie besteht aus je zwei gepolsterten, kleinen Schienen, welche Oberarm
und Vorderarm fest umfassen und durch zwei seitliche Schraubenstangen
stellbar an einander befestigt sind. Sie lässt das Gelenk vollständig
frei, stützt es desshalb auch wenig und ist eher für die späteren
Wochen nach der Resection geeignet (Fig. 20).

Fig. 20.

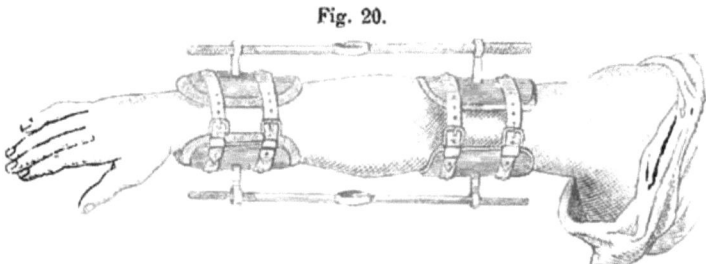

Heath's stellbare Schiene zur Resection des Ellenbogengelenkes.

Sobald die Wunde an den Winkeln sich geschlossen hat, oder
nur noch einzelne Fisteln bestehen, die einen selteneren Verbandwechsel
gestatten, wird man zu den Gyps- und Wasserglas-Verbänden über-
gehen können. Der Verband reicht am Oberarme bis zum Ansatze
des Deltoides und umfasst unten die Hand bis zum Metacarpus. Der
Wunde gegenüber liegt ein Fenster, dessen Rand mit aseptischer Watte
gut ausgestopft ist, an der Beugeseite sind Fournierspäne oder Gyps-
streifen zur Verstärkung angebracht. Wickelt man einen mit Oesen

---

[1]) Bei Esmarch: Handbuch der kriegschir. Technik. 1877, pag. 73.
[2]) Ebenda.

versehenen Draht oder mehrere Bindeschlingen mit ein, so lässt sich der Verband nach vollendeter Erstarrung sehr bequem an einem Gestelle schwebend anbringen.

Von grossem Vortheile sind Contentivverbände, insbesondere der schnell erstarrende Gypsverband, für den Transport. Man wird ihn mit oder ohne Fenster über den aseptischen Verband legen, und im ersteren Falle zu seiner Verstärkung Fournierspäne verwenden, oder die oben beschriebene Watson-Esmarch'sche Holzschiene mit eingypsen. Der Zweck eines solchen Verbandes, der unmittelbar nach der Resection, noch während der Narkose angelegt werden kann, ist selbstverständlich nur ein zeitweiliger.

In welchem Winkel soll das resecirte Gelenk gelagert werden? Jedenfalls nicht in rechtwinkliger Beugung, eine Stellung, die im Uebrigen dem Operirten sehr bequem sein würde. Die resecirten Gelenkenden stehen sich dann in der ungünstigsten Weise gegenüber. An der Streckseite klaffen die Knochen weit aus einander, an der Beugeseite berühren sie sich, und die Vorderarmknochen gleiten leicht am Humerus vorbei nach vorne, so dass die Tricepssehne sich in diesem Falle an den Humerus, anstatt an die Ulna anheften kann. W. Roser, der besonders auf diese Verhältnisse aufmerksam machte[1]) und hierin einen Grund zur Schlottergelenksbildung sah, rieth daher, den Arm in Streckstellung zu lassen. Es unterliegt wohl keinem Zweifel, dass die angegebene Stellung für die gleichmässige Neubildung von Knochen die meisten Vortheile bietet und besonders eine straffe seitliche Verbindung der Knochenenden ermöglicht; auf die Dauer wird sie indessen dem Patienten sehr unbequem, und es ist daher rathsam, die fast allgemein angenommene Lagerung in stumpfem Winkel beizubehalten. Der Vorderarm liegt hierbei in halber Pronation.

§. 81. Sehr frühzeitig müssen passive Bewegungen begonnen werden, zunächst im Handgelenke und den Fingergelenken, die sonst durch die ruhige Strecklage leicht steif werden. Diese Uebungen sind bei aseptischer Wundbehandlung oft schon nach 14 Tagen möglich, da die Weichtheile nicht entzündlich geschwollen und desshalb nicht schmerzhaft sind. Am resecirten Gelenke selbst werden die ersten Bewegungen versucht, sobald die Weichtheilwunde verheilt ist, oder höchstens eine oder die andere schmerzlose Fistel besteht. Es wird sich dann gewöhnlich schon zeigen, in welcher Richtung die Nachbehandlung zu wirken hat, ob nämlich auf eine Nearthrose oder eine Ankylose hinzuarbeiten ist.

Lässt die beschränkte Ausdehnung der Resection, die Schonung der Weichtheile, die bereits begonnene Neubildung von Knochen auf eine straffe Gelenkverbindung hoffen, so müssen durch methodische passive Bewegungen, die man anfangs einmal, später mehrmals des Tages vornimmt, die Excursionen im Sinne der Beugung und Streckung, der Pronation und Supination erweitert, dabei aber jedes seitliche Ausweichen der Knochenenden sorgfältig verhindert werden. Es lassen

---

[1]) W. Roser: Die Ursachen des Schlottergelenkes nach Ellenbogenresection im Kriege. (Glückwunsch zu der Feier der 50jährigen Doctorwürde des Herrn Louis Stromeyer, dargebracht 6. April 1876.) Stuttgart, pag. 11 ff.

sich diese Bewegungen sehr vortheilhaft in articulirenden Gyps-, Wasser-
glas- und Schienenverbänden vornehmen, wie solche von verschiedener
Seite angegeben worden sind.

C. v. Heine[1]) war wohl der erste, der durch Einschalten kleiner,
mit Charnieren versehener Gelenkschienchen den Gypsverband zu einem
articulirenden Verbande machte. Die Schienchen für das Ellenbogengelenk sind an der Stelle ihrer gegenseitigen Verbindung über die
Fläche abgebogen, bewegen sich um einen senkrechten Stift und sind
durch eine Schraube stellbar. Sie werden zu jeder Seite in den zwei-
hülsigen Gypsverband eingeschaltet (Fig. 21 a b).

Ganz nach dem gleichen Grundsatze hat Genzmer[2]) später einen
articulirenden Wasserglasverband zur Nachbehandlung von Ellenbogengelenkresectionen angegeben. Die Schienen bestehen aus verzinntem

Fig. 21.

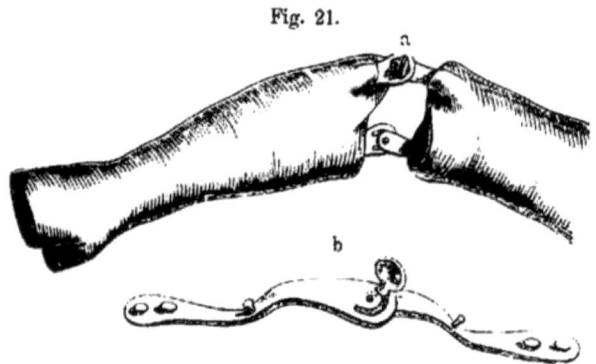

C. v. Heine's articulirender Gypsverband zur Ellenbogenresection.

Bandeisen, sind beweglich mit einander verbunden und werden beiderseits in den das Gelenk vollständig einhüllenden Wasserglasverband
eingewickelt. Nach 2—3 Tagen ist der Verband so fest, dass das
Gelenkstück herausgeschnitten werden kann, und es lassen sich nun
die stehengebliebenen Hülsen des Ober- und Vorderarms frei gegen
einander bewegen.

Will man, um eine Behandlung mittelst Bäder oder des elektrischen Stromes einzuleiten, den Arm zeitweise frei zugänglich haben,
so sind abnehmbare Schienenapparate zu verwenden. Der einfachste
unter ihnen ist wohl der von A. Bidder[3]) hergestellte. Er besteht
aus zwei Halbrinnen von Eisenblech zur Aufnahme des hinteren Um-
fanges des Ober- und Vorderarmes und zwei Stahlbügeln, durch welche
jene mit einander verbunden werden. Beide Bügel articuliren in der
Höhe des Ellenbogengelenkes; um jedoch die Bewegung der physiologischen möglichst nahe zu bringen, ist der untere Bügel jederseits

[1]) C. v. Heine bei Lang: Deutsche Zeitschr. f. Chirurgie. Bd. I, 1872,
pag. 126 ff.
[2]) Genzmer: Verhandl. d. deutsch. Gesellsch. f. Chirurgie. IV. Congress,
1877, I, pag. 110.
[3]) A. Bidder: Arch. f. klin. Chirurgie. Bd. XVII, 1874, pag. 108.

an seinem oberen Ende fast rechtwinklig abgebogen, so dass bei gestreckter Armstellung die untere Halbrinne etwas hinter die obere zu stehen kommt. Die Befestigung des Apparates am Arme geschieht hauptsächlich durch drei lange, 2—3 cm. breite Heftpflasterstreifen, die von der Schulter herab bis zum unteren Drittel des Oberarms an dessen hinterer Fläche angeklebt und durch zwei spiralig aufgeklebte Streifen in ihrer Lage gesichert werden. Es wird nunmehr der Schienenapparat so angelegt, dass die Lage des Charniers dem unteren Ende des Humerus entspricht; dann werden die unteren Enden der longitudinalen Heftpflasterstreifen um den unteren Rand der oberen Halbrinne herumgeschlagen, um die Axe gedreht und mit ihrer Klebeseite befestigt. Das Gleiche geschieht an dem oberen Rande der unteren Schiene mit den Enden dreier Heftpflasterstreifen, die vorher von dem Handgelenke aus nach aufwärts angelegt und durch Cirkeltouren gesichert worden waren. Ueber Heftpflaster und Halbrinnen wickelt man endlich eine Flanellbinde (Fig. 22).

Fig. 22.

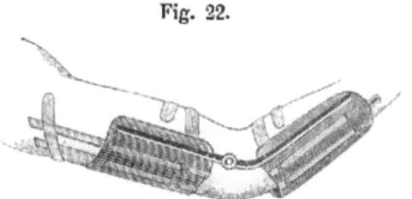

A. Bidder's Schiene zur Nachbehandlung bei Ellenbogenresection.

In der Bidder'schen Schiene werden die Knochenenden nur durch Heftpflasterstreifen einander genähert und in dieser Lage erhalten. Dies reicht indessen nicht in allen Fällen aus. Sind die Weichtheile schlaff und schreitet die Knochenneubildung nur langsam und spärlich vorwärts, so bedarf es einer festeren Stütze, die in den von B. v. Langenbeck, Hudson und Socin construirten Schlottergelenksapparaten gegeben ist.

Der v. Langenbeck'sche Apparat[1]) besteht aus zwei Kapseln, die mit Seitenschienen aus Stahl versehen sind. Die Kapseln dienen zur Aufnahme des Ober- und Vorderarms; die Schienen sind in der Höhe des Gelenkes gebrochen und mit Charnieren versehen. Die eigentliche Vorrichtung zum Feststellen der Knochenenden bilden zwei Spiralfedern an der Aussenseite jeder Seitenschiene, die durch Druck auf ein Knöpfchen in Thätigkeit treten. Durch die Spiralfedern ist man auch im Stande, die zwei Kapseln in einem beliebigen Winkel gegen einander zu befestigen. Eine Schulterkappe und ein Thoraxriemen sichern den Apparat vor dem Heruntergleiten (Fig. 23).

Der Apparat von Hudson[2]) ist dem vorhergehenden sehr ähnlich, nur hat er, anstatt der Spiralfedern, Darmsaiten und Gummischnüre

[1]) B. v. Langenbeck: Arch. f. klin. Chirurgie. Bd. XVI, 1874, pag. 457. Taf. VII. — E. Gurlt: Abbildungen zur Krankenpflege. Berlin 1868.
[2]) E. Gurlt l. c.

zur Befestigung der beiden Kapseln. Socin [1]) hat an Stelle der Spiralfedern einen Gummiring eingeschaltet.

Eine dauernde Stelle erhalten die drei zuletzt beschriebenen
Apparate, wenn das Endresultat der Heilung ein Schlottergelenk
ist, sei es, weil die Resection der Gelenkenden eine zu ausgedehnte
war, sei es, dass aus irgendwelchem Grunde die Knochenneubildung
ausblieb.

§. 82. Wenn auch im Allgemeinen ein activ bewegliches Ellenbogengelenk das Ziel der Resection sein soll, so gibt es doch Fälle,
in welchen man vor die Wahl: Schlotter-
gelenk oder Ankylose gestellt, die letztere
erstreben muss, um dem Operirten, wenn
auch einen steifen, so doch kraftvollen
Arm zu erhalten. Es kommt das hauptsächlich bei Schussverletzungen vor, bei
welchen die Resection weit in die zerschmetterten Diaphysen hineinreichen
musste und nun bei der sorgfältigsten
Behandlung keine straffe Gelenkverbindung erzielt werden kann, weil das
grossentheils zerstörte Periost nicht hinreichend Knochen anzubilden im Stande
ist. Löffler [2]), der hierauf ganz besonders die Aufmerksamkeit gelenkt
hatte, rieth, und gewiss mit vollem
Recht, in solchen Fällen von vorn herein
die Ankylose in rechtwinkliger Beugung
anzustreben und alles zu unterlassen, was
diesen Ausgang zu hindern oder zu stören
geeignet sei. Man wird daher im betreffenden Falle das resecirte Gelenk
sehr frühzeitig aus der stumpfwinkligen
in die rechtwinklige Beugung bringen, die

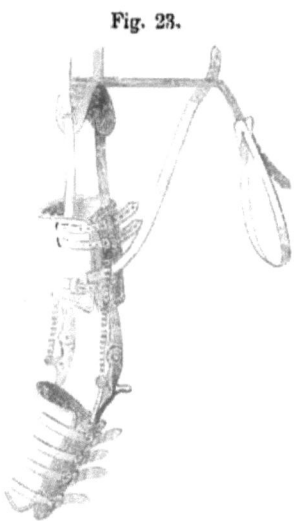

Fig. 23.

v. Langenbeck's Schlottergelenk-
schiene für das Ellenbogengelenk.

Knochenenden bis zur Berührung einander nähern und den Arm, während
die Hand eine Mittelstellung zwischen Pronation und Supination einnimmt,
in einen gefensterten Gyps- oder Wasserglasverband legen. Auch die oben
beschriebene Heath'sche stellbare Schiene dürfte hier gute Dienste leisten.
Der Verband bleibt liegen, bis die Diaphysenenden knöchern vereinigt sind.

§. 83. Zuweilen zwingt ganz im Gegentheil eine übermässige
Knochenneubildung zur Beförderung der Ankylose. Man findet,
dass trotz aller passiven Bewegungen das Gelenk mehr und mehr versteift und steht vor der Gefahr, eine stumpfwinklige Ankylose zu erhalten, die den Arm für den Patienten unbrauchbar macht. Auch hier
muss noch zur rechten Zeit der Arm im rechten Winkel unbeweglich
gestellt und die Ankylose abgewartet werden.

---

[1]) Socin bei Esmarch: Handbuch d. kriegschir. Technik, pag. 74, mit
Abbildung.
[2]) Löffler: Generalbericht über den Gesundheitsdienst im Feldzuge gegen
Dänemark 1864. Theil I, Berlin 1867, pag. 269—271.

Resection des Handgelenkes.

§. 84. Der Kranke befindet sich in der Rückenlage; die kranke Hand wird auf ein neben dem Operationstische stehendes Tischchen gelagert, an welchem der Operateur sitzt. Am Oberarme besorgt eine Gummibinde die Blutabsperrung, die man hier um so weniger entbehren mag, als die Blosslegung des Gelenkes ein stets klares Operationsfeld erfordert, wenn die Sehnenscheiden sorgfältig geschont werden sollen.

Verfahren.

1. Der Dorso-Radialschnitt. (B. v. Langenbeck.)

„Er beginnt hart am Ulnarrande des Os metacarpi indicis, etwa der Mitte dieses Knochens entsprechend, während die Hand leicht in Abduction gestellt ist, und steigt etwa 9 cm. lang bis über die Dorsalfläche der Radiusepiphyse nach aufwärts. In die Tiefe vorschreitend, verläuft dieser Schnitt an der Radialseite der Strecksehnen des Zeigefingers, deren Sehnenscheide nicht verletzt wird, trifft, weiter hinaufsteigend, den ulnaren Rand der Sehne des M. extensor carpi radialis brevis da, wo dieselbe an die Basis des Os metacarpi digit. medii sich inserirt, und endigt an der Epiphysengrenze des Radius, nachdem das Ligam. carpi dorsale genau zwischen der Sehne des Extensor long. pollicis und der Strecksehne des Zeigefingers bis auf die Knochenfläche des Radius durchschnitten worden ist. Während die Weichtheile des Handrückens von der Wunde aus mit feinen Wundhaken ulnarwärts gezogen werden, dringt der Operateur gegen das Radiocarpalgelenk vor, dessen Gelenkkapsel der Länge nach gespalten und in Verbindung mit den Bandapparaten von den Knochentheilen abgelöst wird. Die fibrösen Scheiden, welche die in Knochenfurchen des Radius verlaufenden Sehnen (Extensor pollicis longus, Extensor carpi radialis longus und brevis, Abductor pollicis longus und brevis, Brachioradialis, s. Supinator longus) mit dem Knochen verbinden, werden mit dem Periost von dem Knochen abpräparirt, resp. mit dem Elevatorium abgehebelt [1]). Nachdem die Sehnen der Fingerstrecker sammt dem sie umhüllenden Fach des Ligam. carpi dorsale in derselben Weise, unter Erhaltung der Verbindung mit Periost und Gelenkkapsel, abgelöst und ulnarwärts verzogen worden, liegt das Radiocarpalgelenk geöffnet vor. Die Hand wird in Beugung gestellt und dadurch die Gelenkfläche der oberen Carpalknochen in der Wunde zugänglich. Zunächst löst man Os naviculare aus seiner Verbindung mit dem Os multangulum majus; sodann Os lunatum und triquetrum, indem man die entsprechenden Ligamenta intercarpea durchschneidet und den zu entfernenden Knochen mit einem feinen Elevatorium sanft hervorhebelt. Os multangulum majus und Os pisiforme werden, wenn es zulässig ist, zurückgelassen. Nun löst man die Knochen der vorderen Carpalreihe heraus. Während der Operateur die kugelige Gelenkfläche des Os capitatum mit den

---

[1]) S. unten das Verfahren von P. Vogt.

Fingern seiner linken Hand fixirt, ein Gehilfe den Daumen in Abduction stellt, trennt das Messer die Gelenkverbindung zwischen Os
multangulum minus mit dem majus und sucht von hier aus ulnarwärts
in das Carpo-Metacarpalgelenk einzudringen, indem es die Bandmassen
an der Streckseite der oberen Enden der Metacarpalknochen durchschneidet, während ein Gehilfe die letzteren in Beugung drängt. Auf
diese Weise kann es gelingen, die drei Carpalknochen der vorderen
Reihe (Os multangulum minus, capitatum et hamatum) in Verbindung
mit einander herauszuheben. Schliesslich lässt man, während die Hand
volarwärts verdrängt wird, die Epiphysen des Radius und der Ulna
aus der Wunde hervortreten, um dieselben abzusägen. Diesem Akte
der Operation muss eine sorgfältige Ablösung der Seitenbänder mit
dem Periost vorausgehen, und zugleich muss darauf geachtet werden,
dass der starke Ramus dorsalis arteriae radial., welcher über das Os
multangulum majus zum ersten Interstitium metacarpeum zieht, um
von hier aus in die Tiefe der Vola manus vorzudringen, nicht angeschnitten werde" [1]).

2. Der Dorso-Ulnarschnitt. (Theod. Kocher.)

Bei leicht radialwärts gebeugter Hand beginnt der Hautschnitt
im unteren Drittel des 5. Metacarpus und zieht über die Ulna gerade
nach aufwärts. Nach Spaltung der Fascie und des Lig. dorsale pro-
prium eröffnet der Schnitt am Handgelenke die Sehnenscheide des
Extensor dig. min. propr., dessen Sehne radialwärts gezogen wird, und
folgt dem Ulnarrande der Sehnenscheide bis zum Metacarpus. Hier
wird die Kapsel eingeschnitten und zugleich die Sehne des Ulnaris
externus an der Basis des 5. Metacarpus losgelöst. Aufwärts, entlang
dieser letzteren Sehne, dringt der Schnitt auf die Ulna kräftig ein, im
Zwischenraume der Mm. ulnaris ext. und Extensor indic. propr., welch'
letzterer hier noch fleischig ist.

Ulnarwärts wird nunmehr die Sehne des Ulnaris externus aus der
Rinne der Ulna herausgehoben und die Kapsel rings um die Ulna abgelöst,
unter Durchschneidung der straffen Fasern der Ligamenta carpi dorsale
et volare profunda. Nach Abtrennen der Kapsel am Metatarsus V kommt
man in das Gelenk zwischen Os pisiforme und Os lunatum und lässt
die Sehne des M. ulnaris internus mit jenem Knöchelchen in Zusammenhang. Das Bündel der gemeinsamen Volarsehnen hebt sich unschwer
aus seiner Rinne im Zusammenhange heraus, und ohne Mühe kann
man die Kapselansätze am 5., 4. bis 3. Metacarpus auf der Volarseite
lösen, während man den Sehnenansatz des M. radialis internus am
2. Metacarpus erhält. Zuletzt wird der straffe Kapselansatz am Volar-
rande des Radius abgelöst.

Auf dem Handrücken werden die Strecksehnen der Finger frei-
gemacht. Dann löst man am dorsalen Rande des unteren Radiusendes
die Kapsel ab, und zwar bis unter die Mm. radiales externi und die
Extensoren des Daumens. Die Sehnen der Radiales externi werden vom
3. und 2. Metacarpus nicht abgetrennt; vielmehr luxirt man nun die

---

[1]) B. v. Langenbeck: Archiv f. klin. Chirurgie. Bd. XVI, 1874, pag. 472
und 473.

Hand kräftig radio-volarwärts, so dass der Daumen mit der Radialseite des Vorderarms in Berührung kommt. Die Auslösung der Handwurzelknochen, das Abtragen einer möglichst dünnen Schicht der Vorderarmknochen und der Ossa metacarpi bietet jetzt keinerlei Schwierigkeiten; nur im Bereiche des Os multangulum majus und minus ist der Zugang weniger leicht, um die Vorderarmknochen und die drei ulnaren Metacarpalbasen zu entfernen [1]).

3. Der doppelseitige Längsschnitt. (Dubled, Bourgery, Jos. Lister.)

Der radiale Schnitt beginnt am Proc. styloid. radii und verläuft von hier 3 cm. lang aufwärts zum Aussenrande des Radius. Er dringt sofort bis auf den Knochen. Dann wird vom gleichen Ausgangspunkte der Schnitt in derselben Länge nach abwärts geführt, dringt aber hier zunächst nur durch die Haut, indem man es vermeidet, die Sehnen der Mm. extensor pollic. longus und brevis, sowie des M. abductor pollicis longus zu verletzen. Mit dem Raspatorium wird sodann in dem oberen Theile des Schnittes das Periost von der Dorsal- und Volarfläche des Radius abgehebelt. Zugleich drängt man die bereits erwähnten Sehnen ab, sowie diejenigen der Streck- und Beugemuskeln der Hand, die an der Radialseite liegen, und löst sorgfältig den Ansatz des M. supinator longus am Process. styloid. radii.

Es folgt der ulnare Längsschnitt, der entsprechend dem radialen vom Proc. styloid. ulnae je 3 cm. nach auf- und abwärts geführt wird. Er liegt etwas mehr an der Volar- wie an der Dorsalseite der Ulna. Diese schält man gleichfalls aus dem Perioste heraus. drängt die Weichtheile zurück, bis man in die radiale Ablösung gelangt, und durchsägt mittelst Stich- oder Kettensäge die Ulna an der Grenze des Gesunden. Das abgetrennte untere Ende wird exarticulirt. Das Gleiche geschieht in derselben Reihenfolge mit dem Gelenkende des Radius, während die Weichtheile der Dorsal- und Volarseite mit Spateln oder durchgezogenen Streifen aseptischer Gaze zurückgehalten werden. Es folgt die Herausnahme der Carpalknochen, wenn sie erkrankt oder verletzt sind. mittelst Pincette und Scheere oder der schneidenden Knochenzange. Bei Caries tuberculosa ist es rathsam, alle Carpalknochen zu entfernen und die Synovialis möglichst rein herauszupräpariren.

Jos. Lister [2]) lässt die untere Hälfte des Radialschnittes vom Proc. styloid. radii abwärts im stumpfen Winkel gegen den Radialrand des Os metacarpi indicis verlaufen. Er nimmt die Ausräumung des Carpus zuerst vor und resecirt im zweiten Akte der Operation die Vorderarmepiphysen.

Paul Vogt [3]) empfahl, anstatt die Sehnen der Fingerstrecker sammt ihren Periostfächern mit dem Elevatorium herauszubebeln, eine

---

[1]) Theod. Kocher: Archiv f. klin. Chirurgie. Bd. XXXVII, 1888, pag. 793.
[2]) Jos. Lister: On Excision of the Wrist for Caries. Lancet 1865, March 25, pag. 309, April 8, pag. 362.
[3]) P. Vogt: Verhandlg. d. deutsch. Gesellsch. f. Chirurgie. V. Congress. 1876, I, pag. 82.

dünne, die ganze Dorsalfläche des Radius einnehmende Knochenplatte abzumeisseln. Es lässt sich das mit 2—3 flachen Meisselschlägen ohne Schwierigkeit ausführen, und man hat dann den grossen Vortheil, dass die Sehnen vollkommen unversehrt in ihren Knochenfurchen bleiben und bei der Heilung nirgends Verwachsungen eingehen können.

§. 85. Aeltere und neuere, wenig geübte Verfahren.

I. Längsschnitte.

a) Der ulnare Längsschnitt.

Chassaignac[1]) machte an der Ulnarseite einen einfachen Längsschnitt und entfernte von hier aus zuerst die Ulna, dann den Radius.

b) Den radialen Längsschnitt empfahl Danzel[2]).

c) Maisonneuve[3]) legte das Gelenk mittelst eines Dorsalschnittes bloss, der mitten zwischen den Strecksehnen der Finger eindringt.

d) Simon[4]) (Thomas-Hospital London) fügte dem Dorsal- noch einen Volarschnitt hinzu.

e) Moreau jun.[5]), Roux[6]) und Jäger[7]) haben den Dubled'schen Bilateralschnitt insofern abgeändert, als sie beiderseits von den unteren Enden der 6 cm. langen Längsschnitte nach der Mitte zu einen dorsalen Querschnitt führten, so dass zwei sich gegenüberliegende L-Schnitte entstanden. Die Querschnitte durchtrennten nur die Haut. Nachdem die dreieckigen Läppchen zurückpräparirt waren, wurden die Sehnenscheiden eröffnet und die Sehnen bei dem Freilegen des Radius durch stumpfe Haken zurückgehalten.

f) Einen Längsschnitt durch den Metacarpus zur Blosslegung des tuberculös erkrankten Carpus hat Catterina[8]) (Padua 1893) in einem Falle angewendet.

Während 4. und 5. Finger ulnarwärts, Mittel- und Zeigefinger radialwärts aus einander gehalten werden, dringt man mit dem Messer zwischen 3. und 4. Metacarpusknochen ein und spaltet die Weichtheile auf der Volarseite 5, auf der Dorsalseite 15 cm. lang. Die arteriellen Bogen der Hohlhand werden geschont. Lässt man nunmehr die beiden Hälften des Metacarpus aus einander ziehen, so kann man die kranken Abschnitte des Carpus leicht übersehen und ausräumen.

Catterina sägte in seinem Falle die Basis der Metacarpalknochen ab und vernähte sie mit den angefrischten Enden der Vorderarmknochen. Die Fingersehnen wurden verkürzt, ihre Enden wieder vernäht.

II. Lappenschnitte.

a) Verfahren von Velpeau[9]): viereckiger Lappen mit unterer Basis.

An jeder Seite des Handgelenks wird ein Längsschnitt geführt, der am oberen Ende des Metacarpalknochens des ersten und fünften Fingers beginnt und bis 2 Zoll oberhalb des Processus styloideus radii

---

[1]) Chassaignac l. c.
[2]) Danzel (Hamburg): Archiv f. klin. Chirurgie. Bd. II, pag. 512.
[3]) Maisonneuve: Gaz. des hôpitaux 1852.
[4]) Simon: Lancet 1854, pag. 100.
[5]) Moreau: Essai etc.
[6]) Roux: De la résection etc., pag. 54.
[7]) M. Jäger bei Rust l. c. pag. 678.
[8]) Catterina: Riforma med. 1893, März 21.
[9]) Velpeau: Nouveaux éléments de méd. opérat. II. Edit., 1839, T. II. pag. 691.

resp. ulnae reicht. An ihren oberen Enden werden diese Schnitte durch einen über die Dorsalfläche des Vorderarms ziehenden Querschnitt vereinigt. Der viereckige Lappen wird nach abwärts präparirt und nach Entblössung des Gelenkes zu dessen Exarticulation und zur Absägung der Knochenenden geschritten.

b) Erichsen[1] bildete einen viereckigen Lappen mit oberer Basis, indem er die kleinen Querschnitte Roux' und Jäger's vereinigte.

c) Einen bogenförmigen Lappen mit oberer Basis empfahlen Guépratte[2] und Butcher[3].

Der Schnitt Guépratte's beginnt etwas oberhalb des Proc. styloid. radii, zieht im Bogen über die Handwurzel und endet in gleicher Höhe am Proc. styloid. ulnae. Butcher sticht an der Ulnarseite des Extensor pollicis long. und $^1/_4$—$^1/_2$ Zoll unterhalb des Carporadialgelenkes ein, schneidet dicht an den oberen Gelenkenden der Metacarpalknochen in gebogener Linie über den Handrücken und lässt den Schnitt über dem Gelenkende der Ulna endigen, $^1/_2$ Zoll höher als der Ausgangspunkt.

d) J. F. Heyfelder[4] wandte 1849 einen H-Schnitt an, indem er die Dubled'schen Seitenschnitte durch einen mittleren Querschnitt verband. Ebenso operirte 1851 Fergusson[5]).

§. 86.　Soll der Operirte von seiner conservativ behandelten Hand einen Vortheil haben, so versteht es sich von selbst, dass er den Gebrauch der Finger behält. Das Handgelenk kann wohl ankylotisch werden — geschieht dies in gerader Stellung, so ist der Schaden nicht so erheblich —, aber das Spiel der Finger, deren Gelenke vollständig unversehrt sind, muss unter allen Umständen erhalten bleiben. Man staunt daher, dass Velpeau, Guépratte und Butcher Verfahren empfehlen konnten, die ohne jegliche Schonung der Strecksehnen der Finger das Gelenk freilegten. Freilich, wenn man wie Butcher als Endergebniss der Handgelenksresection eine krallenförmig verkrümmte Hand hinstellt, die nur durch die opponirende Bewegung des Daumens zum Fassen geschickt ist[6]), so mag man auf den Streckapparat der Finger von vornherein Verzicht leisten. Dass Besseres zu erreichen ist, hat schon der von Moreau, dem Sohne, operirte Fall bewiesen, in welchem die junge Näherin nach Ausheilung der Wunde ihre Arbeit

---

[1] Erichseu bei Butcher: Dublin med. Journ. 1855, Nov.
[2] Guépratte bei Ried l. c. pag. 361.
[3] Butcher: Dublin. med. Journ. 1855, Nov.
[4] J. F. Heyfelder bei O. Heyfelder: Operationslehre und Statistik der Resectionen. Wien 1861, pag. 262.
[5] Fergusson: The Lancet 1854.
[6] Butcher sagt in dieser Beziehung wörtlich: „No doubt, after excisiou of the wrist-joint aud carpus, much motion cannot be expected; a firm fibroligamentous structure fills up the place of the removed bones, and fuses the surrounding textures iuto its dense tissue, and mats all together. But, accordiug to my views, the hand may be retained nearly as useful as ever; the fingers beiug kept semiflexed during the process of repair, they retain this position, and the thumb, being preserved perfect iu its motions, readily approximates either of the fingers, so that the hand can be applied to its most delicate uses, such as writing, sewing etc.; as well as to the most severe and commonplace, using implements for husbaudry, grasping bodies, etc. 1 can best enforce this position by reference to a few cases conjointly bearing on the subject. (R. Butcher: Essays and Reports ou operat. and couserv. Surgery. Dublin 1865, pag. 213.)

wieder aufnehmen konnte. Mehr noch belohnten die trefflichen Erfolge Jos. Lister's und B. v. Langenbeck's die Sorgfalt und Mühe,
mit welcher diese beiden, um die Handgelenksresection so hoch-
verdienten Chirurgen die Strecksehnen in ihren Scheiden zu erhalten
strebten.

Es können nach dem Gesagten nur Schnittführungen als zulässig
erklärt werden, die mit Schonung der Sehnen das Gelenk blosslegen, also nur Längsschnitte. Von ihnen ist der Dubled'sche bilaterale mit seinen Abänderungen früher wohl am meisten in Gebrauch
gewesen, insbesondere hat Jos. Lister sich desselben fast ausschliesslich bedient. Er gibt für die Resection der Vorderarmknochen allerdings genügenden Raum, nicht so für die Ausräumung der Carpalknochen. Werden auch die obere und untere Weichtheilbrücke mittelst
Haken oder Gazestreifen zurückgehalten, so bekommt man dennoch
die einzelnen Knochen nie ganz zu Gesicht und arbeitet eigentlich
subcutan. Diesem Vorwurfe fügte B. v. Langenbeck[1]) noch die
weiteren hinzu, dass die Sehne des Extensor pollicis longus in schräger
Richtung den Radialschnitt kreuze und bei der Blosslegung der Knochen
leicht hin- und hergezerrt werden könne, ferner, dass der radiale
Schnitt geradezu auf die Arteria radialis falle, während von dem
ulnaren Schnitte aus der Ramus volaris nervi ulnaris zu verletzen sei.
Diesen Mängeln begegnet in vollem Maasse der Dorso-Radial-
schnitt, wie ihn B. v. Langenbeck ausgebildet hat. Er darf ausserdem noch die Einfachheit und Leichtigkeit der Ausführung für sich
in Anspruch nehmen. Gleichwerthig zur Seite tritt ihm der von
Th. Kocher ausgebildete Dorso-Ulnarschnitt, der zwar die radialen
oberen und unteren Theile des Resectionsgebietes weniger leicht zugänglich macht, dafür aber die sichere Schonung der Mm. radiales
externi ermöglicht.

Von den übrigen einfachen Längsschnitten, die wir kurz erwähnten, ist der ulnare von Chassaignac für die gesonderte Resection
der Ulna jedenfalls recht brauchbar, ebenso der Danzel'sche radiale
für die alleinige Herausnahme des Radius; für die totale Resectio manus
geben beide Schnittführungen zu wenig Raum. Ganz zu verwerfen
sind dagegen die Schnitte von Maisonneuve und Simon (London).
Der erstere dringt mitten zwischen den Strecksehnen ein und eröffnet
ihre gemeinschaftliche Scheide, der letztere eröffnet noch gleichzeitig
die Sehnenscheiden der Fingerbeuger.

Wir haben schliesslich noch der kleinen Querschnitte zu gedenken,
wie sie Moreau der Sohn, Roux und Jäger den seitlichen Längsschnitten beifügten. Sie verlaufen zwar nur durch die Haut und
schonen die Strecksehnen, die aus ihrer Scheide herausgenommen und
bei Seite geschoben werden; indessen ist durch den Querschnitt eine
Sehnenverletzung nicht ausgeschlossen, und der Raum, welchen diese
Hilfsschnitte verschaffen, ist sehr wohl auch durch Verlängerung der
Seitenschnitte zu gewinnen.

Als einen Fortschritt in der subperiostalen Resectionstechnik muss
man jedenfalls das P. Vogt'sche Verfahren bezeichnen. Es erhält in
der vollkommensten Weise das Spiel der Sehnen in ihren Knochen-

---

[1]) B. v. Langenbeck l. c. pag. 470.

furchen, wie dies ein von dem Autor operirter Fall zeigt (l. c. pag. 32). Freilich wird es nur dann anzuwenden sein, wenn die cariöse Zerstörung nicht das ganze Radialende ergriffen hat.

Wundverband und Lagerung.

§. 87. Nach sorgfältiger Naht und Drainage wird die mit dem aseptischen Verbande umgebene Hand auf eine Handschiene gelagert und festgebunden.

Fig. 24.

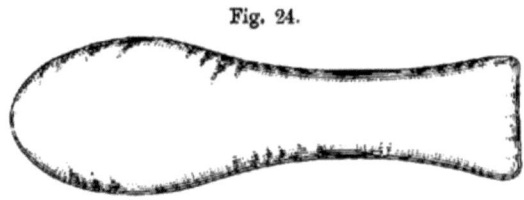

Stromeyer's Handschiene.

Die einfachste Form einer solchen Schiene stellt die Stromeyer-sche [1]) gepolsterte Handschiene dar. Fig. 24. Hand und Finger liegen auf ihr in voller Streckung. Bequemer für den Kranken ist die von Jos. Lister angegebene. Sie ist für den Vorderarm flach ausgehöhlt,

Fig. 25.

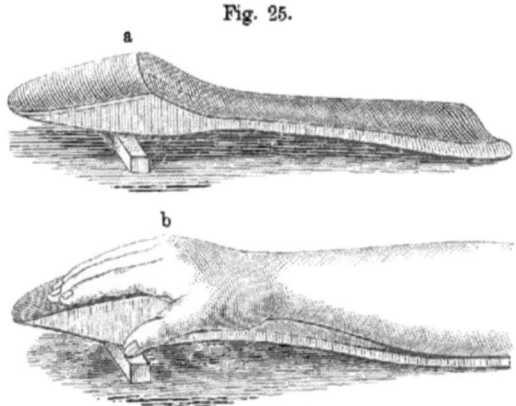

Jos. Lister's Lagerungsschiene zur Resection des Handgelenkes.

für die Hand dachförmig erhöht, so dass diese, schwach gebeugt, auf einer doppelt geneigten Ebene aufruht, deren Kante den Metacarpo-phalangealgelenken entspricht [2]). Fig. 25a, b.

Aehnlich ist die von Th. Kocher [3]) benutzte Handschiene. Auch sie steigt von dem Radiocarpalgelenke zu den Metacarpophalangeal-

---

[1]) Esmarch: Handbuch der kriegschir. Technik, pag. 60.
[2]) Jos. Lister l. c.
[3]) Th. Kocher: Archiv f. klin. Chirurgie. Bd. XXXVII, 1888, pag. 796.

gelenken aufwärts, so dass die resecirte Hand in leichter Dorsalflexion aufruht. Sie lässt aber die Finger vollkommen frei überhängen, damit sie frühzeitig bewegt werden können.

Für die aseptische Wundbehandlung sehr geeignet ist die Es-march'sche Bügelschiene [1]), Fig. 26 a, b, insofern das Handgelenk für den Verbandwechsel vollkommen frei bleibt; sie unterstützt aber die resecirten Knochen in viel geringerem Grade, als die vorhergehenden Apparate. Dagegen entspricht dem doppelten Zwecke, der freien Zugänglichkeit und der sicheren Lagerung. die Watson'sche Schiene, Fig. 27 a, die auch sehr wohl in der von Esmarch angegebenen Weise in den Gypsverband miteingewickelt werden kann. Hat man noch einen eigens gebogenen Bügel von Eisendraht eingegypst, so ist der Verband auch zur Suspension geschickt. Fig. 27 b [2]).

Fig. 26.

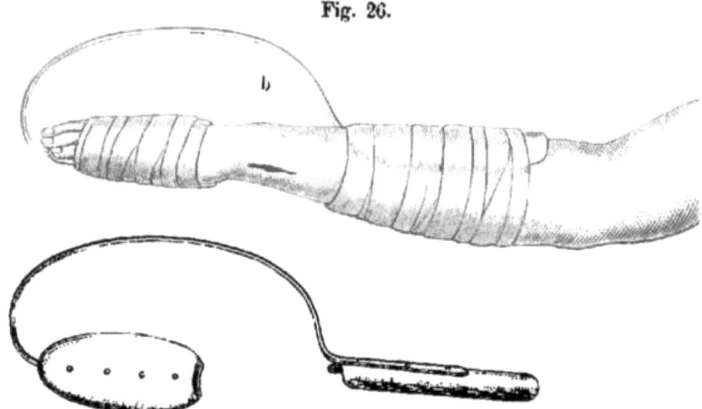

Esmarch's Bügelschiene zur Resection des Handgelenkes.

B. v. Langenbeck [3]) hat für Fälle, in welchen der Zug der Fingersehnen die Hand dem Vorderarme allzusehr nähert und eine Ankylose befürchten lässt, die Gewichtsextension empfohlen. Die Enden der für jeden einzelnen Finger bestimmten Heftpflasterschlinge werden in der Höhe des oberen Endes des entsprechenden Metacarpalknochens aufgeklebt, jede einzelne Heftpflasterschlinge an dem Finger, für welchen sie bestimmt ist, durch spiralige Heftpflastertouren befestigt und, wenn nöthig, mit feuchten Gazebinden noch umwickelt. Durch die Oesen der 5 Heftpflasterschlingen wird eine Schnur geführt, die über eine am unteren Ende der Lagerungsschiene befestigte Rolle geht und das Gewicht trägt. Am Ellenbogen ist mittelst Heftpflaster ein Gegenzug angebracht. Die Hand liegt in leichter Beugung. Fig. 28.

Für die passiven und activen Bewegungen der Finger, die, mit Rücksicht auf ein gutes Endergebniss der Resection, recht frühzeitig begonnen werden müssen. ist es vortheilhaft, dass die Verbände nicht

[1]) Esmarch l. c. pag. 64.
[2]) Ibidem.
[3]) B. v. Langenbeck: Archiv f. klin. Chirurgie. Bd. XVI. 1874, pag. 474.

zu fest und nicht zu lange liegen bleiben. Man wird daher von Gyps- oder Wasserglasverbänden nur einen beschränkten Gebrauch machen und lieber sich der Handschienen, insbesondere der Kocher-

Fig. 27.

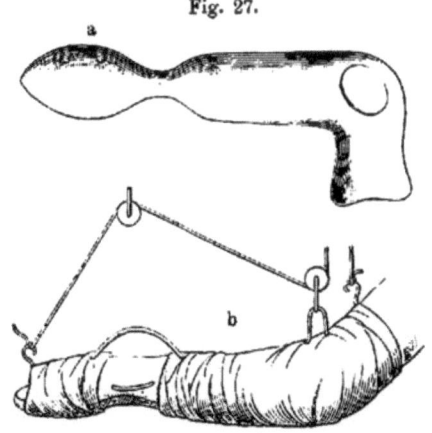

Resectionsschiene für das Handgelenk von Watson-Esmarch.

schen, Lister'schen oder Watson'schen, bedienen, die entweder im Verbande oder bei dem leicht vorzunehmenden Verbandwechsel die methodische Gymnastik der Finger gestatten. Fr. König[1]) lässt die

Fig. 28.

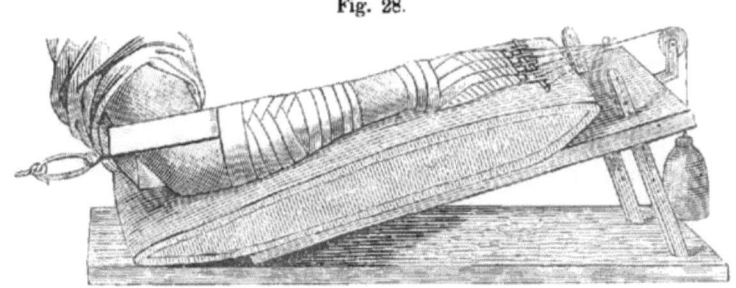

B. v. Langenbeck's Extensionsschiene zur Resection des Handgelenkes.

Resecirten nach Heilung der Weichtheilwunde einen leicht abnehmbaren Tutor aus Stahl oder Leder tragen, der vom oberen Ende des Vorderarmes bis zu den Metacarpophalangealgelenken reicht und jeden Grad der Volar- und Dorsalflexion, sowie der Abduction und Adduction durch ein am Handrücken angebrachtes, feststellbares Kugelgelenk ermöglicht.

---

[1]) Fahrenbach, O.: Aus der Göttinger (König'schen) chirurg. Klinik. Deutsche Zeitschr. f. Chirurgie 1886, Bd. XXV, pag. 12

Resection des Hüftgelenkes.

§. 88. Der Kranke liegt, je nach der Methode der Schnittführung, auf der gesunden Seite, oder auf dem Rücken; das Hüftgelenk steht in stumpfwinkliger Beugung, oder in Streckung.

Verfahren.

1. Der äussere Längsschnitt. (Ch. White[1]). Vermandois, Syme, B. v. Langenbeck.)

Der Patient wird auf die gesunde Seite gelagert und das Hüftgelenk in einem Winkel von 45° gebeugt. Man führt nun über die Mitte des Trochanter einen Schnitt, der in die Axe des Femur fällt und in seiner Verlängerung die Spina post. sup. treffen würde. Der Schnitt soll 8—10 cm. lang sein, dicht unter dem Trochanter beginnen, nach oben ziehen und mit ⅔ seiner Länge in die Glutäen fallen. Am Trochanter dringt man mit dem starken Langenbeck'schen Resectionsmesser sofort bis auf den Knochen; die Glutäen werden schichtweise, parallel ihrer Fasern getrennt. Auf der Kapsel angekommen, spaltet man diese ebenfalls mit einem Längsschnitte vom Pfannenrande bis zum Schenkelhalse. Zwei quere, seitliche Einkerbungen, die den Knorpelring mit durchsetzen, erweitern den Schlitz zu einem klaffenden Loche. Nun greift man mit dem Finger oder einem Doppelhaken in die Wunde, und indem man bald den inneren bald den äusseren Wundrand in die Höhe hebt, löst man die Muskelansätze am Trochanter. Der Assistent rotirt dabei den Oberschenkel zuerst nach aussen, dann nach innen. Auch kann man mit einigen kräftigen Meisselschlägen den Trochanter major vom Schenkelschafte abstemmen. Das Ligam. teres ist bei tuberculöser Erkrankung gewöhnlich schon zerstört, bei Hüftgelenkschüssen dagegen wird es meist unversehrt angetroffen und muss mit einem schmalen, geknöpften Messer durchschnitten werden. Dieses schiebt man, während der Schenkel stark gebeugt und nach innen gedreht wird, von hinten-aussen nach vorn-innen in die Pfanne. Der Schenkelkopf kann nun entweder in situ mit der Stichsäge abgetrennt werden, oder man luxirt ihn durch Rotation nach innen und Adduction und sägt ihn mit der Ketten- oder der Resectionssäge ab.

2. Der vordere Längsschnitt. (Lücke[2], Schede[3].)

Der Kranke liegt ausgestreckt auf dem Rücken. Man beginnt den Schnitt etwas unterhalb der Spina ant. sup. ossis ilei und etwa einen Finger breit nach innen von derselben und führt ihn von hier gerade nach abwärts. Nun legt man den inneren Rand der Mm. sartorius und rect. femor. bloss und gelangt, in die Tiefe vordringend, auf den äusseren Rand des Iliopsoas. Wenn man nun das Bein beugt, abducirt

---

[1] Ch. White, s. oben pag. 23.
[2] Lücke: Deutsche Zeitschr. f. Chirurgie. Bd. II, pag. 385, und Centralbl. f. Chirurgie, 1878, Nr. 41, pag. 681.
[3] Schede, Max: Verhandlg. d. deutsch. Gesellsch. f. Chirurgie. VI. Congress, 1877, p. 23.

und nach aussen rotirt, so gelingt es, den Rect. femor. und den Sartorius mit Haken nach aussen, den Iliopsoas nach innen zu ziehen und so die Gelenkkapsel frei zu legen [1]). Die weiteren Akte der Operation sind die gleichen wie bei dem vorhergehenden Verfahren. Der Schenkelkopf wird am besten in situ mit Stich- oder Kettensäge abgetrennt. Zur Herausnahme bedient man sich der Resectionszange oder besser des Löbker'schen Löffelelevatoriums (§. 65). C. Hüter verlegte den vorderen Längsschnitt an die Aussenseite des Sartorius, um wenn nöthig auch den Trochanter maj. freilegen zu können [2]).

3. Bogenschnitte.

a. Nach hinten convex. (Velpeau [3]), Sayre [4]).)

Von der Spina ant. sup. ossis ilei wird ein nach hinten convexer Schnitt bis in die Nähe des Tuber ossis ischii geführt. Der Lappen wird zurückgeschlagen, die Kapsel von hinten geöffnet.

Sayre empfiehlt einen Einschnitt, welcher von der Mitte zwischen Trochant. maj. und Spina ant. sup. in flachem Bogen abwärts und nach hinten bis in die Höhe des kleinen Trochanter geführt wird und etwa 15—21 cm. lang ist. Der Schnitt wird stichweise begonnen und dringt sofort bis auf den Knochen. Gegenüber dem Trochanter minor trennt man das Periost so weit, als möglich in einer auf diesen Schnitt senkrechten Richtung. Darauf werden die Rotatoren in der Fossa intertrochant. durchschnitten und das Periost, während der Femur etwas abducirt ist, bis zum kleinen Trochanter sorgfältig abgelöst. Die Durchsägung erfolgt nach Sayre immer unterhalb des grossen Trochanter.

b. Nach oben convex. (Hewson [5]), Sédillot [6]).)

Den Trochanter maj. umkreist ein halbmondförmiger Schnitt, dessen Convexität nach oben gerichtet ist. Der Lappen wird nach unten präparirt und das Gelenk blossgelegt.

c. Nach unten convex, mit temporärer Durchsägung des Trochanter major. (Ollier [7]).)

Der bogenförmige Hautschnitt umkreist in nach unten convexem Bogen den Trochanter major der Art, dass sein tiefster Punkt 4 cm. unterhalb der Trochanterspitze zu liegen kommt, die Schnittenden aber

---

[1]) Der vordere Längsschnitt wurde schon von Gust. Simon (Mittheilg. aus d. chir. Klinik d. Rostocker Krankenhauses, 1868, pag. 100) als zur Resectio coxae dienlich beschrieben, indessen nur in Verbindung mit dem Roser'schen Querschnitte, als T-Schnitt, empfohlen. S. unten pag. 183.

[2]) C. Hüter: Verhandlg. d. deutsch. Gesellsch. f. Chirurgie. VII. Congress, 1878, pag. 73.

[3]) Velpeau: Nouveaux Eléments de médec. opérat. II. Edit., T. II, pag. 752.

[4]) Sayre: Philadelphia med. Times 1874, April.

[5]) Hewson bei Felix Leopold: Ueber die Resection des Hüftgelenkes. Dissertat. inaug. Würzburg 1834.

[6]) Sédillot bei Linhart: Operationslehre. 4. Aufl., 1874, pag. 487.

[7]) Ollier bei Roohet: Prov. méd. 1888, Sept., pag. 517.

je 4 cm. von ihr nach vorn und hinten fallen. Dann wird der Trochanter von aussen nach innen und schief von unten nach oben abgesägt und mit dem Weichtheillappen, der sämmtliche Muskelansätze der Glutäen enthält, nach oben geschlagen. Nach Beendigung der Resection folgt die Knochennaht.

§. 89. Aeltere und neuere, wenig geübte Verfahren.

I. Längsschnitte.

a) Den White'schen Längsschnitt über dem Trochanter major empfahlen Jäger und Textor[1] im leichten Bogen um den vorderen Rand des grossen Rollhügels herumzuführen.

b) Chassaignac[2] will ihn um den hinteren Rand herumziehen lassen.

c) Hüter, C., hat diesen Schnitt dahin abgeändert, dass er das obere Ende über die Spitze des Trochanter nach vorn führt; der Schnitt bekommt dann die Form: ⌐[3].

d) O. Heyfelder rieth in folgender Weise zu verfahren: „Nach hinten und oben vom grossen Trochanter, etwa 2 Zoll über demselben, beginne man den Schnitt und lasse ihn in der Richtung der Sehnen des Gesässmuskels schräg nach vorn und abwärts gegen den Trochanter verlaufen; ehe er denselben erreicht, ändert man die Richtung und lässt ihn leicht gebogen, die Concavität gegen den Trochanter um denselben herabgehen; unter dem Trochanter major ändert er aber-mals die Richtung und verläuft 2 Zoll lang etwas schräg nach hinten und unten. Dadurch wird er so ziemlich auf die Linea aspera femor. zwischen Insertion des grossen Gesässmuskels und Ursprung des Vastus externus verlaufen. Durch den mittleren, gebogenen Ab-schnitt dieser Incision sind entweder sogleich die Mm. gemelli und obturatorii durchschnitten und die Kapsel geöffnet, oder man thut dies jetzt, indem der an seiner vorderen Partie theils abgetrennte, theils durchschnittene grosse Gesässmuskel zurückgehalten wird[4].

e) L. Ollier empfahl früher einen im stumpfen Winkel geführten Schnitt. Die obere Hälfte desselben verläuft in der Richtung der Fasern des Glut. med. bis auf die Höhe des Trochanter major. Hier wendet sich der Schnitt in einem Winkel von ca. 140° nach vorn und zieht parallel der Femuraxe nach abwärts. Das Hüftgelenk steht während der Operation in Beugung von ca. 135°[5].

f) Sehr ähnlich diesem Schnitte ist der hintere Winkelschnitt Th. Kocher's[6]. Der obere Theil verläuft parallel mit den Fasern des Muscul. glutaeus max. noch auf dem oberen Abschnitte dieses Muskels, oder längs seinem oberen Rande und endet an der Tro-chanterspitze. Von hier aus zieht der Schnitt auf dem Femur schräg nach rückwärts und abwärts, entlang dem hinteren Rande des Muscul. vastus extern., zwischen diesem Muskel und den Mm. quadrat. femor. und Adductor brevis.

g) Einen etwas unterhalb der Crista ossis ilei beginnenden, in gerader Linie bis zum Hinterrande des Trochanter major ziehenden Schnitt

---

[1] Jäger und Textor bei Leopold l. c.
[2] Chassaignac: Traité des opérations chirurg. 1861, T. I.
[3] Hüter bei Linhart l. c. pag. 486.
[4] O. Heyfelder: Operationslehre und Statistik der Resectionen. 1861, pag. 84.
[5] L. Ollier: Traité expérim. et clinique de la régénérat. des os etc. Paris 1867, T. II, pag. 384.
[6] F. Dumont: Die Resection d. Hüftgelenkes nach Kocher. Correspond.-Blatt f. Schweizer Aerzte 1887, Nr. 8, pag. 225.

hat A. Bidder[1]) angegeben. Er legt besonders die hintere Pfannengegend und die Incisura ischiadica bloss und macht es möglich, nach Ablösung des Periostes am halbmondförmigen Rande der Incisur von der Beckenseite her an die Pfanne zu gelangen. — Methodus ischiadica.

II. Querschnitte.

Der vordere Querschnitt. (Vidal[2]), W. Roser[3]).)
„Une simple incision dans la direction du col", so beschreibt Vidal seine Methode.

W. Roser „macht einen Schnitt, der gerade in der Linie des Schenkelhalses verläuft und den Iliacus, Sartorius, Rectus und Tensor fasciae entzweitrennt. Die Muskeln sind hier zum Theil sehnigt und wenig bauchig. Der Cruralnerv bleibt am innern Ende des Schnittes liegen, ähnlich wie der Nervus ulnaris bei der Ellenbogenresection. Es gelingt auf diese Art, den Schenkelkopf und seinen Hals zu entblössen, ohne dass weitere Theile verletzt werden. Man kann die Kapsel trennen, den Schenkel herausluxiren, das runde Band mit der Hohlscheere entzweischneiden und sofort den Gelenkkopf frei herausheben und absägen."

III. Kreuz- und T-Schnitte[4]).

a) Einen +-Schnitt an der äusseren Seite des Femur hat Fergusson in mehreren Fällen angewendet. Später zog er

b) einen Querschnitt vor, der mit leichter Convexität nach unten dicht oberhalb des grossen Trochanter herging und von dessen Mitte ein Längsschnitt auf der Axe des Femur nach abwärts geführt wurde.

c) Einen T-Schnitt mit sehr kurzem, geradem Querstück benutzten Erichsen und H. Smith.

d) Gust. Simon[5]) hat einen vorderen T-Schnitt empfohlen, den er aus dem Roser'schen Querschnitte formte. „Der Längsschnitt verläuft vom Poupart'schen Bande an der äusseren Seite des Cruralnerven 6 cm. nach unten, der daranstossende Querschnitt auf dem Schenkelhalse bis zum grossen Trochanter. Der Verticalschnitt kann vor oder nach dem Querschnitte ausgeführt werden. Zur Eröffnung des Gelenkes wird der innere Rand des Verticalschnittes mit stumpfen Haken nach innen gezogen; die Kapsel wird ergiebig eingeschnitten und das Ligam. teres, welches bei starker Rotation der Extremität nach aussen und Hyperextension zum Vorschein kommt, durchschnitten. Durch weitere Bewegung des Schenkelkopfes in dieser Richtung wird der Kopf luxirt und darauf abgesägt."

IV. Lappenschnitte.

a) Der dreieckige, hintere Lappenschnitt. (Jäger, Textor.) Jäger[6]) begann 2—2½ Zoll über dem Trochanter maj. einen Längsschnitt, setzte ihn 3 Zoll nach hinten fort und führte von seinem oberen Ende einen zweiten, 4 Zoll langen Schnitt nach hinten

[1]) A. Bidder: Ein Methodus ischiadica zur Arthrotomie oder Resection des Hüftgelenkes. Archiv f. klin. Chirurgie 1889, Bd. XXXIX, pag. 742.
[2]) Vidal bei Bardeleben: Lehrbuch der Chirurgie und Operationslehre. 7. Ausg., Bd. IV, pag. 773.
[3]) W. Roser: Handbuch der anat. Chirurgie. Tübingen 1853, pag. 630.
[4]) cf. Culbertson l. c. pag. 43 und Tabelle.
[5]) Gust. Simon: Mittheilungen aus der chirurg. Klinik des Rostocker Krankenhauses. 1868, pag. 99.
[6]) Jäger in Rust's Handbuch d. Chirurgie. Bd. V, 1831, pag. 629.

und unten. Der hierdurch gebildete dreieckige Lappen wurde
zurückpräparirt.

Textor[1]) machte zwei gleich lange, schräge Schnitte an der
vorderen und hinteren Seite des Trochanters, welche sich 2 Zoll oberhalb desselben unter spitzem Winkel vereinigten.

b) Der dreieckige vordere Lappenschnitt. (Schillbach[2]).)

    Er ist aus dem Roser'schen Querschnitte hervorgegangen.
Man sticht das Messer am äusseren Rande des Sartorius durch das
Kapselband bis auf den Knochen ein und führt es auf dem Schenkelhalse herab bis zum Trochanter. Diesem Schnitte fügt man einen
zweiten zu, der längs des oberen Randes des Trochanter, unter sehr
stumpfem Winkel gegen den ersteren, verläuft. Es entsteht auf
diese Weise ein dreieckiger Lappen mit oberer Basis.

c) Der viereckige Lappenschnitt.

    1. Mit hinterer Basis. (Percy[3]).)

    Auf der äusseren Seite des Gelenkes wird ein Längsschnitt
von 3 Zoll Ausdehnung vor dem Trochanter maj. herabgeführt.
Von seinem oberen Ende zieht ein 2½ Zoll langer, von seinem
unteren ein 1½ Zoll langer Querschnitt gerade nach hinten. Der
so umschriebene, viereckige Lappen wird nach hinten zurückpräparirt.

    2. Mit oberer Basis. (Roux[4]).)

    Zwei an der Aussenseite des Gelenkes herabziehende Längs-
schnitte werden durch einen queren oberhalb des Trochanter verbunden. Der Lappen wird nach oben geschlagen.

§. 90. Mit Rücksicht auf die Erhaltung eines unverschrten
Muskel- und Bandapparates sind die Längsschnitte am Hüftgelenke
sämmtlichen anderen Schnittführungen vorzuziehen. Es fallen hiermit
alle viereckigen, dreieckigen und kreuzförmigen Lappenschnitte, die
zudem eine ganz überflüssige Weichtheilverwundung nöthig machen; es
treten aber auch die verschiedenen Quer-, Bogen- und Winkelschnitte
in den Hintergrund, um so eher. als sie nicht einmal mehr Raum
schaffen als die Längsschnitte.

Von diesen behauptet der äussere Längsschnitt (Ch. White,
v. Langenbeck) mit Recht das grösste Feld. Er ist in allen Fällen
von unbestrittenem Vortheile. in welchen die breite Eröffnung des Gelenkes und die Wegnahme des Trochanter maj.. aus welchem Grunde
immer, als nothwendig erachtet wird; ferner, wenn, wie so häufig, an
der äusseren und hinteren Gelenkgegend Senkungsabscesse liegen. Der
Schnitt eröffnet dann zugleich den Eiterherd und schafft Raum für eine
ausgiebige Drainage. Kann die Wundbehandlung mit dem aseptischen
Deckverbande nicht eingeleitet oder nicht durchgeführt werden, so ist
für die antiseptische Berieselung der Wunde der äussere Längsschnitt
am zweckmässigsten, weil er an abhängiger Stelle liegt und das Wundsecret leicht nach aussen fliessen lässt.

Begrenzter ist das Gebiet des vorderen Längsschnittes

[1]) Textor, Caj.: Grundzüge zur Lehre der chirurg. Operationen. 1835,
pag. 345.
[2]) Schillbach: Beiträge zu den Resectionen der Knochen. Abth. I, pag. 3 ff.
[3]) Percy: Dictionn. des sciences méd. T. XLVII, pag. 554.
[4]) Roux: De la résection ou du retranchement des portions d'os malades.
Paris 1812, pag. 49.

(Lücke, Schede). Der Schnitt dringt zwar geradezu auf das Gelenk ein, legt es aber nur in der Ausdehnung des Kopfes und des inneren Theiles des Halses bloss. Man wird ihn daher nur in solchen Fällen mit Vortheil verwenden, in denen es sich um eine einfache Decapitation handelt, der Trochanter maj. aber erhalten werden kann. C. Hüter hat zwar, um auch den grossen Rollhügel zu erreichen, den Schnitt au die Aussenseite des M. sartorius verlegt; aber auch damit ist der Zugang zum Trochanter bei weitem nicht so frei, wie ihn der äussere Längsschnitt schafft. An der vorderen Gelenkgegend liegende Abscesse lassen den vorderen Längsschnitt oft recht vortheilhaft erscheinen. Freilich setzt er die strenge Durchführung der Aseptik voraus, da sonst gefährliche Stauungen des Wundsecretes eintreten könnten, die selbst eine in der Adductorengegend angelegte Gegenöffnung (C. Hüter) nicht immer zu beherrschen im Stande ist. Eine Zukunft hat der vordere Längsschnitt im Kriege. Hüftgelenkschüsse mit vorderer Einschusswunde eignen sich sehr gut für dieses Verfahren.

§. 91. Ob der Femur oberhalb oder unterhalb des grossen Trochanter, selbst wenn dieser gesund, abgesetzt werden soll, darüber gingen die Stimmen der Autoren früher recht weit auseinander. Für das Absägen unter oder mindestens durch den grossen Rollhügel wurde hauptsächlich geltend gemacht, dass der Trochanter wie ein Pfropf die Resectionswunde verlege und den freien Abfluss des Wundsecretes hindere. Malgaigne hatte dies bereits 1861 hervorgehoben und sich für die regelmässige Wegnahme des Trochanter maj. entschieden [1]). Spätere Autoren schlossen sich ihm an, und man versuchte sogar, den statistischen Nachweis zu erbringen, dass die Erhaltung des grossen Rollhügels die Mortalität der Resectio coxae zu erhöhen im Stande sei. So hat Rich. Good [2]) unter 105 wegen Caries resecirten Fällen, in welchen bezügliche Angaben gemacht waren, 56 gefunden, in denen unterhalb, 49, in denen oberhalb des Trochanter abgesägt worden war. Die ersteren ergaben eine Mortalität von 48,22 %, die letzteren eine von 61,23 %. Leisrink [3]) fand 2 Jahre später unter 162 Resectionen der Hüfte wegen Caries 128, in welchen die Stelle der Knochenabtrennung angegeben war. In 56 Fällen mit einer Mortalität von 48,3 % war unterhalb, in 72 mit einer von 66,7 % war oberhalb des Trochanter maj. resecirt worden. 1874 stellte Culbertson [4]) 124 „partielle" (gemeint ist die alleinige Wegnahme des Caput femoris ohne gleichzeitige Resection des Acetabulum) Resectionen des cariösen Hüftgelenks zusammen. Unter ihnen lieferten den höchsten Procentsatz der Sterblichkeit, 57,14 %, diejenigen, bei welchen der Femurkopf allein entfernt worden war, 40 % fand er bei Wegnahme des Kopfes und Halses, 36,84 %, wenn Kopf, Hals und Trochanter maj., 54,61 %, wenn Kopf, Hals und beide Rollhügel abgesägt worden waren.

[1]) Malgaigne: Méd. opératoire 1861.
[2]) Rich. Good: De la Résection de l'Articulat. coxofémor. pour Carie. Paris 1869, pag. 51.
[3]) Leisrink, H.: Zur Statistik d. Hüftgelenkresect. bei Caries u. Ankylose. Archiv f. klin. Chirurgie. Bd. XII, 1871, pag. 184.
[4]) Culbertson l. c. pag. 24.

Derartige Statistiken sind mit grosser Vorsicht aufzunehmen. Es fehlt vor Allem die Angabe der Gründe, warum in dem einen Falle über. warum in dem anderen unter dem Trochanter abgesetzt worden ist. Ohne Zweifel sind diese sehr verschiedener Art gewesen. Der eine Operateur sägte unterhalb des grossen Rollhügels ab, weil dieser miterkrankt war, ein anderer, weil er die Verlegung der Wundhöhle durch den Trochanter fürchtete, ein dritter, weil er meinte, die Function des resecirten Gelenkes werde eine vollkommenere. Umgekehrt erwartete ein vierter das bessere functionelle Resultat von einer blossen Decapitation; er schlug die Eiterverhaltung durch den Trochanter nur gering an und entfernte diesen höchstens, wenn er ihn zerstört fand; bei geringfügiger Erkrankung begnügte er sich mit dem Evidement.

Es liegt auf der Hand, dass auf diese Weise sehr verschieden-werthige Erkrankungsfälle unter die zwei Rubriken „Ueber und unter dem Trochanter" fallen müssen. und da die Mortalität der Resectio coxae im geraden Verhältnisse zur Ausdehnung der tuberculösen Erkrankung steht, so kann es kaum fehlen, dass Rubrik II die geringste Sterb-lichkeit aufzuweisen hat. Es liefern nämlich die Vertreter der ein-fachen Decapitation schon manchen Fall in die Rubrik I, der ungünstig verläuft, weil im Trochanter vielleicht ein tuberculöser Herd übersehen wurde; es bringen aber vor Allem die Gegner der Decapitation viele günstigen Fälle in die Rubrik II, weil sie eben grundsätzlich unter dem Trochanter absetzen. Man führe hiergegen nicht an, dass die Statistiken sich in einer überraschenden Uebereinstimmung befänden. Es ist das gar nicht wunderbar, denn die Bearbeiter haben fast das gleiche Material benutzt und die gleiche statistische Berechnung mit ihm vorgenommen. Warum sollte nicht das gleiche Resultat heraus-kommen? Wer aber auf derartige Statistiken Werth legt, der findet bei Culbertson [1]) eine Parallelstatistik der Resectionen nach Hüft-gelenkschüssen, die gerade das entgegengesetzte Resultat liefert. Es handelt sich hier freilich nicht um den Vergleich von Heilung und Todesfall, denn von 121 Resecirten wurden überhaupt nur 13 geheilt, Culbertson stellt vielmehr die Zeitpunkte zusammen, an welchen der Tod eintrat. Da zeigt es sich denn, dass am längsten, durchschnitt-lich 29½ Tage. diejenigen am Leben blieben, bei welchen das Caput femoris allein weggenommen worden war; es folgen mit 20 Tagen Lebensdauer die, bei welchen Kopf, Hals und Trochanter minor, dann mit 18 Tagen die, bei welchen Kopf, Hals und Trochanter major geopfert werden mussten und ausserdem das Becken verletzt war. Seit Einführung der Antiseptik ist übrigens eine Eiterverhaltung durch den Trochanter maj. kaum mehr zu fürchten, und es fällt somit der angeführte Grund. den Trochanter mitabzusägen, so gut wie voll-ständig weg.

Man hat nun weiter die Functionstüchtigkeit des resecirten Gelenkes sowohl für, als gegen die Absetzung unterhalb des Trochanter maj. ins Feld geführt und auf der einen Seite behauptet, die Resection über dem Rollhügel lasse eine Ankylose leichter zu Stande kommen, während von der anderen hervorgehoben wurde, sie ermögliche gerade die vollkommenste Nearthrose. Für beide Behauptungen werden

---

[1]) Culbertson l. c. pag. 14.

schlagende Beispiele angeführt. So berichteten Sayre und R. v. Volkmann, die beide grundsätzlich unter, oder in dem grossen Trochanter abzusetzen pflegten, über sehr günstige functionelle Resultate, besonders wenn man durch Abduction des resecirten Femur den Trochanterstumpf in die Pfanne hineinleite (R. v. Volkmann). Auf der anderen Seite haben B. v. Langenbeck, C. Hüter, M. Schede u. A. mit der einfachen Decapitation, sowohl was den Grad der Beweglichkeit, als den der Verkürzung betrifft, Erfolge aufzuweisen, wie sie besser nicht gewünscht werden können [1]).

À priori sollte man meinen, dass bei dem letzteren Verfahren eine Ankylose nicht wohl zu Stande kommen könne. Denn die Decapitation setzt den Knochen in, oder dicht an der Epiphysenlinie ab, sie verzichtet also auf eine Knochenneubildung von Seiten des Periostes, und da selbst der jugendliche Knochen sich nur spärlich an der Ossification betheiligt, so sind die Bedingungen für eine nearthrotische Verbindung sehr günstig. Indessen sind hier noch andere Momente in Rechnung zu ziehen. Vor Allem ist zu berücksichtigen, in welchem Stadium der Coxitis die Decapitation vorgenommen wurde. War die Erkrankung noch auf den Kopf oder das Kapselinnere beschränkt, oder aber bestanden bereits periarticuläre Eiterungen und Fistelgänge? War die Pfanne noch gesund, oder hatte die Zerstörung auch sie ergriffen, und bestand schon eine hartnäckige Adductionsstellung, oder gar eine Luxation? Man wird annehmen dürfen, dass im ersten Falle ein bewegliches Gelenk weit eher entstehen könne, als im zweiten, wo narbige Stränge in und ausserhalb der Kapsel die freie Bewegung des Resectionsendes verhindern und mit der weiterschreitenden Heilung, wenn auch nicht immer einer knöchernen, so doch bindegewebigen Ankylose Vorschub leisten. Derartige krankhafte Hemmungen beseitigt unter allen Umständen nur die Resection unterhalb des Trochanter, sie macht den Femurschaft vollkommen beweglich, ohne ihn, da Ligam. ileofemor. und sämmtliche Muskelansätze unversehrt bleiben, haltlos werden zu lassen. Sie ist demnach bei Spätresectionen wegen Tuberculose ganz gewiss am Platze. Dagegen sind Fälle, in welchen die Erkrankung noch beschränkt ist, in einem ostitischen Herde des Caput femor. oder einer Lösung der Epiphyse besteht, sehr wohl der einfachen Decapitation zuzuweisen, ohne dass man eine Ankylose gewärtigt [2]).

Was die Verkürzung anbelangt, so liegt es auf der Hand, dass die Decapitation den geringsten Grad derselben liefert; in der Projection auf die Axe des Femur beträgt sie kaum 2 cm. bei dem Erwachsenen. Der Hals rückt statt des Kopfes in die Pfanne und findet hier, wenn die Nachbehandlung eine zweckentsprechende war, voll-

---

[1]) Vergl. Verhandlg. d. deutsch. Gesellsch. f. Chirurgie. VI. Congress, 1877, I, pag. 17 ff., VII. Congress, 1878, I, pag. 68.

[2]) Leider lässt sich diese wichtige Frage nicht statistisch behandeln. Denn gerade die beiden Autoren, welche über das grösste Material von Hüftgelenkresectionen verfügen, Sayre und R. v. Volkmann, sägten grundsätzlich unterhalb des grossen Trochanter ab, bekamen also gar keine Controllfälle zu Gesicht. Die Zusammenstellung aus der Praxis verschiedener Operateure aber bringt sofort einen sehr wichtigen, aber unbekannten Factor in die Rechnung, den Autor selbst nämlich, von dessen Entscheidung es abhing, ob in dem betreffenden Falle unter- oder oberhalb resecirt wurde.

ständigen Halt. In bemerkenswerther Weise zeigte dies ein Fall von
M. Schede, in welchem der vor Jahresfrist resecirte 13jährige Knabe
auf dem operirten Beine durch das ganze Zimmer hüpfen konnte[1]).
Indessen ist nach der Resection unter dem Trochanter die Längeneinbusse
auch nicht so beträchtlich, wie dies auf den ersten Blick scheint. Einmal
ersetzt die Knochenneubildung, die hier im Gebiete der periostalen Ossification eine ausgiebigere sein kann, einen Theil des weggefallenen Knochens; ferner kann man durch die Lagerung des Beines in Abduction die
wirkliche Verkürzung durch eine scheinbare, der Beckenneigung entsprechende Verlängerung theilweise ausgleichen. Eine Wachsthumshemmung
bei jugendlichen Individuen ist wohl nicht zu befürchten, da ja, wie wir
wissen, der Femur ganz vorwiegend an der unteren Epiphysenlinie wächst.

Als drittes und letztes Moment wird für das Absägen unterhalb
des grossen Rollhügels die freie Zugänglichkeit des Gelenkes
angeführt. Es lässt sich hiergegen wenig sagen, und die Vertreter der
Decapitation haben diesen Grund auch nie ernstlich bestritten. Er
gewinnt bei der Resection wegen Gelenktuberculose ein ganz besonderes Gewicht, da hier die Exstirpation der Synovialis nothwendig
gefordert wird. Auch für die Resection der Pfanne und selbst für
das Evidement derselben ist es von Werth, dass das Gelenk nicht nur
dem zufühlenden Finger, sondern auch dem Auge zugänglich sei.

Fassen wir Alles zusammen, so empfiehlt es sich also, den gesunden Trochanter maj. in allen Fällen mit wegzunehmen,
in welchen die Ausdehnung der Erkrankung einen freien
Einblick in das Gelenk erfordert und ihr Charakter die Exstirpation der Synovialis nothwendig macht; ebenso wenn
verbreitete, periarticuläre Abscesse und Fistelgänge und eine
hartnäckige Adductionsstellung die Ankylose begünstigen
würden. Auch die Luxation des Schenkelkopfes macht die
Resection unter dem Trochanter nöthig.

Umschriebene, auf den Gelenkkopf beschränkte Ostitis,
Epiphysentrennung, insbesondere die den Kopf allein betreffenden Gelenkschüsse gestatten die einfache Decapitation.

§. 92. Ist der Schenkelkopf entfernt, so folgt die genaue Be-
sichtigung des Gelenkinnern und der Pfanne. Eine granulöse, mit
Tuberkelnestern durchsetzte Synovialis muss sorgfältig exstirpirt werden.
Cariöse Stellen des Pfannenrandes und des Bodens werden mit dem
scharfen Löffel ausgekratzt, dem Thermokauter zerstört oder mit dem
Meissel abgetragen.

Durchbruch des Pfannenbodens nach dem Becken zu. Zerstörung
des ganzen Acetabulum waren früher, insofern man sie aus den Beckenabscessen diagnosticiren konnte. Contraindicationen der Resectio coxae,
und Syme begründete sein verwerfendes Urtheil über die Hüftgelenkresection gerade damit, dass er behauptete, in den meisten Fällen von
Caries coxae sei die Pfanne kränker, als der Schenkelkopf. Hancock[2])
war wohl der Erste, welcher ausser dem Caput femoris auch die ganze

---

[1]) M. Schede: Verhandlg. d. deutsch. Gesellsch. f. Chirurgie. VII. Congress. 1878, I, pag. 69.
[2]) Hancock: Lancet 1858, I, pag. 336.

Pfanne heraussägte. Er hatte die Freude, den 14jährigen Knaben nach
8 Wochen ohne Krücken auftreten und gehen zu sehen. Seinem Beispiele folgten Kinloch, Erichsen, Bauer, v. Nussbaum [1]) u. A.,
und heute besitzen wir eine ganze Anzahl von Fällen, in welchen nicht
nur die Pfanne, sondern auch Theile des Scham-, Sitz- und Darmbeins bei der Resectio coxae entfernt wurden und Heilung eintrat.

Von den oben als zweckmässig bezeichneten Resectionsschnitten
bietet der vordere Längsschnitt den bequemsten Zugang zur Pfanne.
Werden nach Entfernung des Schenkelkopfes die Wundränder mit
scharfen Haken weit aus einander gehalten, so lässt sich die ganze
Pfanne und ihre Umrandung betasten. In der nach oben etwas verlängerten Wunde kann man selbst den horizontalen Schambeinast umgehen und die Beckenseite der Pfanne auf entzündliche Schwellung
oder Abscesse untersuchen.

Für ausgedehnte Resectionen, auch der Pfannenumrandung, wie
sie indessen nur sehr selten nothwendig werden, empfiehlt Hans
Schmid[2]), nach Resection des Schenkelkopfes mittelst äusseren Längsschnittes, auf dessen Mitte einen Querschnitt zu setzen, der den Rectus
fem. ext., den Tensor fasciae latae und den Sartorius durchtrennt und
an der Spina ant. inf. endet. Die der Pfanne benachbarten Abschnitte
des Darmbeins, Schambeins und Sitzbeins werden von Muskeln und
Periost entblösst und mit Meissel oder Kettensäge durchtrennt.

Einen anderen Weg zur Pfanne schlug Bardenheuer[3]) in drei
Fällen ein, in denen es sich um „septische Epiphysen-Entzündung der
Pfanne" und Beckenabscesse handelte. Von einem Schnitte, der von
der Symphyse bis zum äusseren Drittel des Ligam. Pouparti reichte,
drang er, das Peritoneum nach oben schiebend, gegen die Innenseite
der Pfanne vor, eröffnete den subperiostalen Abscess und meisselte
den ganzen Pfannenboden heraus. Es könnte ein solches Verfahren
zweckmässig und berechtigt erscheinen, wenn die „septische Epiphysen-
entzündung", d. i. die acute infectiöse Osteomyelitis der Hüftpfanne,
das Gelenk und den Gelenkkopf unversehrt liesse. Das trifft aber
nicht zu. In der Regel nöthigt die unter hohem Fieber und heftigen
Schmerzen auftretende Coxitis zur Eröffnung des Gelenkes und zur
Resection des Kopfes. Aber auch, wenn die Erscheinungen des Becken-
abscesses in den Vordergrund treten, ist das Hüftgelenk nicht minder
erkrankt, wie denn auch Bardenheuer dies in seinen zwei günstig
verlaufenen Fällen erfuhr. In dem einen stiess sich ein Stück des
Schenkelkopfes nachträglich nekrotisch ab; in dem anderen musste
8 Tage nach der Pfannenresection die regelrechte Resection des Schenkelkopfes ausgeführt werden.

Es bleibt also für die Resection der Hüftpfanne als zweckmässigster
Weg der von unten, nach vorausgegangener Resection des Femur-
kopfes. Dies gilt sowohl für die acute infectiöse Osteomyelitis der
Pfanne, wie ganz besonders für die Tuberculose.

---

[1]) Culbertson l. c. pag. 83, 87, 89.
[2]) Hans Schmid: Archiv f. klin. Chirurgie 1891, Bd. XLII, pag. 842.
[3]) Bardenheuer: Archiv f. klin. Chirurgie 1891, Bd. XLI, pag. 553.

Wundverband und Lagerung.

§. 93. Nachdem die Wunde durch tiefgreifende Nähte vereinigt und drainirt ist, wird der aseptische Verband angelegt, wobei Inguinal- und Scrotalgegend mit Watte, Gaze oder Jute gut ausgepolstert werden müssen, damit die Gazebindentouren weder hohl liegen noch einschneiden. In den ersten Wochen ist der Verbandwechsel mit ziemlich vielen Umständen verknüpft und erfordert eine gute Assistenz. Sind Hände genug zur Verfügung, so wird der Kranke schwebend gehalten und das resecirte Bein zugleich gut extendirt. R. v. Volkmann empfahl, während des Verbindens den Rücken durch ein kleines Bänkchen zu stützen, welches ins Bett gestellt wird, und Fr. König wälzt den Kranken vorsichtig auf die gesunde Seite und lässt ihn auf dem Trochanter und dem Darmbeinkamme ruhen, während Körper und Extremitäten schwebend gehalten werden.

Ist der aseptische Verband wegen allzu starker Secretion nicht durchzuführen, und tritt an seine Stelle die antiseptische Berieselung, so muss der Operirte auf eine getheilte Matratze gelegt werden, deren mittlere Stücke einen handbreiten Spalt übrig lassen. Auf der gesunden Seite wird dieser durch ein bis zur Mittellinie des Rumpfes reichendes Kissen ausgefüllt, auf der kranken dient er zur Aufnahme einer Porzellanschale, in der sich Irrigationsflüssigkeit und Wundsecret ansammeln. Eine Kautschukunterlage, die in den Spalt eingedrückt wird, schützt die Matratze vor Durchnässung und Beschmutzung.

Bei der Lagerung des resecirten Beines ist sowohl die möglichste Ruhe, als die freie Zugänglichkeit der Wunde zu berücksichtigen. Dabei empfiehlt es sich, durch einen leichten Zug in abducirter Stellung den Muskeln entgegenzuarbeiten, die den Femurstumpf nach oben und hinten ziehen wollen. Allen diesen Anforderungen entspricht auf die einfachste und vollkommenste Weise der Gewichtszug, wie ihn B. v. Langenbeck[1]) zuerst vorgeschlagen hat, und wie er gegenwärtig allgemein für die Nachbehandlung der Resectio coxae im Gebrauch ist. Am zweckmässigsten bedient man sich hierbei des Heftpflasterzuges von Gurdon Buck, welchem R. v. Volkmann in sehr vortheilhafter Weise das schleifende Fussbrett zugefügt hat. Ein 5 bis 6 cm. breiter Heftpflasterstreifen von entsprechender Länge wird in der Weise zu beiden Seiten des Unter- und Oberschenkels angeklebt, dass er die Fusssohle in einer losen Schlinge umgibt. Beide Streifen werden mit Rundtouren von Heftpflaster an verschiedenen Stellen des Beines noch besonders befestigt. Darüber wickelt man in regelrechten Touren eine vom Fuss bis zum oberen Femurdrittel reichende Flanellbinde. Eine noch grössere Haltbarkeit bekommt die Heftpflasterschlinge, wenn man nach Taylor die beiden Enden vom Knöchel aufwärts jederseits nach Art einer Geissel spaltet, das mittlere, breitere Stück in der Axe des Beines befestigt, die übrigen Streifen aber in Hobelspäntouren darüber führt. Die Schlinge an der Fusssohle trägt ein schmales Brettchen, den Sprenkel, der das Heftpflaster von den Malleolen abdrängt und zugleich die Schnur für das Gewicht aufnimmt. Diese

---

[1]) Eulenburg: Archiv f. klin. Chirurgie. Bd. VII, 1866, pag. 730.

läuft, um die Reibung zu mindern, über Rollen, die entweder vor
dem Bettende an einem besonderen Gestelle angebracht, oder einfach
in das Bettende eingeschraubt sind. Fig. 29. Das Gewicht, meist ein
genau abgewogener Sandsack, schwankt bei Kindern je nach dem
Alter zwischen 2 und 4 kgr. und übersteigt bei Erwachsenen nicht
8 kgr. Der Gegenzug wird entweder durch die Körperschwere bewirkt
— man stellt dann das untere Bettende mittelst untergeschobener
Holzpflöcke höher (Gurdon Buck) — oder durch das gesunde Bein,
welches man am Fussende des Bettes gegen einen Holzpflock treten
lässt. Nur bei starker Belastung, oder wenn die Abduction des resecirten Beines verstärkt werden soll, muss man an der gesunden

Fig. 29.

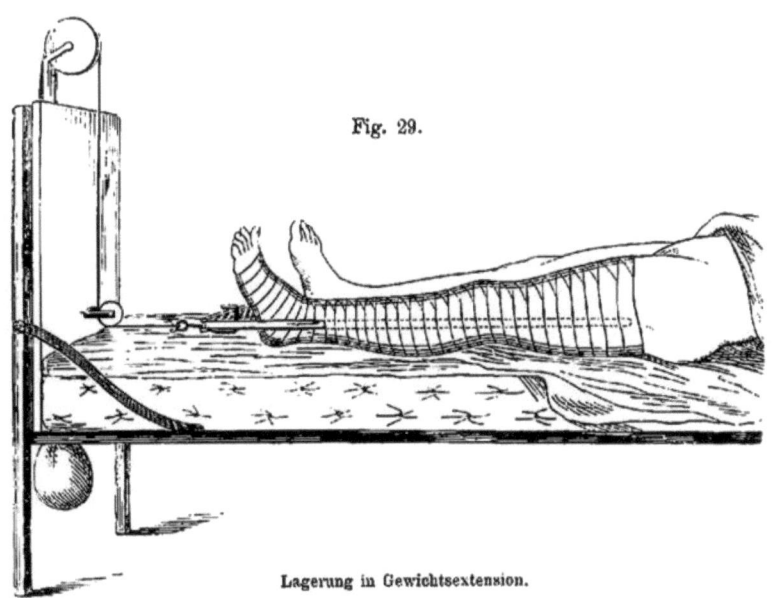

Lagerung in Gewichtsextension.

Seite des Perinäum einen Gegenzug anbringen, der an dem oberen
Bettende befestigt ist, oder wiederum durch ein Gewicht belastet wird.
    Zur Befestigung des Fusses dient das Volkmann'sche „schlei-
fende Fussbrett". Es besteht aus einer kurzen, mit Fersenausschnitt
versehenen, bis zur Wade reichenden Blechschiene, die ein senkrechtes,
nach rechts und links verstellbares Fussstück trägt. Beides ist an
einem Querholze befestigt, welches, um die Reibung zu vermindern,
auf zwei prismatischen Hölzern schleift[1]). Fig. 30. Ein ähnlicher,
ebenfalls sehr zweckmässiger Schleifapparat ist von Riedel[2]) angegeben worden.

    [1]) R. v. Volkmann: Berliner klin. Wochenschrift 1870, Nr. 20.
    [2]) F. König: Verhandlg. d. deutsch. Gesellsch. f. Chirurgie. VI. Congress.
1877, I, pag. 90, Abbildung.

Schwer daniederliegende Kranke mit Decubitus müssen auf Luft-
oder Wasserkissen gelagert werden, die gegenüber der Resectionswunde
einen Ausschnitt besitzen. Für die Stuhlentleerung ist es besonders
bei Erwachsenen sehr zweckmässig, wenn man sie gleich anfangs auf
ein sog. Fracturbett oder auf den leichter zu beschaffenden Hamilton-
Volkmann'schen Heberahmen legt. Fig. 31.

Der Gypsverband mit Beckenring und Fenster gegenüber der
Resectionswunde ist früher vielfach in Gebrauch gewesen, gegenwärtig
aber auf die Fälle beschränkt, in welchen der Kranke sehr unruhig
liegt. Dann empfiehlt es sich aber, den Gypsverband über die Heftpflasterschlinge anzulegen und solcherweise den Gewichtszug mit der
sicheren Lagerung zu verbinden. Zugleich thut man gut, das gesunde
Bein bis zum Knie abwärts miteinzugypsen. (R. v. Volkmann.)

Fig. 30.

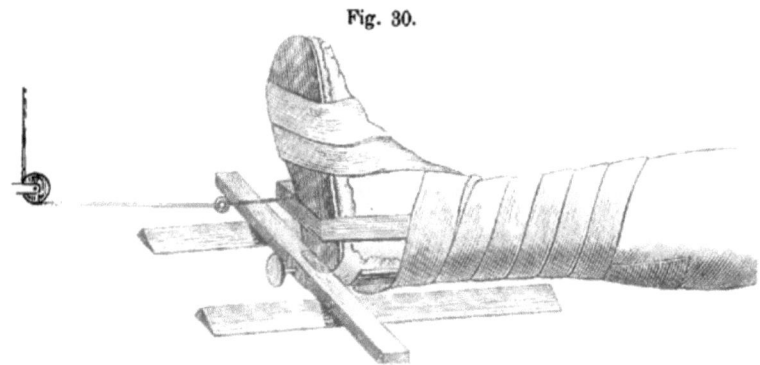

R. v. Volkmann's schleifendes Fussbrett.

§. 94. Während der Heilung muss vor Allem die Stellung des
Beines wohl beachtet werden. Einer Rotation nach aussen oder innen
wirkt schon das schleifende Fussbrett entgegen, sie würde auch sofort
in die Augen fallen; nicht so die Adduction, die durch Heraufziehen
des Beckens auf der kranken Seite verdeckt werden kann. Sie entsteht
besonders leicht in Gypsverbänden, oder wenn die Extension nicht
kräftig genug dem Zuge der Muskeln nach oben und hinten entgegen-
wirkte. Kommt aber die Heilung in adducirter Stellung zu Stande,
so wird das functionelle Resultat ein sehr schlechtes. Zu der wirklichen Verkürzung tritt natürlich noch die scheinbare, durch Beckenhebung bedingte, und der Gang wird ausserordentlich behindert. Es
ist daher dringend zu rathen, das resecirte Bein von vornherein etwas
zu abduciren und, wenn nöthig, diese Stellung durch einen an der
gesunden Beckenseite angebrachten Gegenzug zu unterstützen. Die
Heilung kann dann in Abduction zu Stande kommen, und das Bein
wird später beim Gehen durch Beckensenkung verlängert. Ure[1] war
einer der Ersten, der die Abduction empfahl, weil sie die Verkürzung
nach Resectio coxae verhindere, oder mindestens geringer werden

[1] Ure· Med. Times and Gazette 1857, II, pag. 153.

lasse, und Price sowohl, als Barwell haben an ihren Schienen zur Nachbehandlung der Hüftgelenksresection in der Höhe des Gelenkes ein Charnier angebracht, welches die abducirte Lage des Beines ermöglicht. Später hat dann insbesondere R. v. Volkmann auf diese Stellung und ihren functionellen Werth aufmerksam gemacht, zumal, wenn man unter, oder in dem Trochanter maj. absägt. Sie bringt das Resectionsende gerade der Pfanne gegenüber, wo es eine Stütze findet und bei der fortschreitenden Vernarbung festgehalten wird. Hat man nur die Decapitation vorgenommen, so bedarf es selbstverständlich einer geringen Abduction, um den Hals des Femur in die Pfanne zu leiten, ist dagegen unter dem Trochanter maj. resecirt worden, so muss

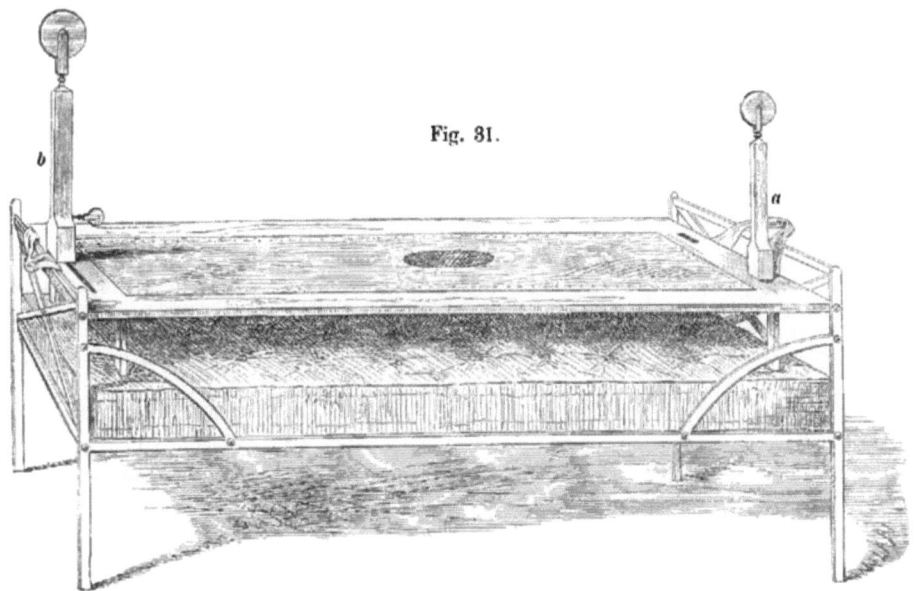

Fig. 31.

Hamilton's Heberahmen von Rich. v. Volkmann für Gewichtsextension eingerichtet

sie etwas stärker sein, und 30—40° zur Körperaxe betragen. Es legt sich dann das Diaphysenende in die Pfanne, und seine kopfförmige Anschwellung articulirt, wie ein Caput femoris.

Aeltere Lagerungsverfahren.

Mich. Jäger spricht sich bereits dahin aus, dass es „nach dem Verschwinden der entzündlichen Zufälle zur Verhütung einer zu starken Verkürzung zweckmässig zu sein scheine, einen leichten Grad permanenter Ausdehnung anzuwenden, damit das obere Ende des Femurs sich unter dem oberen Rande der Gelenkpfanne adhärire" [1]), und Caj. Textor sagt in seinen „Grundzügen zur Lehre der chirurgischen Operationen", pag. 350: „Wenn es thunlich ist, so wird das Glied sogleich in einen Streckapparat, etwa in

---

[1]) M. Jäger l. c. pag. 630.

jenen von Dzondi, gelegt, um der Axendrehung und Verkürzung des
Gliedes vorzubauen."

Dieser Grundsatz der Nachbehandlung wurde von Ried bestritten,
welcher die Anwendung eines Streckapparates geradezu für unstatthaft erklärte, „weil dadurch eine hinreichend feste Verbindung beider Gelenktheile
erschwert oder ganz unmöglich gemacht wird" [1]). Indessen wendeten Fergusson und nach ihm die Mehrzahl der englischen Chirurgen die Extension
an, und Fergusson selbst construirte einen Apparat, der Zug- und Gegenzug in ziemlich ausgiebiger Weise ermöglicht. Er besteht aus einer langen,
vom Thorax bis über den Fuss hinausreichenden Liston'schen Schiene, die
in der Höhe des Hüftgelenkes unterbrochen und durch zwei abgebogene
Eisenstäbe ersetzt ist. Die Resectionswunde ist an dieser Stelle zugänglich.
An dieser Schiene wird das resecirte Bein befestigt und der Fuss mittelst
eines den Fussrücken umfassenden Gurtes nach abwärts gezogen. Den
Gegenzug bewirkt eine den gesunden Oberschenkel umfassende Leder-
hülse, die mittelst einer Tuchschlinge an dem oberen Ende der Schiene befestigt ist [2]).

Price veränderte diesen Apparat in der Weise, dass er gegenüber dem
Hüftgelenke an der Schiene ein Charnier anbrachte, wodurch es möglich
wird, den unteren Theil sammt dem resecirten Beine in Abduction zu
stellen [3]).

Die Barwell'sche Extensionsschiene ist gleichfalls eine in der Höhe
des Hüftgelenkes unterbrochene Liston'sche Schiene, die aber den Stützpunkt
für den Gegenzug nicht am gesunden Beine, sondern in der Axelhöhle
sucht, wo sie sich mit einem krückenförmigen Ende anlegt. Das untere
Ende ist gabelig und umgreift im Bogen von aussen nach innen die Fusssohle. In der Gabel sind zwei Rollen befestigt, welche eine Schnur tragen,
die mittelst einer Halfter den Fussrücken umfasst. An dieser Schnur, in
deren Verlauf ein Stück Gummischlauch eingeschaltet ist, wird das Bein
extendirt und dann ihr oberes Ende an einem dem Axelstücke der Schiene
aufsitzenden Knopfe befestigt. Auch dieser Apparat hat dem Hüftgelenk
gegenüber ein Charnier [4]).

Andere Chirurgen verwarfen derartige complicirte und kostspielige
Apparate und bedienten sich für die ersten Wochen nach der Operation nur
langer Sandsäcke, die zu beiden Seiten des Gliedes gelegt wurden und eine
Rotation nach aussen oder innen verhinderten. War die Benarbung weiter
vorgeschritten, so belastete man dann erst das Bein mit Gewichten (M.
Holmes) [5]).

Auch die Bonnet'sche Drahthose, an welcher gegenüber der Wunde
ein Ausschnitt angebracht wurde, sowie Abänderungen derselben (Gosselin) [6]),
kamen in Gebrauch.

In Deutschland, wo die Einführung des Gypsverbandes so ziemlich
zusammenfiel mit dem neuen Aufschwunge, den die Resectionen nahmen,
wandte man eine Zeit lang mit Vorliebe diesen Verband nach Resectio coxae
an. Sehr bald zeigte es sich indessen, dass die Wundbehandlung hierbei
ausserordentlichen Schwierigkeiten begegnete und einer Sorgfalt bedurfte,
wie sie nur bei grossem Aufwand von Zeit und Wartpersonal möglich ist.
Dazu kam, dass man gerade in Gypsverbänden die oben erwähnte Adductionsstellung beobachtete, deren Entstehen durch den Verband verdeckt wurde.
Der Gypsverband hat daher bis auf die bereits angeführten Fälle ziemlich

---

[1]) Ried l. c. pag. 393.
[2]) Fergusson: cf. R. Good l. c. pag. 76.
[3]) Price: Ibidem pag. 76.
[4]) Barwell: Ibidem pag. 77.
[5]) Holmes: Lancet 1864, T. II, pag. 19.
[6]) Gosselin bei Rich. Good l. c. pag. 76.

allgemein der Gewichtsextension das Feld räumen müssen, für deren Ausbildung und allgemeine Einführung R. v. Volkmann die unbestrittensten Verdienste hat.

§. 95. Sobald die Weichtheilwunde vollständig, oder bis auf wenige Fisteln geschlossen ist, und der Operirte das Bett verlassen kann, — dies ist bei aseptischer Wundbehandlung viel früher, als ehedem, zuweilen schon vor Ablauf der 4. Woche möglich — -, lässt man ihn an Krücken, oder aber in einem Stützapparate umhergehen.

Man bedient sich meistens der sog. Tutoren. Sie bestehen aus 2 an einem Schuh beweglich angebrachten Stahlschienen, die zu beiden Seiten des Beines hinauf laufen, am Knie ein Charniergelenk und oben einen Sitzring tragen, auf dem die Körperlast zum grössten Theile ruht. Fig. 32. M. Schede[1]) hat noch einen Beckengurt anbringen lassen, wie ihn der gleich zu erwähnende Taylor-sche Apparat trägt. In der Höhe des Trochanter befindet sich ein Charnier für Flexion und Extension, am Beckengurte ein solches für Abduction und Adduction. Eine einfache Flügelschraube, welche die Eisenschienen dicht unterhalb des Charniers durchbohrt und gegen den Beckengurt anstösst, gestattet es, eine beliebige Abductionsstellung zu erzwingen; ein Dammgurt an der gesunden Seite verhindert, dass etwa der Beckenring allein sich verschiebt, wenn die Schraube angezogen wird. Es ist auf diese Weise möglich, das Bein auch bei dem Herumgehen noch wochen- und monatelang in Abduction, und so die Verlängerung dauernd zu erhalten. Hat man allein den Schenkelkopf resecirt, so ist es nicht nöthig, mittelst des Apparates die Abduction zu erzwingen, man lässt am gesunden Fusse eine erhöhte Sohle tragen (M. Schede).

Auch der Taylor'sche Extensions-apparat für Coxitis, die von Jul. Wolff u. A. angegebenen Modificationen, sowie die Hessing'schen Stützapparate werden zur Nachbehandlung bei Hüftgelenksresection verwendet. Sie entlasten das Gelenk noch vollkommener, als der Tutor und gestatten die volle Beweglichkeit, Flexion und Extension, Abduction und Adduction. Dabei wird aber noch vielfach ein Zug am Beine ausgeübt, der, wir stimmen hierin mit M. Schede[2]) überein, mindestens unnöthig ist. Es steht ja, wenn anders die Nachbehandlung in den ersten Wochen eine richtige war, der neue Schenkel-

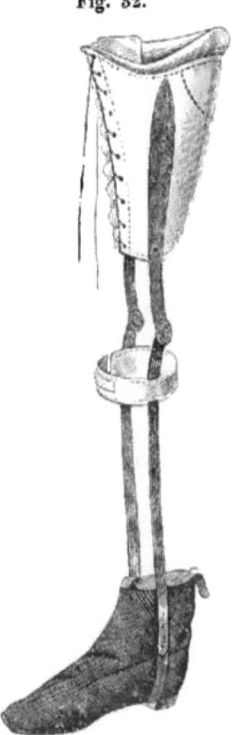

Fig. 32.

Stützmaschine nach Resection der Hüfte.

[1]) M. Schede: Verhandlg. d. deutsch. Gesellsch. f. Chirurgie. VII. Congress. 1878, I, pag. 72.

[2]) M. Schede l. c. pag. 72.

kopf der Pfanne gegenüber, er soll sich mit der fortschreitenden Heilung hier befestigen und eine neue Gelenkverbindung eingehen. Dazu bedarf es des gegenseitigen Berührens der Knochen während der Bewegung, nicht aber einer Diastase. Man wird demnach gut thun. bei Anwendung des Taylor'schen und ähnlicher Apparate die Extensionsschraube nur sehr schwach anzuziehen.

[Resection des Kniegelenkes.

§. 96. Der Kranke liegt rücklings auf einem hohen Operationstische. Das gesunde Bein ist ausgestreckt, oder wird von einem Gehilfen gehalten, das kranke ragt in halbgebeugter Stellung über den Tischrand hinaus und wird von einem zweiten Gehilfen gestützt, ein Dritter steht an der Aussenseite des Oberschenkels. Der Operateur selbst steht vor dem kranken Beine, oder etwas seitlich.

Verfahren.

1. Der bogenförmige Querschnitt. (Caj. Textor.)

Den einfachen Querschnitt von Sanson und Bégin führte Caj. Textor[1]) im leichten Bogen um den unteren Rand der Patella herum. Wir beschreiben den Textor'schen Schnitt. wie er gegenwärtig ausgeführt wird.

Man bezeichnet sich die vorragendsten Punkte beider Condylen des Oberschenkels und führt, indem man mit der linken Hand den Unterschenkel stützen hilft, einen bogenförmigen Hautschnitt, der rechts am äusseren, links am inneren Condylus beginnt, am unteren Rande der Patella herzieht und auf dem entsprechenden anderen Condylus endet. Das Ligament. patellae wird quer durchschnitten und hiermit das Gelenk geöffnet. Während nun ein Assistent mit einem scharfen Haken den die Patella enthaltenden Lappen straff nach oben zieht. wird das Knie erhoben und spitzwinklig gebeugt. Mit queren Messerzügen durchtrennt man jetzt die Ligamenta lateralia, dann die durch das Herabsinken des Unterschenkels gespannten Ligamenta cruciata. Dies Letztere geschieht in kurzen, hebelnden Zügen, wobei die Spitze des Messers, um die Verletzung der Poplitealgefässe zu vermeiden. stets gegen den vorderen Abschnitt der Fossa intercondylica gerichtet sein muss. Die Gelenkenden sind nunmehr so weit frei, dass sie in die Wunde vorgedrängt. umschnitten und abgesägt werden können. Zuerst wird das am unteren Femurende vorgenommen, welches mit der Knochenzange entweder hoch erhoben, oder über den Tischrand herausgezogen wird, während ein anderer Assistent die Tibia zurückdrängt. Die Säge, eine Bogensäge, oder eine der bekannten Resectionssägen, kann am Femur von vorn nach hinten oder umgekehrt geführt werden, an der Tibia dagegen sägt man. um die Poplitealgefässe sicher zu schonen, am besten von hinten nach vorn ab. Die Tibia wird

---

[1]) Caj. Textor: Grundzüge zur Lehre der chirurg. Operationen. 1835. pag. 351.

dabei stark in die Höhe gedrängt. Es folgt das Herauslösen der Patella, wenn sie erkrankt ist, und die sorgfältige Exstirpation der Bursa mucosa des Quadriceps, sowie der seitlichen und hinteren Kapselwand. Die Loslösung des hinteren Kapselabschnittes muss wegen der Nähe der Art. poplit. mit einer gewissen Vorsicht geschehen; die Art. articul. media kommt hierbei jedesmal nahe ihrer Ursprungsstelle unter das Messer.

2. Der Hufeisenschnitt. (Mackenzie.)

Der Hufeisenschnitt ist aus dem Moreau'schen U-Schnitte hervorgegangen, indem Mackenzie[1]) 1853 statt des doppelten, quer verbundenen Längsschnittes einen einzigen Bogenschnitt führte, der von einem Condylus femoris über die Tuberositas tibiae hinweg zum anderen zieht. Es wird hierdurch ein Lappen mit oberer Basis gebildet, der die Patella enthält. Von dem Textor'schen Schnitte unterscheidet er sich nur dadurch, dass der Bogen nicht dicht unter der Patella, sondern über die Tuberositas tibiae hinwegläuft. Das ganze Lig. patellae liegt also noch im Lappen.

3. Der obere Bogenschnitt. (E. Hahn)[2]).

Am gestreckten Beine wird ein Schnitt vom inneren hintersten Punkte der Gelenklinie nach dem oberen Rande der Patella, quer durch die Sehne des Quadriceps nach dem äusseren hintersten Punkte der Gelenkspalte geführt. Der Schnitt dringt überall sofort bis auf den Knochen. Beugt man nun das Knie und schlägt den Lappen sammt der Patella nach unten, so liegt das ganze Gelenk offen, und ganz besonders ist die obere Kapselbucht unter der Sehne des Quadriceps ausserordentlich bequem zugänglich. Blosslegung der Knochen und die weiteren Operationsakte sind die gleichen, wie bei den beschriebenen Verfahren. — Vergl. auch §. 97 „Abänderungen der Moreau'schen Schnitte": Verfahren von Verneuil.

4. Der Querschnitt durch die Patella. (R. v. Volkmann.)

Um mit einer breiten Eröffnung des Kniegelenkes die vollständige Erhaltung des Unterschenkelstreckapparates zu verbinden, hat R. v. Volkmann[3]) 1877 eine Schnittführung angegeben, die durch quere Trennung der Patella das Kniegelenk eröffnet. Die Kniescheibe wird nachträglich durch die Knochennaht wieder vereinigt.

„Der Schnitt geht vom vorderen Umfange des Epicondylus der einen Seite horizontal mitten über die Patella bis zum vorderen Rande

---

[1]) Mackenzie bei R. Butcher: Essays and Reports on conservat. Surgery. 1865, pag. 57. — Nach Ried (Resectionen) und Günther (Operationslehre) hat Guépratte diesen Schnitt schon früher angegeben, ihn am Lebenden aber wohl nie ausgeführt.
[2]) Eug. Hahn: Verhandlg. d. deutsch. Gesellsch. f. Chirurgie. 1882. XI. Congress. I, S. 98, 101.
[3]) R. v. Volkmann: Verhandlg. d. deutsch. Gesellsch. f. Chirurgie. VI. Congress, I, pag. 81, 1877. Deutsche med. Wochenschrift. 1877, Nr. 33.

des Epicondylus der anderen Seite. Das Gelenk wird zu beiden Seiten
neben der Patella geöffnet, der Zeigefinger unter der Patella durch-
geschoben und die letztere auf diesem durchsägt, bei Kindern eventuell,
oder wenigstens soweit sie knorpelig ist, durchschnitten. Dann wird
die untere Hälfte der Patella nach unten umgeklappt und in dieser
Situation durch einen halbscharfen, vierzähnigen Haken, der in der
nunmehrigen Lage über der Patella aufgesetzt wird, nach abwärts
gezogen. Folgt die Durchschneidung der Ligg. lateralia und cruciata,
sowie die Resection des femoralen Gelenkendes. Ist diese vollendet,
so wird der Kopf der Tibia stark in die Wunde und nach vorn gedrängt" umschnitten und resecirt.

Nach der vollständigen Exstirpation der Kapsel werden „die Resectionsflächen von Femur und Tibia durch zwei starke laterale Catgut-
Suturen aneinandergenäht und zuletzt die Patellarhälften durch Catgut
vereinigt. Auch hier genügen meist 2 Suturen. Die Anlegung der
Catgutnaht, sowohl an den Epiphysen, als an der Patella, geschieht
einfach mit Hilfe starker krummer Nadeln und des v. Langenbeck'schen
Nadelhalters".

„Die auseinander gesägte, mit Catgut wieder vernähte Patella
heilt unter dem antiseptischen Verbande fest zusammen, ohne dass nach
der Heilung eine Beweglichkeit der beiden Hälften, oder ein Interstitium zwischen ihnen nachweisbar wäre. 14 Tage nach der Operation
ist die Patella schon wieder ganz fest" [1]).

Bei grossen Resectionen und gleichzeitiger grosser Starre der
infiltrirten Weichtheile räth v. Volkmann, an den beiden Enden des
Patellarquerschnittes zwei kleine seitliche Längsschnitte zu machen, so
dass der Schnitt — wird.

5. Der innere Längsschnitt. (B. v. Langenbeck. C. Hüter.)

Schon Park hatte bei seiner ersten Kniegelenksresection versucht, mittelst eines über die Mitte der Patella ziehenden Längsschnittes, dem die Auslösung der Kniescheibe folgen sollte, das Gelenk
zu öffnen. Er gewann zu wenig Raum und verwandelte den Längsschnitt in einen Kreuzschnitt. Chassaignac hat dann später einen
äusseren Längsschnitt empfohlen. In Aufnahme kam der Längsschnitt
erst durch B. v. Langenbeck [2]), welcher ihn an die innere Seite
der Patella verlegte und besonders desshalb warm empfahl, weil auf
diese Weise der ganze Streckapparat des Unterschenkels erhalten
bleiben könne.

Der Schnitt beginnt zwei Querfinger breit oberhalb der Patella,
nach innen von der Mittellinie des Schenkels, durchsetzt die inneren
Fasern der Insertion des Muscul. quadriceps, läuft dann bogenförmig
um die Innenseite der Patella herum und endet an dem inneren Rande
des Lig. patellae, dicht bei dessen Anheftung an der Tibia. Mit diesem
Schnitte wird das Gelenk geöffnet, dann die Kniescheibe, deren An-

---

[1]) Die knöcherne Verheilung der Patella bestätigten auch Andere, wie
Riedel aus der König'schen Klinik (Centralblatt f. Chirurgie 1880, pag. 52) und
Lumniczer (Centralblatt f. Chirurgie 1880. pag. 464).

[2]) B. v. Langenbeck bei Lücke: Beiträge zu den Resectionen. Archiv
f. klin. Chirurgie. Bd. III, pag. 366, 1862.

heftungen erhalten sind, nach aussen lospräparirt und bei starker Flexion des Unterschenkels dahin luxirt. Es folgt die Durchschneidung der Ligg. lateralia und cruciata, die Entblössung und das Absägen der Gelenkenden. C. Hüter[1]) verlegte den Schnitt noch weiter nach innen, bis gegen den inneren Rand des Ligam. lat. int. und liess ihn an der Ansatzstelle des Sartorius enden.

§. 97. Aeltere und neuere, wenig geübte Verfahren.

I. Lappenschnitte.

a) Verfahren von H. Park.

Park wollte zuerst das Kniegelenk mittelst eines Längs-schnittes blosslegen, den er oberhalb dem oberen Rande der Patella begann und über dieselbe hinweg bis zu ihrem unteren Rande führte. Als er fand, dass auf diese Weise die Trennung der Seitenbänder und das Herausdrehen der Gelenkenden auf Schwierig-keiten stossen würde, fügte er zu dem Längsschnitte einen dicht oberhalb der Patella herziehenden Querschnitt, der die Quadriceps-sehne bis auf den Knochen durchtrennte und ungefähr die Hälfte des Gliedes umging. Von den durch den Kreuzschnitt gebildeten 4 Lappen wurden zunächst die beiden unteren zurückpräparirt; die freiliegende Patella schälte er heraus und liess die beiden oberen Lappen soweit zurückhalten, dass die Condylen des Femur frei lagen. Mit einem zweischneidigen, spitzen Messer, flach hinter den Knochen eingeschoben, trennte er dann die hinteren Weichtheile vom Femur, legte zum Schutze der grossen Gefässe einen elastischen Spatel in den Schlitz und sägte auf diesem die Condylen ab. Es folgte das Herausschälen des Femurstückes. Nun liess sich der Kopf der Tibia leicht herausdrängen, von den Weichtheilen entblössen und absägen. Von der Kapsel exstirpirte Park Alles, bis auf die hintere, die Gefässe bedeckende Wand. Die Hautwunde wurde durch Nähte vereinigt, das Bein in eine lange Zinnschiene gelegt[2]).

b) Verfahren von Job. Mulder.

Ein Querschnitt trennte oberhalb der Patella die Haut, die Sehne des Quadriceps und die übrigen Weichtheile bis auf den Knochen. Dann folgte ein Längsschnitt, der einen Zoll über dem Querschnitte begann und sich fast 4 Zoll unter denselben erstreckte. Nachdem die Condylen des Femur blossgelegt waren, führte Mulder ein langes, schmales Messer, mit der Schneide gegen den Knochen gerichtet, hinter den Femur und löste vorsichtig die Weichtheile ab. Auf einem untergeschobenen Holzspatel wurde sodann der Knochen durchsägt. Das Gleiche geschah mit der Tibia und Fibula, nachdem der Wundlappen über die Kniescheibe nach abwärts prä-parirt worden war. Mulder nahm nunmehr die Knochen in ihrer Verbindung unter sich und mit der Patella als Ganzes heraus; er glaubte auf diese Weise am ehesten eine Verletzung der Poplitealgefässe zu vermeiden[3]).

Dieses letztere Verfahren, die Knochen als Ganzes wegzunehmen, ohne die Gelenkbänder zu durchschneiden. hatte auch schon Manne[4]) empfohlen.

---

[1]) C. Hüter bei Phil. Stöber: Dissert. inaug. Greifswald 1869.
[2]) Park, H.: London. med. Journal. T. XI, pag. 22, 1789.
[3]) Mulder bei G. H. Wachter: Dissert. inaug. Groningana 1810, pag. 30.
[4]) Manne: Traité élém. des maladies des os, 1789, und Velpeau: Nou-veaux élém. de médecine opérat. 1839, II. Edit., T. II. pag. 748.

c) Verfahren von Moreau dem Vater[1].

1. Der Moreau'sche U-Schnitt.

Man macht an jeder Seite des Oberschenkels zwischen den Vasti und den Flexoren des Unterschenkels einen Schnitt, der oberhalb der Condylen beginnt und in einer Länge von 2—3 Zoll bis zur Tibia, beziehungsweise Fibula herabgeht. Beide Schnitte dringen bis auf den Knochen und werden an ihrem unteren Ende durch einen unterhalb der Patella herziehenden Querschnitt verbunden — U-Schnitt —. Der die Kniescheibe enthaltende Lappen wird nach oben zu abgelöst und die Patella, wenn sie erkrankt ist, herausgeschält. Nun trennt man die an der Hinterseite des Femur sich ansetzenden Muskeln, führt zur Deckung der Weichtheile den Zeigefinger in die Wundhöhle und sägt den Condylentheil des Femur ab. Lässt man nun den Unterschenkel beugen[2], so wälzt sich das obere Ende des abgesägten Knochenstückes nach vorn, kann mit Leichtigkeit gefasst und von den an seiner hinteren Fläche noch hängenden Weichtheilen befreit werden.

2. Der Moreau'sche H-Schnitt.

Sind auch Tibia und Fibula erkrankt, so verlängert man beide Seitenschnitte nach abwärts und macht durch Ablösung des neuentstandenen, unteren Lappens das Caput tibiae und das Fibulaköpfchen zugänglich.

3. Abänderungen der Moreau'schen Schnitte.

Zunächst hat Moreau der Sohn den H-Schnitt in der Weise abgeändert, dass er nur den äusseren Seitenschnitt verlängerte, dann aber auf der Vorderkante der Tibia einen 1½ Zoll langen Schnitt nach abwärts führte; es entstanden so 2 Lappen, die nach unten geschlagen wurden.

Crampton trug das die Kniescheibe bedeckende Hautstück als überflüssig ab[3].

Jones führte den Querschnitt, welcher die beiden Längsschnitte verbindet, geradezu über die Mitte der Patella, in einem anderen Falle aber, in welchem er die Patella erhalten wollte, in Höhe der Tuberositas tibiae[4].

Verneuil dagegen machte den verbindenden Querschnitt einmal dicht oberhalb des oberen Kniescheibenrandes, und Pénières, der diese wegen Kniequetschung unternommene Operation beschreibt, hält die Schnittführung auch im Allgemeinen bei Caries für empfehlenswerth. Sie mache hauptsächlich die Condylen des Femur leicht zugänglich, an welchen doch die Caries meist weiter vorgeschritten sei. als an den Knochen des Unterschenkels[5].

Butcher, der dem Moreau'schen H-Schnitte für die Mehrzahl der Fälle den Vorzug gibt, legt die beiden Seitenschnitte möglichst weit nach hinten, um auf diese Weise für den Abfluss des Wundsecretes vom Boden der Wunde zu sorgen[6].

---

[1] P. F. Moreau: Essai etc. 1816, pag. 67—70.
[2] Zang empfiehlt sehr zweckmässig, zuerst den Unterschenkel zu beugen. dann die Weichtheile hinten am Femur abzulösen und nun unter der Deckung des Zeigefingers den Knochen abzusägen.
[3] Crampton: Dublin Hospit. Reports, IV, pag. 196, 203.
[4] Jones: Medical Times and Gazette. July 1853. pag. 11.
[5] Pénières: Des résections du genou. Paris 1869, pag. 25 u. 108.
[6] Butcher: On Excision of the Knee-Joint. Dublin Journ. of med. Sciences. 1855, Febr.

II. Quer- und Bogenschnitte.

a) Verfahren von Sanson und Bégin.

Bei halber Beugung des Unterschenkels wird unter dem Rande der Patella ein Querschnitt von einem zum anderen Seitenbande geführt, der diese Bänder, sowie das Kniescheibenband in einem Zuge durchtrennt. Das Gelenk ist sofort geöffnet, die Gelenkenden treten in die klaffende Wunde und können umschnitten werden[1].

Michael Jäger, der sich bei seiner ersten Kniegelenksresection (1830) dieses Schnittes bediente, hebt seine ausserordentliche Einfachheit und den Vortheil hervor, dass man sogleich über die Beschaffenheit des Gelenkes unterrichtet sei. Er musste übrigens, um in seinem Falle die ausgedehnt erkrankten Gelenkenden blosszulegen, zwei seitliche Hilfsschnitte machen, die je 1 Zoll vom Ende des Querschnittes entfernt, diesen senkrecht kreuzten[2].

b) Verfahren von Syme. Doppelter Bogenschnitt.

Syme umkreiste mit zwei halbmondförmigen Querschnitten die Patella und löste sie sammt der bedeckenden Haut heraus. Das Kniegelenk war hiermit eröffnet; die Seiten- und Kreuzbänder wurden getrennt und die Knochen einzeln abgesägt[3].

III. Der Schrägschnitt. (Oscar Heyfelder.)

Das Verfahren „besteht darin, quer von oben und aussen (lateralwärts) nach unten und innen (medialwärts) einen Schnitt so zu legen, dass er über den unteren Theil der Patella bei gestreckter Extremität, unter deren unterem Rand bei gebogenem Knie hinwegführt. Da er auf der Seite der Tibia descendirt, so bietet er hinreichenden Raum, und zwar in grösserem Maasse, als der einfache Querschnitt. Bei bedeutender Volumenzunahme des Knochens fügt man zwei senkrechte Schnitte hinzu, welche in spitzen Winkeln von dem Anfangs- und Endpunkte des ersten Schnittes abgehen. Wir erhalten dadurch aus dem ersten schrägen Schnitt, ╱, einen Lappenschnitt, ⋁″[4].

IV. Längsschnitte.

a) Verfahren von Chassaignac. Aeusserer Längsschnitt.

Der von Park als unzureichend verworfene, einfache Längsschnitt wurde von Chassaignac an die äussere Seite des Kniegelenks verlegt. Er entfernte zuerst das Köpfchen der Fibula, wenn diese erkrankt, dann die Condylen des Femur und das Caput tibiae. zuletzt die Patella[5].

b) Verfahren von Jeffray und Sédillot. Der doppelte Längsschnitt.

Zwei zu beiden Seiten der Patella herabziehende Längsschnitte sollen dann ausgeführt werden, wenn die Patella und der ganze Streckapparat des Unterschenkels erhalten werden können. Die Knochen werden mittelst der Kettensäge abgetragen[6].

Treves[7] hat diese Schnittführung später wieder aufgenommen und als neues Verfahren beschrieben.

---

[1] Sanson et Bégin bei Sabatier: Méd. opérat. T. IV, pag. 457.
[2] M. Jäger: Rust's Handbuch d. Chirurgie. Bd. V, pag. 669.
[3] Syme: On Excision of diseased Joints. 1831.
[4] Oscar Heyfelder: Operationslehre und Statistik der Resectionen. 1861, pag. 110.
[5] Ried: Resectionen pag. 417.
[6] Ebenda.
[7] Treves, W.: Brit. med. Journ. 1877, Vol. I, pag. 133.

§. 98. Als ganz unzweckmässig sind die Verfahren von Park und Mulder zu bezeichnen, die auch kaum wiederholt wurden. Ausser der umständlichen Lappenbildung trifft sie der Vorwurf, dass die Auslösung der Gelenkenden eine sehr unbequeme und hinsichtlich der Popliteacgefässe nicht ungefährliche ist, ferner dass mehr Knochen geopfert wird, als durch die Ausdehnung der Erkrankung geboten ist. Das letztere gilt besonders von der Mulder'schen Methode, wonach die Knochen in situ durchsägt und als Ganzes herausgenommen werden sollen. Damit fällt auch der Vorschlag Manne's.

Ebenfalls zu verwerfen, allerdings aus ganz anderem Grunde, ist der reine Querschnitt, wie ihn Sanson und Bégin angegeben haben. Zwar gestattet er, und das zeichnet ihn vor vielen anderen aus, sofort einen Einblick in das Gelenk, aber er gewährt zu wenig Raum. Dies wird recht fühlbar, wenn man nach dem Durchschneiden der Ligamenta lateral. und cruciata die Condylen des Femur durch die Wunde treten lassen will. Hat doch auch Jäger, der den Querschnitt warm empfahl, zwei kleine seitliche Längsschnitte hinzufügen müssen, um für das Absägen der Knochen Raum zu gewinnen. Durch die von C. Textor vorgenommene Umformung in einen Bogenschnitt ist der Querschnitt indessen zu einem sehr brauchbaren Verfahren geworden.

Der doppelte Bogenschnitt von Syme schafft zwar Raum und wurde seiner Einfachheit halber von Lisfranc und Malgaigne empfohlen, aber er opfert unnöthigerweise ein Stück Haut und regelmässig die Patella, deren Exstirpation doch nur nothwendig wird, wenn sie krank ist.

Der Moreau'sche H-Schnitt wurde längere Zeit hindurch von englischen Chirurgen. Jones. Fergusson. Butcher u. A. bevorzugt und hat entschiedene Vortheile. Indessen kommt man mit einem Lappen, wie ihn Moreau in seinem U-Schnitte gegeben und Mackenzie in sehr zweckmässiger Weise als Hufeisenlappen ausgebildet hat, viel leichter und rascher zur Blosslegung der Gelenkenden. Die Mackenzie'sche Methode hat daher in gleichem Schritte mit dem Textor'schen Verfahren. den H-Schnitt ganz zurückgedrängt, und das Heyfelder'sche Verfahren gar nicht aufkommen lassen.

Ein recht zweckmässiger Schnitt zur Blosslegung des oberen Kapselabschnittes ist der Hahn'sche obere Bogen- oder bogenförmige Lappenschnitt. Verneuil (vergl. §. 97) hatte ihn schon früher als viereckigen oberen Lappenschnitt ausgeführt und Penières ihn hauptsächlich bei Caries genus empfohlen. Er eignet sich ganz besonders zur Arthrectomia genus.

Der v. Volkmann'sche Querschnitt durch die Patella hat den grossen Vortheil, dass er das Gelenk gerade in der Mitte eröffnet und bietet, zumal wenn die beiden seitlichen Längsschnitte zugefügt werden, hinlänglichen Raum. Die gleichzeitige Erhaltung des Unterschenkelstreckers, der durch die Patellasutur in seiner Wirkung unversehrt bleibt, schlagen wir bei Resectionen wegen Tuberculose weniger hoch an. Dagegen kann bei Schussverletzungen des Kniegelenks davon Vortheil gezogen werden. Insbesondere bei partiellen Resectionen des Kniegelenks im Felde darf man dem Querschnitt durch die Patella eine Zukunft versprechen.

Mit den 4 queren Schnittführungen wetteifert von Längsschnitten der innere Längsschnitt B. v. Langenbeck's, während der äussere von Chassaignac und der doppelte von Jeffray und Sédillot wenig Beachtung gefunden haben.

§. 99. Ueber die Vorzüge des Längsschnittes vor den queren Bogenschnitten und umgekehrt ist viel gestritten worden. Die Vertheidiger des ersteren, besonders v. Langenbeck und einige seiner Schüler hoben mit Recht hervor, nur der Längsschnitt lasse den Streckapparat des Unterschenkels, Quadricepssehne, Patella und Ligam. patellae unversehrt und entspreche somit dem an allen übrigen Gelenken geltenden Grundsatze, die Ansätze der Muskeln und der Bänder thunlichst zu erhalten. Jeder quere Bogenschnitt trenne das Ligam. patellae an der einen oder anderen Stelle, und die spätere Vereinigung werde niemals so straff und fest, wie dies zu einer kräftigen Muskelwirkung nothwendig sei. Allerdings gebe die quere Eröffnung des Kniegelenks gleich anfangs mehr Raum, aber man solle nur den Längsschnitt gross genug machen und werde dann ebenso bequem in das Gelenk gelangen. Die grössere Verwundung werde aber durch den erwähnten Vortheil längst aufgewogen.

Dem gegenüber ist zunächst geltend zu machen, dass das durchschnittene Ligam. patellae sehr wohl straff vernarben und die Streckwirkung des Quadriceps in normaler Weise auf den Unterschenkel vermitteln kann, wenn nur die Patella selbst erhalten bleibt. Der berühmte Fergusson'sche Fall von Knieresection[1]), in welchem die 20jährige Operirte das Knie vollständig beugen und strecken konnte, ohne desshalb an der Festigkeit im Gehen und Stehen einzubüssen, war mittelst H-Schnitt operirt. Auch Fr. König[2]) hat mit dem Hufeisenschnitte zwei bewegliche Gelenke erzielt, bei welchen eine Streckung möglich war. Man wird diese straffe Verwachsung um so eher erreichen, wenn man das Ligam. patellae an seiner Insertion schräg abschneidet (König) oder aber die Ansatzstelle mit dem Hohlmeissel heraushebt und sie bei der Wundnaht wieder sorgfältig einpflanzt (Lossen). Auch lässt sich, wie dies Th. Kocher[3]) für die Arthrectomie des Kniegelenkes befürwortet, trotz bogenförmigen Querschnittes der ganze Streckapparat des Quadriceps unversehrt erhalten. Man führt den Querschnitt nur durch Haut und Unterhautbindegewebe, präparirt den Lappen von Ligam. patellae und Patella ab und eröffnet das Gelenk durch zwei Winkelschnitte, deren langer Schenkel jederseits am Rande der Quadricepssehne, der Patella, des Ligam. patellae nach abwärts, deren kurzer in der Richtung des Hautschnittes nach hinten zieht. Die umschnittenen Fascien-Kapsellappen werden nach oben geschlagen. Der freigelegte Streckapparat kann im weiteren Verlaufe der Operation bald nach innen, bald nach aussen geschoben werden.

Bei allem dem kann die Erhaltung der Muskel- und Bandansätze

[1]) Siehe „Functionelle Endergebnisse der Gelenkresectionen".

[2]) König, Fr.: Verhandlg. d. deutsch. Gesellsch. f. Chirurgie. VII. Congress. 1878, pag. 86.

[3]) Th. Kocher: Archiv f. klin. Chirurgie. Bd. XXXVII, 1888, pag. 805.

doch nur dann einen Werth haben, wenn durch die Resection eine Nearthrose beabsichtigt wird. Diese Voraussetzung, die an allen übrigen Gelenken die Längsschnitte grundsätzlich in den Vordergrund stellt. trifft aber am Kniegelenke nicht zu. Hier müssen, soll anders ein brauchbares Bein erzielt werden, die Resectionsenden knöchern mit einander verwachsen; die Synostose ist das zu erstrebende Ziel der Knieresection. Die Gründe hierfür werden wir weiter unten [1]) bringen.

Anhänger des Längsschnittes haben nun weiter behauptet, dass. wenn auch die Nearthrose nicht beabsichtigt sei, dennoch die Erhaltung des Unterschenkelstreckers von Wichtigkeit werden könne für die Fälle, in welchen die Synostose nicht erreicht werde. Wir wissen in der That nicht, was bei derartigen Misserfolgen der Unterschenkelstrecker leisten soll. Ist oder wird die fibröse Verbindung so schlaff, dass das Glied sich zur Stütze unbrauchbar zeigt, so muss man eben amputiren. wenn nicht eine Wiederholung der Resection vorgezogen wird. Ist dagegen die Vereinigung der Knochen eine straff-fibröse, so wird man den Operirten einen Stützapparat tragen lassen, der das Knie in Streckung feststellt. Unter günstigen Umständen vollzieht sich dann noch später die Synostose, jedenfalls aber ist das Knie vor einer allmälig eintretenden Verkrümmung geschützt.

Wir kommen nach Allem dem zu dem Schlusse, dass eine Erhaltung des Unterschenkel-Streckapparates bei der Resection des Knies keinen Werth hat. und es fällt somit der Vorzug weg. den der Längsschnitt vor den queren Bogenschnitten haben soll. Bleibt dann aber die Zugänglichkeit des Gelenkes als einzige Forderung übrig, so sind die Bogenschnitte für alle die Fälle am zweckmässigsten, in welchen die breite Eröffnung des ganzen Gelenkes nothwendig ist. Dies gilt vorwiegend von den Resectionen und Arthrectomien wegen Gelenktuberculose, bei denen die erkrankte Synovialis sorgfältig entfernt werden muss; es gilt in beschränktem Maasse aber auch von den nach Schussverletzung vorgenommenen Resectionen. Insofern es sich nämlich um eine totale Resection handelt, wird man auch hier der rascheren Heilung wegen die Synovialis ablösen und dazu Raum gebrauchen. Bei particllen Resectionen dagegen, bei welchen die Synovialis geschont werden kann, ist entschieden der Längsschnitt ebenso am Platze. Sind das doch auch die Fälle, in welchen die Hoffnung auf ein bewegliches Kniegelenk am ehesten gerechtfertigt ist.

Hier wäre auch von dem Tiling'schen Verfahren[2]) ein Vortheil zu erwarten. In weiterer Ausdehnung der Methode von P. Vogt (§. 64) hat Tiling empfohlen, die Seitenbänder des Kniegelenks nicht etwa zu durchschneiden, sondern ihre Ansatzstellen an den Condylen des Femur in der Dicke von 1—1½ cm. abzumeisseln. Ebenso soll das Ligam. patellae mit dem Hohlmeissel an der Tuberositas tibiae herausgehoben werden, wie ich dies schon 1882[3]) vorgeschlagen habe.

---

[1]) Siehe „Functionelle Endergebnisse der Gelenkresectionen".
[2]) Tiling: St. Petersburger med. Wochenschrift 1886, Nr. 46, S. 403.
[3]) Lossen, Herm.: Handbuch d. allgem. u. speciell. Chirurgie, red. von Dr. v. Pitha und Dr. Theod. Billroth. II. Bd., II. Abth., II. Hälfte: Allgemeines über Resectionen. 1882, pag. 190.

Nach Vollendung der Resection werden die Knochenstücke mit Elfenbeinnägeln wieder befestigt. Dass ein derartiges Vorgehen für die Resection und Arthrectomie wegen Gelenktuberculose nur in seltenen Fällen passt, liegt auf der Hand. Hier sind gerade die Gegenden der Ligg. lateralia so sehr von Granulationsgewebe oder paraarticulären Abscessen eingenommen, dass an eine Erhaltung dieser Theile nicht zu denken ist.

§. 100. Das Durchsägen der Knochen bedarf noch einer besonderen Besprechung. Die Gelenkenden, die Condylen des Femur und der Kopf der Tibia sind in sehr verschiedener Weise abgetrennt worden. Park, Mulder, auch Moreau haben, wie bereits erwähnt wurde, die Knochen in situ abgesägt, Mulder sogar, ohne ihre Gelenkverbindungen vorher zu trennen. Zang[1]) war wohl der erste, der vorschlug, vor dem Durchsägen des Oberschenkels das Knie zu beugen, damit die Condylen in die Wunde treten könnten. Zunächst wurde das Femurende, dann der Kopf der Tibia abgesägt. Man setzte dabei im Allgemeinen quer ab und hielt sich in den spongiösen Abschnitten der Knochen, um für die beabsichtigte Synostose breite Berührungsflächen zu bekommen. Indessen richtete man sich anfangs mit dem queren Sägeschnitte am Femur mehr nach der Axe des Knochens, als nach der des ganzen Beines, und so kam bei der Heilung häufig eine Valgusstellung zu Stande. Moreau schrieb sie der Contraction der Adductoren zu. Wenn man aber das Gelenkende des Femur unter rechtem Winkel zur Axe des Knochens entfernt, so trifft der Schnitt den weiter nach abwärts ragenden Condylus internus in ausgedehnterem Maasse, als den externus, und es erklärt sich hieraus die Valgusstellung auf die einfachste Weise. Will man sie vermeiden, so muss im rechten Winkel auf die Axe des ganzen Beines, welche 10—12° gegen die des Femur abweicht (Ried), durchgesägt werden, also in einer Richtung, die der Verbindungslinie beider Condylenscheitel parallel ist. Linhart räth, in einer Ebene abzusägen, welche der durch die Gelenkspalte gelegten nur annähernd parallel sei.

Von hinten nach vorn müssen die Schnitte senkrecht zur Axe des Femur und der Tibia verlaufen, so dass nicht etwa hinten mehr wegfällt als vorn, oder umgekehrt. Im ersten Falle würde das resecirte Knie in Beuge-, im zweiten in überstreckter Stellung als Genu recurvatum zur Ausheilung kommen. Von einigen Autoren wird übrigens eine leichte Beugestellung für ganz zweckmässig gehalten. Sie behaupten, mit einem etwas gebogenen steifen Beine könne der Operirte besser gehen, er stosse mit der Fussspitze nicht so leicht an. Das ist ganz richtig, wenn beide Beine gleich lang sind. Bei einem verkürzten Beine aber fällt der Grund weg, und die leichte Krümmung birgt die Gefahr in sich, dass das resecirte Knie der Belastung nicht widerstehen und sich in rechtwinklige Beugung stellen könne, wie dies bei Kindern mehrfach beobachtet wurde. König will daher eine Beugestellung von 5—15° höchstens bei Erwachsenen zugeben, bei Kindern solle man stets gerade absetzen[2]).

---

[1]) Zang, Bonifac.: Darstellung blutig. heilkünstl. Operationen etc. Wien 1821, Th. IV, pag. 301.
[2]) König, Fr.: Lehrb. d. spec. Chirurgie. 5. Aufl., Bd. III, pag. 475.

Aus verschiedenen Gründen, theils um bei einseitiger, tief reichender Knochenerkrankung oder Knochenverletzung die Resection noch ausführen zu können, theils um recht breite Berührungsflächen zu erhalten, ist der einfache Querschnitt verlassen und durch andere, complicirte Schnittführungen ersetzt worden. So hat Billroth[1]) vorgeschlagen, statt quer, schief von oben-vorn nach unten-hinten oder von unten-vorn nach oben-hinten die Gelenkenden zu durchsägen; es kommen dann zwei schiefe Flächen auf einander zu liegen. Sédillot[2])

Fig. 33.

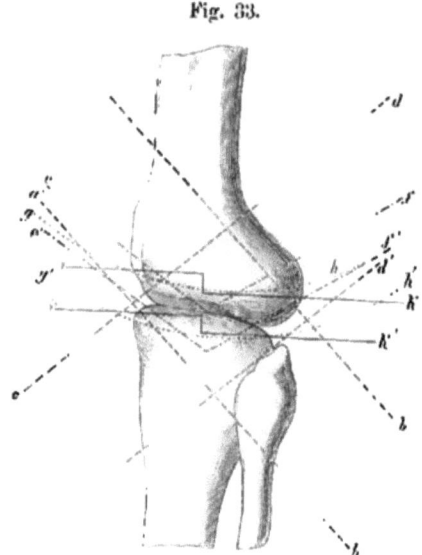

Knochenschnittführung bei Resectio genus.
a b, a′ b′. c d, c′ d′: Billroth. e f, e′ f′: Sédillot. g b. g′ h′: Watson. i k. i′ k′: Albert.

will den Femur keilförmig, die Tibia aber in einspringendem Winkel absägen, so zwar, dass der Keil vollständig in den Winkel passt und einen Halt in ihm findet. In ähnlicher Weise räth Watson[3]), die Femurcondylen convex, die Tibia concav abzusägen, ein Verfahren, welches auch Kocher[4]) befürwortet und neuerdings Helferich[5]) als bogenförmige Resection beschreibt und empfiehlt. Endlich hat Albert[6]), um einer Abweichung der Tibia nach hinten wirksam entgegenzutreten, die Gelenkenden in frontaler Ebene treppenförmig abgesägt, in der

[1]) Billroth: Deutsche Klinik. 1859, pag. 331 ff.
[2]) Sédillot: Résection du genou par un nouveau procédé. Gaz. des hôpit. 1869, Nr. 66, 68. Gaz. méd. d. Strasbourg 1869, Nr. 8, pag. 94.
[3]) Watson erwähnt bei Culbertson: Excision of the larger Joints. Philadelphia 1876, pag. 179.
[4]) Kocher, Th.: Archiv f. klin. Chirurgie. Bd. XXXVII, 1888, pag. 804.
[5]) Helferich: Verhandlg. d. deutsch. Gesellsch. f. Chirurgie. XIX. Congress. 1890, II, pag. 392; XXII. Congress. 1893, II, pag. 283.
[6]) Albert: Zur Resection des Kniegelenks. Wiener med. Presse 1879, Nr. 22, 23, 24.

Weise, dass vom Femur hinten, von der Tibia vorn mehr stehen bleibt. Fig. 33. Alle diese Sägeschnittführungen haben sich eine allgemeine Anerkennung nicht erwerben können, sind indessen in einzelnen Fällen gewiss mit Vortheil zu verwenden.

§. 101. Dass man in der Zeit des Knochenwachsthums, wenn irgend möglich, innerhalb der Epiphysenlinie absägen soll, haben wir bereits oben §. 57 erwähnt. Im Allgemeinen folgt am Femur, wie an der Tibia die Epiphysenlinie der Grenze des Gelenkknorpels. Auf der vorderen Fläche des Oberschenkels stellt sie sich als eine S-förmige, vom innern Condylus etwas schief nach dem äusseren aufsteigende Linie

Fig. 34.

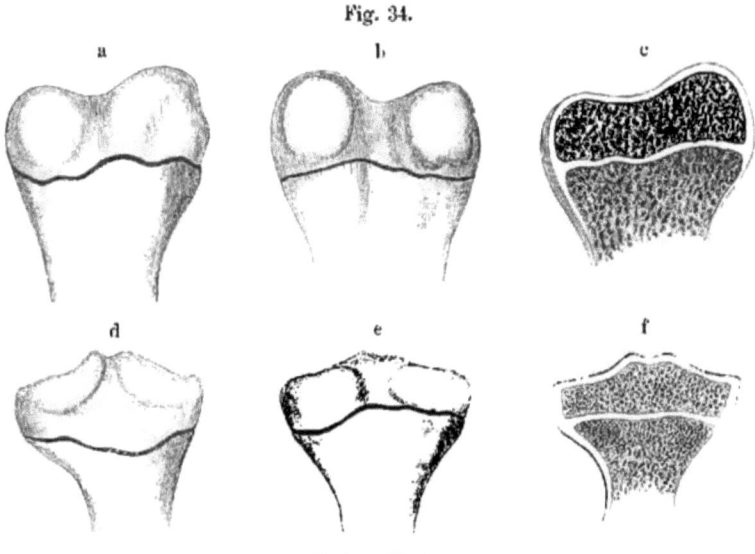

Nach F. König.

dar. In der Mitte des Knochens, in der Fossa intercondylica anterior, fällt sie mit der Grenze des Knorpels zusammen. Nach den Seiten-flächen hin senkt sich die Linie zunächst beiderseits ungefähr parallel der überknorpelten Seitenfläche der Condylen, um dann bogenförmig nach hinten wieder aufwärts zu steigen. Auf der Hinterfläche des Knochens erscheint sie als flach S-förmig gebogene Linie, die sich dem Ende der überknorpelten Gelenkfläche beider Condylen anschliesst und in einem nach unten offenen Bogen über der Fossa intercondylica post. herzieht. Fig. 34 a b c. An der Tibia zeigt die Epiphysenlinie auf der Vorderfläche insofern eine Abweichung vom Parallelismus mit dem vorderen überknorpelten Gelenkrande, als sie die Spina tibiae in sich fasst und dadurch eine dreieckige Verlängerung nach unten bildet. Fig. 34 d e f. (König[1].) In den verschiedenen Lebensaltern bis zum

[1] F. König: Beiträge zur Resection des Kniegelenkes. Archiv f. klin. Chirurgie. Bd. IX, pag. 189, 1868.

vollendeten Wachsthume tritt hierin eine wesentliche Aenderung nicht ein, und auch die Höhe der Epiphysen wechselt nur in geringem Maasse. Das Längenwachsthum findet nämlich vorwiegend an der der Diaphyse zugewendeten Seite der Knorpelfuge statt; im Verhältniss zur Diaphyse bleiben demnach die Epiphysen im Längenwachsthume zurück, sie wachsen fast nur in die Breite. König hat an verschiedenen Kniegelenken, die er der Leiche eines Neugeborenen, eines 11-, 16- und 18jährigen Menschen entnommen hatte, Messungen in dieser Richtung angestellt und gefunden, dass das jährliche Wachsthum einer jeden Epiphyse 1 mm. nicht überschreitet. Wir schliessen aus allem dem, dass man sich mit dem Sägeschnitt allseitig 2—3 mm. von der Grenze des Gelenkknorpels entfernt halten muss, um mit Sicherheit den Epiphysenknorpel nicht zu verletzen.

Wird übrigens bei Gelenktuberculose im Kindesalter frühzeitig genug zur operativen Behandlung geschritten, so kommt man in der Regel mit der Wegnahme dünner Knochenscheiben aus. Einzelne tiefer sitzende Herde werden mit dem Meissel, dem scharfen Löffel, dem Thermokauter entfernt. Die Epiphysenscheiben bleiben bei dieser Arthrectomia ossalis unberührt.

Bei Erwachsenen gilt als äusserste Grenze der Resection die Stelle, an welcher das Gelenkende sich in den Schaft der Diaphyse verschmälert. Weiter nach oben, oder nach unten zu gehen, ist wohl nicht rathsam. Nicht etwa wegen der Eröffnung der Markhöhle, wie man früher wohl angab, sondern weil dann die Berührungsflächen zu schmal werden und die Verkürzung des Beines zu erheblich. Im Interesse einer festen Synostose ist es in jedem Falle geboten, mindestens einige Millimeter jenseits der früheren Epiphysenlinie abzusägen. Man gelangt damit in die Region des Periostes, dessen Auswachsen und Verknöchern vorwiegend, wenn nicht ausschliesslich, die Synostose herbeiführt.

Es versteht sich von selbst, dass wenn dickere Scheiben des Caput tibiae entfernt werden, die Fibula in gleicher Höhe abgesägt jwerden muss.

§. 102. Ueber die Entfernung der Patella bei Resectio genus gingen die Meinungen früher recht weit aus einander. Park, Moreau, Mulder hatten die Kniescheibe herausgelöst, weil sie mit erkrankt war, und Syme musste sie schon durch seine Schnittführung jedesmal opfern. Textor erhielt die Patella in seinem ersten Falle und empfahl sie zu schonen, wenn sie nicht cariös sei. Ried hielt dagegen die Entfernung der Patella für das Zweckmässigste, da sie bei einer Synostose doch keinen Nutzen mehr hätte. In derselben Weise sprach sich O. Heyfelder aus. Indessen hatte H. Smith[1]) 1855 bei der Section eines von Jones operirten Kindes gefunden, dass die Kniescheibe fest mit den synostotischen Resectionsenden verwachsen war, und schloss hieraus, die Patella könne zur Verstärkung der Synostose von Werth sein. Es hat dies verschiedene englische Chirurgen veranlasst, selbst die erkrankte Kniescheibe zu schonen und nur bei sehr tief gehender Zerstörung von ihrer Erhaltung abzusehen. So gibt Erichsen den

---

[1]) cf. Pénières l. c. pag. 18.

Rath, man solle bei oberflächlicher Caries die erkrankte Stelle aus-schaben, den Rest aber auf die vordere Fläche des Femurrandes auf-heilen, welche zu diesem Zwecke ihres Knorpels beraubt werden müsse. Von anderer Seite wurde hiergegen geltend gemacht, die Erhaltung der cariösen Patella veranlasse Rückfälle und ziehe die Heilung der Resectionswunde ausserordentlich in die Länge, und es sprachen sich Butcher[1], später auch Fergusson im Allgemeinen für die Exstirpa-tion der Kniescheibe bei Caries aus. Pénières[2] hält ihre Erhaltung geradezu für einen Fehler und behauptet, statistisch nachweisen zu können, dass sie die Mortalität der Resectio genus vergrössere. In Deutschland hat sich hauptsächlich die Langenbeck'sche Schule für die Erhaltung der Kniescheibe ausgesprochen. Ganz im Gegensatze zu H. Smith will sie dieselbe geschont wissen, weil sie bei einer Nearthrose wieder in Function treten könne.

Die Mehrzahl der Chirurgen legt heutzutage keinen besonderen Werth mehr auf die Erhaltung der Kniescheibe. Man lässt sie im Weichtheillappen, wenn sie vollkommen gesund ist, und hat dann den Vortheil, dass der Lappen derber und dicker bleibt und die Form des Knies weniger leidet; man entfernt sie aber stets, wenn sie zersplittert oder erkrankt ist, oder aber einer sorgfältigen Exstirpation der Synovialis im Wege steht. Im Falle der Erhaltung ist der oben angeführte Rath Erichsen's gewiss zu beachten und in der Weise zu verwerthen, wie es Riedinger gethan hat. Er sägte die überknorpelte Fläche der Patella ab, legte an Femur und Tibia eine entsprechende Wundfläche an und nähte die Kniescheibe mit Catgut auf die an einander ge-lagerten Resectionsenden fest. Die Patella verwuchs knöchern mit Femur und Tibia[3].

§. 103. Die Synostose der Knochen nach Resectio genus erfordert eine sehr innige und feste Anlagerung der Resectionsenden. Wir werden erfahren, dass dies durch erstarrende Verbände nur dann in befriedigender Weise erreicht werden kann, wenn der Verband das Bein möglichst vollständig umgibt. Die Aseptik beansprucht aber eine freie Zugänglichkeit der Wunde, und so hat man am Knie die Gyps-und Wasserglasverbände mehr und mehr verlassen und sich wiederum den Lagerungsverbänden zugewendet. Um nun gerade in den ersten 8—14 Tagen, in welchen der Wechsel des Verbandes ein Herausheben oder mindestens Bewegen des Beines unvermeidlich macht, die Knochen zu stützen, ist man wieder mehr zur Knochennaht zurückgekehrt. Wir sagen zurückgekehrt, denn die Knochennaht nach Resectio genus wurde bereits 1853 von Gurd. Buck[4] bei einer Resection wegen Ankylose angewendet. Sie ist dann von Adelmann[5] (1858) und Bauer[6] (1862) dringend angerathen, aber nur in vereinzelten Fällen

---

[1] Butcher: Essays and Reports on operat. and conservat. Surgery. 1865, pag. 169.
[2] Pénières l. c. pag. 19.
[3] Riedinger: Verhandlg. d. deutsch. Gesellsch. f. Chirurgie. VII. Con-gress. 1878, I, pag. 35.
[4] Gurd. Buck bei Pénières l. c. pag. 84, 85, Tab. Nr. 11.
[5] Adelmann, G.: Prag. Viertelj.-Schrift 1858, Bd. LIX, pag. 89.
[6] Bauer: Archiv f. klin. Chirurgie. Bd. II, pag. 644, 1862.

von Parker[1]). Wood[2]), Krackowitzer[3]), Enos[4]), Alcott[5]) u. A.
ausgeführt worden. Man benutzte Silberdraht, der auch in neuerer
Zeit wieder von König, Holmer u. A. empfohlen wurde. Andere
ziehen carbolisirte Seide oder starkes Catgut (v. Volkmann)[6]) vor.
Der Silberdraht hat insofern Vortheile, als er die Knochen zur Anbildung neuer Knochenmasse reizt; aber das Entfernen begegnet nach
Heilung der Weichtheilwunde manchen Schwierigkeiten. Aseptische
Seide und Catgut heilen ein oder werden resorbirt; um ihr Verbleiben
braucht man sich nicht weiter zu bekümmern. Die Knochennaht wird
in der Weise ausgeführt, dass man mittelst eines Drillbohrers oder
mit einem Pfriem jederseits in der Mitte, oder an den Ecken 1—2 schräg
nach innen gerichtete Löcher durch Femur und Tibia bohrt und
das Nahtmaterial mit einer Nadel, oder in der Rinne des Bohrers
(Holmer)[7]) durchführt. v. Volkmann bediente sich bei Kindern
zur Knochennaht einer starken, etwas gebogenen Nadel, die mit einem
Langenbeck'schen Nadelhalter durch die Spongiosa gestochen wurde.

Wundverband und Lagerung.

§. 104. Nachdem die tiefsten Stellen der Wunde beiderseits mit
kurzen Drains versehen sind, wird die ganze Weichtheilwunde sorgfältig genäht. Hutchinson[8]) hat, um den früher häufig beobachteten
Eitersenkungen in die Kniekehle zu begegnen, empfohlen, gleich bei
der Operation hinten eine Gegenöffnung anzulegen. Die Antiseptik,
besonders aber die Exstirpation der hinteren Kapselbucht, macht diese
Vorsichtsmaassregel heutzutage unnöthig.

Es folgt nun der aseptische Verband, mit welchem das Bein in
eine der Schienen gelagert wird, wie sie für die Knieresection mehrfach angegeben sind.

Esmarch[9]) hat 1859 eine dreitheilige, schwebende Schiene empfohlen, deren Mittelstück bei dem Verbandwechsel herausgenommen
werden kann. Fig. 35.

An ein 44 Zoll langes, 16 Zoll breites und 1 Fuss dickes Brett
sind durch Klammern zwei starke eiserne, 21 Zoll hohe Stützen befestigt, die über dem operirten Gliede und dessen Axe parallel eine
46 Zoll lange Eisenstange tragen. An dieser Stange schwebt das
resecirte Bein, unterstützt von drei kurzen Klappschienen, die durch
Schraubenklammern festgehalten sind. Das hölzerne, sohlenförmige
Fussbrett wird von einem 12 Zoll langen, mit einem Kugelgelenk versehenen Eisenstabe getragen und ist durch eine Klammer an die untere
Stütze befestigt. Die Eisenschienen sind in zwei Theile zerlegbar und

---

[1]) Parker bei Culbertson l. c. pag. 236—237.
[2]) cf. Pénières l. c. pag. 46. Tab. Nr. 289.
[3]) Ebenda Nr. 291.
[4]) Ebenda pag. 48, Nr. 327.
[5]) Ebenda pag. 48, Nr. 332.
[6]) R. v. Volkmann l. c.
[7]) Holmer: Hosp. Tidende 1873. Ref. in Virchow-Hirsch's Jahresbericht.
1873, II, pag. 462.
[8]) Hutchinson: Medical Times and Gaz. March 15, 1856.
[9]) Esmarch: Beiträge zur prakt. Chirurgie. Kiel 1859.

werden durch Charniere zusammengehalten. Die Tragstange der obersten Schiene ist leicht gekrümmt, so dass nach Bedürfniss dem Oberschenkel eine etwas andere Richtung gegeben werden kann. Schienen und Fussbrett werden mit Kissen von gleicher Grösse belegt; eine vielköpfige Binde befestigt die Extremität. Um Raum zum Verbinden zu haben, muss der Körper höher gelagert sein, als das den Apparat tragende Brett. Dies erreicht man durch eine dreitheilige Matratze, deren Mittelstück das Brett eben noch bedeckt, deren Unterstück wiederum der Länge nach getheilt ist.

Eine doppelte, untere und obere Blechschiene ist von Fr. König[1]) angegeben worden. Beide Schienen sind am Kniegelenke unterbrochen, so dass das Gelenk für das Anlegen und Wechseln des] aseptischen

Fig. 35.

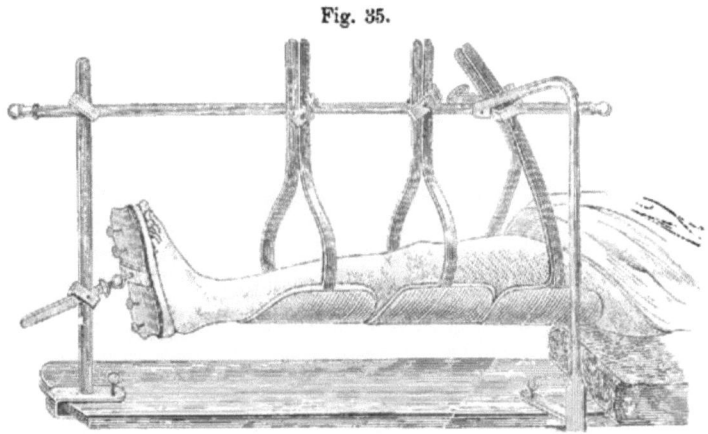

Esmarch's getheilte Schwebeschiene für die Resection des Kniegelenkes.

Verbandes frei bleibt. In die untere Schiene wird nach Vollendung des Verbandes ein Mittelstück befestigt. Fig. 36.

Die Knieresectionsschiene von Linhart[2]) (Fig. 37) ist eine einfache Petit'sche Blechschiene, die auf einem Gestell von Eisenstäben steht. Dem Knie entsprechend lässt sich ein Stück der Schiene wegnehmen; es ist ziemlich lang, so dass man eine bedeutende Strecke ober- und unterhalb der Resectionswunde das Glied blosslegen kann. Das Stück erhält eine besondere Polsterung, die, wenn sie verunreinigt ist, entfernt und neu ersetzt werden kann. Die Befestigung des herauszunehmenden Stückes der Schiene geschieht durch Eisenstifte. Diese werden durch lange Oesen geschoben, die sich sowohl an dem unbeweglichen, wie an dem beweglichen Stücke des Schienenapparates befinden.

R. v. Volkmann lagerte seine Knieresecirten in eine flache, mit Fussstück versehene Blechrinne, die durch ein ⌐-förmiges Eisenstück

---

[1]) Fr. König: Specielle Chirurgie. 1. Aufl., Bd. II, pag. 963.
[2]) W. v. Linhart: Operationslehre. 4. Aufl., 1874, pag. 483.

verschieden hoch gestellt werden kann [1]). Fig. 38. Das Bein muss
bei dem Verbandwechsel freilich immer herausgehoben werden. Dies
ist indessen bei strenger Aseptik nur in den ersten 8 Tagen das eine

Fig. 36.

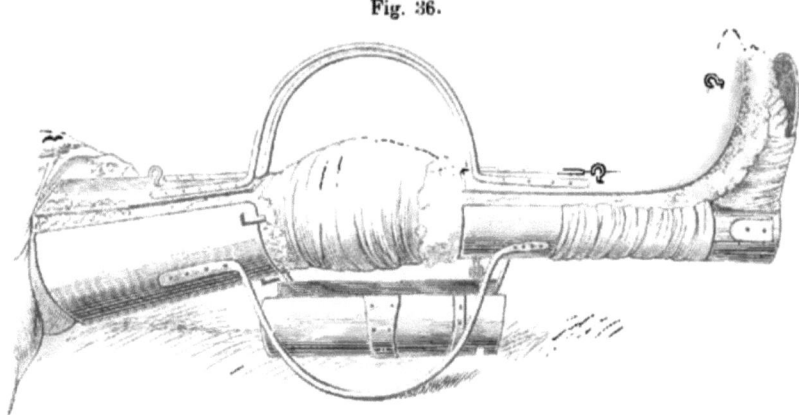

Fr. König's Knieresectionsschiene.

oder andere Mal nöthig; von da ab kann der Verband 8 und 14 Tage
ruhig liegen bleiben.

Holzschienen lassen sich, wenn sie nicht sehr breit und der
Form des Gliedes gut angepasst sind, in den aseptischen Verband mit

Fig. 37.

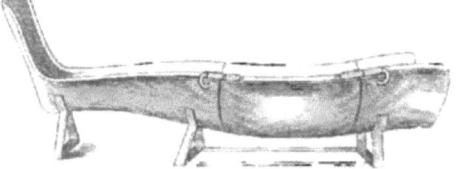

Linhart's Schiene zur Resection des Kniegelenkes.

hineinwickeln. Es eignet sich hierzu ganz vorzüglich die Watson'sche
Schiene [2]). Fig. 39 a b.

Ehe die Knochennaht wieder aufgenommen worden war, hatte
man nicht selten mit der Verschiebung des Femurendes nach vorn zu
schaffen. Roser [3]) empfahl gegen dieselbe den für Unterschenkel-
fracturen von Malgaigne angegebenen Stachel. Der Stahlbügel sollte
an dem Gypsverbande in geeigneter Weise befestigt und der Stachel

---

[1]) R. v. Volkmann in seinen klin. Vorträgen, Nr. 117—118, pag. 973.
[2]) Watson, Patr.: Edinburgh. med. Journal 1867, Jan., pag. 607; April,
pag. 909.
[3]) Roser: Ueber Resect. bei Gelenkvereiterung. Archiv f. phys. Heilkunde,
Jahrg. 12, Heft 2, pag. 278.

in das obere Resectionsende eingeschraubt werden. Zum gleichen
Zwecke liess Th. Billroth an eine Schiene, die in England vielfach
im Gebrauche war, den Malgaigne'schen Stachel anbringen [1]).
    Die Knochennaht macht derartige Hilfsmittel unnöthig.   Sie

Fig. 38.

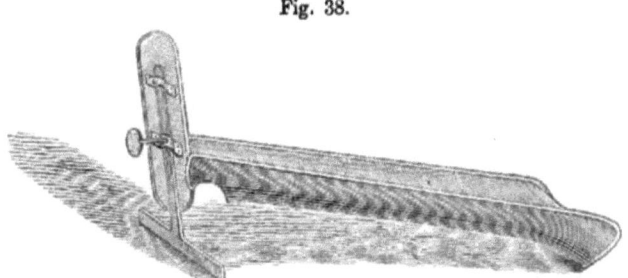

R. v. Volkmann's Unterschenkelschiene mit ⊥-Eisen.

muss allerdings sehr sorgfältig gelegt werden. Insbesondere ist bei
ungleichem Querschnitte der Knochensägeflächen darauf zu achten, dass,
während vorn die Knochen in gerader Ebene liegen, die Tibiakante
hinten nicht allzusehr vorspringt. H. Braun [2]) sah in einem

Fig. 39.

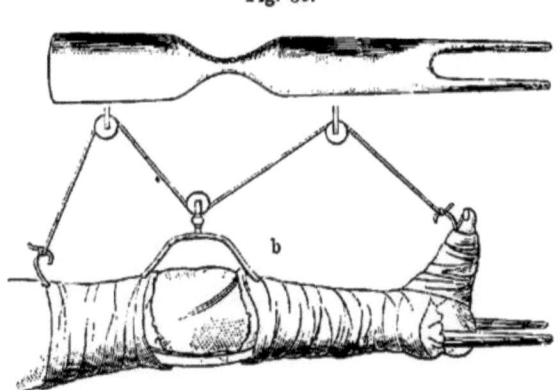

Knieresectionsschiene nach Watson-Esmarch.

Falle 8 Tage nach der Resection Gangrän des Fusses eintreten, welche
die Amputatio femoris nothwendig machte. Bei der Section des Beines
fand sich, dass die dem Femurstumpfe angepasste Tibiasägefläche stark
nach hinten vorragte und die Arteria poplitea zusammenpresste. Die
vordere Gefässwand zeigte in der Höhe der oberen Tibiakante eine
gangränöse Stelle; in der Lichtung lag ein wandständiger Thrombus.

---

[1]) Th. Billroth: Deutsche Klinik 1859, pag. 331—334. Mit Abbildung.
[2]) Hch. Braun: Centralblatt f. Chirurgie 1883, Nr. 12.

In gleicher Höhe wurde der Nervus tibialis vollständig durchquetscht gefunden; der Nervus peroneus war unversehrt geblieben. A. Eulenburg beobachtete in mehreren Fällen von Knieresection eine mehr oder minder bedeutende Lähmung des Nervus tibialis, die er auf eine Knickung des Nerven zurückführt.

Ist die Weichtheilwunde nach Knieresection vollkommen geschlossen, oder sind nur kleine, wenig absondernde Fisteln zurückgeblieben, so werden die Schienen- und Lagerungsverbände sehr zweckmässig ersetzt durch den Gyps- oder Wasserglasverband. Bei günstigem Verlaufe können 6 Wochen nach der Operation die ersten Gehversuche an Krücken vorgenommen werden.

Resection des Fussgelenkes.

§. 105. Der Kranke liegt auf dem Rücken, etwas nach der gesunden Seite gedreht; der zu resecirende Fuss wird auf ein kleines Polster gelagert. Eine Gummibinde oder der Esmarch'sche Schlauch sperren das Blut am Oberschenkel ab.

Verfahren.

1. Der bilaterale Längsschnitt. (Bourgery, B. v. Langenbeck.)

Den beiderseitigen von Moreau, dem Vater, angegebenen, von M. Jäger etwas abgeänderten Winkelschnitt hat Bourgery [1] insofern vereinfacht, als er die unteren Hilfsschnitte wegfallen liess. Es blieb so der bilaterale Längsschnitt übrig, den B. v. Langenbeck für die subcapsulare Resection besonders ausgebildet hat. Wir geben die Schnittführung nach seiner Vorschrift wieder [2].

Der erste Längsschnitt fällt auf den Malleolus externus, ist 6—8 cm. lang und dringt sofort auf den Knochen. Mit dem Raspatorium wird die Fibula sorgfältig aus dem Periost herausgelöst und mit der Stich- oder Kettensäge durchtrennt. Ein in den Zwischenknochenraum eingesetzter Spatel schützt die Weichtheile vor Verletzung. Der Sägeschnitt soll nicht ganz quer zur Axe der Tibia, sondern etwas schräg von aussen und oben nach innen und unten verlaufen. Hierdurch wird das Hervorziehen des Malleolus wesentlich erleichtert. Mit der v. Langenbeck'schen Resectionszange fasst man die Fibula dicht unter dem Sägeschnitte, zieht sie kräftig nach aussen und löst unter Drehen und Wenden den Malleolus extern. aus seiner Gelenkverbindung heraus. Der Bandapparat, der bald stumpf, bald scharf abgetrennt wird, soll möglichst als Ganzes zurückbleiben. v. Langenbeck empfiehlt nun als zweiten Akt der Operation das Absägen der oberen Gelenkfläche des Talus, der in Verbindung mit der Tibia der Stichsäge weniger ausweichen kann, während nach Entfernung des Malleolus internus die Talusrolle mit dem Fusse lose hin

[1] Bourgery: Traité complet de l'anatomie de l'homme, comprenant la méd. opérat.
[2] B. v. Langenbeck: Ueber Resection des Fussgelenkes. Berliner klin. Wochenschrift 1865, Nr. 4. — Archiv f. klin. Chirurgie. Bd. XVI, 1874, pag. 502.

und her schwankt. Das abgesägte Stück bleibt in der Wunde liegen,
bis die Tibia herausgelöst ist. Es folgt als dritter Akt der Längsschnitt auf dem Malleolus internus, der ebenfalls bis auf den Knochen
dringt. Nachdem die Tibia in der Höhe des Fibula-Sägeschnittes vom
Periost ringsum entblösst worden, wird auch sie in situ durchgesägt
und ebenso, wie die Fibula aus ihrer Bandverbindung am Malleolus
internus herausgeschält. Dieser letzte Akt ist wesentlich zu verein-
fachen, wenn man nach Ablösung des Periostes und querer Durchtrennung der Kapsel den Fuss nach aussen umlegt, wie dies bereits
M. Jäger empfahl, und 'die Tibia allmälig so weit aus der Wunde
heraustreten lässt, dass sie mit der Bogensäge abgesägt werden kann.
    Die angegebene Schnittführung erfährt einige Abänderung, wenn
die Resection nur partiell ausgeführt werden soll. Kann die Tibia
erhalten bleiben, so genügen selbstverständlich die beiden ersten Akte
der Operation. Gilt es dagegen, die Tibia allein zu entfernen, so fügt
v. Langenbeck dem auf dem Malleolus int. geführten Längsschnitte
einen nach unten convexen, den Knöchel umkreisenden Schnitt hinzu,
so dass die Wunde die Form eines Ankers erhält.
    Soll mit beiden Knöcheln das Sprungbein ganz entfernt werden, so
wird an der Innenseite statt des Längsschnittes ein ⊥-Schnitt gemacht,
dessen querer Theil auf das Sustentaculum tali fällt oder, wenn dieses
nicht zu entdecken wäre, 3 cm. unterhalb der Spitze des Knöchels verläuft.

    2. Für die Resection wegen Gelenktuberculose hat Fr. König[1])
(1882) den v. Langenbeck'schen Schnitt in einer Weise abgeändert,
die schon vor der Entfernung der Knochen einen freien Einblick in
das Kapselinnere gestattet. Die beiden Längsschnitte verlaufen zu
dem Zweck je an dem vorderen Rande der Tibia und der Fibula.
Der innere Schnitt beginnt etwa 3 cm. oberhalb des Gelenkes, zieht
am Vorderrande des Malleolus int. entlang nach dem Collum tali und
·endet an der Gelenklinie zwischen Talus und Os naviculare. Ihm
parallel verläuft in gleicher Länge der äussere Schnitt am Vorderrande
des Malleolus ext. Von beiden Schnitten aus lassen sich nun die
Weichtheile an der Vorderseite des Gelenkes im Ganzen ablösen und
mit dem Elevatorium als grosser Brückenlappen emporheben, so dass
das Gelenk vorn betastet und besichtigt werden kann. Die Ablösung
der seitlichen Bänder geschieht mit dem Meissel, der jederseits in den
Längsschnitt eingesetzt wird. Unter kurzen, kräftigen Schlägen trägt
man am Malleolus internus, wie am externus die äussersten Knochenlamellen sammt den Bandansätzen ab (P. Vogt'sches Verfahren, vergl.
oben S. 136) und bricht durch Emporheben mit dem Elevatorium die
Rindenschicht oben ein. Werden nunmehr die Weichtheile mit scharfen
Haken nach beiden Seiten und nach vorn abgezogen, so kann man
einen breiten Meissel unter dem Brückenlappen auf die Tibia ansetzen
und deren Gelenkende abschlagen. Das lose Stück wird mit der
Resectionszange gefasst, von der Kapsel abgelöst und herausgezogen.
Es folgt in der gleichen Weise die Abtrennung der Fibula, wenn sie
erkrankt ist. Der Talus ist jetzt frei zugänglich. Seine obere Fläche
wird mit dem Meissel ebenfalls angefrischt; ist aber der ganze Knochen

---

[1]) Fr. König: Archiv f. klin. Chirurgie 1885, Bd. XXXII, pag. 691.

erkrankt, so lässt er sich von den angegebenen Schnitten aus unschwer herausnehmen. Der Entfernung der Knochen folgt das sorgfältige Ausräumen der tuberculös erkrankten Synovialis, deren vordere Abschnitte der Pincette und Scheere ausserordentlich leicht zugänglich sind, deren hintere erreicht werden, wenn man den Fuss stark dorsal flectirt und nach unten anziehen lässt.

Riedel [1]) (1885) empfiehlt, in den vorderen Längsschnitten die beiden Malleolen durch schräg von unten nach oben geführte Meisselschläge abzutrennen und sammt den Bandansätzen seitwärts zu lagern. Dann liegt das Fussgelenk vollkommen offen; Tibia und Talus können leicht mit dem Meissel resecirt werden. Aber auch ohne die Entfernung der Gelenkenden ist das Herausschneiden der tuberculös erkrankten Synovialis, die Arthrectomia synovialis, möglich.

3. Der vordere Längsschnitt — grosser vorderer Längsschnitt, kleiner äusserer Querschnitt — mit planmässiger Entfernung des Talus. (P. Vogt 1883 [2]).)

Der Längsschnitt beginnt oberhalb der Fussgelenklinie, entsprechend der Verbindung zwischen Tibia und Fibula, zieht zunächst als Hautschnitt über das Fussgelenk und den Fussrücken und endet unterhalb der Chopart'schen Gelenklinie. Nach Durchtrennung des Unterhautbindegewebes und der Fascie werden die Sehnen des Extensor digitor. longus von der Unterlage abgehoben und nach der Mitte gezogen. Der Extensor brevis wird eingeschnitten und stark seitwärts gedrängt, die Art. malleol. ext. aber, ein starker Ast der Tibialis antica, sammt den begleitenden Venen zwischen zwei Ligaturen durchtrennt. Es folgt die Längsspaltung der nunmehr blossliegenden Gelenkkapsel, ihre Ablösung nach beiden Seiten hin mittelst Messer und Elevatorium, sowie die quere Durchtrennung des Ligam. talo-naviculare. Ist auf diese Weise Collum und Caput tali frei, so führt man von der Mitte des Längsschnittes aus einen kurzen Querschnitt, der unter der Spitze des Malleolus extern. endet, die Weichtheile schichtweise bis auf den Talus durchtrennt, die Sehnen der Peronei aber unberührt lässt. Die Ligg. talo-fibularia ant. und post., sowie das Lig. calcaneofibul. werden dicht am Knöchel durchschnitten, während der Fuss in starke Supination gedrängt steht; sodann trennt man mit einem kurzen, spitzen Scalpell den Bandapparat im Sinus tarsi. Mittelst der in das Collum tali eingesetzten Resectionszange, oder aber mit einem hinter den Hals geschobenen Elevatorium wird jetzt der Talus im supinirten Fusse stark nach aussen gedreht, ein breiter Meissel zwischen Malleolus int. und Talus eingedrängt und die Ansatzstelle des Ligamentum laterale int. am Sprungbeine abgeschlagen. Ein weiterer Zug und Druck drängt den Talus nun so weit heraus, dass die Verbindung mit dem Calcaneus im hinteren Fussgelenke ohne Schwierigkeit getrennt werden kann. Tibiagelenkfläche und Synovialis sind nunmehr vollkommen frei zugänglich.

---

[1]) Riedel bei Erasmus: Deutsche med. Wochenschrift 1885, pag. 349.
[2]) P. Vogt: Centralblatt für Chirurgie 1883, Nr. 19.

4. Der äussere Längsschnitt mit Resection der Fibula.
(Chassaignac 1861 [1]); Erichsen 1864 [2]); Larghi 1858 u. 1869 [3]).)

a) Ein einziger Schnitt auf der Fibula legt diese bloss. Nach ihrer Resection soll die Tibia vom gleichen Schnitte aus entfernt werden. Diesem Längsschnitte Chassaignac's fügte Erichsen einen kleinen unteren Bogenschnitt hinzu — Ankerschnitt:

b) Rund um den äusseren Rand des Malleolus ext. zieht ein 4 Zoll langer Bogenschnitt, der Strecksehnen und Art. dorsal. ped. schont. Auf ihn trifft ein senkrechter Schnitt längs der Fibula. Nach Durchtrennung der Peronealsehnen wird die Fibula an ihrem unteren Ende blossgelegt und abgetragen. Es folgt das Herauslösen des Talus. Nun zieht man den Fuss nach innen, macht das Gelenkende der Tibia frei und sägt oder meisselt von diesem so viel, als nothwendig ab.

c) Larghi's Schnitt beginnt unterhalb der Spitze des äusseren Knöchels und zieht, die Weichtheile bis auf den Knochen trennend, 8—10 cm. nach aufwärts. Nachdem von beiden Wundrändern aus der Malleolus ext. von Periost und Bandmassen entblösst ist, wird er in der Höhe der Tibiagelenkfläche mit einem Meissel abgetrennt und entfernt. Die Loslösung der Kapsel von Tibia und Talus erfolgt mittelst Raspatorium. Dann drängt man den Fuss gewaltsam nach innen und luxirt ihn einwärts. Talus, Tibiagelenkfläche und Kapselinneres liegen frei zu Tage.

5. Der äussere Längsschnitt ohne Resection der Fibula.
(Albanese 1869 [4]); Lauenstein 1890 [5]).)

a) Albanese lässt seinen Schnitt 7 cm. oberhalb der äusseren Knöchelspitze anfangen und unter dem Malleolus ext. enden. Mit dem Raspatorium wird das Periost sammt den bedeckenden Weichtheilen nach aussen geschoben, worauf man mit einem kurzen, kräftigen Messer die Kapsel des Tibiotarsalgelenkes eröffnet und von Tibia und Talus abtrennt. Dann umfasst man den Fuss und dreht die Planta nach oben und innen, bis der Fuss vollkommen luxirt nach innen liegt.

b) Ganz ähnlich ist das Verfahren Lauenstein's, welches unabhängig von dem vorhergehenden ausgebildet wurde. Der Schnitt beginnt 10—12 cm. oberhalb der Knöchelspitze, wendet sich am unteren Ende des Malleolus in flachem Bogen nach vorn und endet in der Ebene des Talonaviculargelenkes. Nach Zurücklagerung der Haut wird am hinteren Rande der Fibula die Fascie gespalten und die Scheide der Peronealsehnen eröffnet. Nun lässt man die Sehnen der Peronei mit einem Haken nach hinten ziehen und trennt die Weich-

---

[1]) Chassaignac: Traité des opérations chirurg. 1861.
[2]) Erichsen, John: Prakt. Handbuch d. Chirurgie; deutsch von Oskar Thamhayn. Bd. II, 1864, pag. 365.
[3]) Larghi: Giornale della R. Academia di Medicina di Torino 1869, 31. Marzo, Nr. 6, pag. 386.
[4]) Albanese: Sulla resezione della articolazione tibiotarsica. Palermo 1869.
[5]) Lauenstein, C.: Ein einfacher Weg, das Fussgelenk freizulegen. Archiv f. klin. Chirurgie. Bd. XL, 1890, pag. 828.

theile an der Rückseite des Unterschenkels, die Muskelbäuche der
Peronei und des Flexor hall. long. von dem Periost der Fibula und
Tibia ab, etwa bis zur Mitte der letzteren. Es folgt die Spaltung
der Fascie am vorderen Rande der Fibula, die Eröffnung des Fuss-
gelenkes vor dem Malleolus ext. und das Ablösen der Weichtheile
sammt dem vorderen Kapselansatze an der Tibia, während ein Haken
die Strecksehnen nach vorn zieht. Sodann wird vor dem äusseren
Knöchel, in der Richtung des Talushalses, der Weichtheilschnitt vertieft
und, nach Durchtrennung des Ligam. cruciatum und Spaltung der das
Collum tali seitlich deckenden Weichtheile, die äussere Wand der vorderen
Gelenktasche gespalten. Schliesslich umgeht man mit einem schmalen
Messer die Innenfläche des Malleolus ext. und schneidet die Ligamente
ab, die ihn mit Calcaneus und Talus verbinden. ein Akt. den man sich
durch Hohllegen des Fusses und Druck auf den Kleinzehenrand etwas
erleichtern kann. Jetzt ist die Talusrolle frei, und eine Innenrotation
des plantarflectirten Fusses um seine Längsaxe hebelt den Talus aus der
Gabel der Unterschenkelknochen über den Malleolus internus hinüber.
Durch weitere Adduction lässt sich der Fuss so lagern, dass die obere
Fläche der Talusrolle in die gleiche Ebene mit der Gelenkfläche der
Unterschenkelknochen zu liegen kommt, während der Malleolus internus
in unversehrter Bandverbindung mit Calcaneus und Talus verbleibt.
Werden jetzt scharfe Haken in die Wundränder eingesetzt. so ist jeder
Abschnitt der Gelenkkapsel zugänglich, und ausser den Gelenkflächen
sind auch die vorderen und hinteren Umgrenzungen der Epiphysen
erreichbar.

6. Der äussere, quere Bogenschnitt. (Theodor Kocher
1883 [1]), J. Reverdin 1884 [2]).)

Der Schnitt verläuft am rechtwinkelig gehaltenen Fusse von dem
Aussenrande der Strecksehnen, um den Malleolus externus herum bis
zur Achillessehne. Haut und Fascie werden gespalten; vorn wird der
laterale Ast des Nervus peroneus superficialis geschont und gegen die
Strecksehnen abgezogen, hinten womöglich der auf den Peronealsehnen
liegende Nerv. saphenus ext. Nunmehr dringt der Schnitt vorn zwischen den Extensoren und der Fibula in das Gelenk ein und löst
unter kräftigem Abheben der Strecksehnen den Kapselansatz am Vorderrande der Tibia bis zum Malleolus int. und am Collum tali so weit
nach innen, als möglich. Es folgt die Abtrennung der Kapsel und
der Bänder dicht am Malleolus externus. An seinem hinteren Rande
wird hierbei die Sehnenscheide der Peronei eröffnet und bis über die
Gelenkebene hinaus nach oben gespalten. Während nun die Sehnen
mit einem Haken zur Seite gehalten werden, dringt das Messer durch
die hintere Wand der Sehnenscheide gegen die Kapsel vor und löst
sie ausgiebig vom hinteren Rande der Tibia ab, bis gegen den Malleolus internus zu. Jetzt wird der Fuss. dessen Kapselverbindung mit
Tibia und Fibula im ganzen äusseren, vorderen und hinteren Umfange

---

[1]) Kocher bei Dumont: Archiv f. klin. Chirurgie 1887, Bd. XXXIV,
pag. 318, und Archiv f. klin. Chirurgie 1888, Bd. XXXVII, pag. 807.
[2]) Reverdin bei Gremaud: Etude sur les procédés de résection tibio-
tarsienne. Diss. inaug. Genève 1884 und Union médicale. Paris 1885, Hft. 53.

gelöst ist, mit Kraft über den Malleolus internus nach innen gewälzt, also soweit einwärts luxirt, dass die Planta an der Innenseite des Unterschenkels nach oben sieht und der Innenrand des Fusses die Tibia berührt. Werden nun noch an der Spitze des Malleolus internus die Bänder von innen her durchschnitten, so hat man einen vollkommen freien Blick in alle Buchten des Fussgelenkes und kann die sorgfältige Ausräumung der erkrankten Synovialis ohne Schwierigkeit vornehmen. Auch zur Entfernung des Talus, wenn er erkrankt oder verletzt ist, bietet sich Raum genug. Will man dagegen den Talus erhalten, so hüte man sich vor unnützer Eröffnung des Talotarsalgelenkes und schone die Kapselansätze am hinteren und seitlichen Umfange des Sprungbeins.

Ganz ähnlich verfuhr J. Reverdin, doch begann er den äusseren Bogenschnitt schon an der Innenseite der Achillessehne und durchtrennte diese.

Girard 1886[1]) liess den Kocher'schen Schnitt erst folgen, nachdem er, ähnlich wie P. Vogt, einen 7 cm. langen, senkrechten Schnitt in der Linie zwischen Fibula und Tibia geführt hatte, der oberhalb des Fussgelenkes begann und in der Höhe der äusseren Knöchelspitze auf den äusseren Bogenschnitt traf.

§. 106. Aeltere und neuere, wenig geübte Verfahren.

I. Längsschnitte.

a) Der bilaterale Winkelschnitt von Moreau dem Vater[2]).

Man sticht zunächst auf dem Malleol. externus das Messer bis auf den Knochen ein und führt einen 3 Zoll langen Schnitt nach oben. Von dem Anfangspunkte dieses Schnittes zieht ein zweiter, kürzerer quer nach dem Fussrücken hin. Dieser durchtrennt nur die Haut und endet an der Sehne des Peroneus tertius. Der dreieckige Lappen wird nach hinten und oben zurückpräparirt und die Fibula unter Schonung der Sehnen blossgelegt. An der Grenze des Gesunden trennt man sie nun mit dem Meissel ab und exarticulirt sie, indem man von oben nach unten die Bänder ablöst, welche sie an die Tibia, den Talus und den Calcaneus anheften. Nun folgt derselbe Schnitt auf der Innenseite der Tibia und der vordere Querschnitt, der hier bis zum Tibialis anticus reicht. Die Tibia wird freigelegt, oben mit einer Stichsäge durchtrennt und dann exarticulirt. Der Astragalus wird, je nach seiner Erkrankung, theilweise oder ganz entfernt.

Roux, der im Uebrigen das Verfahren von Moreau annahm, wandte statt des Meissels die Kettensäge an[3]).

b) Abänderung von Michael Jäger.

Jäger behielt die beiden Längsschnitte bei, führte aber den an den äusseren sich anschliessenden Querschnitt über die Sehne des Peroneus tertius hinaus, ohne diese zu verletzen. „Den hierdurch entstandenen L-förmigen Lappen präparirt man nach oben, öffnet dann die Vagina malleolaris externa und präparirt die Sehnen und Muskeln von der hinteren Fläche der Fibula ebenfalls ab, schneidet dann die Bänder des Malleolus extern. an der unteren, hinteren und

[1]) Girard bei Zesas: Centralblatt f. Chirurgie 1887, Nr. 17, pag. 313.
[2]) Moreau, Sohn: Essai etc. pag. 91.]
[3]) Roux bei Velpeau l. c. pag. 788.

vorderen Seite ein, wodurch das Gelenk geöffnet wird und darauf
die Bänder, welche die Fibula an die Tibia heften, durch und sägt
mittelst der Kettensäge oder kneipt, im Fall ihres Mangels, mit
einer scharfen Knochenzange die Fibula oberhalb der krankhaften
Stelle durch, fasst dann den Malleolus extern. mit den Fingern der
linken Hand oder mit der Kornzange, zieht ihn an und trennt vollends
die hinteren Verbindungen der Fibula und der Tibia.

Nachdem der äussere Knöchel auf die angegebene Weise entfernt ist, geht man zur Exstirpation des inneren über. Der
Längsschnitt von 3 Zoll muss durch die Mitte des Malleolus int.
gehen, und der Querschnitt nach vorn sei 1½ Zoll lang. Weber
und ich verlängerten ihn nach hinten, wodurch ein ⊥-Schnitt entstand. Der Lappen wird mit der sehnigen Haut hart vom Knochen
wegpräparirt, dann die Vagina malleolaris intern. geöffnet und alle
an der hinteren Fläche der Tibia gelegenen Theile mit den Nerven und
Gefässen genau vom Knochen getrennt, ebenso an der vorderen
Fläche verfahren, das Ligam. deltoid. eingeschnitten und so das
ganze Gelenk zu öffnen gesucht, wobei man den Fuss wieder wendet
und auch von der äusseren Wunde eindringt. Nach der Eröffnung
des Gelenkes kann man den Malleol. int. luxiren und aus der Wunde
bringen, wobei der Fuss einen rechten Winkel mit demselben bildet
und auf seiner Sohle steht. Man kann dann die Tibia oberhalb
des Malleolus mit einer kleinen Bogensäge bequem absägen. Ist der
obere Theil des Sprungbeines krankhaft, so bringt man eine kleine
Messersäge in die Wunde und sägt ihn damit ab, oder noch besser,
man feilt mit einer Feile das Krankhafte weg.

Man kann auch mit dem Schnitte am inneren Knöchel die
Operation beginnen, wenn man nur das Sprungbein oder den inneren
Knöchel zu entfernen hat.

Bei der ganzen Operation darf keine Sehne verletzt und nach
Moreau's richtiger Bemerkung die vordere Portion des Ligament.
annulare nicht durchschnitten werden, indem sonst der Antagonismus
gegen die Achillessehne aufhören und die Operation ohne Erfolg
bleiben würde" [1].

c) Der bilaterale Längsschnitt von Bourgery [2].

Zwei 3 Zoll lange Schnitte ziehen zu beiden Seiten vom
Malleolus externus und internus nach aufwärts. Die Knochen werden
von den Weichtheilen entblösst, dann mittelst einer Kettensäge
gleichzeitig an der oberen Grenze abgesägt und nun erst exarticulirt.

d) Vorderer und hinterer Längsschnitt (Meinhard Schmidt) [3].

Während der Kranke in Seitenbauchlage sich befindet, wird
an dem mit der Ferse gerade nach oben gehaltenen Fusse ein 6 cm.
langer Schnitt längs dem Aussenrande der Achillessehne bis zur
Spitze des Calcaneus geführt. In der gleichen Richtung spaltet
man die Fascie und dringt durch das subfasciale Fettgewebe auf
die hintere Bucht der Gelenkkapsel vor, die im Falle tuberculöser
Erkrankung oder eiteriger Füllung sich dem Messer entgegenstellt.
Vorderer Schnitt nach P. Vogt (s. oben).

II. Quer- und Bogenschnitte.

a) Einen Querschnitt über den Fussrücken von einem Malleolus zum
anderen wandte J. F. Heyfelder [4] an. Ebenso operirte Sédillot [5].

[1] Mich. Jäger bei Rust l. c. pag. 688 ff.
[2] Bourgery l. c.
[3] Meinhard Schmidt: Centralblatt f. Chirurgie 1889, Nr. 2.
[4] J. F. Heyfelder bei O. Heyfelder l. c. pag. 155.
[5] Sédillot: Gaz. méd. de Paris 1858, Nr. 14.

b) C. Hüter[1]) hat diesen längst verlassenen Querschnitt später wieder aufgenommen und empfahl ihn bei tuberculöser Erkrankung des Tibiotarsalgelenkes. Er lege das Gelenk besonders ausgiebig frei und gestatte so eine recht sorgfältige Exstirpation der Synovialis. Die durchschnittenen Sehnen und Nerven nähte Hüter vor dem Schlusse der Hautwunde genau wieder zusammen. In mehren Fällen hat er auf diese Weise recht gute Resultate erhalten.

c) Hussey[2]) formte aus dem Querschnitte einen nach unten etwas convexen Bogenschnitt und präparirte die Haut sammt den durchschnittenen Sehnen zurück.

d) Einen hinteren Querschnitt, der die Achillessehne spaltete und von hier aus das Gelenk eröffnete, wandte Carl Textor[3]) in einem Falle an, in welchem auch ein Theil des cariösen Calcaneus entfernt werden musste. Es trat Heilung mit theilweise beweglichem Gelenke ein.

e) Einen unteren Querschnitt mit temporärem Durchsägen des Calcaneus hat F. Busch (1882)[4]) angegeben. Der Schnitt beginnt am Malleolus ext., zieht, etwas gegen die Tuberositas calcanei geneigt, durch die Fusssohle und endet am Malleolus int. Sehnen, Gefässe und Nerven werden aus der hinteren Furche beiderseits über die Malleolen herübergehoben. Dann durchsägt man den Calcaneus vom Vorderrande der Tuberositas an bis zum Hinterrande seiner dem Talus zugewandten Gelenkfläche. Nach Spaltung der hinteren Kapselwand lassen sich die beiden Hülften des Fersenbeins aus einander ziehen, und das Fussgelenk ist für die weiteren Akte der Arthrectomie oder der Resection zugänglich. Zuletzt werden die Fersenbeinstücke mit zwei Silberdrähten wieder vereinigt und darüber die Hautwundränder vernäht.

f) Dem vorhergehenden Schnitte ähnlich ist der Fersen-Querschnitt Bogdanik's (1892)[5]). Er zieht von der Spitze des einen Malleolus zu der des anderen, und zwar über die hintere Wölbung der Ferse, 1 cm. oberhalb der Fusssohle. Der Calcaneus wird im Weichtheilschnitte durchgesägt. Dann lässt man die Stücke des Fersenbeins mit Haken aus einander halten und gelangt so in das hintere Fussgelenk. Nach dem Ausräumen der krankhaften Synovialis oder nach Herausnahme des Talus vereinigt eine Knochennaht die beiden Stücke des Calcaneus.

III. Lappenschnitte.

a) Zwei seitliche, halbmondförmige Lappen zur Blosslegung der Malleolen empfahl Velpeau[6]). Der freie convexe Rand sollte nach vorn und oben gerichtet sein.

b) Gross[7]) verband die beiden seitlichen Längsschnitte Bourgery's durch einen über den Fussrücken geführten, halbmondförmigen Schnitt und bildete solcher Weise einen hufeisenförmigen Lappen. Die Arterien und die Sehnen der langen Muskeln des Fusses sollten bei der Blosslegung des Gelenkes geschont werden.

c) Guthrie[8]) formte diesen Lappen in einem Zuge, indem er den

[1]) C. Hüter: Verhandlg. d. deutsch. Gesellsch. f. Chir. X. Congress. 1881.
[2]) Hussey: Med. Times and Gaz. 1858, Aug.
[3]) Carl Textor bei Osann: Die Resection des Fussgelenkes. Diss. inaug. Würzburg 1853.
[4]) F. Busch: Centralblatt f. Chirurgie 1882, Nr. 41, pag. 665.
[5]) Jos. Bogdanik: Centralblatt f. Chirurgie 1892, Nr. 5, pag. 89.
[6]) Velpeau l. c. pag. 738.
[7]) Gross, Sam.: System of Surgery. 1862, Vol. II, pag. 1058.
[8]) Guthrie nach Culbertson l. c. pag. 307.

Schnitt hinter dem äusseren Knöchel, 1 1/2 Zoll oberhalb seiner Spitze
begann, ihn nach vorn und abwärts, dann quer über das Fussgelenk
hinüber führte und in gleicher Höhe hinter dem inneren Knöchel
enden liess. Dieser Schnitt durchtrennte nur die Haut. Die Sehnen
sollten geschont werden. Ebenso operirte Hancock [1]) in mehreren
Fällen.

d) Ssabanejew [2]) bildete einen dreieckigen hinteren Lappen mit
oberer Basis, dessen obere Ecken den beiden Malleolen entsprachen,
dessen Spitze den Ansatzpunkt der Achillessehne am hinteren Fort-
satze des Calcaneus traf. Dieser Fortsatz wurde im Weichtheilschnitte abgesägt und mit dem Lappen nach oben geschlagen. Nach
Ausräumung des Gelenkes vereinigte Ssabanejew die Knochen-
sägewunde mit einem Elfenbeinnagel.

§. 107. Man mag die Ankylose oder das bewegliche Gelenk
als den Endzweck der Fussgelenksresection betrachten [3]), immer wird
man die Sehnen zu erhalten suchen, die zur Seite und am Rücken des
Fusses verlaufen. Schon Moreau, der Sohn, hob hervor, man müsse
die Sehnen der Streckmuskeln schonen, damit die Antagonisten derselben, die in der Achillessehne sich vereinigenden Wadenmuskeln,
nicht das Uebergewicht bekämen. Wenn nun auch die gefürchtete
Spitzfussstellung weit mehr auf eine fehlerhafte Nachbehandlung, als
auf das Durchschneiden der Strecksehnen zu beziehen ist, so bietet
dennoch deren Erhaltung einen nicht zu unterschätzenden Vortheil für
die Bewegung des Fusses und der Zehen, selbst wenn das Sprunggelenk in rechtwinkeliger Ankylose feststeht. Die Erfahrung lehrt
nämlich, dass dann die Gelenke der Fusswurzel, insbesondere das Chopart'sche Gelenk, an Beweglichkeit im Sinne der Beugung und Streckung
gewinnen und hierdurch ein Gang ermöglicht wird, der dem eines mit
geringgradigem Plattfuss Behafteten kaum nachsteht. Hierbei haben
aber gerade die Sehnen der Strecker mitzuwirken, deren Ansatzpunkte
sämmtlich unterhalb der Chopart'schen Gelenklinie liegen. Auch die
freie Bewegung der Zehen trägt zur Elasticität des Ganges bei, und
zugleich wird durch Erhaltung des Extensor digit. comm. et halluc.
long. der lästigen Verkrümmung der Zehen nach unten vorgebeugt.
Wenn daher J. F. Heyfelder, Sédillot, Hussey u. A. durch ihre
queren und bogenförmigen Schnitte sämmtliche Sehnen des Fussrückens
quer durchtrennten und das Aneinanderheilen der Stümpfe dem Zufall
überliessen, so muss dies als ein grosser technischer Fehler bezeichnet
werden. Guthrie, Hancock und Gross haben freilich bei ihren
Lappenschnitten die Sehnen schonen wollen. Dies kann aber doch nur
so geschehen, dass man die Sehnen aus ihren Scheiden herauslöst und
bei Seite halten lässt, oder indem man nach Abtrennung des Hautlappens die seitlichen Schenkel des Schnittes in die Tiefe verfolgt und
die Malleolen blosslegt. Das erstere Verfahren wirft die Sehnen aus
ihren normalen Bahnen heraus und setzt sie in die Gefahr seitlicher
Verlöthung, das zweite bietet vor dem bilateralen Längsschnitte keinen
einzigen Vortheil.

---

[1]) Hancock nach Culbertson l. c. pag. 308 und Tabelle.
[2]) Ssabanejew: St. Petersburger med. Wochenschrift 1886, Nr. 48.
[3]) Siehe unten: „Functionelle Endergebnisse der Gelenkresectionen".

Die Wiederaufnahme des vorderen Querschnittes durch C. Hüter ist dem Bestreben entsprungen, bei Tuberculose des Fussgelenkes die erkrankte Synovialis möglichst vollständig herauszuschneiden. Die Sehnen- und Nervennaht sollte dann später die Nachtheile des queren Schnittes wieder gut machen. Kann nun auch nicht bestritten werden, dass der vordere Querschnitt das Fussgelenk sofort sehr ausgiebig freilegt, so erscheint doch dieser Vortheil mit der Gefahr einer beschränkten Gebrauchsfähigkeit der Zehen zu theuer erkauft. Zwar kann unter Aseptik eine vollkommene Verheilung der Sehnen- und Nervenstümpfe eintreten; aber die erfolgreiche Sehnen- und Nervennaht setzt eben nicht nur die sichere Handhabung der Antiseptik, sondern auch ihre ungestörte Durchführung voraus. Im Uebrigen geben die seitlichen Längsschnitte, zumal wenn man sie nach König an der Vorderseite der Tibia und Fibula herziehen lässt, sowie andere, speciell für die Arthrectomie des tuberculösen Fussgelenks ausgedachte Verfahren keinen geringeren Raum zur Entfernung der erkrankten Synovialis.

Von den Längsschnitten, die wir in den Vordergrund gestellt haben, eignet sich der doppelseitige Längsschnitt von B. v. Langenbeck vorwiegend für Schussfracturen des Fussgelenkes, für die er auch zunächst ausgebildet worden ist, während bei Gelenktuberculose der König'sche Schnitt vortheilhafte Verwendung findet, sowohl für die Arthrectomie, wie für die Resection.

Einseitige Längsschnitte, wie sie Chassaignac und Erichsen angegeben haben, sind bei partieller Resection wegen Schussfractur zu verwerthen, wenn die Tibia unversehrt geblieben ist. Für die Arthrectomie und Resection wegen Tuberculose aber ist der äussere Längsschnitt erst dadurch brauchbar geworden, dass man den Fuss, nach Trennung der äusseren Bandverbindungen und der Kapsel an ihrem äusseren, vorderen und hinteren Umfange, über den Malleolus internus hinweg einwärts luxirte. Hierdurch erst wurde das ganze Talocruralgelenk in allen seinen Buchten für Messer und Scheere zugänglich, selbst ohne Resection des Malleolus ext. (Albanese, Lauenstein). Wir berichteten oben, dass Larghi der Erste war, der diesen Kunstgriff anzuwenden empfahl.

Mit Benutzung dieser zeitweiligen Luxation des Fusses nach innen übertrifft der äussere Längsschnitt (Albanese, Lauenstein) entschieden den vorderen Längsschnitt von P. Vogt, bei dessen Verfahren zudem das planmässige Entfernen des Talus nicht unwidersprochen bleiben darf. Es ist ja richtig, dass nach Herausnahme des Talus das ganze Fussgelenk, auch das Talotarsalgelenk, übersehen und ausgeräumt werden kann. Aber einen für die spätere Brauchbarkeit des Fusses so wichtigen Knochen sollte man doch nur entfernen, wenn er selbst erkrankt ist, oder aber der Verlauf der Operation ergibt, dass das Talotarsalgelenk in Mitleidenschaft gezogen ist. Ob ein temporäres Herausnehmen und Wiedereinpflanzen des Talus — Versuch von Poulsen [1]) — möglich, muss die Zukunft noch lehren.

Meinhard Schmidt's vorderer und hinterer Längsschnitt mag für besondere Fälle, in welchen sich die tuberculösen Granulationslager

---

[1]) Poulsen: Ueber Arthrectomie des Fussgelenkes mit temporärer Exstirpation des Talus. Centralblatt f. Chirurgie 1889, Nr. 31.

vorwiegend in und um den hinteren Kapselabschnitt herum entwickeln, und neben der Achillessehne Fisteln bestehen. gewisse Vortheile bieten. Im Uebrigen kann doch nicht bestritten werden, dass bei dieser Doppelschnittführung der vordere Vogt'sche Schnitt den meisten Raum liefert, ja für sich schon ausreicht.

Mit den Längsschnitten, den doppelseitigen, wie dem äusseren einseitigen, tritt in entschiedenen Wettbewerb der äussere, quere Bogenschnitt Theod. Kocher's. Die rasche Eröffnung des Gelenkes durch einen verhältnissmässig kleinen Schnitt, die breite Zugänglichkeit des Gelenkinnern nach dem Umlegen des Fusses nach einwärts sind bemerkenswerthe Vortheile des Verfahrens. Für die Fussgelenke der Kinder eignet sich der Kocher'sche Schnitt ganz besonders. Bei Erwachsenen ist die Luxation nur schwer und kaum ohne Abbruch des Malleolus internus durchzuführen. Will man am erwachsenen Fussgelenke das Verfahren anwenden, so muss der Malleolus int. von der Gelenkhöhle aus mit einem kurzen Meisselschlage abgetrennt und sammt den bedeckenden Weichtheilen nach innen verlagert werden.

Der äussere Bogenschnitt J. Reverdin's, der am Innenrande der Achillessehne beginnt und diese mit durchtrennt, ist für einen Fall von Gelenktuberculose ausgebildet worden, in welchem der Fuss in Spitzfussstellung ankylosirt war. Er ermöglichte das Geraderichten des Fusses und ist für solche Fälle gewiss vortheilhaft zu verwerthen. Im Uebrigen lässt sich das Durchschneiden der Achillessehne kaum vertheidigen, ebensowenig der hintere Querschnitt zur Eröffnung des Fussgelenkes, wie ihn Carl Textor (1853) schon einmal ausgeführt und Liebrecht (1884) wiederum hervorgeholt hat.

Der untere Querschnitt von F. Busch (1882) mit temporärer Durchsägung des Calcaneus kann seinen Anlass höchstens in der alleinigen Erkrankung des Talotarsalgelenkes finden. Das Verfahren steht sonst allen genannten schon desshalb nach, weil es eine Narbe in der Sohle zurücklässt, die beim Gehen geschwürig werden kann.

Dieser letztere Vorwurf trifft zwar nicht das Verfahren von Bogdanik, den Fersenquerschnitt; aber auch hierfür kann ein dringender Anlass nur in der alleinigen Erkrankung des Talotarsalgelenkes gefunden werden.

Wundverband und Lagerung.

§. 108. Die Wunde wird bis auf eine oder zwei kleine Oeffnungen für die Drainage vernäht. Es folgt der aseptische Schutzverband, der mit dicken Schichten den ganzen Fuss vom unteren Drittel des Unterschenkels an bis zum Metatarsus einhüllt. Zur Lagerung kann jede Holzlade, Blech- oder Drahtschiene dienen, die ein Fussbrett besitzt. Mehr empfiehlt es sich aber, den Fuss an einer Rückenschiene aufzuhängen, die in, oder auf dem aseptischen Verbande befestigt ist. Die Fersenhaut bleibt auf diese Weise vor jedem Druck bewahrt; man vermeidet den schmerzhaften Druckbrand.

Eine recht zweckmässige hölzerne Fussrückenschiene hat R. v. Volkmann angegeben [1]). Sie ist stumpfwinkelig gebogen, unten nach der

---

[1]) Esmarch: Handbuch d. kriegschir. Technik. 1877, pag. 85.

Form des Fussrückens ausgehöhlt und trägt oben 2—3 Oesen, an welchen sie sammt dem Fusse an einer Reifenbahre bequem aufgehängt werden kann (Fig. 40 a u. b). In derselben Weise lässt sich eine Beely'sche Gypshanfschiene herrichten und verwenden.

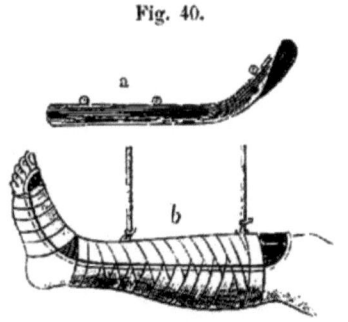

R. v. Volkmann's Rückenschiene für das Fussgelenk.

Die Watson-Esmarch'sche[1]) Schiene (Fig. 41 a) umfasst Unterschenkel und Fuss von unten her. lässt aber die Ferse frei. Sie wird in den Verband mit aufgenommen und an einem Drahtbügel schwebend gehalten (Fig. 41 b).

Fig. 41.

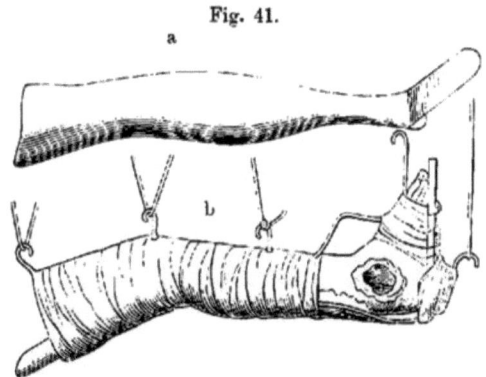

Fussgelenkresectionsschiene nach Watson-Esmarch.

Auch die Esmarch'sche[2]) Bügelschiene (Fig. 42 a, b) kann hier Verwendung finden, stützt indessen den Fuss weniger fest, als die oben genannten Schienen.

Ist die Weichtheilwunde nahezu geheilt, bedarf es nur mehr einer dünnen Lage aseptischer Schutzstoffe, so umgibt man das resecirte Gelenk mit dem Gyps- oder Wasserglasverbande, der wiederum an einer ein-

¹) Ibidem pag. 84.
²) Ibidem pag. 86.

gefügten Rückenschiene aus Bandeisen oder Draht aufgehängt wird — R. v. Volkmann's Gypsschwebe[1]).

Eine ganz besondere Sorgfalt und Aufmerksamkeit muss der Stellung des Fusses zugewendet werden. Man sehe zu, dass die Knochenenden sich nicht berühren, erhalte vielmehr die abgelösten Periost- und Kapselcylinder in einer gewissen Spannung. Vor Allem aber achte man darauf, dass der Fuss rechtwinkelig stehe zur Axe

Fig. 42.

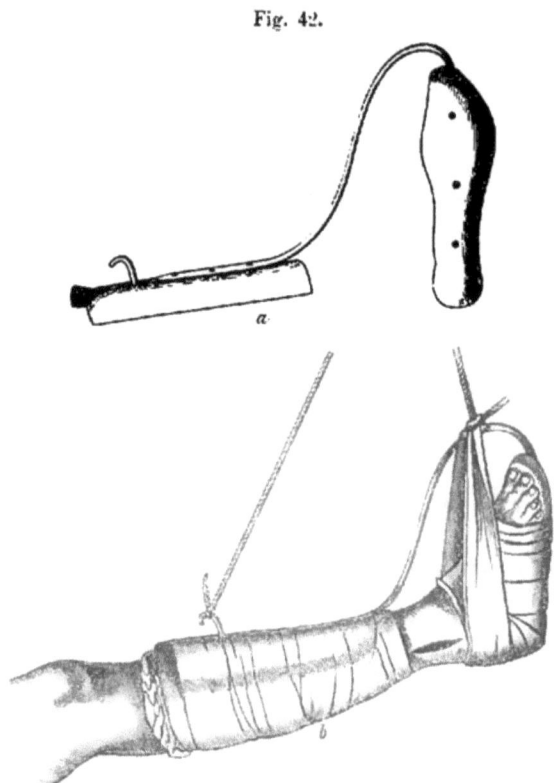

Esmarch's Bügelschiene zur Resection des Fussgelenkes.

des Unterschenkels und die Mitte halte zwischen Abduction und Adduction. Man erreicht auf diese Weise am ehesten eine der Norm sich nähernde Knochenneubildung und feste seitliche Verbindungen, die, wenn Beugung und Streckung erhalten bleiben, das seitliche Ausweichen verhindern. Bildet sich aber, wie dies eine Anzahl Autoren anstrebt, die Ankylose aus, so ist dann der Operirte im Stande. mit der vollen Sohle aufzutreten und bei dem Gehen den vorderen Theil des Fusses abzuwickeln.

_____

[1]) R. v. Volkmann: Die Gypsschwebe bei Fussgelenkresectionen. Berliner klin. Wochenschrift 1869. Nr. 51. pag. 549.

§. 109. Nach Heilung der Wunde kann man den Operirten in einem Schienenstiefel, im Gyps- oder Wasserglasverbande umhergehen lassen. Ein Schienenstiefel mit stellbarem Charnier für beschränkte Beugung und Streckung wird dann am Platze sein, wenn die Beweglichkeit im neuen Gelenke erhalten bleiben soll. Ist dagegen die Knochenneubildung schon bis zur Synostose vorgeschritten, so genügt es, durch den Gyps- oder Wasserglasverband die rechtwinkelige Stellung zu sichern und ein seitliches Umknicken des Fusses in Abduction oder Adduction zu verhüten. Das fortgesetzte Beobachten der Fussstellung ist auch jetzt noch unerlässlich; denn häufig gibt noch nach Monaten der Callus nach, und der Fuss wird durch einseitige Belastung in Varus- oder Valgusstellung gedrängt. Es unterliegt keinem Zweifel, dass manches schlechte functionelle Resultat der Fussgelenkresection nur auf die Missachtung dieser Vorschrift zurückzuführen ist.

Resectionen der Finger- und Zehengelenke.

1. Fingergelenke.

§. 110. Man hat zur Resection der Metacarpophalangeal-Gelenke Längs- und Lappenschnitte angegeben.

Längsschnitte.

Der Schnitt, wie ihn M. Jäger [1]) und Fricke [2]) anwendeten, zieht über die Dorsalfläche, legt die Strecksehne bloss und eröffnet, nachdem diese bei Seite geschoben, das Gelenk. Am Daumen, dem Zeige- und dem kleinen Finger ist es zweckmässiger, von der Seite her gegen das Gelenk vorzudringen, wie dies bereits Champion [3]) für partielle Resectionen an den Metacarpalknochen dieser drei Finger empfohlen hat.

Weniger geeignet für die subcapsulare Gelenkresection sind:

[Lappenschnitte.

Einen viereckigen Lappenschnitt, der am 1. und 5. Gelenke die Basis nach oben, an den drei übrigen nach der Seite verlegt, hat Gerdy [4]) angegeben. Malgaigne [5]) dagegen formte den Lappen dreieckig, liess die Schenkel an der Dorsalfläche des Metacarpusknochens, etwas oberhalb der Durchsägungsstelle beginnen und führte sie divergirend gegen die beiden Fingercommissuren.

Nachdem auf die eine oder andere Weise das Gelenk frei gelegt ist, wird unter möglichster Schonung der seitlichen Kapseltheile das Köpfchen der Grundphalanx herausgelöst, aus der Wunde hervorgedrängt und mittelst der Phalangensäge abgetragen. Das Capitulum des Metacarpalknochens entfernt man am besten in situ mit der Stich-

---

[1]) M. Jäger bei Rust l. c. pag. 694.
[2]) Fricke: Hamburger Zeitschrift. Bd. III, pag. 471.
[3]) Champion: De la résection des os. Thèse de Paris. Nr. 11, 1815.
[4]) Gerdy: De la résection. Paris 1839.
[5]) Malgaigne: Méd. opératoire 1861.

oder Kettensäge. Ist nur das eine Gelenkende verletzt oder erkrankt.
so begnügt man sich mit der partiellen Resection, die hier recht gute
Resultate liefert.

An den Interphalangealgelenken sind überall dorsale wie laterale
Längsschnitte zu verwenden.

Zur Lagerung der resecirten Gelenke dienen mit Fingeraus-
schnitten versehene Handschienen aus Holz oder starkem, verzinntem
Eisenblech, auf welche die aseptisch verbundenen Finger mittelst
schmaler Gazebinde befestigt werden.

2. Zehengelenke.

§. 111. An den Zehen kommt nur das Metatarsophalangealgelenk
des Hallux in Betracht. Die Resection der übrigen kleinen Gelenke
würde keinem praktischen Zwecke dienen; an der grossen Zehe aber
ist die Operation mehr und mehr in Aufnahme gekommen, seitdem
Hamilton[1]) und Hüter[2]) in dem sog. Hallux valgus eine Indication
zur Resection erblickt haben. Hamilton und C. Hüter empfahlen
einen seitlichen Längsschnitt über die Höhe des „Ballen" bis auf den
Knochen. Weichtheile und Sehnen werden von der Knochenoberfläche
abgehoben, und das meist allein krankhaft veränderte Köpfchen des
Metatarsusknochens wird mit Stichsäge oder Knochenscheere abgetragen.

Aenderungen an dem Operationsverfahren sind von Reverdin[3])
und Riedel[4]) angegeben worden. Beide lassen das eigentliche Köpfchen des Os metatarsi I unberührt, damit es zur Stütze bei dem Gehen
erhalten bleibe, und meisseln nur das innere exostotische Stück ab.
Reverdin fügt hierzu das Ausmeisseln eines Keiles aus der Diaphyse,
dicht oberhalb des Köpfchens, und Riedel die Resection der Basis des
Os phalang. I.

Zur Feststellung des resecirten Gelenkes genügt der aseptische
Gazeverband.

Cap. VII.

Heilungsverlauf nach Gelenkresectionen und dessen Störungen.

§. 112. Wurde eine primäre Resection unter Anwendung der
Aseptik ausgeführt, so wird man schon nach 3—4 Tagen die normal
gefärbten, weder geschwollenen noch schmerzhaften Hautwundränder
fest verklebt finden. Nirgends dringt Eiter aus den Stichkanälen oder
den Drainröhren; die Nähte sehen aus, als habe man sie vor wenigen
Stunden erst angelegt, die Drains füllt eine fadenziehende, lymphähn-
liche Flüssigkeit, die vollkommen geruchlos ist, oder an frisch gekochte
Milch erinnert. Zugleich hat auch im Innern der Wunde die Heilung
begonnen. Das nachgesickerte Blut, welches unter dem aseptischen

---

[1]) Frank H. Hamilton bei A. Rose: New-York med. Record. 1874.
pag. 200.
[2]) C. Hüter: Virchow-Hirsch's Jahresber. 1874, II, pag. 547.
[3]) Reverdin bei Riedel [4]).
[4]) Riedel: Centralblatt f. Chirurgie 1886, Nr. 44, pag. 753.

Verbande vor dem Eindringen der Fäulnisserreger geschützt war, hat seine wässerigen Bestandtheile in die Gewebe abgegeben, die festen aber zerfallen allmälig zu einer feinkrümeligen Masse, in die das junge Narbengewebe hineinwächst. Bis zu einem gewissen Grade kann man diese Vorgänge im Innern der Wunde von aussen her verfolgen. Denn je mehr das im Gelenkinnern angesammelte Blut schwindet, um so mehr legen sich die Weichtheile um die unterliegenden Knochen an, und es treten an der anfangs noch aufgetriebenen Gelenkgegend die Begrenzungen der Knochenenden hervor. Nach Ablauf der dritten Woche ist im günstigen Falle die Weichtheilwunde auch in der Tiefe geschlossen, die bindegewebige Narbe liegt dem Knochen auf. Während dieses ganzen Heilungsvorganges fehlen jegliche Fiebererscheinungen; der Operirte ist in seinem Allgemeinbefinden wenig, oft gar nicht gestört.

Es stellt diese in kurzen Zügen geschilderte Art der Heilung, bei der die ganze Wunde bis in die tiefsten Buchten hinein aseptisch vernarbt, die eigentliche prima intentio dar. Sie wird beobachtet nach Resectionen wegen frischer Gelenkverletzung, wegen fehlerhafter Gelenkstellung, wegen Schlottergelenk. Sie setzt neben der streng durchgeführten Aseptik gesunde Weichtheile voraus.

Nicht ganz so ungestört ist der Wundverlauf bei der grossen Mehrzahl der Resectionen, die wegen Gelenktuberculose vorgenommen werden. Trifft schon der Weichtheilschnitt vielfach auf tuberculös oder eiterig durchsetztes Gewebe, so treten mit Eröffnung der Gelenkkapsel in der Regel ausgedehnte tuberculöse Herde und Abscesse zu Tage. Die Granulationslager werden nun abgetragen, die Eiterhöhlen entleert, ihre Wandungen und die Fistelgänge ausgeschabt und mit antiseptischen Flüssigkeiten ausgerieben, und so erreicht man schliesslich einen aseptischen Wundverlauf und den raschen, eiterlosen Schluss der Weichtheilwunde. Aber diese prima intentio ist nur eine scheinbare. Nicht lange dauert es, so erscheinen in der jungen Narbe oder an den kaum verklebten Drainlöchern Eiterpunkte oder glasige, ödematöse Granulationen. Sie zeigen, dass im Innern der Krankheitsprocess noch nicht ganz erloschen, dass trotz sorgfältigster Arbeit kleine und kleinste Tuberkelnester zurückgeblieben. Hier bedarf es noch des öfteren Ausschabens und Ausbrennens der Fisteln, der öfteren Durchspülung mit Sublimatlösungen oder Jodoformglycerin, um nach Wochen und Monaten eine feste, gesunde Vernarbung zu erreichen.

Mit ähnlichen Schwierigkeiten haben auch zuweilen, trotz antiseptischen Operirens, die Resectionen wegen Gelenkverletzung im Zustande der Eiterung zu kämpfen. Erst einer längeren antiseptischen Nachbehandlung gelingt der dauernde Verschluss der Weichtheilwunde.

§. 113. Wir haben bisher ausschliesslich den Heilungsvorgang in den Weichtheilen berücksichtigt. Am Knochen vollzieht sich unter Aseptik die Heilung ebenso reactionslos. Auch hier fällt das in die Markräume ergossene Blut nicht der Fäulniss anheim; es wird in der oben geschilderten Weise allmälig aufgesogen. Das Gleiche geschieht mit Mark- und Knochentrümmern, die bei dem Absägen entstanden. Ohne dass makroskopische Mengen von Eiter geliefert werden, beginnt nun nach wenigen Tagen die Wucherung des Bindegewebes, wie des

Periostes und die Verknöcherung des letzteren. Die Vorgänge der Knochenregeneration sind bereits ausführlich im Cap. IV geschildert worden, und wir würden Bekanntes wiederholen, wollten wir hier noch einmal näher darauf eingehen. Dagegen interessirt uns an dieser Stelle die Menge des neugebildeten Knochens.

Im Hinblick auf die am Thier gewonnenen Ergebnisse konnte man erwarten, dass auch am Menschen überall da eine Knochenneubildung eintreten werde, wo man mit Schonung der Beinhaut resecirt hatte. Warum nun bleibt diese Knochenregeneration zuweilen aus, oder beschränkt sich auf ein äusserst bescheidenes Maass, während sie in anderen Fällen in überreicher Weise Platz greift? Seitdem subperiostale Resectionen ausgeführt werden, hat man diese Frage aufgeworfen und erörtert.

Es sind sehr verschiedenartige Factoren, die hierbei in Rechnung gezogen werden müssen. Vor Allem ist die Stelle des Knochens zu berücksichtigen, an welcher die Resection vorgenommen wurde. Wenn es als erwiesen gilt, dass die osteogene Schicht des Periostes fast ausschliesslich den Knochen bildet, so muss selbstverständlich ausserhalb des Bereiches dieser Schicht die Knochenregeneration fehlen, oder kann nur äusserst spärlich sein. Ueberall also, wo innerhalb der überknorpelten Gelenkflächen abgesägt wurde, bleibt die Anbildung neuen Knochens aus. Die Resectionsenden verschliessen ihre geöffneten Markräume durch eine bindegewebige Narbe, in der nur vereinzelte Knochenkerne erscheinen; an den Seiten aber fehlen die Knochenspangen, straffe, fibröse Stränge vermitteln die Gelenkverbindung. Sobald dagegen der Sägeschnitt sich der Epiphysenlinie näherte, oder über diese hinaus in die Diaphyse verlegt wurde, darf man, wenn das Periost gesund war und sorgfältig erhalten blieb, auf Knochenneubildung rechnen.

Es dürfte sich hieraus zur Genüge erklären, warum nach Ellenbogen- und Fussgelenkresectionen die Knochenneubildung im Allgemeinen eine reichlichere ist, als nach Resectionen anderer Gelenke. Am Ellenbogen trifft der Sägeschnitt den Humerus meist in der Ebene der Fossae trochleares, fällt demnach auf beiden Seiten in die nicht überknorpelten Epicondylen hinein. Hier setzen sich allerdings vorwiegend Bänder und Sehnen an, aber wo diese den Knochen frei lassen, schiebt sich das Periost nach, und man wird ohne Fehler annehmen können, dass der Sägeschnitt immer das periostale Gebiet erreicht. An der Ulna geschieht das Gleiche, ob man nun das Olekranon allein oder mitsammt dem Proc. coronoides absägt, und auch am Capitulum radii wird, soll es in der Ebene des Ulnarschnittes weggenommen werden, die Periostgrenze berührt. Nicht viel anders liegen die Verhältnisse am Fussgelenke. Die Säge durchschneidet, selbst wenn nur die beiden Malleolen abgetragen werden, periostbekleideten Knochen, denn der Knorpel überzieht nur die Innenfläche der Knöchel. Meist aber werden nach Verletzungen viel grössere Stücke der Tibia und Fibula resecirt, das Periost wird 3, 5, selbst 10 cm. weit abgelöst und als knochenbildender Mutterboden erhalten. Solchem Reichthume an osteogenem Gewebe gegenüber verschlägt es wenig, wenn der Talus zur Knochenregeneration gar nichts oder nur spärlich beiträgt.

Minder günstig sind die Vorbedingungen der Knochenneubildung nach Resectionen an den Nussgelenken der Schulter und Hüfte.

Der Knorpel umgibt hier den ganzen Gelenkkopf und reicht bis zur Epiphysenlinie. Man muss unterhalb der Tuberkel, in oder unter dem grossen Trochanter reseciren, wenn das periostale Gebiet erschlossen werden soll. Mit dem Wegfall eines längeren Knochenstückes ist freilich die Hoffnung auf eine straffe Gelenkverbindung wiederum verringert. Aehnlich verhält es sich mit dem Kniegelenke. Auch hier grenzen die Gelenkflächen des Femur wie der Tibia bis dicht an die Epiphysenlinien, die man am Knie wegen der Gefahr der Wachsthumshemmung ganz besonders zu beachten hat. Der Resection des Handgelenkes weisen wir insofern eine Sonderstellung an, als sie häufig in einer Exstirpation der Handwurzelknochen besteht, bei der die oberflächlich erkrankte Gelenkfläche des Radius nur abgeschabt oder in dünner Schicht abgetragen wird. Die Knochenneubildung kann in solchen Fällen nur eine spärliche sein. Sie wird indessen nicht ausbleiben, sobald die Resection das ganze breite Ende des Radius subperiostal entfernt.

Die seitherige Betrachtung setzte voraus, dass das Periost gesund, weder verletzt noch entzündet sei, ganz wie es der Experimentator am Thier vorfindet. In Wirklichkeit ist das anders. Alle Verletzungen und Erkrankungen der Gelenke ziehen auch das Periost in Mitleidenschaft und nicht zum wenigsten diejenigen, welche eine Resection veranlassen. So ist bei jedem Splitterbruche der Gelenkenden das anstossende Periost durch das Geschoss oder durch abgesprengte Splitter bald mehr, bald weniger zerrissen. Nicht selten hängt es in Fetzen in die Wundspalte, oder es haftet an einem steil aufgerichteten Bruchstücke. Da kommt es denn lediglich auf die Breite der Ernährungsbrücke an, ob der abgelöste Periostlappen lebensfähig bleibt; stirbt er aber ab, so fällt mit ihm ein ebenso grosses Stück knochenbildender Matrix aus.

Noch eine andere Verletzung des Periostes darf hier nicht unerwähnt bleiben, die nämlich, welche dem ungeschickten Operateur zur Last fällt. Bei Besprechung der allgemeinen Technik subperiostaler Resectionen wurde schon hervorgehoben, dass das Ablösen der Beinhaut in breiten Lappen nicht zu den leichtesten Akten der Resection gehört. Besonders schwierig ist das an den Punkten, an welchen die Beinhaut sich an die Band- und Sehnenansätze anschliesst. Wer da nicht sehr vorsichtig, bald mit dem Messer, bald mit dem Raspatorium vorgeht, bringt nur Fetzen zu Wege, zerstört die osteogene Schicht. oder lässt sie am Knochen zurück. Er darf sich nicht wundern, wenn hinterher die Knochenneubildung ausbleibt. Um derartige Periostquetschungen zu vermeiden. ist jedenfalls das Verfahren von P. Vogt sehr empfehlenswerth, der, anstatt die Band- und Sehnenansätze abzulösen, die unterliegende Knochenlamelle abmeisselte [1]).

Sehr ausgedehnte Zerstörungen der osteogenen Schicht werden endlich durch jauchige Infiltration des Periostes verursacht, wie sie nach schweren Gelenkverletzungen in den ersten Tagen zu beobachten ist. Die intermediäre Resection böte dann selbstverständlich nur geringe Aussicht auf eine ausgiebige Knochenneubildung. Dagegen ist die Entzündung der Beinhaut. selbst die eiterige, eher fördernd.

---

[1]) S. oben pag. 136.

als schädlich für die Knochenregeneration. Es lehrt dies schon die Bildung der Knochenlade um den Sequester. den eine eiterige Periostitis und Osteomyelitis lieferte. Aber auch bei dem Ausheilen der Resectionswunde kann man diese Beobachtung machen, und es ist eine vielfach bewiesene Thatsache, dass auch der secundären Resection die entzündete, plastisch infiltrirte Beinhaut reichlicheren Knochen reproducirt, als die normale nach der primären. Allerdings mögen hierbei auch noch andere Momente im Spiele sein. So hebt B. v. Langenbeck [1] hervor, dass für die primäre Resection gewöhnlich die schwersten Gelenkzerschmetterungen bestimmt würden, bei welchen das Periost natürlich nicht mehr überall lebensfähig wäre. Auch sei die Ablösung der Beinhaut in grossen Lappen bei der primären Resection viel schwieriger, als bei der secundären; das infiltrirte, verdickte Periost lasse sich leichter vom Knochen abheben. Ohne Zweifel sind diese Factoren von Einfluss auf das Mehr, oder Weniger des neugebildeten Knochens, doch reichen sie nicht hin, um die oben erwähnte Behauptung ganz zu entkräften. Ueberdies hat uns die antiseptische Wundbehandlung einen neuen Beweis an die Hand gegeben. Wir beobachten bei der streng aseptisch heilenden Resectionswunde zuweilen eine recht spärliche Knochenneubildung. Es fehlen eben die stärkeren Reize, deren das Periost zur üppigen Wucherung bedarf. und zuweilen muss durch äussere Reizmittel — Metallnaht der Knochen. Einlegen von Stahl- und Elfenbeinstiften — nachgeholfen werden.

Neben den besprochenen örtlichen Ursachen sind es schliesslich auch allgemeine, welche die Regeneration des Knochens beeinflussen. So ist im grossen Ganzen bei jugendlichen Individuen, deren Periost noch in reger Knochenproduction begriffen ist, auch die Reproduction eine lebhaftere, als bei Erwachsenen; und ebenso werden kräftige, in guter Ernährung stehende Menschen eine reichlichere Knochenneubildung zeigen, als herabgekommene. durch langwierige Eiterung geschwächte. Zu den letzteren liefert namentlich die Tuberculose der Knochen ein nicht unbeträchtliches Contingent, und man darf, wenn Zeichen allgemeiner Tuberculose bestehen, nicht allzuviel von der Reproductionsfähigkeit des Knochens erwarten. Nicht besser steht es bei beginnender Amyloiddegeneration.

§. 114.   Seit Einführung der Aseptik und Antiseptik in die Chirurgie sind Wundkrankheiten, vor Allem Septicämie und Pyämie so seltene Ereignisse geworden, dass man versucht sein könnte, sie aus der Darstellung des Heilungsverlaufes nach Resectionen zu streichen, sie als Factoren zu behandeln, die wegen ihres geringen Werthes ausser Rechnung fallen. Das mag bei Resectionen gelten. die ausgeführt werden wegen Erkrankung und Verbildung der Gelenke. allenfalls auch bei solchen wegen Verletzungen im Frieden. Derartige Fälle gehen dem Chirurgen einzeln zu. er verfügt über geeignete Assistenz, geschultes Wartepersonal, zweckmässige Krankenräume und vor Allem hinreichende Mengen aseptischen und antiseptischen Verbandmaterials. Im Kriege ist das anders. und trotz unserer verbesserten

---

[1] B. v. Langenbeck: Ueber die Endresultate der Gelenkresectionen im Kriege. Archiv f. klin. Chirurgie, Bd. XVI, 1874, pag. 363.

militärsanitätlichen Einrichtungen werden wir in einem kommenden Feldzuge, wenn auch hoffentlich nicht so oft, aber doch noch oft genug diesen schlimmsten Feinden der Resecirten begegnen. Da ist es denn gewiss nicht werthlos, die Stärke dieser Feinde kennen zu lernen, zu sehen, wie sie auftraten, als wir ihnen noch vollkommen wehrlos gegenüber standen. Wir entnehmen die folgenden Daten dem oft citirten Werke von E. Gurlt[1]).

Von 474 nach Schulterresection Gestorbenen aus den deutschen Kriegen 1848—51, 1864, 1866, 1870—71 und aus dem nordamerikanischen Kriege 1861—65 erlagen nicht weniger als 176 — 37,13 % — der Septicämie und Pyämie. Nach Ellenbogenresection starben in den genannten Kriegen 304, darunter sogar 151 — 49,67 % — an diesen verheerenden Wundkrankheiten. In sämmtlichen von Gurlt berücksichtigten Kriegen lieferte die Handgelenkresection 20 Todesfälle, darunter 8[2]) — 40,00 % — an Pyämie; die Resection der Hüfte endete 120mal mit dem Tode, 44 Fälle — 36,66 % — kommen auf Rechnung der Septicämie und Pyämie; nach Resectio genus forderten diese Krankheiten unter 110 Todesfällen 57mal — 51,82 % — ihre Opfer, und die Fussgelenkresection weist unter 48 Verstorbenen 27 Pyämische auf — 56,25 % —. Durchschnittlich ging also fast die Hälfte der nach Resectionen Gestorbenen an Septicämie und Pyämie zu Grunde, und diese Zahl scheint noch viel zu niedrig gegriffen, denn unter den „an Erschöpfung Gestorbenen", eine Rubrik, welche überall erscheint, sind zweifellos nicht Wenige, welche die chronische Pyämie langsam hinsiechen liess.

Günstiger stellen sich die bezüglichen Zahlenverhältnisse für die wegen Caries der Gelenke ausgeführten Resectionen, auch vor Einführung der Antiseptik. So fand R. Good[3]) in seiner 1869 beendeten Statistik der Resectio coxae nach Caries unter 60 Todesfällen nur 5mal Pyämie verzeichnet — 8,33 % der Gestorbenen —, und Culbertson[4]) (1876) führt unter 174, welche wegen Caries des Hüftgelenkes resecirt und in Folge der Operation zu Grund gegangen waren, 21 der Septicämie und Pyämie Erlegene auf — 12,13 % —. Für die Kniegelenkresection hat Pénières[5]), ebenfalls 1869, die Daten geliefert. Unter 431 Fällen von Resectio genus wegen „Tumor albus" sind 300 Heilungen und 131 Todesfälle; 33 der Gestorbenen — 25,19 % — sind der Pyämie zum Opfer gefallen. Von den anderen Gelenken fehlen verwerthbare Zahlen[6]).

---

[1]) E. Gurlt: Die Gelenkresectionen nach Schussverletzungen. Berlin 1879, pag. 1224.

[2]) Diese und die übrigen Pyämiefälle sind nach den von E. Gurlt angeführten Krankenberichten zusammengestellt.

[3]) R. R. Good: De la Résection de l'Articulation Coxo-Fémorale pour Carie. Paris 1869, pag. 49.

[4]) H. Culbertson: Excision of the larger Joints of the Extremities. Philadelphia 1876, pag. 25: partielle, pag. 34: totale Resectionen d. Hüftgelenks.

[5]) Pénières, Lucien: Des Résectious du Genou. Paris 1869, pag. 62.

[6]) Culbertson, der sein mit bewunderungswürdigem Fleiss gesammeltes Material im Uebrigen sehr geschickt verrechnet, hat für die Resectio humeri und die Resectio carpi gar keine Zusammenstellung der Todesursachen gegeben, und bei dem Ellenbogen-, Knie- und Fussgelenke sind in der Rubrik „Todesursache" die Resectionen wegen Schussverletzungen und wegen Krankheiten nicht getrennt.

Der Keim zur Blutvergiftung durch septische Stoffe ist in vielen Fällen schon vor der Operation gelegt und fällt der Resection nicht zur Last. Es gilt das wohl ohne Ausnahme für die nach intermediären Resectionen eintretende Septicämie und Pyämie. Aber auch bei primärer und secundärer Resection kann der Operirte schon inficirt sein. Die Resection, zumal wenn sie antiseptisch ausgeführt wird, wirkt dann wohl antipyretisch, sie beseitigt eine Menge zersetzter, oder mit septischen Stoffen durchtränkter Gewebstheile, und das Blut wird für die nächste Zeit weniger mit fiebererregenden Ptomaïnen überschwemmt. Das dauert aber meist nicht sehr lange. Das Ansteigen des Fiebers, oder auch ein plötzlich auftretender Schüttelfrost lassen vermuthen, dass trotz sorgfältigster Desinfection septische Keime zurückgeblieben sind, und die missfarbige, spärliche Absonderung der Wunde, ihre trockenen, schlaffen Ränder zeigen nur zu deutlich, dass die Sepsis wiederum das Gebiet beherrscht. In anderen Fällen war der Kranke oder Verwundete zur Zeit der Resection noch nicht inficirt, und die Resectionswunde ist die Pforte, durch welche die septische Noxe eindrang. Es handelt sich dann meist um ein endemisches Auftreten der Pyämie in jenen unsauberen Hospitälern, oder schlecht ventilirten und überfüllten Räumen, wie sie während des Krieges so oft als Nothlazarethe dienen müssen.

So sicher und zuverlässig Aseptik und Antiseptik vor pyämischer Infection schützen, so wehrlos stehen wir auch heute noch der ausgebrochenen Krankheit gegenüber. Auch heute noch muss es als ein ganz besonderes Glück bezeichnet werden, wenn es der thatkräftigen Desinfection der Wundhöhle mit 0,1%igen Sublimat-, 5—10%igen Chlorzinklösungen, 5—10%igem Carbolwasser gelingt, den localen Herd vollständig zu zerstören und so zu verhindern, dass neue Mengen giftiger Stoffe in das Blut geschwemmt werden. Dann kommt es aber noch sehr darauf an, dass der Körper Kraft genug besitzt, das eingeschleppte Gift aus dem Blutkreislaufe wieder zu entfernen. In der Mehrzahl der Fälle wird durch die Desinfection nur ein kleiner Aufschub gewonnen, und über kurz oder lang lenkt die verheerende Krankheit wiederum in die alten, dem tödtlichen Ende zuführenden Bahnen ein. Etwas mehr darf man sich von der Amputation oberhalb des resecirten Gelenkes versprechen. Doch sind die bisherigen Erfahrungen im Felde auch nicht dazu angethan, die Hoffnungen allzuweit zu spannen. E. Gurlt fand [1]), dass unter 3280 Fällen von Resectionen aus den oben genannten vier deutschen und dem nordamerikanischen Kriege 152 mal, also in 4,63 %, „wegen eingetretener übler Zufälle und zur Lebensrettung" das betreffende Glied oberhalb des resecirten Gelenkes abgesetzt worden ist. Wir begehen sicherlich keinen grossen Fehler, wenn wir die Pyämie als vorwiegende Ursache dieser nachträglichen Amputationen bezeichnen und die Mortalitätsziffer auf ihre Rechnung setzen. Es starben nämlich von diesen 152 [2]) nicht weniger als 73, also 48,34 %, beinahe die Hälfte. Was die einzelnen Gelenke betrifft, so stellte sich die Mortalität der Amputirten nach Schulter-, Ellenbogen- und Handgelenkresection ziemlich gleich — Schultergelenk

[1]) l. c. pag. 1223.
[2]) Bei 1 der Ausgang unbekannt.

45,83 %, Ellenbogengelenk 45,16 %, Handgelenk 45.45 % —; höher stieg sie bei solchen nach Resection des Fuss- und Kniegelenkes — Fussgelenk 61.11 %, Kniegelenk 80,00 %.

§. 115. Auch die übrigen Wundkrankheiten, Erysipelas, Wunddiphtherie und Tetanus sind früher, wie nach anderen Verwundungen, so auch nach der Resection beobachtet worden. Am häufigsten unter ihnen trat das Erysipel, die Wundrose auf, weniger bei frisch Resecirten, als in der späteren Zeit der Wundheilung. Herrschte irgendwo die Rose, so genügte eine kleine Abschürfung der Granulationen, die an den Fistelmündungen oder auf der jungen Narbe lagen, ein unvorsichtiges Abreissen des Verbandes, eine Sondenuntersuchung, kurz die geringste Verletzung, um der Noxe Einlass zu verschaffen. Die Wundrose verbreitete sich dann in bekannter Weise über das resecirte Gelenk, oder überzog als „Wanderrose" das ganze Glied. selbst den ganzen Körper. Ihre Dauer wechselte von wenigen Tagen. bis zu 3 Wochen. Endete sie auch selten mit dem Tode, so zehrte doch das hohe Fieber an den Kräften des Operirten, und die Ausheilung der Resectionswunde wurde beträchtlich in die Länge gezogen. Manche wurden 2- und 3mal von der Rose befallen und verloren die Neigung zu Rückfällen erst nach dem vollen Schluss der Wunde.

Wo die Wunddiphtherie in Lazarethen und Krankenhäusern Einkehr hielt, da war selbstverständlich auch die Resectionswunde nicht sicher vor diesem bösen Gaste. Starben die Operirten nicht an Sepsis, so zwangen später die grossen Weichtheilverluste zuweilen zur Amputation, einfach weil die Bedeckung der Knochen fehlte, oder weil die ausgedehnte Narbe zur Ankylose in unbrauchbarer Stellung führen musste.

Der im Ganzen selten auftretende Wundstarrkrampf hatte fast immer den Tod zur Folge, der selbst durch die Amputation des resecirten Gliedes kaum jemals abgewendet werden konnte.

Aseptik und Antiseptik haben die genannten Wundkrankheiten, über deren Aetiologie, Symptome und Behandlung übrigens die einschlägigen Capitel dieses Sammelwerkes zu vergleichen sind, fast vollständig verschwinden lassen. In Friedenszeit wenigstens werden sie nach Resectionen kaum mehr beobachtet, und auch für einen kommenden Krieg liegt in den neueren Sanitätseinrichtungen die Gewähr, dass diese Nachkrankheiten nur vereinzelt auftreten werden.

§. 116. Mit den Wundkrankheiten sind die üblen Zufälle und Störungen nach Gelenkresectionen keineswegs erschöpft. Nur beiläufig sei der Nachblutungen Erwähnung gethan, die, wenngleich selten, nach Resectionen wegen Verletzung beobachtet werden. Sie sind weit mehr die Folgen der ursprünglichen Verwundung, als der Resection, bei der ja, wie wir wissen, kein einziges grösseres Blutgefäss durchschnitten wird, und treten dann hauptsächlich auf, wenn unter dem Einflusse der Septicämie und Pyämie die Thromben zu zerfallen beginnen. Nicht anders verhält es sich mit der partiellen und totalen Gangrän des peripher gelegenen Gliedabschnittes, wie sie nach Resectionen der Schulter. des Ellenbogens. der Hüfte. des Knies und

Fusses gesehen worden ist [1]). Der Brand war entweder die Folge
einer Gefässverletzung, die zur Thrombose geführt hatte, oder er trat
auch hier im Gefolge der Pyämie auf.

§. 117. Einer eingehenderen Besprechung bedürfen die Nekrosen
der Sägeflächen und ganzer Diaphysenabschnitte. Sie stehen
zu der Resection im gleichen Verhältnisse, wie die bekannten Stumpf-
nekrosen zu der Amputation und beeinflussen die Heilung und das
Endergebniss in ganz hervorragender Weise.

Was zunächst die Nekrose der Sägeflächen betrifft, so tritt
sie ganz wie nach der Amputation bald halbkreisförmig, bald in der
Form eines Ringes auf; bald ist es nur der äusserste Rand des Röhrenknochens, der sich ablöst, bald reicht die Nekrose durch die ganze
Dicke; selten übersteigt die Höhe des Ringes 1 cm. Woher kommt
nun diese Nekrose? Früher beschuldigte man ziemlich allgemein den
Akt des Sägens. Die Sägegänge sollten das weiche Gewebe der
Spongiosa und das Mark in den Havers'schen Kanälen der Compacta
quetschen und zerreiben, den Knochen selbst erschüttern, so meinten
die Einen; die durch Reibung des Sägeblattes entstehende Wärme
sollte das Mark verbrühen und verbrennen, so dachten die Anderen.
In jedem Falle aber müsste eine Verstopfung kleinster Gefässe eintreten, und so würde der Knochen an seinem äussersten Rande in der
Ernährung beeinträchtigt. Von derlei Ansichten her rühren die Versuche, die Säge bei der Resection gänzlich zu verbannen und durch
schneidende Instrumente zu ersetzen, wie sie oben bei der Resection
des Kniegelenkes Erwähnung fanden. Nur Wenige sahen in dem Absterben des Sägerandes nichts Anderes, als den niederen Grad des
gleichen Vorganges, den wir bei der Diaphysennekrose beobachten.
Nicht die mechanische Zerstörung der Blutgefässe hebt die Ernährung
auf, sondern, wenn man so will, die chemische. Es ist die faulige
Zersetzung des Blutes, die auf dem Querschnitte des Knochens sowohl,
als an seiner Umrandung da vor sich geht, wo behufs subperiostaler
Resection das Periost zurückgeschoben war. Dringen nun die Noxen
der Fäulniss in die benachbarten, offenen Räume der Spongiosa und
in die Havers'schen Kanäle, so reissen sie das Mark in die Zersetzung
mit hinein, und die eingebetteten Gefässnetze gehen zu Grund. Der
Process kommt sehr bald zum Stehen, es bildet sich eine abgrenzende
Eiterung, und die Sägefläche stösst sich nekrotisch ab. Die Antiseptik
hat dieser Ansicht zu Recht verholfen. Nach antiseptischer Resection und unter dem aseptischen Verbande gibt es keine
Sägeflächennekrose, weil es eben keine Fäulniss gibt, und doch
quetscht und reibt und erschüttert die Säge nach wie vor.

Die Nekrotisirung grösserer Abschnitte der Diaphyse.
die insbesondere nach Resectionen wegen Schussverletzungen früher
nicht so selten beobachtet wurde, ist nur eine Steigerung des beschriebenen Vorganges. Auch hier beginnt die jauchige oder eiterige
Periostitis und Osteomyelitis meist in der Resectionswunde und kriecht
einerseits unter dem Perioste, anderseits im Marke dem Knochenschafte
entlang. Wo die Beinhaut in Folge der Verwundung gequetscht oder

---

[1]) cf. E. Gurlt l. c.

abgehoben wurde, da findet die Eiterung offene Bahnen, nicht minder in den Fissuren. die sich von dem Knochenschusskanale so häufig in den Schaft hinein erstrecken. So wird alsbald der Knochen auf grosse Strecken hin von Eiter und Jauche umspült, und seiner ernährenden Gefässe beraubt. verfällt er dem localen Tode. Auch hier hat man die Erschütterung des Knochens bei dem Aufschlagen und Durchschlagen des Geschosses für die Nekrotisirung verwerthen wollen. Man stellte sich vor. durch unregelmässige Schwingungen der Knochenmasse kämen Gefässzerreissungen in umschriebenen Bezirken und Thrombosen zu Stande, die im Verein mit den Fissuren das Knochenstück der Nekrose anheimfallen liessen. Wenn nicht schon frühere Beobachtungen über allen Zweifel erhoben hätten, dass halb und selbst ganz gelöste Knochensplitter wieder anheilen[1]), dass lange Fissuren sich vollständig mit neuer Knochenmasse ausfüllen, sobald die periostale und fissurale Eiterung nicht störend einwirkt — die Antiseptik hätte auch hier den Beweis geliefert. Wie will man die Nekrotisirung durch mechanische Einflüsse festhalten, wenn unter dem Schutze der antiseptischen Wundbehandlung selbst ausgedehnte complicirte Splitterfracturen ohne Nekrose heilen?

Wie viel sich von der Diaphyse abstösst, das hängt theils von der Länge der Fissuren, theils von der Verbreitung der Periostitis ab. Bald sind es nur particelle, durch Fissuren begrenzte, oder ganz oberflächliche Sequester. bald ist der Knochen in seiner ganzen Dicke abgestorben. In seltenen Fällen kommt es zur Totalnekrose, der Schaft löst sich in der anderen Epiphysenlinie.

Mag es sich nun um die Nekrose der Sägefläche, oder um die eines Diaphysenabschnittes handeln, immer ist zum Abgrenzen und zur vollständigen Lösung des Sequesters eine gewisse Zeit erforderlich, die sich je nach der Länge und Dicke des abgestorbenen Knochens auf Wochen und Monate hin erstreckt. Häufig genug kommt es während dessen zu Eiteransammlungen und Eiterdurchbrüchen, und man darf froh sein, wenn der Resecirte überhaupt den Zeitpunkt erreicht, wo der gelöste Sequester durch die Nekrotomie entfernt werden kann. Nicht Wenige gingen früher an Pyämie zu Grund. oder wurden durch wiederkehrende Wundrosen und die lange, zehrende Eiterung aufgerieben.

Die Ausheilung der Resectionswunde wird durch solche nekrotische Vorgänge natürlich sehr weit hinausgeschoben; monatelang bleibt die Wunde fistulös. jede Bewegung des Gelenkes ist schmerzhaft, und die Extremität muss sehr viel länger. als zuträglich ausser Dienst gestellt werden. So wird denn auch das Endergebniss in der bedenklichsten Weise beeinflusst. Die lange Ruhigstellung führt nicht selten zur Ankylose des resecirten Gelenkes, die durch die Knochenneubildung um kleine Sequester noch begünstigt wird, oder es bildet sich ganz im Gegentheil eine Schlotterverbindung aus, weil grössere Stücke der Diaphysen verloren gegangen sind, als der knochenbildende Mutterboden ersetzen kann.

[1]) Siehe Herm. Lossen: Kriegschirurg. Erfahrungen etc. Deutsche Zeitschr. f. Chir. Bd. II. pag. 26.

§. 118. In der Bekämpfung dieser Nachkrankheit der Gelenkresectionen und zur Erzielung eines immerhin befriedigenden Endergebnisses kann die aufmerksame und sorgsame Behandlung sehr
Vieles leisten. Zunächst ist stets für freien Abfluss des Eiters zu
sorgen, der ja nicht versiegen kann, so lange der Sequester vorhanden. Lässt er sich nicht durch die Resectionswunde in genügender
Weise ableiten, so sind Gegenöffnungen erforderlich, die durch dicke
Drains durchgängig erhalten werden. Durchspülungen mit antiseptischen Flüssigkeiten, oder das Einspritzen von Jodoformglycerin (10 %)
verhindern die Bildung fauliger Stoffe, oder deren Anhäufung und sind
die besten Schutzmittel gegen Wundkrankheiten. Um das Abstossen
des Sequesters zu beschleunigen, sind warme Bäder von unschätzbarem
Vortheile. Man lässt die Operirten entweder einfache Warmwasser-
bäder in der Form von Halb- oder Vollbädern nehmen, oder schickt
sie in eine der bekannten Thermen, Wiesbaden, Baden-Baden,
Wildbad, Teplitz, Gastein etc. Auch warme Soolbäder leisten
Vorzügliches. Seit dem Jahre 1866 sind in Thermalbadeorten, so
besonders in Wiesbaden — Wilhelms-Heilanstalt — und Baden-Baden
Kurstationen für Verwundete gegründet worden, so dass auch für
Unbemittelte eine derartige Kur ermöglicht ist. Verbietet es der
sonstige Zustand des Resecirten, dass ein Badeort aufgesucht wird
oder überhaupt Bäder gegeben werden, so kann man sich mit feucht-
warmen, sog. Priessnitz'schen Umschlägen um das resecirte Gelenk behelfen, die auch in der Zwischenzeit der Bäder einen sehr
zweckmässigen Verband darstellen. Am besten verwendet man eine
2—2 1/2 %ige Carbollösung zum Anfeuchten der Compressen. Die Haut
wird vorher eingefettet, damit die Epidermis durch die feuchte Wärme
nicht zu rasch macerirt werde. Sobald der Sequester vollkommen
gelöst ist, was durch leichtes Bluten der Fistelgranulationen angedeutet
wird, durch die Sondenuntersuchung aber festzustellen ist, zögere man
nicht lange mit der Extraction. Diese ist oft sehr einfach und leicht
und gelingt selbst ohne Erweiterung von Fisteln; andernmals bedarf
es einer regelrechten Nekrotomie, deren Technik wir als bekannt
voraussetzen dürfen.

Im Grunde versteht es sich von selbst, dass über der Behandlung der Nekrose das resecirte Gelenk nicht vergessen werde: und
doch sind gerade hier eine Menge von Unterlassungssünden zu verzeichnen, die nicht zum wenigsten an manchem schlechten Endergebnisse der Gelenkresectionen schuld sind. Zunächst wird nicht immer
Sorge genug getragen, dass die Resectionsenden stets in inniger Berührung zu einander bleiben. Es ist ja richtig, die eigentlichen im-
mobilisirenden Verbände, der Gyps-, Magnesit-, Wasserglasverband,
sind bei dem Gebrauche der Bäder schlecht zu verwenden. Sie mögen
an sich, oder durch Lacküberzug von aussen her undurchdringlich für
Wasser sein; an den Enden des Verbandes aber und durch die Fenster
dringt trotz aller Schutzmassregeln — mit Collodium befestigte Watte-
manchetten, Kautschukmanchetten — dennoch Wasser zwischen Verband und Haut, befeuchtet Watte und Binden, oder löst das Verband-
material von innen her auf. Man lässt nun, um nicht ganz darauf
verzichten zu müssen, derlei Verbände zweitheilig gemacht und so zum
zeitweisen Abnehmen eingerichtet. Dann ist aber während des Badens

das Gelenk nicht unterstützt, die Resectionsenden folgen der eigenen Schwere und zerren an der kaum gebildeten Narbe. Man darf sich wahrlich nicht wundern, wenn auf solche Weise aus einer ursprünglich straffen Gelenkverbindung, die ein sehr befriedigendes Endresultat versprach, ein Schlottergelenk wird. Wir empfehlen zum Feststellen der Resectionsenden während des Badens für das Schulter-, Ellenbogen-, Hand-, Knie- und Fussgelenk die bekannten flachen, lackirten oder verzinkten Blechrinnen, oder aber die Koch'schen lackirten, plastischen Pappeschienen[1]), die, wenn sie dem betreffenden Gliede gut angepasst sind, auch ohne Polsterung angelegt werden können. Für das Schulter- und Ellenbogengelenk sind diese Schienen am Ellenbogen rechtwinklig gebogen und besitzen für den Condylus internus einen Ausschnitt; die Fussschiene hat ein senkrecht stehendes Sohlenstück und einen Ausschnitt für die Ferse. Hüftgelenkresecirte werden am besten in einer Bonnet'schen Drahthose gebadet. Nach beendetem Bade kann man die zweitheiligen Verbände wieder anlegen, Stützapparate wieder tragen lassen, oder man verwendet auch jetzt die Blechrinnen, nachdem Binden und Polsterung erneuert wurden.

Von Gluck[2]) sind Glasapparate zur dauernden antiseptischen Berieselung und zum localen antiseptischen Bade angegeben worden. Sie dürften im gegebenen Falle eine ganz zweckmässige Verwendung finden und, was die Ruhigstellung des Gelenkes betrifft, jedenfalls den strengsten Anforderungen genügen.

Ein zweiter, sehr wichtiger Punkt sind die passiven Bewegungen. Wenn diese bei normalem Heilungsverlaufe und reger Knochenneubildung ziemlich früh gestattet werden können, so ist, sobald eine Nekrose vorliegt, vor frühzeitigen Bewegungen entschieden zu warnen. Meistens verbieten sie sich schon durch die Schmerzhaftigkeit; aber auch wo diese fehlt, sind sie nicht anzurathen. Der lang dauernde Eiterungsprocess lässt selten eine so allseitige, straffe Vernarbung zu Stande kommen, dass Dehnungen vertragen werden. Nur zu leicht reissen Narbenstränge ein, und die Verbindung wird schlaffer und schlaffer. Daneben bedarf es kaum des Hinweises, dass der den Sequester abstossende Knochen ebenfalls Ruhe nöthig hat. Ohne Quetschen und Verletzen der Granulationslager wird es aber bei Bewegungen kaum abgehen, und so zieht sich die Lösung des Sequesters in die Länge.

Es kann ferner nicht genug betont werden, dass man stets die Stellung des resecirten Gelenkes im Auge behalte. Wie häufig wird während der langwierigen Genesung das Verbinden der Wunde unkundiger Pflege, oder dem Operirten selbst überlassen? Da bleibt es

---

[1]) Dr. P. Koch in Neuffen (Württemberg), Fabrik plastischer Verbandstoffe, chirurg. Verbandschienen, plastischer Metallschienen etc.

[2]) Gluck, Verhandlg. d. deutsch. Gesellsch. f. Chir. X. Congress. 1881, II, pag. 57, mit Abbildungen.

Der Apparat besteht aus einem hohlen Glascylinder, der jede nur gewünschte Form erhalten und an dem man so viele Oeffnungen als irgend nothwendig anbringen lassen kann. Derselbe trägt Gummimanchetten, welche von aussen aufgeblasen werden und auf denen die Extremität ruht. Ausserdem liegt das betreffende Glied auf einer Glasschiene. Auf der oberen Fläche des Glascylinders ist eine Oeffnung, die mittelst eines übergreifenden Deckels luftdicht verschlossen werden kann. Durch den Deckel geht das Messingrohr, welches mit einem Irrigator passend verbunden wird.

denn häufig unbeachtet, dass sich der Fuss allmälig in Spitz- oder
Klumpfussstellung senkt; man übersieht es, wenn bei Resectio genus
der Unterschenkel nach aussen fällt, bei Resectio coxae das Bein sich
in Adduction begibt, und am Ellenbogen ist vielleicht schon Streck-
ankylose eingetreten, ehe der kleine Sequester der Sägefläche zur
Extraction gelangte. Eine ganze Reihe gänzlich unbrauchbarer Gelenke aus den letzten Kriegen ist durch derartige Fahrlässigkeit verschuldet, die ebensowohl dem Arzte als dem Patienten zur Last fällt.
Wir werden bei den functionellen Endergebnissen der Gelenkresectionen auf diesen Punkt noch einmal zu sprechen kommen.

Endlich sind die Fälle zu berücksichtigen, in welchen grosse
nekrotisch gewordene Diaphysenstücke unersetzt bleiben. Hier kann
man wohl versuchen, die gesunden Knochen einander zu nähern, um
noch eine brauchbare Ankylose zu erreichen; meist indessen wird die
Amputation das einzige Mittel sein, dem Kranken zu einer endgültigen
Heilung zu verhelfen.

§. 119. Wenn bei Resectionen nach Verletzungen die Nekrose
die Ausheilung verzögern und den anfänglichen Erfolg wieder in Frage
stellen kann, so sind es für die wegen tuberculöser Caries unternommenen Resectionen die Rückfälle der Krankheit, die eine langsame, oft überhaupt keine Heilung zu Stand kommen lassen. Wir
haben nicht nöthig, auf diese Recidive der Knochentuberculose näher
einzugehen. Sie sind in nichts verschieden von den oben geschilderten
primären Herden. Auch hier die mit tuberculösen Granulationen aus-
gekleideten Fistelgänge, auch hier der dünnflüssige, mit käsigen Krümeln
untermischte Eiter, auch hier die tuberculösen Herde im Knochen, im
alten wie im neugebildeten. An eine Vereinigung der Resectionsenden
zu einer Arthrodie oder einer Ankylose ist da kaum mehr zu denken.
Der Versuch der conservativen Chirurgie, ein werthvolles Glied zu
erhalten, muss als gescheitert betrachtet werden, die Amputation tritt
in ihre Rechte. Sie allein ist noch im Stande, das gefährdete Leben
zu retten; das Zuwarten aber überliefert den Kranken der Miliartuberculose, der amyloiden Degeneration oder anderem Siechthume.

Cap. VIII.

Endergebnisse der Gelenkresectionen.

§. 120. Spricht man von den Endergebnissen einer Operation,
so wird man in erster Linie nach der Sterblichkeit fragen. Wie
viel Procent genesen, wie viel sterben, sei es in unmittelbarer, sei es
in mittelbarer Folge der Operation? Diese Frage steht im Vordergrund. In zweiter Linie liegt es uns daran, zu wissen, ob die Heilung
eine dauernde oder nur zeitweilige ist. In dritter steht das
functionelle Resultat.

Sollen nach diesen drei Richtungen hin die Resectionen der
Gelenke statistisch untersucht werden, so ist es unbedingt nothwendig,
drei grosse Gruppen aufzustellen, die sich durch den Anlass
unterscheiden, wegen dessen die Resection vorgenommen wurde.

Die erste Gruppe umfasst die Resectionen wegen Verletzung, die sog. traumatischen Resectionen. Sie muss scharf geschieden werden von den wegen Erkrankung, insbesondere wegen Gelenktuberculose ausgeführten, sog. pathologischen Resectionen. Die Gründe sind einleuchtend. Bei Verletzungen operirt man am gesunden, bei Tuberculose am kranken Knochen; bei Verletzungen ist, wir sehen hier von den Wundkrankheiten ab, der Gesammtorganismus in den meisten Fällen gesund, bei Tuberculose mehr oder weniger in Mitleidenschaft gezogen; die Mehrzahl der wegen Verletzungen vorgenommenen Resectionen endlich gehört der Kriegschirurgie an, fällt somit unter Bedingungen, wie sie sich nicht annähernd in der Friedenspraxis vorfinden.

Eine Gruppe für sich, die dritte, bilden die Resectionen, die zur Stellungsverbesserung an versteiften und verknöcherten Gelenken, oder aber zur Befestigung an gelähmten oder Schlotter-Gelenken vorgenommen werden, die orthopädischen Resectionen. Der Weichtheilschnitt fällt hier in gesundes oder längst vernarbtes Gewebe, der Knochenschnitt in gesunden oder sclerosirten Knochen, Verhältnisse, wie sie günstiger keine andere Resection zu gewärtigen hat.

Halten wir diese Eintheilung fest, so sind natürlich alle Statistiken werthlos, welche die bezeichneten Gruppen unberücksichtigt lassen. Sie bringen so viel Ungleichartiges in dieselbe Rechnung, dass es durch die Masse der Fälle nicht aufgewogen werden kann und führen nothwendig zu falschen Schlüssen. Dagegen erscheint es uns hier von weit geringerem Belang, wenn zwischen totaler und partieller Resection nicht unterschieden wird, eine Trennung, die bei einem so fliessenden Begriffe, wie der der „partiellen Resection" praktisch auf grosse Schwierigkeiten stösst.

Noch ein anderer Punkt ist für die Beurtheilung der Statistiken von nicht zu unterschätzender Bedeutung. Wer seine Zusammenstellung über das Bereich der eigenen Beobachtung ausdehnt und die Fälle der Literatur, oder der mündlichen Mittheilung Anderer entlehnt, der muss, sollen seine Schlussfolgerungen von Werth sein, mit sehr grossen Zahlen rechnen. Nur so wird er einigermassen die Fehler ausgleichen, die sein verschiedenartiges und mangelhaftes Material mit sich bringt. Verschiedenartig: denn operirten alle Autoren nach den gleichen Grundsätzen? Theilten alle dieselben Anschauungen über primäre und secundäre, über Früh- und Spät-Resection? Waren alle Meister in der Technik der Operation, wandten alle die gleiche Nachbehandlung an? Mangelhaft: denn da bekanntermassen mehr günstig, als ungünstig verlaufene Fälle zur Veröffentlichung gelangen, so entgeht dem Statistiker eine gewisse Anzahl von Einzelbeobachtungen, die auf die Procentziffer von entschiedenem Einflusse sein würden. Solche Fehler kann nur die grosse Masse ausgleichen; kleine Sammelstatistiken werden durch sie vollkommen werthlos.

Die erwähnten Unvollkommenheiten treten aus naheliegenden Gründen hauptsächlich in den Zusammenstellungen „pathologischer" und „orthopädischer" Resectionen zu Tage. Sehr viel weniger finden sie sich in den Statistiken „traumatischer": denn das vorwiegend aus den grossen Kriegen stammende Material ist wie geschaffen zur statistischen Verwerthung.

Die Gleichförmigkeit der Verwundung — in der übergrossen
Mehrzahl durch Kleingewehrgeschosse —, die Gleichheit der Verwundeten in Geschlecht, Alter. Körperkraft, die annähernd gleichen ge-
sundheitlichen Verhältnisse. in welche Resecirte nach grossen Schlachten
gelangen, die Gewähr der officiellen Berichte, dass das ganze Material
vorliegt — alles das sind Momente, welche die Fehlerquellen auf die
geringste Zahl herabdrücken. So besitzen wir denn aus den grossen
Kriegen der Neuzeit in der That Resectionsstatistiken, die kaum etwas
zu wünschen übrig lassen.

§. 121. Nach diesen einleitenden Bemerkungen soll uns zunächst
die Frage der Sterblichkeit nach Gelenkresectionen näher beschäftigen.
Vor Allem ist hier der segensreiche Einfluss der Antiseptik
hervorzuheben. Sie hat aus einer Operation. die wegen der Ausdehnung
und Unregelmässigkeit der Weichtheilwunde, der breiten Verletzung
der Knochen, der Schwierigkeit des Abflusses der Wundsekrete keineswegs zu den ungefährlichen zu rechnen war, einen Eingriff gemacht,
der regelrecht unternommen, kaum mehr eine Lebensgefahr mit sich
bringt.   Höchstens bei schwächlichen Kindern und sehr herunter-
gekommenen Erwachsenen kann die spät unternommene Resection, zumal die eingreifendere des Knies oder der Hüfte. den Tod verschulden.
Er tritt dann ein, entweder infolge des raschen Verfalls der Kräfte,
oder weil der geschwächte Körper den, wenngleich geringen Blut-
verlust nicht mehr ertragen konnte.
Bei diesem Umschwunge in der Sterblichkeit, den die Resectionen,
wie alle übrigen Operationen, seit Einführung der Antiseptik aufweisen,
haben natürlich frühere Statistiken keinen ausschlaggebenden Werth
mehr für die Beurtheilung der Sterblichkeitsziffer. Wenn die
bedeutendsten von ihnen gleichwohl hier noch eine Stelle finden, so
geschieht dies aus historischem Interesse und um den Vergleich von
Sonst und Jetzt zu ermöglichen.

§. 122. Die erste zuverlässige Zusammenstellung kriegschirur-
gischer Resectionen, die allerdings die Zahl 62 nicht übersteigt, verdanken
wir Esmarch[1]). Sie stammt aus dem deutsch-dänischen Kriege 1848—51.
Ihr folgt die von Löffler[2]). in seinem Generalbericht über den Gesundheitsdienst im Feldzuge gegen Dänemark 1864, während weder aus dem
Krimkriege 1853—56, noch aus dem Kriege in Italien 1859 Resectionsstatistiken vorliegen. Der nordamerikanische Krieg 1861—65 hat, wie auf
anderen kriegschirurgischen Gebieten, so auch auf dem der Gelenkresectionen
eine Statistik geliefert, die als ein mustergültiges Beispiel derartiger Arbeit
bezeichnet werden muss. Sie ist vorwiegend das Werk des als Statistiker
hervorragenden George A. Otis[3]). Die Resectionen endlich aus den zwei

[1]) F. Esmarch: Ueber Resectionen nach Schusswunden. Beobachtungen
und Erfahrungen aus den schleswig-holsteinischen Feldzügen von 1848—1851.
Kiel 1851.
[2]) F. Löffler: Generalbericht über den Gesundheitsdienst im Feldzuge
gegen Dänemark 1864. 1. Theil. Berlin 1867.
[3]) Circular Nr. 6. War Department, Surgeon General's Office, Washington,
Nov. 1. 1865. Reports on the extent and nature of the materials available for the
preparation of a medical and surgical history of the rebellion. Philadelphia 1865.

letzten deutschen Kriegen 1866 und 1870—71 finden sich in dem schon oft erwähnten Werke „Die Gelenkresectionen nach Schussverletzungen" von E. Gurlt, der hierin überhaupt alle Gelenkresectionen aufführt, die seit den Kriegen der ersten französischen Republik und des ersten Kaiserreiches, 1792—1815, bis auf die heutige Zeit bekannt geworden sind. Wir entnehmen diesem Werke, welches in seiner Vollständigkeit, Uebersichtlichkeit und kritischen Schärfe einzig dasteht, die folgenden Angaben.

Bezüglich der Mortalität bei den Gelenkresectionen nach Schussverletzungen ergibt sich für die vorliegende, nicht unbeträchtliche Gesammtsumme von 3667 Fällen, dass jene für das Schultergelenk 34,70 %, für das Ellenbogengelenk 24,87 %, das Handgelenk 15,15 %, das Hüftgelenk 88,40 %, das Kniegelenk 77,08 % und das Fussgelenk 33,92 % war. Indessen ist dabei nicht ausser Acht zu lassen, dass für die Resectionen, ausser dem Schulter- und Ellenbogengelenk, die Zahlen zu klein sind, um nicht durch Zufälligkeiten beeinflusst zu werden, wie dies schon deutlich wird, wenn man die ausserhalb der grösseren Kriege ausgeführten (80) Resectionen weglässt, die gerade für das Hand-, Hüft- und Kniegelenk verhältnissmässig grössere Zahlen (24 Fälle) aufweisen, als in den Kriegsstatistiken. Es verschlechtert sich dann z. B. die Mortalität der Hüftgelenkresection von 88,40 % auf 90,07 %, die der Kniegelenkresection von 77,08 % auf 81,81 %.

Da es vom kriegschirurgischen Standpunkte aus von grösserem Belang ist zu erfahren, nicht etwa wie gross die Mortalität der Gelenkresectionen nach Schussverletzungen überhaupt, sondern wie sie im Kriege und zwar nach grösseren Schlachten war, so hat E. Gurlt aus den letzten vier deutschen Kriegen 1848—51, 1864, 1866, 1870—71, deren statistische Ergebnisse am besten bekannt sind, und aus dem ebenfalls genau bearbeiteten nordamerikanischen Kriege 1861—65 sämmtliche Resectionen zusammengestellt und die Mortalität berechnet. Diese beträgt bei einer Gesammtsumme von 3278 Fällen für die Resection im Schultergelenke 35,37 %, für die im Ellenbogengelenke 24,59 %, für das Handgelenk 15,96 %, das Hüftgelenk 90,67 %, das Kniegelenk 81,89 % und für das Fussgelenk 36,09 %. An den oberen Extremitäten stellte sich dabei der Mortalitätsprocentsatz in den vier deutschen Kriegen etwas höher, als in dem nordamerikanischen Kriege [1].

Wie bei den Amputationen, so wechselte die Mortalität auch bei den Resectionen mit der Zeit, in welcher, vom Tage der Verwundung an gerechnet, die Resection ausgeführt wurde. Es „findet sich bei dem Schulter-, Ellenbogen-, Hand- und Kniegelenk, überall da, wo es sich um grössere Zahlen handelt, beinahe ohne Ausnahme die alte Regel bestätigt, dass, abgesehen von den die günstigste Mortalität zeigenden und dadurch den pathologischen fast gleichzusetzenden Spätresectionen, die primären am günstigsten sind, worauf die secundären folgen, während die intermediären am ungünstigsten sich verhalten. Ausnahmen von dieser Regel zeigten allerdings verschiedene Kriege, bei denen nur kleine Zahlen, namentlich bei den primären Resectionen, in Betracht kamen, z. B. die von 1864 und 1866, in denen die primären Schultergelenkresectionen ganz ungewöhnlich ungünstig verliefen. Eine Ausnahme machten ferner die Hüftgelenkresectionen, bei denen die primären die ungünstigsten von allen waren" [2].

gr. 4°. — The medical and surgical history of the war of the rebellion 1861—65. Part. I, Vol. II: Surgical History by George A Otis, Assist. Surg. U. S. A. Washington 1870. Part. II, Vol. II: Surgical History by George A. Otis. Washington 1876.

[1] E. Gurlt pag. 1211.

[2] E. Gurlt pag. 1218 u. 1219. Vergl. auch die Tabellen pag. 1216—1219.

Die Bezeichnungen primäre, intermediäre, secundäre und Spätresection hat E. Gurlt nach der Zeit, nicht nach dem Zustande der Wunde gewählt. Obwohl er den letzteren Modus theoretisch als den richtigen anerkennt,

§. 123.   Eine umfassende Statistik der pathologischen und der orthopädischen Resectionen ist niedergelegt in dem Werke von H. Culbertson [1]), der mit eisernem Fleisse sämmtliche bis zum Jahre 1874 ausgeführten und bekannt gewordenen Gelenkresectionen, auch die nach Schussverletzungen, soweit sie ihm zugänglich waren, gesammelt und statistisch verwerthet hat.   Um einen Begriff von den Zahlen zu geben, mit welchen Culbertson arbeitete, führen wir kurz an, dass er 984 Schulter-, 1075 Ellenbogen-, 182 Hand-, 596 Hüft-, 745 Knie- und 326 Fussgelenkresectionen gesammelt hat, also über eine Gesammtsumme von 3908 Gelenkresectionen verfügte [2]).   Was die Sterblichkeit angeht, so finden wir bei jeder der sechs Gelenkresectionen unter dem Titel: „Of Recovery" den erwünschten Aufschluss.

Culbertson theilte sein Material in fünf Rubriken, und zwar 1. Resectionen wegen Gelenkschusswunden, 2. Resectionen wegen sonstiger Gelenkverletzungen, 3. Resectionen wegen Erkrankung der Gelenke, 4. Resectionen wegen Deformität, 5. Extractionen gesplitterter oder nekrotischer Gelenktheile.

Beginnen wir wiederum mit dem Schultergelenke, so kommen in Rechnung aus Rubrik I 849, aus Rubrik II 11, aus Rubrik III 115, aus Rubrik V 12 Fälle; bei 9 war der Ausgang unbekannt: Summa 996 [3]).   Es starben nach Resectionen wegen Schusswunden 31,44 % (bei Gurlt 35,37 %), nach Resection wegen sonstiger Verletzungen 27,27 %, nach Resection wegen Gelenkerkrankung 18,26 %.   Rubrik IV enthält keinen Fall: Rubrik V 12 Fälle, ohne tödtlichen Ausgang 0 % [4]).

Von Resectionen des Ellenbogengelenkes erscheinen in Rubrik I (Schusswunden) 592, in Rubrik II (sonstige Verletzungen) 66, in Rubrik III (Gelenkkrankheiten) 377, in Rubrik IV (Deformitäten) 10, in Rubrik V (Extraction von Splittern und Nekrosen) 7 Fälle; bei 30 war der Ausgang unbekannt: Summa 1082.   Es endeten hiervon mit dem Tode in Rubrik I 19,08 % (bei Gurlt 24,59 %), in Rubrik II 15,15 %, in Rubrik III 10,87 %, in Rubrik IV 0 %, in Rubrik V 14,28 % [5]).

Von Resectionen des Handgelenkes sind aufgeführt in Rubrik I 66, in Rubrik II 16, in Rubrik III 85 Fälle; in 11 Fällen Ausgang unbekannt, 4 unvollständig mitgetheilt: Summa 182.   Die Mortalität betrug in Rubrik I 15,55 % (bei Gurlt 15,96 %), in Rubrik II 12,5 %, in Rubrik III 11,76 % [6]).

---

hält er ihn praktisch für nicht durchführbar, sobald man eine grosse Anzahl von Beobachtungen, die nur in ihren äusseren Umrissen bekannt sind, klassificiren soll. Es sind demnach nach Gurlt primäre Resectionen diejenigen, „welche am Tage der Verletzung und dem darauf folgenden Tage ausgeführt wurden; intermediäre diejenigen, welche vom 3.—7. Tage nach der Verwundung, secundäre solche, die vom 8. Tage bis zum Ablaufe von 5 Monaten oder 20 Wochen danach stattfanden, endlich Spätresectionen diejenigen, welche noch nach dieser Zeit ausgeführt wurden" (l. c. pag. 1214).

[1]) H. Culbertson: Excision of the larger Joints of the Extremities. Prize Essay. Philadelphia 1876.
[2]) l. c. pag. 662.
[3]) Die Summen stimmen nicht mit den oben angegebenen überein, weil hier jedesmal die Anzahl der Splitterextractionen hinzugezählt ist. Man kann verschiedener Ansicht darüber sein, ob die Extractionen den Resectionen zugerechnet werden sollen. Indessen ist die Schnittführung durch die Weichtheile meist ganz die gleiche, und der Unterschied besteht eigentlich nur darin, dass in dem einen Falle das Gelenkende oder ein Theil desselben noch abgesägt werden muss, während in dem anderen der Gelenkkopf ganz oder theilweise gelöst in der Wunde liegt.
[4]) l. c. pag. 377 u. 378.
[5]) l. c. pag. 494 u. 495.
[6]) l. c. pag. 629.

Die Resection des Hüftgelenkes ist in Rubrik I mit 121, in Rubrik II mit 2, in Rubrik III mit 470, in Rubrik IV mit 3, in Rubrik V mit 24 Fällen vertreten; Summa 620. Zieht man von den 121 in Rubrik I 2, von den 470 in Rubrik III 44 Fälle ab, deren Ausgang unbekannt ist, so berechnet sich die Sterblichkeit für die Resection nach Schusswunden auf 89,07 % (bei Gurlt 90,67 %), für die nach sonstigen Verletzungen auf 100 %, für die wegen Gelenkerkrankung auf 45,07 %, für die wegen Deformität auf 0 %. Die Extractionen von Gelenktheilen lieferten 25 % Todesfälle [1]).

Von Kniegelenkresectionen erscheinen in Rubrik I 60 Fälle, in Rubrik II 28, in Rubrik III 597, in Rubrik IV 53; 7 Fälle sind unbekannt betreffs ihres Ausgangs: Summa 745. Es starben in Rubrik I 75 % (bei Gurlt 81,89 %), in Rubrik II 39,28 %, in Rubrik III 29,81 %, in Rubrik IV 13,20 % [2]).

Die Fussgelenkresection endlich ist in Rubrik I 45, in Rubrik II 152, in Rubrik III 117, in Rubrik IV 3, in Rubrik V 4mal aufgezählt; 9mal war der Erfolg unbekannt: Summa 330. Hiervon gingen nach Schusswunden zu Grund 26,66 % (bei Gurlt 36,09 %), nach sonstigen Gelenkverletzungen 12,5 %, nach Erkrankungen 8,54 %, nach Deformität 0 %. Die Extraction von Gelenktheilen forderte 25 % Todesfälle [3]).

Einen sehr wesentlichen Einfluss auf die Sterblichkeit nach Gelenkresectionen hat nach Culbertson das Alter. Er berechnete für die wegen Gelenkerkrankung ausgeführten Resectionen die folgenden Procente:

1. Schultergelenk [4]). 115 Fälle, deren Ausgang bekannt.

Vom 1.— 5. Jahre 6 Fälle; es starben 16,66 %
„ 5.—10. „ 9 „ „ „ 11,11 „
„ 10.—15. „ 10 „ „ „ 10,0 „
„ 15.—20. „ 19 „ „ „ 10,52 „
„ 20.—25. „ 6 „ „ „ 33,33 „
„ 25.—30. „ 9 „ „ „ 15,30 „
„ 30.—40. „ 20 „ „ „ 15,0 „
„ 40.—50. „ 8 „ „ „ 37,5 „
„ 50.—60. „ 4 „ „ „ 25,0 „
„ 60.—70. „ 4 „ „ „ 50,0 „
Alter unbekannt 20 „
Summa 115

2. Ellenbogengelenk [5]). 377 Fälle, deren Ausgang bekannt.

Vom 1.— 5. Jahre 12 Fälle; es starben 16,66 %
„ 5.—10. „ 24 „ „ „ 12,5 „
„ 10.—15. „ 44 „ „ „ 6,81 „
„ 15.—20. „ 38 „ „ „ 5,26 „
„ 20.—25. „ 37 „ „ „ 10,81 „
„ 25.—30. „ 31 „ „ „ 0 „
„ 30.—40. „ 31 „ „ „ 16,12 „
„ 40.—50. „ 16 „ „ „ 12,5 „
„ 50.—60. „ 9 „ „ „ 44,44 „
„ 60.—70. „ 5 „ „ „ 0 „
„ 70.—80. „ 1 „ „ „ 0 „
Alter unbekannt 129 „
Summa 377

[1]) l. c. pag. 41.
[2]) l. c. pag. 170 u. 171.
[3]) l. c. pag. 300 u. 301.
[4]) l. c. pag. 363 u. 364.
[5]) l. c. pag. 481 u. 482.

3. Handgelenk[1]). 85 Fälle, deren Ausgang bekannt.

Vom 10.—15. Jahre 9 Fälle; es starben 0 %
" 15.—20. " 11 " " " 0 "
" 20.—25. " 14 " " " 14,28 "
" 25.—30. " 9 " " " 11,11 "
" 30.—40. " 17 " " " 11,76 "
" 40.—50. " 5 " " " 20,20 "
" 50.—60. " 2 " " " 50,0 "
" 60.—70. " — " " " — "
" 70.—80. " 1 " " " 100,0 "
Alter unbekannt 17 "
Summa 85

4. Hüftgelenk.

a) Particlle Resection[2]). 221 Fälle, deren Ausgang bekannt.

Vom 1.— 5. Jahre 21 Fälle; es starben 33,33 %
" 5.—10. " 74 " " " 32,43 "
" 10.—15. " 47 " " " 40,42 "
" 15.—20. " 29 " " " 48,27 "
" 20.—25. " 18 " " " 61,11 "
" 25.—30. " 7 " " " 57,14 "
" 30.—40. " 9 " " " 66,66 "
" 40.—50. " 3 " " " 33,33 "
" 50.—60. " 2 " " " 100,0 "
" 60.—70. " 1 " " " 0 "
Alter unbekannt 10 "
Summa 221

5. Hüftgelenk.

b) Totale Resection[3]). 168 Fälle, deren Ausgang bekannt.

Vom 1.— 5. Jahre 26 Fälle; es starben 42,30 %
" 5.—10. " 76 " " " 31,57 "
" 10.—15. " 28 " " " 57,14 "
" 15.—20. " 19 " " " 63,15 "
" 20.—25. " 1 " " " 0 "
" 25. 30. " 7 " " " 100,0 "
" 30.—40. " 4 " " " 50,0 "
" 40. 50. " 3 " " " 66,66 "
" 50.—60. " 1 " " " 100,0 "
Alter unbekannt 3 "
Summa 168

6. Kniegelenk[4]). 597 Fälle, deren Ausgang bekannt.

Vom 1.— 5. Jahre 18 Fälle; es starben 38,88 %
" 5.—10. " 105 " " " 16,19 "
" 10.—15. " 99 " " " 17,17 "
" 15.—20. " 83 " " " 30,11 "
" 20.—25. " 66 " " " 39,39 "
" 25.—30. " 54 " " " 37,03 "
" 30.—40. " 65 " " " 41,55 "
" 40.—50. " 13 " " " 53,84 "
" 50. 60. " 4 " " " 25,0 "
" 60.—70. " 1 " " " 100,0 "
" 70.—80. " 1 " " " 100,0 "
Alter unbekannt 88 "
Summa 597

[1]) l. c. pag. 618 u. 619.
[2]) l. c. pag. 21.
„Partielle Resection", bei welcher nur der Kopf oder Theile desselben resecirt wurden, „totale", bei der auch Stücke der Pfanne oder des Beckens wegfielen.
[3]) l. c. pag. 29. Hier Rechnungsfehler: Totalsumme der Genesenen muss 91 statt 90 sein.
[4]) l. c. pag. 158 u. 159.

7. Fussgelenk[1]). 117 Fälle, deren Ausgang bekannt.

Vom									
Vom	1.— 5.	Jahre	6	Fälle; es starben	0			0/0
„	5.—10.	„	10	„	„	„	0	„
„	10.—15.	„	11	„	„	„	0	„
„	15.—20.	„	18	„	„	„	11,11	„
„	20.—25.	„	18	„	„	„	11,11	„
„	25.—30.	„	6	„	„	„	0	„
„	30.—40.	„	7	„	„	„	28,57	„
„	40.—50.	„	4	„	„	„	25,0	„
„	50.—60.	„	3	„	„	„	0	„
	Alter unbekannt		34	„				
	Summa		117					

Fassen wir die Ergebnisse der sieben Tabellen kurz zusammen, so fällt die geringste Sterblichkeit bei der Schultergelenkresection zwischen das 5. und 20., bei der Ellenbogenresection zwischen das 10. und 30., bei der Handgelenkresection zwischen das 10. und 20. Jahr. An der unteren Extremität liegt für das Hüftgelenk die geringste Mortalität zwischen dem 1. und 10., für das Kniegelenk zwischen dem 5. und 15., für das Fussgelenk zwischen dem 1. und 15. Lebensjahre. Man darf den einzelnen Werthen keine zu grosse Bedeutung beimessen, dazu sind die Zahlen, aus welchen sie gewonnen, vielfach zu gering, aber das darf doch mit einer an Sicherheit grenzenden Wahrscheinlichkeit behauptet werden: die Resectionen wegen Gelenkerkrankung besitzen in der Wachsthumsperiode der Knochen ihre geringste Lebensgefährlichkeit.

An diesem Satze hat auch, wie wir noch hören werden, die Antiseptik nichts geändert, wenngleich unter ihrem Einflusse die Sterblichkeitsziffer der Resection nach vollendetem Wachsthume bedeutend geringer geworden ist. Es hängt eben die Lebensgefahr der Resectionen weit weniger von der Operation an sich ab, als vielmehr von dem veranlassenden Gelenkleiden, der Gelenktuberculose, die nach vollendetem Wachsthume in der Regel schwerere Formen annimmt und frühzeitiger den Gesammtorganismus in Mitleidenschaft zieht.

Sehr viel weniger tritt der Einfluss des Geschlechtes in der Mortalitätsziffer zu Tage. Wir geben die bezüglichen Werthe, auch wieder nur für die „pathologischen" Resectionen, wie sie Culbertson berechnet hat, ohne daran Schlüsse knüpfen zu wollen.

Schultergelenk. 115 Fälle[2]).

80 Männer. Mortalität 18,75 %
22 Weiber. „ 14,28 „
13 Geschlecht unbekannt.
————
115

Ellenbogengelenk. 377 Fälle[3]).

200 Männer. Mortalität 11,5 %
87 Weiber. „ 9,19 „
90 Geschlecht unbekannt.
————
377

Handgelenk. 85 Fälle[4]).

49 Männer. Mortalität 14,28 %
25 Weiber. „ 4,0 „
11 Geschlecht unbekannt.
————
85

Hüftgelenk.
a) Partielle Resection. 221 Fälle[5]).

151 Männer. Mortalität 45,68 %
54 Weiber. „ 40,74 „
16 Geschlecht unbekannt.
————
221

[1]) l. c. pag. 286 u. 287.
[2]) l. c. pag. 362.
[3]) l. c. pag. 480.
[4]) l. c. pag. 617 u. 618.
[5]) l. c. pag. 21.

Hüftgelenk.	Kniegelenk. 597 Fälle [2].

Hüftgelenk.

b) Totale Resection. 165 Fälle [1].

111 Männer. Mortalität 49,54 %
 54 Weiber.   „   37,03 „
―――
165

Kniegelenk. 597 Fälle [2].

343 Männer. Mortalität 25,07 °/₀
187 Weiber.   „   34,22 „
 67 Geschlecht unbekannt.
―――
597

Fussgelenk. 117 Fälle [3].

72 Männer. Mortalität 8,33 %
23 Weiber.   „   13,04 „
22 Geschlecht unbekannt.
―――
117

§. 124. Einer eingehenden statistischen Untersuchung betreffs der Mortalität unterwerfen sowohl E. Gurlt, wie H. Culbertson die Ausdehnung der Resection. Weist die partielle, oder die totale Resection einen grösseren Procentsatz der Sterblichkeit auf?

Wir haben oben, §. 120, schon hingewiesen, wie schwierig es ist, die beiden Operationsverfahren genau aus einander zu halten. Bedenkt man weiter, dass die Weichtheilschnitte in beiden Fällen meist die gleichen sind, so wird man einen wesentlichen Unterschied in der Sterblichkeit kaum erwarten. Das lehrt denn auch die Statistik.

Betreffs des Ellenbogen-. Hand- und Fussgelenkes finden sich bei Gurlt bezügliche Angaben, und zwar heisst es von den Resectionen des Ellenbogengelenkes: „Bei einem Vergleiche der Mortalität bei den totalen und partiellen Resectionen finden sich sowohl für die einzelnen Kriege, als die entfernten einzelnen Gelenktheile die allererheblichsten Verschiedenheiten, die sich dann ganz besonders geltend machen, wenn es sich um kleine Zahlen handelt. Werden jedoch grössere Zahlen zusammengezogen, so ergibt sich daraus das als constant für die deutschen, sowohl als die amerikanischen Kriege zu bezeichnende Verhältniss, dass die partiellen Resectionen eine um 2 % niedrigere Mortalität (23 %) hatten, als die Totalresectionen (25 %), in dieser Beziehung also die ersteren vor den letzteren nur wenig voraus waren." [4]

Bei der Resection des Handgelenkes lesen wir: „Es geht daraus (aus der vorstehenden Tabelle) hervor, dass das Gelenkende des Radius allein am häufigsten, demnächst das der Ulna allein, sodann der Radius und Ulna mit Theilen des Carpus entfernt worden sind, und dass die Mortalität bei der zuerst genannten Operation ganz ungewöhnlich niedrig (8,10 %) war, während dieselbe in den Fällen, wo mit den Vorderarmknochen auch Theile des Carpus oder Metacarpus mit fortgenommen wurden, zwischen 25—40 °/₀ schwankte. Indessen ist zugegeben, dass die Zahlen zu klein sind, um als sehr zuverlässig angesehen werden zu können." [5]

Und bei der Resection des Fussgelenkes: „Die Differenz in der Mortalität bei den (55) totalen — 35,18 % — und (67) partiellen Resectionen — 33,33 % — ist zu unbedeutend, um darauf grosses Gewicht zu legen, so dass hieraus sich keine Gründe für eine Bevorzugung des einen oder anderen Verfahrens herleiten lassen." [6]

―――――――

[1] l. c. pag. 30. Hier ist ein Rechnungsfehler im Vergleich mit Tabelle 17 auf pag. 29. Differenz — 3.
[2] l. c. pag. 157 u. 158.
[3] l. c. pag. 285 u. 286.
[4] Gurlt l. c. pag. 1249.
[5] l. c. pag. 1257.
[6] l. c. pag. 1278.

Culbertson hat für alle sechs Gelenkresectionen, und zwar in den fünf oben genannten Rubriken die Mortalitätswerthe der partiellen und totalen Resection ausgerechnet. Wir wollen nur die drei ersten Rubriken, also 1. Resectionen wegen Schusswunden, 2. Resectionen wegen sonstiger Verletzungen, 3. Resectionen wegen Gelenkerkrankungen anführen; die in den beiden letzten Rubriken (4. Resectionen wegen Deformität und 5. Extractionen von gesplitterten oder nekrotischen Gelenktheilen) verwendeten Zahlen sind zu gering, um einen richtigen Werth zu liefern.

Schultergelenk [1]).

Rubr. I. 849 Fälle.
Part. Res. 490; Mortalität 32,85 %
Total. Res. 15; „ 26,66 „
Unbekannt 344
Summa 849

Rubr. II. 11 Fälle.
Part. Res. 11; Mortalität 27,27 %
Total. Res. 0
Summa 11

Rubr. III. 115 Fälle.
Part. Res. 94; Mortalität 17,02 %
Total. Res. 21; „ 23,81 „
Summa 115

Ellenbogengelenk [2]).

Rubr. I. 592 Fälle.
Part. Res. 74; Mortalität 26,75 %
Total. Res. 162; „ 25,32 „
Unbekannt 356
Summa 592

Rubr. II. 66 Fälle.
Part. Res. 27; Mortalität 7,40 %
Total. Res. 38; „ 21,05 „
Unbekannt 1
Summa 66

Rubr. III. 377 Fälle.
Part. Res. 45; Mortalität 11,11 %
Total. Res. 322; „ 9,93 „
Unbekannt 10
Summa 377

Handgelenk [3]).

Rubr. I. 66 Fälle.
Part. Res. 36; Mortalität 0 %
Total. Res. 12; „ 16,5 „
Unbekannt 18
Summa 66

Rubr. II. 16 Fälle.
Part. Res. 16; Mortalität 12,5 %
Total. Res. 0
Summa 16

Rubr. III. 85 Fälle.
Part. Res. 51; Mortalität 15,69 %
Total. Res. 33; „ 6,06 „
Unbekannt 1
Summa 85

Hüftgelenk [4]).

Rubr. I. 119 Fälle.
Keine bezüglichen Werthe angegeben.

Rubr. II. 2 Fälle.
Part. Res. 2; Mortalität 100 %

Rubr. III. 426 Fälle.
Part. Res. 221; Mortalität 43,84 %
Total. Res. 167; „ 46,10 „
Unbekannt 38
Summa 426

Kniegelenk [5]).

Rubr. I. 60 Fälle.
Part. Res. 16; Mortalität 75 %
Total. Res. 44; „ 75 „
Summa 60

Rubr. II. 28 Fälle.
Part. Res. 12; Mortalität 33,33 %
Total. Res. 16; „ 45,00 „
Summa 28

Rubr. III. 597 Fälle.
Part. Res. 16; Mortalität 25,0 %
Total. Res. 581; „ 29,94 „
Summa 597

[1]) Culbertson l. c. pag. 375.
[2]) l. c. pag. 492.
[3]) l. c. pag. 614. In der Mortalitätsberechnung einige Fehler.
[4]) l. c. pag. 41.
[5]) l. c. pag. 167.

Fussgelenk [1]).

Rubr. I.   45 Fälle.
Part. Res.   8; Mortalität 37,5 %
Total. Res. 19;   „   31,57 „
Unbekannt 18
Summa 45

Rubr. II. 152 Fälle.
Part. Res. 145; Mortalität 13,1 %
Total. Res.   7;   „„   0 „
Summa 152

Rubr. III. 117 Fälle.
Part. Res.   61; Mortalität 6,55 %
Total. Res. 51:   „   11,76 „
Unbekannt   5
Summa 117

Es hat hiernach bei Schusswunden der Gelenke die partielle Resection am Schultergelenk eine um 6,19 %, am Ellenbogengelenk um 1,43 %, am Fussgelenk um 5,93 % grössere Mortalität, als die totale Resection, während sie am Kniegelenk die gleiche, am Handgelenk eine um 16,5 % geringere Sterblichkeit zeigt.

Bei sonstigen Gelenkverletzungen dagegen ist am Ellenbogengelenk die partielle Resection mit einer um 13,65 %, am Kniegelenk um 11,67 % geringeren Mortalität, als die totale aufgeführt, während am Fussgelenk wiederum eine um 13,1 % höhere erscheint und an Schulter-, Hand- und Hüftgelenk keine vergleichbaren Werthe angegeben sind.

Bei Gelenkerkrankungen endlich liefern das Schultergelenk, wenn es partiell resecirt wurde 6,79 %, das Hüftgelenk 2,26 %, das Kniegelenk 4,94 %, das Fussgelenk 5,21 % weniger Todesfälle, als bei totaler Resection. Dagegen übersteigt die Mortalität der partiellen Resection die der totalen am Ellenbogengelenk um 1,18 %, am Handgelenk um 9,63 %.

Scheidet man aus diesen Mortalitätswerthen die unzuverlässigen aus, d. h. diejenigen, bei deren Berechnung eine oder beide Kategorien der zum Vergleich herangezogenen Resectionen in zu geringer Anzahl vertreten sind, so bleiben in Rubrik I (Schusswunden der Gelenke) die Resectionen des Ellenbogens übrig. Die Sterblichkeitsdifferenz zwischen partieller und totaler Resection beträgt hier, wo 74 partielle mit 162 totalen Ellenbogenresectionen verglichen werden, 1,43 %, und zwar zu Gunsten der ersteren (Gurlt gibt 2 % an).

In Rubrik II (Gelenkverletzungen) sind wiederum höchstens die Resectionen des Ellenbogengelenkes zu verwerthen, 27 partielle gegen 38 totale. Die Mortalität der ersteren ist um 13,65 % geringer, als die der letzteren, was wohl auch auf die Art der Verletzung zu beziehen ist. Denn bei den im Frieden vorkommenden Gelenkverletzungen — Quetschungen, Zertrümmerungen durch Ueberfahren, complicirte Luxationen — steht die Weichtheilwunde meist im geraden Verhältnisse zur Knochenwunde.

In Rubrik III (Erkrankungen der Gelenke) sind mehr brauchbare Ziffern. Es zeigt hier die partielle Resection am Hüftgelenk — 221 partielle gegen 167 totale — eine um 2,26 %, die am Fussgelenk — 61 partielle gegen 51 totale — eine um 5,21 % geringere Mortalität als die totale. Das sind so kleine Differenzen, dass sie sehr wohl noch von Zufälligkeiten abhängen können. Nicht anders fassen wir es auf, wenn die partielle Resection des Ellenbogengelenkes — es stehen 45 partielle gegen 322 totale — nun auf einmal 1,18 % mehr Todte zählt, als die totale, und am Handgelenk — es stehen 51 partielle gegen 33 totale — die Differenz zu Ungunsten der partiellen Resection gar 9,63 % beträgt.

—————————

[1]) l. c. pag. 297. In Rubr. III einige Rechnungsfehler. Die Mortalität der totalen Resection beträgt nicht 10.71 %, sondern 11,76 %.

Im grossen Ganzen darf man somit die Behauptung aufstellen, dass **partielle und totale Resectionen**, caeteris paribus, nahezu die **gleiche Mortalität besitzen. Auf Grund der Mortalität ist man jedenfalls nicht berechtigt, der einen vor der anderen einen Vorzug beizumessen.**

Die Antiseptik hat jeden Unterschied in der Sterblichkeitsziffer beider Operationsverfahren aufgehoben.

§. 125. Interessante Gegenstücke zu den Mortalitätsstatistiken von E. Gurlt und H. Culbertson bilden die Zusammenstellungen antiseptisch ausgeführter Gelenkresectionen aus der Halle'schen Klinik R. v. Volkmann's und aus der Göttinger Fr. König's. Es sind das die ersten grösseren Berichte aus der Zeit der antiseptischen Chirurgie. Sie rechnen allerdings mit einer weit beschränkteren Anzahl von Fällen, als die vorher aufgeführten Sammelstatistiken, aber ihre Ergebnisse sind gleichwohl werthvoll und massgebend. Besitzen sie doch den grossen Vorzug, dass ein und derselbe Operateur die Fälle lieferte, dass sie von ihm selbst oder wenigstens unter seiner Verantwortung und nach seinen chirurgischen Grundsätzen resecirt und behandelt worden sind, dass endlich das ganze Beobachtungsmaterial vorliegt.

Wir geben zunächst die Auszüge aus R. v. Volkmann's Bericht von 1873 [1]) und vom 1. März 1874 bis 1. März 1877 [2]).

Aus 1873.

Resectionen des Schultergelenkes. 7 Fälle.	Fälle.	Genesen.	Gestorben.	Mortalität.
Wegen Verletzung . . .	1	1	—	0 %
„ Erkrankung . . .	2	2	--	0 „
Resectionen des Ellenbogengelenkes. 2 Fälle.				
Wegen Verletzung . . .	2	2	—	0 „
Resectionen des Hüftgelenkes. 8 Fälle.				
Wegen schwerer Coxitis (in 7 Fällen Pfannenperforation)	8	4	4 (Pyämie 1, Hirnaffection 1, Beckenabscess 1, Carbolintox. 1)	50
Resectionen des Kniegelenkes. 3 Fälle.				
Wegen Erkrankung .	3	2	1 (Phthisis)	33,33 „
Resectionen des Fussgelenkes. 3 Fälle.				
Wegen Verletzung . . .	2	2	--	0 „
„ Erkrankung . . .	1	1	--	0 „

[1]) Rich. v. Volkmann: Beiträge zur Chirurgie, anschliessend an einen Bericht über die Thätigkeit der chirurgischen Universitätsklinik zu Halle im Jahre 1873. Leipzig 1875, pag. 10.
[2]) Rich. v. Volkmann u. Paul Kraske: Vorläufiger Bericht über die innerhalb der letzten drei Jahre in der chirurgischen Klinik zu Halle stationär oder poliklinisch mit Hilfe der antiseptischen Methode behandelten, schweren Operationen und schweren Verletzungen. Verhandlg. d. deutsch. Ges. f. Chirurgie, VI. Congress, 1877, I, pag. 59.

Aus 1874. 1875, 1876, 1877.

A. Nicht complicirte Fälle.

Resectionen des Schultergelenkes. 7 Fälle.	Fälle.	Genesen.	Gestorben.	Mortalität.
Wegen Verletzung . . .	1	1	—	0 %
„ Erkrankung . . .	6	6	—	0 „
Resectionen des Ellenbogengelenkes. 8 Fälle.				
Wegen Verletzung . . .	4	4	—	0 „
„ Erkrankung . . .	4	4	—	0 „
Resectionen des Handgelenkes. 2 Fälle.				
Wegen Erkrankung . . .	2	2	—	0 „
Resectionen des Hüftgelenkes. 48 Fälle.				
Wegen Erkrankung . . .	48	44	4 (Collaps 2, marant. Thrombose d. Crurales 1, Blutung d. arrod. Femor. 1)	8,33 „
Resectionen des Kniegelenkes. 21 Fälle.				
Wegen Verletzung . . .	1	1	..	0 „
„ Erkrankung . . .	20	19 (2 amputirt)	1 (Tuberculose)	5 „
Resectionen des Fussgelenkes. 5 Fälle.				
Wegen Verletzung oder Deformation	4	4	--	0 „
Wegen Erkrankung . . .	1	1 (Amputirt)		0 „

B. Complicirte Fälle.

1. Resectionen an pyämisch oder septicämisch eingebrachten Kranken.

3 Hüftgelenkresectionen, 1 wegen Trauma (Schrotschuss), 2 wegen Gelenkvereiterung, alle 3 gestorben.

1 Ellenbogengelenkresection wegen acuter Verjauchung und progredienter Phlegmone gestorben.

2. Todesfälle an intercurrenten, nicht mit der Wunde in directem Zusammenhange stehenden Krankheiten.

1 Resection des Schultergelenkes wegen tuberculöser Caries. Tod an Lungentuberculose vor beendeter Heilung.

1 Resection des Fussgelenkes wegen Trauma. Tod an Delirium tremens.

Nicht anders sind die Erfolge der Resection in der Göttinger Klinik unter Fr. König's Leitung gewesen. Auch hier hat die Antiseptik die Todesfälle an accidentellen Wundkrankheiten erheblich herabgesetzt. Wir entnehmen die bezüglichen Angaben der Abhandlung „Die chirurgische Klinik in Göttingen vom 1. October 1875 bis 1. October 1879 von Dr. Walzberg und Dr. Riedel[1]).

---

[1]) Deutsche Zeitschrift f. Chirurgie, Bd. XV, pag. 44. Auch in „Die chirurgische Klinik in Göttingen". Jahresbericht 1875—1879. Mit 4 Tafeln. Leipzig 1882.

Der Bericht erscheint in 2 Abtheilungen von 1875—1877 und von 1877—1879.

I. Abtheilung. (1875—1877.)

Schultergelenk. 2 Fälle.

	Fälle.	Geheilt.	Ungeheilt.	Gestorben.	Mortal.
Wegen Erkrankung (Gelenktuberculose)	2	—	2	—	0 %

Ellenbogengelenk. 5 Fälle.

Wegen Verletzung . .	1	1	—	—	0 „
Wegen Erkrankung (Gelenktuberculose)	4	3	1	—	0 „

Handgelenk. 1 Fall.

Wegen Erkrankung (Gelenktuberculose)	1	—	—	1 (Phthisis)	100 „

Hüftgelenk. 8 Fälle. Wegen Erkrankung

a) Gelenktuberculose	7	3	1	3 (Sepsis 1, Tuberculose 2)	42,86 „
b) Acute Osteomyelitis	1	1	—	—	0 „

Kniegelenk. 9 Fälle.

Wegen Erkrankung (Gelenktuberculose)	9	5	1	3 (Tuberculose 1, Sepsis 1. Erysipel 1)	33,33 „

Fussgelenk. 7 Fälle.

Wegen Erkrankung (Gelenktuberculose)	7	7 (Amput. 1 wegen Nephritis)	—	—	0 „

II. Abtheilung. (1877—1879.)

Schultergelenk. 3 Fälle.

	Fälle.	Geheilt.	Ungeheilt.	Amput.	Gestorben.	Mortal.
Wegen Erkrankung (Gelenktuberculose)	3	3	—	—	—	0 %

Ellenbogengelenk. 19 Fälle.

Wegen Verletzung	4	4	—	—	..	0 „
Wegen Erkrankung (Gelenktuberculose)	14	12	2	—	—	0 „
Wegen Ankylose	1	1	—	—	—	0 „

Handgelenk. 2 Fälle.

Wegen Erkrankung (Gelenktuberculose)	2	1	1	—	—	0 „

Hüftgelenk. 18 Fälle. Wegen Erkrankung

a) Gelenktuberculose	15	5	—	—	10 (7 an Tuberculose, 3 an Septikämie)	66.67 „
b) Acute Osteomyelitis	1	1	—	—	..	0 „
c) Polyart. Gelenkrheumatismus	2	1	—	—	1	50.0 „

Kniegelenk. 35 Fälle.	Fälle.	Geheilt.	Ungeheilt.	Amput.	Gestorben.	Mortal.
Wegen Erkrankung						
a) Gelenktuberculose	33	21		7	5	27,27 %
				(Davon gestorben 4; Tetanus 1. Nephritis 1, Phthisis 2)	(Carbolintoxication 2, Tetanus 1, Pyämie 1, Phthisis 1)	
b) Arthrit. deform.	1	1				0
c) Polyart. Gelenkrheumatismus	1	1	-			0
Fussgelenk. 6 Fälle.						
Wegen Erkrankung						
(Gelenktuberculose)	6	3			1	16,67 „

Unverkennbar tritt in diesen beiden Berichten der segensreiche Einfluss der Antiseptik zu Tage. Die Wundkrankheiten, diese Hauptgefahr der Gelenkresection, sind auf wenige Fälle zurückgedrängt; nur die Tuberculose fordert noch ihre Opfer, und vereinzelte Carbolintoxicationen weisen darauf hin, dass man sich noch in der Lehrzeit der Antiseptik befand.

§. 126. Diese Verminderung der Lebensgefahr bei Gelenkresectionen findet ihren Ausdruck auch in Sammel- und Hospitalstatistiken, wie wir sie von einigen besonders häufig ausgeführten Gelenkresectionen, den Resectionen des Ellenbogen-, Hüft- und Kniegelenkes aus der Zeit der antiseptischen Chirurgie besitzen. Von der Resection des Ellenbogengelenkes hat Gust. Middeldorpf[1]) 321 antiseptisch operirte Fälle aus der Friedenspraxis zusammengestellt. 304 Fälle wurden wegen tuberculöser Caries und „Formfehlern"[2]) resecirt. Es starb an Wundinfection kein einziger; an Phthise gingen 28 (9,21 %), an sonstigen Krankheiten 14 (4,6 %) zu Grund, zusammen 42. — Mortalität der Ellenbogenresection wegen Tuberculose = 13,81 %. 17 Fälle wurden wegen frischer Traumen resecirt. An Wundinfection starb keiner, an Phthise und sonstigen Krankheiten je einer. Es starben also im Ganzen 2 = 11,76 %.

Eine Statistik der Ellenbogenresection aus der Göttinger Klinik, mitgetheilt von Urasaburo Kosima[3]), liefert ein ähnliches Ergebniss. Von 83 Resecirten starb an Wundkrankheiten keiner; 4 starben in der ersten Zeit nach der Operation (1 an Jodoformvergiftung, 1 an

[1]) Gust. Middeldorpf: Weitere Beiträge zur Resection des Ellenbogengelenks. Archiv f. klin. Chirurgie. Bd. XXXIII, 1886, pag. 389.
[2]) Middeldorpf stellt die Resectionen wegen Erkrankung und wegen Formfehler in eine und dieselbe Gruppe, „weil für diese die Gefahr einer Wundinfection ungefähr dieselbe ist" (pag. 386). Wir lassen diese Zusammenstellung gelten, trotz der oben §. 120 gegebenen Gruppentheilung. Jedoch nicht etwa, weil die Gefahr der Wundinfection nahezu die gleiche, sondern weil die meisten Formfehler, welche zur Resection des Ellenbogengelenkes führen, durch schlechte Ausheilung der Gelenktuberculose oder anderer Gelenkkrankheiten bedingt sind und nur wenige ein Trauma zur Ursache haben.
[3]) Urasaburo Kosima (Japan): Ueber den Verlauf und Ausgang der tuberculösen Erkrankung des Ellenbogengelenkes. Deutsche Zeitschrift f. Chirurgie. Bd. XXXV, 1893, pag. 127 u. 128.

Lungentuberculose, 1 an Bronchopneumonie, 1 an Rachendiphtherie), 26 später an Tuberculose.

Für das **Hüftgelenk** hat J. **Grosch**[1]) die Mortalitätsziffer antiseptischer Resectionen wegen tuberculöser Caries auf 36,7 % angegeben; von 120 bis zu Ende beobachteten Fällen starben 44. Aus der Aufzählung der Todesursachen geht wiederum hervor, dass die grössere Hälfte der Gestorbenen Krankheiten erlegen ist, welche nicht direct mit der Wunde zusammenhingen, zum Theil schon vorher bestanden, unter ihnen wieder vorwiegend der Tuberculose.

Interessant ist der Vergleich der beiden Zeiträume von 1870 bis 1875 und von 1875—1881. Man findet, dass gegenüber dem ersten Zeitabschnitte, den Lehrjahren in der Antiseptik, der zweite eine um 9 % geringere Mortalität aufzuweisen hat. Hierbei ist allerdings nicht zu vergessen, dass die Frühresection unter dem Schutze der Antiseptik, besonders in Deutschland, Boden gewonnen hatte, ein Moment, welches um so grösseren Werth hat, als J. **Grosch** für die Resection im ersten Stadium der Coxitis 0 %, im zweiten 24,1 %, im dritten 67,5 % Mortalität berechnet.

Einen etwas höheren Procentsatz der Mortalität ergibt die Statistik der Hüftgelenkresection, welche **Baehr**[2]) aus der Strassburger Klinik **Alb. Lücke**'s mittheilt. Wir greifen sie unter einer Reihe ähnlicher, aus anderen Kliniken stammender Statistiken heraus, weil sie über verhältnissmässig viele Fälle verfügt.

Von 86 wegen Gelenktuberculose antiseptisch resecirten Fällen starben 37 = 43 %. Indessen erlagen nur 6 den Folgen der Operation — Collaps, Fettembolie —, oder gingen an Wundkrankheiten — Erysipelas, Septicämie, Pyämie — zu Grund. Alle anderen starben an der fortschreitenden Tuberculose des Gelenkes und den Folgeerkrankungen anderer Organe. Der Unterschied in der Mortalität gegenüber der von **Grosch** berechneten Procentzahl liegt höchst wahrscheinlich in dem Mangel an Frühresectionen, die selbstverständlich weit bessere Mortalitätsziffern ergeben. Die **Baehr**'sche Statistik umfasst eben nur Fälle aus den 80er Jahren, einer Zeit, in der die Frühresection bei Coxitis schon wieder in engere Grenzen getreten war.

In der Auswahl der Fälle zur Resection muss überhaupt der Grund gesucht werden, warum die Statistiken antiseptischer Hüftgelenkresectionen solche Unterschiede in der Mortalitätsziffer aufweisen, warum sie den Procentsatz schwanken lassen zwischen 21,4 — **Prawitz**[3]), und 77,6 — **Albrecht**[4]).

N. **Sack**[5]) berichtete 1880 über 144 Fälle von **Resectio genus**, deren Ausgang bekannt ist.

---

[1]) J. **Grosch**: Beitrag zur Statistik der Hüftgelenkresection unter antiseptischer Wundbehandlung. Diss. inaug. Dorpat 1882.

[2]) **Paul Baehr**: Ueber Endresultate der Hüftgelenkresectionen. Aus der chirurg. Klinik zu Strassburg i. E. Deutsche Zeitschrift f. Chirurgie. Bd. XXX, 1890, pag. 403.

[3]) **Prawitz**: Zur Resect. d. Hüftgelenks. Diss. inaug. Berlin 1879.

[4]) **Albrecht**: Deutsche Zeitschrift f. Chirurgie. Bd. XIX, 1883.

[5]) **N. Sack**: Beitrag zur Statistik der Kniegelenkresection bei antiseptischer Behandlung. Dissert. inaug. Dorpat 1880.

Von diesen starben   25 = 17,3 %

Und zwar starben:

1. An Wundcomplicationen (Septicämie. Wunddiphtherie etc.) . . . .   4 = 2,8 %
2. An vor der Resection bestehenden Krankheiten
(Tuberculose etc.) . . . .   13 = 9,0 %
3. An zufälligen, mit der Operation in Verbindung
stehenden Todesursachen (Carbol- und Chloro-
formintoxicationen) . . . .   2 = 1,4 %
4. An zufälligen, von der Operation unabhängigen
Todesursachen . . . .   2 = 1,4 %
5. Todesursache unbekannt   4

Mehr als die Hälfte der Gestorbenen ging demnach an Krankheiten zu Grund, die bereits vor der Resection bestanden.

Sehr reichliche und werthvolle Beiträge zur Mortalitätsstatistik
der Kniegelenkresection wegen Tuberculose und der ihr so häufig folgenden Winkelstellung sind in den letzten 12 Jahren aus deutschen
und einigen ausländischen Kliniken hervorgegangen. Sie zeigen, wie
die Antiseptik den Mortalitätsprocentsatz der Kniegelenkresection fast
auf 0 herabgedrückt hat. Die folgende Tabelle gibt einen Auszug
aus den Berichten, soweit es sich um die Sterblichkeit handelt. Dabei
sind totale und partielle Resectionen nicht getrennt gehalten und auch
die Arthrectomien hinzugezählt worden, selbst dann, wenn sie der
Berichterstatter gesondert aufgeführt hatte. Den Grund haben wir
schon öfters erwähnt. Die Weichtheilschnitte zeigen kaum wesentliche
Unterschiede bei den einzelnen Verfahren, und für den Eingriff am
Knochen sind die Grenzen der totalen und der partiellen Resection am
Kniegelenke schwer zu ziehen.

Die Summe der in der Tabelle verrechneten Fälle beträgt 751;
davon starben an den Folgen der Operation 30 = 4 %. Hierbei läuft
allerdings ein kleiner Fehler mit unter. Es wurden nämlich einige
Wundkranke amputirt und auf diese Weise noch gerettet. (Siehe
die Tabelle der Kniegelenkresectionen auf S. 257.)

§. 127.   Haben die angeführten Statistiken antiseptischer Ellen-
bogen-, Hüft- und Kniegelenkresectionen gezeigt, wie gering heutigen
Tages die Lebensgefahr der Resection dieser und auch der übrigen
Gelenke ist, so soll uns nunmehr die zweite, eingangs des Capitels
aufgeworfene Frage beschäftigen: Ist die Heilung nach Gelenkresectionen eine dauernde?

Es liegt auf der Hand, dass die wegen Verletzungen, sei
es im Kriege, sei es im Frieden, vorgenommenen Resectionen hier
nicht in Betracht kommen können. Mit der Ausheilung der Resectionswunde ist auch der Verwundete dauernd geheilt. Das Gleiche gilt
von den Resectionen, deren Zweck die Beseitigung eines Schlottergelenkes oder einer vollständig ausgeheilten Ankylose war.

Berichterstatter und Klinik.	Anzahl der Fälle.	† an den Folgen der Operation. Blutung. Collaps. Wundkrankheiten.	Procent der Sterblichkeit.
Theod. Kocher[1]), 1881, Berner Klinik	52	5	9,62 %
Hitzegrad[2]), 1888, Kieler Klinik	115	5	4,35 %/
Heinke[3]), 1888, Bonner Klinik	52	2	3,85 %
Neugebauer[4]), 1889, Strassburger Klinik	101	4	3,96 %
v. Zoege-Manteuffel[5]), 1889, Dorpater Klinik	55	3	5,45 %
Schlüter[6]), 1889, Göttinger Klinik	100 Alle über 20 Jahre	6	6 %/
Lucas-Championnière[7]) 1890, Eigene Fälle.	42	0	0 %
Bothe[8]), 1890, Tübinger Klinik	132	0	0 %
Wolfram[9]), 1889, Königsberger Klinik	42	1	2,38 %
Kreuz[10]), 1891, Würzburger Klinik	60	4	6,66 %

[1]) Theod. Kocher: Transact. of the internat. med. Congress. London 1881. Vol. IV, pag. 334.

[2]) Hitzegrad, F.: Welcher Art sind die Enderfolge der Kniegelenkresectionen seit Einführung der antiseptischen Wundbehandlung und der künstlichen Blutleere? Mittheilung aus d. chir. Klinik zu Kiel, herausgegeben von F. v. Esmarch. 1888. Ref. im Centralblatt f. Chirurgie 1888, Nr. 49, pag. 919.

[3]) R. Heinke: Aus d. chirurg. Klinik zu Bonn. Ueber die Resection des Kniegelenkes. Diss. inaug. Bonn 1888.

[4]) Neugebauer, C.: Ueber Endresultate d. Kniegelenkresection. Aus d. chir. Klinik in Strassburg i. E. Deutsche Zeitschrift f. Chirurgie. Bd. XXIX, 1889, pag. 379.

[5]) W. v. Zoege-Manteuffel: Ueber die Behandlung fungös. Kniegelenksentzündung mittelst Resection. Aus d. chirurg. Klinik des Prof. v. Wahl. Deutsche Zeitschrift f. Chirurgie 1889, Bd. XXIX, pag. 113.

[6]) Schlüter, O.: Ueber die Knieresection im höheren Alter, ausgeführt wegen Tuberculose. Diss. inaug. Göttingen 1889. Deutsche Zeitschrift f. Chirurgie. Bd. XXX, 1890, pag. 285.

[7]) Lucas-Championnière, J.: Résection du genou. Statistique de quarante quatre cas. Procédés opératoires. Bull. et Mém. de la Soc. de Chirurgie 1890, pag. 572.

[8]) Bothe, Alfred: Ueber die Endresultate der Resection des Kniegelenks. Im Anschluss an 132 Operationen aus der Bruns'schen Klinik. Beiträge z. klin. Chirurgie von P. Bruns u. A. Bd. VI, 1890, pag. 253.

[9]) Wolfram, William: Aus der Königsberger chirurg. Universitätsklinik. Zur Statistik u. Technik d. Resection bei Gonitis tuberculosa. Diss. inaug. Königsberg 1889.

[10]) Kreuz, Anton: Ueber die Endresultate der seit 5 Jahren ausgeführten Resectionen und Arthrectomien des Kniegelenks. Aus d. chirurg. Klinik des Juliusspitales. Diss. inaug. Würzburg 1891.

Auch sie liefern dauernde Erfolge, wenn man nicht gerade die nach
Resectio genus zuweilen auftretende Beugestellung, die uns weiter
unten noch beschäftigen soll, als Rückfall auffassen will. Dagegen ist
die Frage nach der endgültigen Heilung sehr wohl berechtigt bei Resectionen wegen Erkrankung der Gelenke.

Hier gestattet nun erfahrungsgemäss die beste Prognose die acute.
infectiöse, zur Nekrose führende Osteomyelitis, nächst ihr der acute
Gelenkrheumatismus, der allerdings nur in vereinzelten Fällen zur Resection den Anlass gibt. Nicht erfreulich aber steht es im grossen
Ganzen mit der Tuberculose der Gelenke. Was wir heute von
dieser Krankheit wissen, das drängt die Resection in die Reihe der
Operationen, die wegen maligner Neubildungen unternommen werden.
Hier wie dort gilt es, möglichst frühzeitig den Erkrankungsherd
aufzusuchen, hier wie dort will man der regionären und allgemeinen
Verbreitung seiner Noxe zuvorkommen. Sind nun auch nach Resectionen wegen Gelenktuberculose die dauernden Heilungen nicht
gerade solche Seltenheiten wie nach Exstirpationen bösartiger Geschwülste. so lehrt doch die mehrjährige Beobachtung Resecirter.
dass ein nicht unbeträchtlicher Procentsatz an localen Recidiven, oder
aber an dem tuberculösen Allgemeinleiden und seinen Folgen zu
Grund geht.

Wie oft die Gelenktuberculose Rückfälle macht, darüber belehren
uns schon einigermassen die Amputationen, welche nicht so selten
den Ellenbogen- und Hand-, besonders aber den Fuss- und Knieresectionen folgen. Bei Culbertson findet sich die Angabe, dass
von 347 wegen Erkrankung des Ellenbogengelenkes Resecirten 24
= 6,91 %. nachträglich amputirt wurden (5 †). Von 79. welchen aus
demselben Grunde das Handgelenk resecirt worden war, verfielen 10
= 12,66 % der späteren Amputation (2 †). Das gleiche Schicksal
hatten von 432 am Knie Resecirten 78 = 18,06 % (12 †), und von
108 am Fussgelenke Resecirten 13 = 12,03 % (1 †) [1]. Man wird
keinen grossen Fehler begehen, wenn man annimmt, dass die Mehrzahl
dieser Resecirten nicht etwa wegen Pyämie oder anderer Wundkrankheiten -- dafür ist die Mortalität der Amputirten zu gering -- sondern
wegen fortschreitender Gelenkcaries und deren Nachkrankheiten der secundären Amputation anheimgefallen sind. Genaue
Belege geben die unten aufgeführten Statistiken über die Dauerfolge
einzelner Gelenkresectionen.

Diese Secundäramputationen bilden übrigens nur den kleineren
Theil der Fälle, in welchen die endgültige Heilung ausblieb; es sind
eben nur die, bei welchen das Recidiv rasch eintrat und der Kranke
das Glied zu opfern sich entschloss. Zu ihnen gesellt sich eine zweite
Gruppe, das sind die in gewissenhaften Statistiken angeführten „ungeheilten Fälle". Aber auch hiermit nicht genug. Von den Resecirten,
die als „geheilt", oder „in Heilung begriffen". oder „mit wenigen
Fisteln entlassen" aufgezählt werden, fällt auch noch ein gewisser
Procentsatz der Tuberculose zum Opfer. Wie viele das sind, darüber

---

[1] Culbertson l. c. pag. 497. 630; 173, 302. Die Procentzahlen sind bei
Culbertson nicht ganz richtig berechnet.

hat uns Theod. Billroth[1]) die ersten interessanten Aufschlüsse gegeben. Der Gesammtbericht aus der Züricher Klinik 1860—1871 und
der Wiener Klinik 1871—1875 erwähnt 74 wegen Caries ausgeführte
Resectionen; von 61 derselben sind die Endresultate bekannt und zwar
nach 7½ jähriger (Zürich) und 9¼ jähriger (Wien) Beobachtung.

Von 4, welche am Schultergelenke resecirt wurden, ist nur einer
dauernd geheilt worden; 3 starben. 1 an Septicämie, 2 an Phthisis,
1⁴/₁₂ und 4 Jahre nach Beginn der Krankheit[2]).

Von 33 Ellenbogenresectionen ist bei 29 der Ausgang bekannt;
dauernd geheilt wurden nur 10, ungeheilt blieben 7, gestorben sind 12,
davon 9 an Phthisis. „Es hatten sich bei 3 von den 9 Resecirten alle
Fisteln bereits geschlossen, und die Arme waren gut brauchbar, als die
Patienten theils von Lungentuberculose, theils von Caries an anderen
Gelenken befallen wurden. 6 Resecirte hatten freilich noch zur Zeit
ihres Todes Fisteln am operirten Gelenk“[3]).

Es werden 6 Resectionen des Handgelenkes aufgeführt. Von 4
ist der Ausgang bekannt. Geheilt nur 1; gestorben an Phthise 3.
1²/₁₂, 5, 5⁶/₁₂ Jahre nach Beginn der Krankheit. „Bei einer Patientin
waren zur Zeit des Todes alle Fisteln vollkommen geheilt; bei den
beiden andern heilten die Fisteln nicht“[4]).

Wegen Coxitis chron. wurde 13mal resecirt. Es heilten 2 Fälle
dauernd aus, während 2 ungeheilt blieben; 7 starben bald nach der
Operation, 3 an Pyämie, 2 an Peritonitis, 2 an Speckkrankheit; von
2 ist das Endresultat unbekannt[5]).

Von 12 wegen Caries unternommenen Kniegelenkresectionen führten
nur 4 zu einer dauernden Heilung. Es starben von den Operirten 5,
und zwar 1 an Tuberculose, 2 an Meningitis, 1 an Peritonitis, 1 an
Pyämie. Von 3 konnte der Erfolg nicht festgestellt werden[6]).

8 Fussgelenkresectionen lieferten 3 dauernde Heilungen und
3 Todesfälle, von welchen wieder 2 vor Schluss der Fisteln durch
Tuberculose veranlasst waren. 2 Resecirte wurden secundär amputirt,
worauf Heilung eintrat[7]).

Es sind demnach von 63 Kranken, welche wegen Gelenkcaries
resecirt wurden, 17 = 26,98 % an allgemeiner Tuberculose nachträglich
gestorben. Rechnet man hierzu noch die 9 Ungeheilten, deren Schicksal
wohl kaum ein anderes ist, und die beiden Secundäramputirten, so stellt
sich die Procentzahl der Misserfolge wegen Tuberculose auf 44,44 %.

Zu ähnlichen Resultaten kommt Fr. König[8]) in einer Bericht-

---

[1]) Th. Billroth: Chirurg. Klinik. Wien 1871—1876. Nebst einem Gesammtbericht über die chirurg. Kliniken in Zürich und Wien während der Jahre
1860—1876. Berlin 1879.
[2]) l. c. pag. 447.
[3]) l. c. pag. 448.
[4]) l. c. pag. 449, 450.
[5]) l. c. pag. 557. Die beiden an Speckkrankheit gestorbenen Fälle sind aus
der Resectionstabelle pag. 630 herübergenommen. Aus 61 werden demnach 63 Fälle,
deren Schicksale bekannt sind.
[6]) l. c. pag. 560.
[7]) l. c. pag. 563.
[8]) Fr. König: Die Erfolge der Resectionen bei tuberculösen Erkrankungen
der Knochen und Gelenke unter dem Einfluss des antiseptischen Verfahrens.
Verhandlg. d. deutsch. Ges. f. Chir., IX. Congress 1880, II, pag. 1.

erstattung über 117 antiseptische Resectionen, die er in einem Zeitraume von 3½ Jahren wegen Gelenktuberculose ausgeführt hat und bis zum Schluss dieser Periode in ihren Geschicken verfolgen konnte. Von den 117 Operirten, von welchen 5 am Schulter-, 17 am Ellenbogen-, 6 am Hand-, 21 am Hüft-, 43 am Knie- und 25 am Fussgelenke resecirt wurden, sind 74 geheilt; 18 sind ungeheilt (davon später 14 durch Amputation geheilt); 25 sind gestorben. Zählt man von den letzteren 7 ab, welche theils der Pyämie (3), theils dem Tetanus (2), theils der Carbolintoxication (2) erlagen, so bleiben 18, die bis zum Ablauf der Beobachtungszeit an allgemeiner Tuberculose zu Grund gegangen waren, 15.38 % [1]). Der procentische Werth ist geringer als bei Billroth. Man würde sich aber täuschen, wollte man hieraus auf ein günstigeres Endresultat schliessen. Die Beobachtungszeit ist noch zu kurz, sie beträgt im höchsten Falle 3½ Jahre, während sie bei Billroth in der einen Gruppe bis zu 7½, in der anderen bis zu 9¼ Jahren reicht. Zudem gibt König selbst an, dass von den Lebenden schon 9 an unheilbarer Tuberculose, meist an Lungenphthise leiden und über kurz oder lang erliegen werden. Mit diesen wächst die Mortalität schon auf 23,08 %. Addirt man aber noch die 18 Ungeheilten hinzu, so erhält man 38,46 % Misserfolge.

Zu ganz ähnlichen Ergebnissen kommt Gust. Middeldorpf [2]) in seiner Sammelstatistik von 163 Ellenbogenresectionen wegen tuberculöser Caries, über welche spätere Nachrichten vorliegen.

76 Fälle, operirt von v. Linhart, v. Bergmann, Herm. Maas [3]) (Würzburger und zum Theil Freiburger Klinik), ergaben bei einer mittleren Beobachtungsdauer von 8½ Jahren 27,6 % Todesfälle an Tuberculose und Amyloid; 87 Fälle, operirt von v. Esmarch [4]). Edmund Rose [5]), Kappeler [6]). lieferten bei einer mittleren Beobachtungsdauer von 10½ Jahren 16.1 % Todesfälle an den gleichen Krankheiten.

Im Durchschnitt waren nach 9½ Jahren von 163 wegen Tuberculose des Ellenbogengelenkes Resecirten 21,47 % an Tuberculose und Amyloid zu Grund gegangen.

Beachtenswerth ist die nach dem Lebensalter geordnete Zusammenstellung der Todesfälle nach diesen 163 Ellenbogenresectionen wegen Gelenktuberculose [7]).

---

[1]) Die procentische Berechnung stimmt nicht ganz mit der von König gegebenen. Rechnungsfehler?

[2]) l. c. pag. 390 ff.

[3]) Alle Fälle von G. Middeldorpf gesammelt.

[4]) Zerssen: Dissert. inaug. Kiel 1868, und Fritz: Diss. inaug. Kiel 1880.

[5]) Vetsch: Ueber die Endresultate der Gelenkresectionen au d. oberen Extremität. Deutsche Zeitschrift f. Chirurgie. Bd. XVI, 1882, pag. 468.

[6]) Albrecht: Ueber den Ausgang d. fungös. Gelenkentzündungen. Deutsche Zeitschrift f. Chirurgie. Bd. XIX, 1883, pag. 154.

[7]) Gust. Middeldorpf l. c. pag. 398.

Alter	Gelenk- tuberculose	÷ an Tuberculose, Amyloid.	
1— 5	14	7	50 %
5—10	17	3	17,65 %
10—15	29	3	10,34 %
15—20	26	4	15,38 %
20—30	28	7	25,00 %
30—40	21	4	19,05 %
40—50	15	7	46,66 %
50—65	13	—	—
Summe	163	35	21,47 %

Die grösste Sterblichkeit zeigt das zarte Kindesalter von 1 bis 5 Jahren. Die Aussichten für die dauernde Erhaltung des Lebens bessern sich im heranwachsenden Alter, verschlechtern sich nach beendetem Knochenwachsthum und sind im höheren Alter gleich gering, wie in der frühesten Jugend.

Noch ungünstiger berechnet Urasaburo Kosima (1893) [1] den Procentsatz der Todesfälle an Tuberculose nach Resectio cubiti. Von 79 Resecirten, deren spätere Schicksale ermittelt werden konnten, waren 25 = 31,65 % der Tuberculose erlegen, und zwar 20 der Tuberculose der Lungen, 5 der des Darmes, der Wirbelsäule, des Gehirns.

In einer oben schon erwähnten Statistik von 84 Fällen von Resectio coxae wegen Tuberculose, die Baehr [2] aus der Strassburger Klinik Alb. Lücke's veröffentlicht hat, beträgt die Gesammtmortalität 43 %. Sie steht, wie Baehr nachzuweisen sucht, in geradem Verhältnisse mit der Erkrankung der Pfanne. Die Tabelle auf S. 262 gibt darüber Aufschluss.

Es lieferte hiernach die I. Gruppe 69 %, die II. 46 %, die III. 36 % Todesfälle. Die grosse Mehrzahl der Gestorbenen, von 36 nicht weniger als 28, erlagen kürzere oder längere Zeit nach der Resection der Tuberculose; 6 gingen frühzeitig an Wundkrankheiten, Collaps und Fettembolie zu Grund; von 2 ist die Todesursache unbekannt. Berechnet man die 28 an Tuberculose Gestorbenen auf 76 Resecirte, die längere Zeit nach der Operation noch am Leben waren, so ergibt sich ein Procentsatz von 36,8, der indessen sicher zu niedrig ist, da jede der oben angeführten Gruppen „noch nicht geheilte" und „unheilbare" Fälle aufweist [3]. Stellt man die „unheilbaren" in Rechnung, so erhält man 44,7 % Mortalität an Tuberculose.

Zu dem Mortalitätsprocentsatz 43 gelangt auch Herm. Leuchtenberger (1891) [4], der aus den Jahren 1884 bis Anfang 1890 43 in der Klinik Bardeleben's (Berlin) operirte Fälle von Hüftgelenkresection wegen Tuberculose zusammenstellt.

---

[1] Urasaburo Kosima l. c. pag. 127 u. 128.
[2] Baehr l. c. pag. 398—404.
[3] Baehr l. c. pag. 404.
[4] Leuchtenberger, Herm.: Einige Endergebnisse der Resectio coxae. Diss. inaug. Berlin 1891.

Zustand der Pfanne	Zustand des Gelenkes	Geheilt.	Ungeheilt.	Un-heilbar.	÷	Anzahl der Fälle.	Summe.	Geheilt.	Un-geheilt.	Un-heilbar.	÷
I. Pfanne cariös durch-brochen	Gelenk vereitert	—	.	1 / 25%	3 / 75%	4	13	2 / 15%	1 / 8%	1 / 8%	9 / 69%
	Gelenk nicht vereitert	2 / 22%	1 / 11%		6 / 66%	9					
II. Pfanne erkrankt, nicht durch-brochen	Gelenk vereitert	2 / 20%		1 / 10%	7 / 70%	10	24	7 / 29%	4 / 16%	2 / 8%	11 / 46%
	Gelenk nicht vereitert	5 / 36%	4 / 28,5%	1 / 7%	4 / 28,5%	14					
III. Pfanne gesund oder leicht erkrankt	Gelenk vereitert	5 / 42%	1 / 8%	1 / 8%	5 / 42%	12	39	18 / 46%	6 / 15%	1 / 2%	14 / 36%
	Gelenk nicht vereitert	13 / 48%	5 / 18,5%		9 / 33%	27					
Zustand unbekannt	—	3	1	2	2	8	8	3	1	2	2
Summen		30	12	6	36	84	84	30	12	6	36 / 43%

Es handelte sich um 22 männliche und 21 weibliche Resecirte im Alter von 2—42 Jahren; 12 waren älter als 15 Jahre. Von 43 Operirten starben kürzere oder längere Zeit nach der Operation 18 = 43 %. In 21 Fällen war die Pfanne stark erkrankt oder schon durchbrochen — 11 †; in 9 Fällen leicht erkrankt — 4 †, in 11 Fällen noch gesund — 3 †.

Ein anschauliches, der Wahrheit gewiss sehr nahe kommendes Bild gibt die Zusammenstellung von 586 Resectionen des Kniegelenkes wegen Tuberculose und der ihr folgenden Gelenkcontracturen und Ankylosen. Ich habe die Angaben von sieben Berichterstattern [1] über Früh- und Spätresultate in einer einzigen grossen Tabelle (S. 264) vereinigt und die Gesammterfolge berechnet.

Hiernach kamen während der Hospitalbehandlung auf 586 Kniegelenkresectionen 439 = 74,9 % Heilungen; 59 Resecirte = 10,1 % wurden ungeheilt entlassen; 50 = 8,5 % mussten wegen Wundkrankheiten, die meisten wegen fortschreitender Tuberculose amputirt werden; 38 = 6,5 % starben.

Fragen wir nach dem späteren Schicksale der 498 resecirt Entlassenen, so konnten 384 ermittelt werden, und zwar 1—14 Jahre nach der Resection. Von diesen waren 274 = 71,3 % dauernd, vollkommen geheilt, 46 = 12 % hatten noch Fisteln, 18 = 4,7 % mussten ungeheilt erklärt werden; 10 = 2,6 % hatten sich einer Spätamputation unterworfen; 36 = 9,4 % waren gestorben.

Die Gegenüberstellung der dauernd, vollkommen Geheilten — Dauerresultate — einerseits und der unvollkommen Geheilten, Ungeheilten, Spätamputirten und Gestorbenen — Fehlresultate der Kniegelenkresection — anderseits ergibt 274 gegen 110. d. i. 71,3 % Dauerresultate und 28,7 % Fehlresultate, die wiederum lediglich durch das Fortschreiten oder Fortbestehen der Tuberculose zu erklären sind.

In fünf der angeführten Statistiken sind die Erfolge der Kniegelenkresection nach dem Alter berechnet. Uns interessirt hier vor Allem die Sterblichkeit an Tuberculose, die man in den Zahlen der Todesfälle mit annähernder Sicherheit ausgedrückt findet, da nur eine verschwindende Anzahl Resecirter an den unmittelbaren Folgen der Operation gestorben ist. (Vergl. S. 257.)

Die Tabelle (S. 265) bestätigt die schon oben (S. 247) hervorgehobene Thatsache, dass nach der Pubertät, mehr noch nach vollendetem Knochenwachsthume die Dauererfolge der Gelenkresectionen wegen Tuberculose an Zahl abnehmen, nicht etwa, weil die Operation an sich lebensgefährlicher, sondern weil die zur Resection führende Knochen- und Gelenkerkrankung im Durchschnitt eine schwerere ist.

---

[1] Vergl. die Literaturangaben auf pag. 257.

Berichterstatter und Klinik.	Gesammtzahl der Fälle.	Frühresultate.				Spätresultate.								
		Geheilt entlassen.	Ungeheilt entlassen.	Amputirt.	†	Anzahl der resecirt Entlassenen.	Nicht ermittelte Fälle.	Ermittelte Fälle.	Beobachtungsdauer.	Dauernd vollkommen geheilt.	Unvollkommen, mit Fisteln geheilt.	Ungeheilt.	Später amputirt.	†
Hitzegrad, 1888, Kieler Klinik 1874—1886	115	73 63,5%	24 20,9%	12 10,1%	6 5,2%	97	34	63	2—10 Jahre	51 81,0%	8 12,7%	0	0	4 (2 Tuberculose, 2 Amyloid) 6,3%
Heinke, 1888, Bonner Klinik 1883—1888	52	43 82,7%	—	7 (†3) 13,5%	2 3,8%	43	—	43	1—5 Jahre	40 93,0%	3 7,0%	—	—	0 —
Neugebauer, 1889, Strassburger Klinik 1873—1887	101	64 63,4%	18 17,8%	9 8,9%	10 9,9%	82	13	69	2—7 Jahre	52 75,4%	2 2,8%	7 10,1%	0	8 an Tuberculose 11,6%
v. Zoege-Manteuffel, 1889, Dorpater Klinik 1873—1888	55	47 85,5%	—	2 3,6%	6 10,9%	47	17	30	1—9 Jahre	22 73,3%	6 20,0%	2 6,7%	0	0 —
Schlüter 1889, Göttinger Klinik 1875—1889	100 alle über 20 Jahre alt	64 64,0%	16 16,0%	8 8,0%	12 12,0%	80	10	70	1—14 Jahre	44 62,9%	0	1 1,4%	5 7,1%	20 (15 in den ersten 2 Jahren) an Tuberculose 28,6%
Bothe, 1890, Tübinger Klinik 1873—1888	132	123 93,2%	0	8 6,1%	1 0,7%	123	40 (zu kurze Zeit operirt)	83	1—18 Jahre	45 54,2%	27 32,6%	6 7,2%	5 6,0%	0 —
Krenz, 1891, Würzburger Klinik 1886—1890	31	25 80,7%	1 3,2%	4 12,9%	1 3,2%	26	—	26	1—5 Jahre	20 76,9%	0	2 7,7%	0	4 Tuberculose 15,4%
Summen	586	439 74,9%	59 10,1%	50 8,5%	38 6,5%	498	114	381		276 71,3%	46 12,0%	18 4,7%	10 2,6%	36 9,4%

Sterblichkeit nach Kniegelenkresection.
dem Alter nach berechnet.

Berichterstatter[1] und Klinik.	Alter.	Vollkommen geheilt bei Entlassung.		Unvollkommen geheilt bei Entlassung.		Amputirt.				Summen.
Willemer, 1885,	1—10	20	53%	9	24%	2	5%	7	16%	38
Göttinger Klinik	11—20	15	43%	2	6%	6	17%	12	34%	35
95 Fälle	21 u. mehr	10	46%	2	9%	2	9%	8	36%	22
Hitzegrad, 1888,	1—10	28	68%	7	17%	4	10%	2	5%	41
Kieler Klinik	11—20	29	60%	11	23%	6	13%	2	4%	48
115 Fälle	21 u. mehr	16	61%	6	23%	2	8%	2	8%	26
Neugebauer, 1889,	1—10	40	67%	11	18%	5	8%	4	7%	60
Strassburger Klinik	11—20	21	72%	6	21%	—	—	2	7%	29
101 Fälle	21 u. mehr	3	25%	1	9%	4	33%	4	33%	12
Bothe, 1890,	1—10	39	95%	1	2,5%	1	2,5%	—	—	41
Tübinger Klinik	11—20	50	86%	3	5%	4	7%	1	2%	58
132 Fälle	21 u. mehr	27	82%	2	6%	4	12%	—	—	33
Kreuz, 1891,	1—10	5	100%	—	—	—	—	—	—	5
Würzburger Klinik	11—20	8	67%	1	8%	2	17%	1	8%	12
31 Fälle	21 u. mehr	12	86%	—	—	2	14%	—	—	14

Die im Vorhergehenden aufgeführten Hospitalstatistiken bilden nur eine Auswahl aus der grossen Anzahl derartiger Berichte. Ich habe diejenigen herausgegriffen, die mir, was Zahl der Fälle und genaue Angabe der uns hier interessirenden Punkte angeht, die meiste Gewähr eines richtigen Rechnungsergebnisses boten. Leider sind von den Resectionen wegen Tuberculose des Schulter-, Hand- und Fussgelenkes keine umfangreichen und gleichwerthigen Hospitalstatistiken zu finden gewesen.

Ein Rückblick nun auf die genannten Hospitalberichte zeigt uns, dass trotz Antiseptik und vervollkommneter Technik der Resection, immer noch ein beträchtlicher Procentsatz der Resecirten im Laufe der Zeit an Tuberculose zu Grund geht. Die Sterblichkeit wechselt mit den verschiedenen Gelenken, die wegen Tuberculose resecirt wurden. Sie ist am höchsten am Hüftgelenke — 44,7 % (Baehr) und 43 % (Leuchtenberger) — und man wird wohl nicht fehl gehen, wenn man dies begründet mit der Schwierigkeit, am Hüftgelenke alle tuberculösen Herde zu beseitigen, zumal wenn Pfanne und Becken mit erkrankt sind.

Es folgt auf der Stufenleiter der Mortalität die Resection des Ellenbogengelenkes — 21,47 % (Middeldorpf) und 31,65 % (Urasaburo Kosima).

Die geringste Procentzahl der Sterbefälle an Tuberculose weist die grosse Reihe der Kniegelenkresectionen auf, im Mittel 9,4 %, die aber, wenn man sie zur Procentzahl der Misserfolge erhebt, auf 28,7 % anwächst.

---

[1] Vergl. die Literaturangaben auf pag. 257 und Willemer, W.: Ueber Kniegelenktuberculose. Deutsche Zeitschrift f. Chirurgie. Bd. XXII, 1885, p. 268.

Die leichte Zugänglichkeit des Kniegelenkes, die unter dem Schutze der Aseptik und Antiseptik ein sehr frühzeitiges und gründliches Ausräumen der Tuberkelnester in Kapsel und Knochen gestattet, die Häufigkeit der Kniegelenktuberculose und somit der Kniegelenkresection im jugendlichen Alter, vor beendetem Knochenwachsthum — Alles das lässt die Dauererfolge der Heilung hier eine Höhe erreichen, wie an keinem anderen Gelenke.

Immer aber bleibt auch hier, unter den günstigsten Verhältnissen der Resection, eine gewisse Anzahl Operirter ungeheilt und geht an tuberculöser Erkrankung innerer Organe zu Grund. Es sind das offenbar die Fälle, in welchen zur Zeit der Gelenktuberculose noch andere tuberculöse Herde im Körper bestanden, die für sich unaufhaltsam zum Tode führten, oder aber das resecirte Gelenk von Neuem mit Tuberkelbacillen inficirten.

Die Durchschnittszahl dieser Fälle geht mit einer gewissen Wahrscheinlichkeit aus einer Tabelle hervor, die ich aus dem Materiale der oben angeführten Billroth'schen Berichte aus Zürich und Wien [1]) entworfen habe. Sie sollte ursprünglich die Mortalitätsprocente der Tuberculose bei operativer Behandlung, durch Resection oder Amputation, und zuwartender, streng conservativer Behandlung in Vergleich stellen [2]). Verzeichnet sind im Ganzen 552 Fälle von Tuberculose der sechs grossen Gelenke, über welche spätere Nachrichten vorlagen. Sie sind geordnet nach der Behandlung; nur die an Tuberculose Gestorbenen sind aufgezählt und procentisch berechnet.

	Amput.	† Phthise.	Pro-cent.	Re-secirt.	† Phthise.	Pro-cent.	Ex-spectat. Behand-lung	† Phthise.	Pro-cent.
Schultergelenk 14 Fälle . .	0	0	0,0	4	2	50,0	10	1	10,0
Ellenbogengelenk 68 Fälle . . .	6	4	66,67	29	9	31,03	33	20	60,61
Handgelenk 33 Fälle . .	8	2	25,0	4	3	75,0	21	5	23,81
Hüftgelenk 142 Fälle .	0	0	0,0	9	0	0,0	133	38	28,57
Kniegelenk 192 Fälle .	29	8	27,59	9	1	11,11	154	36	23,38
Fussgelenk 103 Fälle .	58	13	22,43	8[3])	2	25,0	39	12	30,77
Summa	101	27	26,73	63	17	26,98	390	112	28,72

---

[1]) l. c. pag. 447—450, 554—564.
[2]) Siehe unten Schluss des §. 136.
[3]) Zwei Fälle sind mitgezählt, welche später amputirt wurden; sie erscheinen also doppelt.

Die Tabelle liefert das beachtenswerthe Ergebniss, dass von den Amputirten, Resecirten und exspectativ Behandelten fast die gleiche Anzahl an allgemeiner Tuberculose zu Grund gegangen ist. Für Amputation und Resection ist die Procentzahl eine fast gleiche, 26,73 % und 26,98 %. Hier liegt nun ein kleiner Fehler; denn man sollte streng genommen das Schulter- und Hüftgelenk von dem Vergleiche ausschliessen, weil nur äusserst selten wegen Caries zur Exarticulation geschritten wird. Thun wir das, so stellt sich die Mortalität bei der Resection auf 30,0 % gegenüber 26,73 % der Amputation.

Eine weitere Ungenauigkeit kann darin gefunden werden, dass unter den phthisisch Gestorbenen nur diejenigen aufgeführt sind, welche im Billroth'schen Berichte als solche, oder an Tuberculose gestorben bezeichnet werden. Nun finden sich dort noch 13 Fälle von Meningitis und 1 Fall von Perforation eines Darmgeschwüres mit nachfolgender Peritonitis angegeben. Man wird nicht fehl gehen, wenn man auch diese als tuberculös erklärt, doch hielt ich mich hierzu zunächst nicht berechtigt. Zählt man diese Fälle jetzt noch zu den phthisisch Gestorbenen, so erhöht sich die Zahl derselben bei den Amputirten auf 28, bei den Resecirten auf 21, bei den exspectativ Behandelten auf 123, und die Mortalitätsprocente lauten in der gleichen Reihenfolge: 27,72 %, 33,33 %, 31,54 %. Eine sehr grosse Differenz besteht auch jetzt noch nicht, und es scheint, als seien diese Werthe der Ausdruck für die Anzahl der chronischen Gelenkkranken, bei welchen schon vorher, oder mindestens gleichzeitig Tuberculose der Lungen oder anderer Organe bestand.

§. 128. Als dritter Punkt, der bei der Beurtheilung der Resectionserfolge in Frage kommt, wurde das functionelle Resultat hingestellt. Wir verlangen von der Resection, dass sie für das zerschmetterte, erkrankte, missbildete Gelenk einen Ersatz schaffe, der das Glied seiner Function zurückgibt. Am vollkommensten ist dieser Ersatz ohne Zweifel, wenn sich eine Nearthrose bildet, die alle dem Gelenke eigenthümlichen Bewegungen activ möglich macht, aber auch sämmtliche Hemmungen aufzuweisen hat. Denn die Hemmung macht erst die Gelenkfunction zu einer kräftigen. Dies ist nun in der That an einzelnen Gelenken, vorwiegend am Ellenbogengelenke, erreicht worden, wie Obductionsbefunde zeigen, die nach Jahren gewonnen werden konnten. Schon Textor, Syme, J. F. Heyfelder, Roux und Thore[1] haben derartige Präparate beschrieben, das interessanteste aber verdanken wir Doutrelepont[2]). Wir theilen den Fall, welcher 1⅔ Jahre nach der wegen Caries unternommenen Resectio cubiti zur Obduction kam, ausführlich mit.

„Der Fall betrifft den 18jährigen Mathias R. aus Dottendorf, welcher seit längerer Zeit an Caries des linken Ellenbogengelenkes litt." Am

---

[1] Vergl. diese Fälle bei A. Wagner: Ueber den Heilungsprocess nach Resection und Exstirpation der Knochen. Berlin 1853, pag. 9.
[2] Doutrelepont: Zur Regeneration der Knochen nach subperiostaler Gelenkresection. Archiv f. klin. Chirurgie. Bd. IX, pag. 911. 1868.

31. October 1864 wurde von Doutrelepont die totale Resection des Gelenkes mittelst eines Längsschnittes an der hinteren Seite ausgeführt. „Dieser Schnitt ging bis auf den Knochen: wegen der Schwellung und Lockerung des Periostes liess sich letzteres mit dem Hebel leicht abpräpariren und wurde vollständig erhalten. Von dem Gelenkende des Humerus wurden 2 cm. entfernt, so dass die Sägefläche gerade durch die Condylen verlief. Von der Ulna wurden Olekranon und Proc. coronoides, im Ganzen 4 cm. und von dem Radius das Köpfchen 1 cm. abgesägt. Die Wunde wurde nur zum Theil durch Nähte vereinigt und der Arm einfach verbunden. Am 12. September wurde ein Gypsverband mit Fenster angelegt, der jedoch nach 3 Wochen entfernt werden musste, da das Gelenk Neigung zur Ankylose zeigte, welche die Anstellung passiver Bewegungen erforderte. Im Monat März 1865 wurde Pat. aus der Behandlung entlassen; die Operationswunde war vollständig vernarbt, es führten noch 2 kleine Fisteln in die Tiefe, jedoch nicht auf Knochen. Pat. konnte den Arm ungefähr bis zu einem Winkel von 90° beugen und bis zu 110° strecken; Pro- und Supination waren noch ziemlich beschränkt.“ Am 12. Februar (1866) stellte sich Pat. wieder vor. „Er litt an Lungentuberculose. Die Muskeln des operirten Armes waren ebenso entwickelt, wie die des anderen, der Arm selbst nicht minder kräftig, als der andere. Um das linke Ellenbogengelenk gewahrte man die Narben der Operationswunde und der Fisteln. Im Uebrigen bot der Arm so wenig Abnormitäten dar, dass man beim ersten Blick gar nicht unterscheiden konnte, dass an ihm die Resection gemacht war. Die Formen des Gelenkes waren fast der Norm gleich; man fühlte zwei Condylen vom Humerus und zwischen beiden ein Olekranon. Der Vorderarm konnte bis zu einem Winkel von 75° gebeugt und bis 120° gegen den Oberarm gestreckt werden. Pro- und Supinationsbewegungen waren fast normal. Die Beweglichkeit des Gelenkes hatte also seit der Entlassung des Pat., wenn auch nur wenig, zugenommen. Infolge der Lungentuberculose starb Pat. am 27. April (1866).

Die Section ergab weit vorgeschrittene Tuberculose der Lungen mit grossen Cavernen und amyloider Degeneration der Leber, Milz und Nieren. Um das Gelenk zu untersuchen, wurde die Gelenkgegend mit Ausnahme der Haut exstirpirt. Eine messbare Verkürzung des operirten Armes war nicht zu constatiren. Der Musculus biceps brachii (Fig. 45 m. b.) setzte sich mit seiner Sehne an die Tuberositas radii an, der Brachialis internus (b. i.) an die Tuberositas ulnae; beide Sehnen hatten bei der Operation ihren normalen Ansatz behalten. Der Musculus triceps (m. t.) setzte sich mit seiner breiten Sehne an das gleich zu beschreibende, neugebildete Olekranon an. Alle Muskeln waren normal entwickelt, nicht fettig degenerirt; ebenso boten die Nerven keine Abnormitäten. Der Nervus ulnaris verlief wie in einer Rinne hinter dem neugebildeten Condylus internus. Nachdem die Sehnen der vorne am Ellenbogen verlaufenden Muskeln abpräparirt waren, kam man auf eine Masse festen fibrösen Gewebes, welches die Knochen vollständig verdeckte und seinen Ursprung an der vorderen Fläche des Humerus nahm, um sich an die vordere Fläche beider Vorderarmknochen anzusetzen. Ebenso verbanden fibröse Massen die Condylen des Humerus mit der Ulna einerseits und dem Radius anderseits. Diese Bindegewebsmassen wurden nur getrennt, um die das neue Gelenk bildenden Knochenenden frei zu erhalten. Hierbei stiess man noch in der Höhe der Condylen des Humerus auf einen rundlichen Vorsprung der Ulna, welcher ein rundliches Köpfchen, in der Form sehr an ein Radiusköpfchen erinnernd, darstellte. Ein horizontaler Schnitt über dieses Köpfchen eröffnete eine, von einer festen, ziemlich weiten, innen glatten Kapsel umgebene Höhle, in welche hinein das eben erwähnte Köpfchen sich erstreckte. Bei der fortgesetzten Lostrennung der Knochen zeigten sich nur wenige fibröse Stränge, welche die Gelenkflächen des Radius und der Ulna mit der des Humerus verbanden.

Nachdem der Gelenktheil des Humerus von den Weichtheilen, mit Ausnahme der oben erwähnten Kapsel, befreit worden war, bot er das Bild dar, welches Fig. 43 von vorne und Fig. 44 von hinten zeigt. Man sieht zuerst, dass an der Stelle der entfernten Condylen sich zwei diesen ähnliche Knochen-

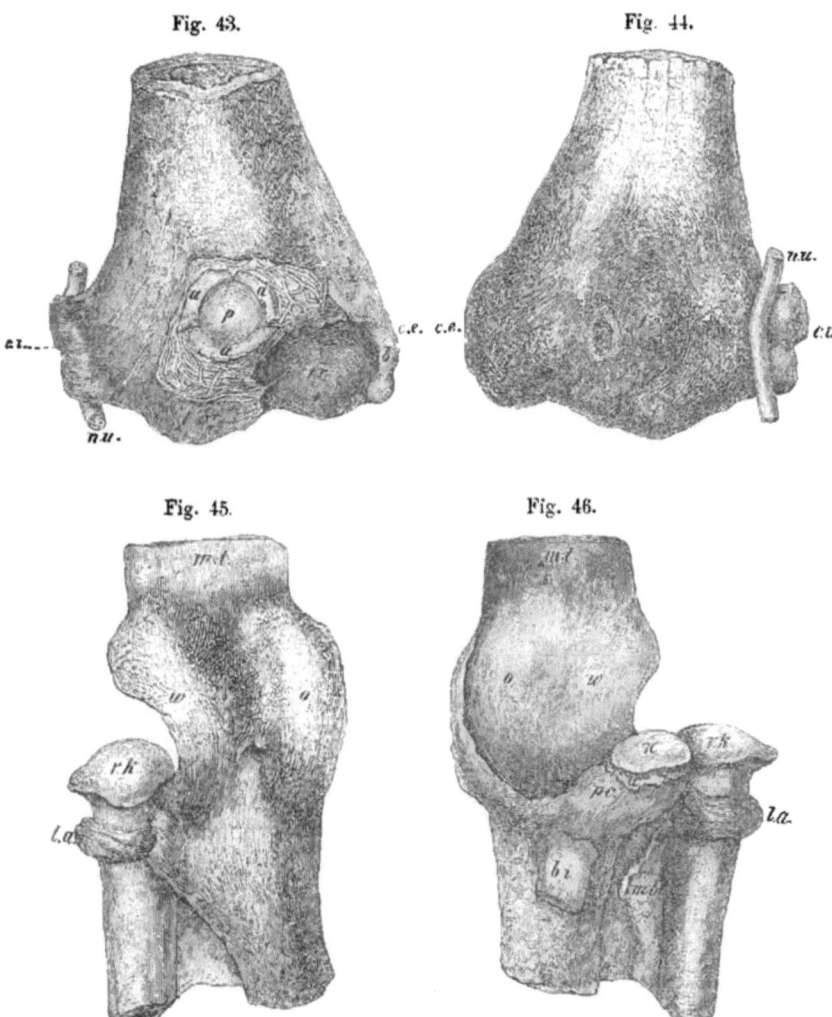

Fig. 43.　　　　　　　　　　　　　　Fig. 44.

Fig. 45.　　　　　　　　　　　　　　Fig. 46.

fortsätze gebildet haben, und zwar wird der innere Condylus (c. i.) durch zwei gleiche Vorsprünge gebildet, welche an ihrer hinteren Seite eine seichte Rinne zur Aufnahme des Nervus ulnaris (n. u.) haben. Der Condylus externus (c. e.) wird durch einen einzigen grösseren Knochenfortsatz gebildet, der in eine ziemlich dünne, breite Platte (b.) ausläuft. Dadurch, dass diese

Platte sich über die vordere Fläche des Knochens hinüberwölbt, wird auf dieser eine Grube gebildet, welche zur Aufnahme des Radiusköpfchens dient. Ueberbrückt wird diese Höhle durch dicke Bindegewebsstränge, welche von der Spitze des Fortsatzes nach der Mittellinie des Knochens hinüberziehen.

Gerade in der Mitte der vorderen Seite des Humerus zeigt sich eine ungefähr 1 cm. im Durchmesser grosse, tiefe Pfanne (p.), welche mit theils hyalinem, theils faserigem Knorpel ausgekleidet ist. Vom Rande dieser entspringt der eine Theil der Kapsel (a. a. a.), welche oben erwähnt wurde. An der unteren Fläche des Gelenkendes des Humerus, entsprechend der Stelle, wo sich im normalen Zustande die Trochlea befindet, sieht man einen ungefähr halbkugeligen Knochenvorsprung (t.), der vorne ziemlich glatt ist, an seiner hinteren Seite jedoch mehr rauh ist, und eine leichte Furche zeigt. Oberhalb dieser unregelmässigen Trochlea an der hinteren Seite des Humerus erkennt man die Fovea cubitalis posterior (f. c.).

Den interessantesten Theil des Befundes gibt das Gelenkende der Ulna (Fig. 45 u. 46), welche ein neugebildetes Olekranon und einen Processus coronoides zeigt, die sehr an die normalen Contouren erinnern. Das Olekranon, an welches sich die Sehne des Triceps (m. t.) ansetzt, wird durch zwei neben einander liegende und durch fibröses Gewebe verbundene, längliche, schalenförmige Knochenplatten gebildet. Die kleinere, äussere dieser Platten (w.) 3 cm. lang, 15 mm. breit, 3 mm. dick, ist sowohl gegen die Ulna, als gegen die andere Platte beweglich, da sie nur durch fibröses Gewebe mit diesen verbunden ist. Die andere Platte (o), 4 cm. lang, 15 mm. breit, 7 mm. dick, ist dagegen mit der Ulna viel fester verbunden, indem ihre Befestigung an derselben durch sehr straffes Gewebe vermittelt wird.

An der vorderen Fläche der Ulna, welche stark verdickt ist, entspringt ein 2 cm. breiter Knochenfortsatz, welcher die untere Fläche des Humerus umfasst, ein neugebildeter Processus coronoides (p. c.).

An der breiten Kante desselben sitzt, etwas nach innen, ein 1 cm. im Durchmesser grosses Köpfchen (π), um dessen Hals sich die oben erwähnte Gelenkkapsel (a. a.) befestigt. Dieses Gelenkköpfchen articulirt in der am Humerus beschriebenen Gelenkpfanne (p.) und steckt in der vollständig geschlossenen Kapsel.

An der dem Radius zugekehrten Seite der Ulna entspringt ein festes und ziemlich dickes Ringband (l. a.), welches den Hals des Radiusköpfchens umgibt und an der Ulna festhält. An dem Radius hat sich ein unregelmässiges, pilzförmig hervorragendes Köpfchen (r. k.) neugebildet, welches in der oben beschriebenen, grubenförmigen Vertiefung des Humerus (f. r.) sich bewegt.

An dem Humerus zeigt die kleine Gelenkpfanne (p.) die Ausböhlung für das Köpfchen des Radius (f. r.) und der Knochenvorsprung an der Stelle der Trochlea (t.) einen deutlichen Knorpelüberzug; ebenso sind die Gelenkflächen der Ulna zwischen dem Ansatz des Olekranon und dem Processus coronoides, das Köpfchen auf letzterem (π) und das Köpfchen des Radius (r. k.) mit Knorpel überzogen. Mikroskopische Schnitte aus dem Ueberzuge dieser Stelle zeigen überall hauptsächlich Faserknorpel, aber auch hyalinen Knorpel, so dass man an vielen Stellen den Uebergang von Faserin hyalinen Knorpel beobachten kann."

Die Neubildung der Knochen war in diesem Falle eine sehr vollkommene, was gewiss der sorgfältigen Erhaltung des Periostes und der Muskelansätze zu verdanken ist. Gleichwohl hatte eine eigentliche Neubildung des Gelenkes nicht stattgefunden. Zwar zeigten alle Knochenstellen, die sich gegen einander bewegten, einen Knorpelüberzug, doch fehlte die gemeinschaftliche Kapsel und die gemeinschaftliche Gelenkhöhle. Die dicken Lagen festen Bindegewebes, welche Humerus

einerseits, Ulna und Radius anderseits umgaben und verbanden, können,
wie Doutrelepont mit Recht bemerkt, nicht als Gelenkkapsel an-
gesprochen werden; denn sie entbehrten an ihrer dem Knochen zugekehrten Seite einer zusammenhängenden, glatten Oberfläche. Die
Function des Gelenkes hatte indessen hierdurch keinen Eintrag erlitten.
Flexion und Extension waren in einer Breite von 45° möglich und die
Pro- und Supinationsbewegung fast normal.

In ähnlicher Weise hatte in einem Falle von C. Hüter[1]) die
Neubildung des Ellenbogengelenkes stattgefunden. Der Kranke war
wegen eiteriger Entzündung subperiostal resecirt worden (v. Langenbeck's Längsschnitt) und hatte ein so functionstüchtiges Gelenk wieder
erhalten, dass er dem Dienste eines Krankenwärters im Greifswalder
Krankenhause in jeder Beziehung Genüge leisten konnte. Die Beugung
und Streckung bewegte sich in den Grenzen von 40°; Pro- und
Supination waren vollkommen frei. Infolge einer Maschinenverletzung
musste zwei Jahre später der Arm amputirt werden, und die anatomische Untersuchung ergab den folgenden Befund:

„Der Humerus ist auf dem Durchschnitt an seinem unteren Ende aufgetrieben; die spongiöse Substanz ist überall von einer deutlichen Knochenlamelle eingeschlossen. Beide Condylen sind in ausgezeichneter Weise neugebildet und, wie im normalen Zustande, der internus stärker entwickelt,
als der externus. Beide zeigen ein etwas eigenthümliches Verhalten dadurch,
dass sie leicht hakenförmig gekrümmt nach vorne sich neigen und das
untere Humerusende um eine Kleinigkeit überragen. Zwischen diesen beiden
Condylen ist das obere Ende des Radius und der Ulna der Art gelagert,
dass ein inniger Contact zwischen dem Condylus einerseits, Radius, resp. Ulna
anderseits besteht, welcher sich als eine Art Gelenk, durchzogen von glatten,
fibrösen Strängen, ausnimmt. Durch diese eigenthümliche Condylenstellung
ist ein fester Widerstand der Bewegung in seitlicher Richtung gegeben, wie
auch noch am Präparat deutlich zu demonstriren ist, und in dieser Beziehung ist eine Aehnlichkeit mit dem Tibiotarsalgelenk nicht zu leugnen.
Das zwischen den beiden Condylen gelegene, untere Humerusende trägt eine
schön gebildete Gelenkfläche von beinahe 2 cm. Durchmesser. Dieselbe zeigt
eine ziemliche Convexität, ist, was ihre Lage anlangt, nicht central dem
Querdurchmesser des Knochens gelegen, sondern zeigt eine frappante Aehnlichkeit in ihrer Stellung zum Knochen mit dem Caput humeri; auch die
Eigenthümlichkeit eines allerdings nur kurzen Halses ist ihr mit demselben
gemein. Dieses neugebildete Gelenkköpfchen steht nur mit dem Radius in
Verbindung, welcher zu dem Zwecke eine glatte, nach vorn geneigte Aus-
höhlung trägt. Das Capitulum radii hat ungefähr seine normale Gestalt.
Neben der Condylenneubildung ist die Reproduction des Proc. coronoides am
auffallendsten. Derselbe überschreitet die normale Grösse, hat aber im
Uebrigen die gewöhnliche Form und verdeckt durch eine leichte Abweichung
nach aussen den Radius zum Theil. Seine obere Fläche ist in ihrer vorderen
Partie von einer glatten Membran überzogen, welche sich von dieser zum
Humerus begibt und hier eine ebenso grosse Fläche, welche schon nebst dem
Condyl. int. angehört, in gleicher Weise überzieht. Es wird so ein ge-
schlossener Sack gebildet, welcher infolge des Contactes, den beide Knochen
bei einer etwas mehr als rechtwinkligen Beugung erfahren, zu einer wirklichen Gelenkhöhle sich gestaltet. Auch die Gelenkverbindung zwischen

---

[1]) Jagetho, Th.: Beiträge zur chirurgischen Osteologie. III. Zur Reproduction der Knochen nach subperiostaler Resection. Deutsche Zeitschrift f. Chir.
Bd. IV, pag. 393 u. Taf. X, 1874.

Humerus und Radius besitzt eine deutlich ausgeprägte Kapsel. Bedeutend in der Production zurückgeblieben ist das Olekranon. Ein nur mässig entwickelter Knochenwulst ist an dessen Stelle getreten; jedoch setzt sich der

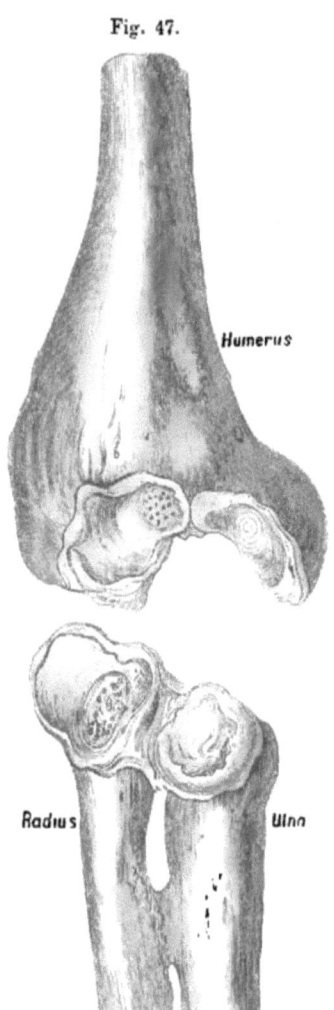

Fig. 47.

M. triceps mit starken Fasern sowohl an diesen, als an den übrigen oberen Theil der Ulna an. Eine Ueberstreckung im Gelenk findet ihre mechanischen Hindernisse in dem nach hinten vorspringenden, unteren Humeruswulst einerseits und der hinteren Partie des oberen Radius- und Ulna-Endes andererseits. Der Ursprung und die Insertion der Muskeln verhalten sich normal."

Es hatte sich, also auch hier sowohl das Humeroulnar-, wie das Humeroradialgelenk, wenn auch in etwas anderer Form, wiedergebildet. und was die Beobachtung vor der vorhergehenden auszeichnet, das neue Gelenk war von einer wirklichen Kapsel umgeben.

In einem dritten Falle, in welchem von Billroth wegen Streckankylose das Ellenbogengelenk resecirt worden. und der $2\,^7/_{12}$ Jahre später zur Obduction kam, war die Knochenneubildung auch eine recht reichliche gewesen, aber von den beiden im Ellenbogen vereinten Gelenken war nur das zwischen Ulna und Humerus neugebildet worden. Es fehlte demnach die Pro- und Supination, während der Vorderarm, ohne seitliches Ausweichen, zwischen 70^0 und 150^0 gebeugt und gestreckt werden konnte.

Die interessante Beschreibung des Präparates entnehmen wir der Mittheilung Czerny's [1]).

„Die Form der Knochen wird wohl am besten durch die beigegebenen Zeichnungen (Fig. 47) versinnlicht. Man sieht am Oberarm sehr deutlich ausgeprägte Condylen, zwischen denen eine weite concave Gelenkfläche liegt. Sie ist durch ein mucöses Band, welches von der Mitte der Fläche entspringt und den Humerus mit den Vorderarmknochen verbindet, in 2 Hälften getrennt, welche mit unzweifelhaftem Knorpel bedeckt sind. Diesen beiden Facetten entsprechend, gehen auch von dem oberen Ende der knöchern ver-

[1]) V. Czerny: Beschreibung eines neugebildeten Gelenkes nach der totalen Resection im Ellenbogengelenke wegen Ankylose. Archiv f. klin. Chirurgie. Bd. XIII, pag. 227. 1872.

wachsenen Vorderarmknochen zwei überknorpelte Epiphysen ab, von denen die eine dem Radius, die andere, weiter vorragende, vorwiegend der Ulna anzugehören scheint. Sie articuliren mit den Gelenkfacetten des Humerus und werden von den neugebildeten Condylen desselben gabelförmig umfasst, da ein der Trochlea entsprechender Fortsatz fehlt. Die beiden Knochen sind ' nicht blos am äussersten Ende, sondern auch einen Zoll weit davon durch eine Knochenspange, welche unzweifelhaft aus einem Verknöcherungsprocess im Zwischenknochenbande hervorging, unbeweglich verbunden. Das olekranonartige Sesambein, welches in die Tricepssehne eingewebt ist, hängt mehr mit der Epiphyse des Radius zusammen. Die Gelenkflächen sind nicht überall gleich dick von Knorpel überzogen und sind desshalb auch nicht vollkommen glatt. Dem Knochen zunächst liegt Faserknorpel, der an manchen Stellen die eigenthümliche Form, welche wohl als Osteoidkorpel beschrieben wurde, zeigt. Nach der freien Fläche bekommen die einzelnen Zellen deutliche Kapseln, und ganz oberflächlich liegen Zellennester von reinem Hyalinknorpel. Die Gelenkkapsel umschliesst straff das Gelenk und ist besonders an der Volarseite stark entwickelt, sowie durch die darüber ziehenden Sehnen des Biceps und Brachialis internus verstärkt. Es dürfte das wohl die hauptsächlichste Hemmungsvorrichtung für die Streckung gewesen sein, obwohl auch die gegenseitige Neigung der Gelenkflächen, welche sich bei rechtwinkliger Beugung am engsten berühren, die vollkommene Streckung verhindert hat. An der Aussenseite ragte von der Gelenkkapsel eine schmale, meniskusartige Falte zwischen die Gelenkflächen vor. Bei der Eröffnung des Gelenkes fand sich eine geringe Menge klebrigzäher Synovia. Ein Endothel wurde an der Gelenkkapsel nicht nachgewiesen."

Nicht so reichlich ist im Allgemeinen die Knochenneubildung an den Kugelgelenken der Schulter und der Hüfte, wie das schon in §. 113 (S. 231) hervorgehoben und begründet worden ist. In der Mehrzahl der Fälle handelt es sich um eine mehr oder weniger starke Verdickung und Abrundung des Resectionsendes, dessen Schleiffläche einen Ueberzug von Faserknorpel trägt.

Auffallend massig war die Knochenbildung nach einer Resection des Hüftgelenkes, über die James Israel[1]) berichtet.

Der 8jährige Knabe, von dem das Präparat gewonnen wurde, war 3½ Jahr vor dem aus anderer Ursache erfolgten Tode wegen Tuberculose des Hüftgelenkes resecirt worden. Israel hatte den v. Langenbeckschen äusseren Längsschnitt gewählt und den Schenkelkopf, Schenkelhals und Trochanter maj. subperiostal-subcapsulär entfernt. Das functionelle Ergebniss der Operation war ein sehr vollkommenes gewesen, sowohl in Bezug auf Kraft und Ausdauer, wie auf Ausgiebigkeit der Bewegungen. Die geringe Verkürzung war durch Beckensenkung ausgeglichen worden.

„Die Section ergab, dass alle durch die Operation entfernten Theile in ihrem normalen Typus mit etwas veränderten Grössenverhältnissen reproducirt worden sind, und dass der Schenkel wieder in eine Art von Gelenk-

---

[1]) Israel, James (Berlin): Neubildung eines Hüftgelenkes nach Resectio subtrochanterica. Archiv f. klin. Chirurgie 1883, Bd. XXIX, pag. 411. Mit Abbildg. Aehnliche Fälle haben E. Küster (Archiv f. klin. Chirurgie 1883, Bd. XXIX, pag. 409), A. Sack (Deutsche Zeitschrift f. Chirurgie 1891, Hft. 3, pag. 257), M. Schede (Verhandlg. d. deutsch. Gesellsch. f. Chirurgie, XXII. Congress, 1893, I, pag. 93) mitgetheilt. Dagegen gehören nicht hierher der früher schon erwähnte Schulterresectionsfall von Ch. White und ein neuerer von Schoemaker (Verhandlg. d. deutsch. Gesellsch. f. Chirurgie, V. Congress, I, pag. 86) und v. Esmarch (VI. Congress, II, pag. 61), da ja der in der Epiphysenlinie getrennte Kopf in der Pfanne zurückgeblieben war.

verbindung mit der Pfanne getreten ist. Der Oberschenkelschaft verbreitert sich nach oben zu und zeigt zwei neugebildete Fortsätze, deren jeder von einer dicken Knorpelschicht überzogen ist. Der grösste, in der Verlängerung des Schaftes liegende, überknorpelte Fortsatz imitirt den Trochanter major. Nach vorn und innen vom Schafte geht als Nachbildung des Schenkelhalses ein Fortsatz ab, der aus mehreren getrennt entspringenden, weiterhin verschmelzenden Knochenspangen zusammengesetzt ist und an seinem peripheren Ende einen fast kugelrunden Knorpelüberzug von ca. 1 cm. Mächtigkeit, an seiner dicksten Stelle, trägt, eine ziemlich getreue Imitation des Schenkelkopfes.

Was die histologische Constitution der neuen Knorpel betrifft, so handelt es sich in den peripheren Schichten um Faserknorpel. Je mehr man sich aber der Knorpelknochengrenze nähert, desto ähnlicher wird das Gewebe dem Hyalinknorpel, bis es sich schliesslich von letzterem höchstens durch eine leichte Chagrinirung der Grundsubstanz unterscheidet.

Was nun das Verhalten dieser neugebildeten Theile zum Gelenke betrifft, so weicht dieses insofern von der Norm ab, als an der Articulation mit dem Becken sich nicht nur der neugebildete Kopf, sondern wesentlich der neue Trochanter major betheiligt. Während ersterer nur durch ein weiches, verschiebbares, dickes Bindegewebspolster dem Darmbeine, etwas über dem oberen Pfannenrande adhärirt, articulirt der Trochanter mit der Pfanne selbst, und zwar mittelst einer Verbindung, welcher schon die Attribute eines Gelenkes zugesprochen werden dürfen, da sich eine Kapsel, mit Synovia gefüllte Hohlräume und Knorpelflächen finden. Die Verbindung zwischen Becken und Schenkel kommt im unteren Theile der Pfanne zu Stande durch ein succulentes, fettreiches Bindegewebslager, welches in seinem unteren Theile solide ist, in seinem oberen immer reichlicher von synoviagefüllten Hohlräumen durchsetzt wird; dieselben werden nur durch feinblätterige Scheidewände von einander getrennt, welche durch Usur durchbrochen werden, so dass im oberen Theile der Gelenkverbindung eine unregelmässige Höhle resultirt, von deren Wandung leistenartige Septa vorspringen. Es ist wohl anzunehmen, dass bei länger dauernder Function die Reste der Scheidewände immer mehr geschwunden wären. Die neue Gelenkhöhle war nach oben begrenzt von einer festen Gelenkkapsel, welche sich von dem oberen Pfannenrande zu dem neuen Trochanter major hinüberspannt und mit dessen Knorpelüberzug verschmilzt. Die hintere Fläche des letzteren sieht zu einem Theile frei in die Gelenkhöhle, ebenso wie der noch erhaltene Knorpelüberzug des oberen Pfannenrandes."

Ich habe die vier Beobachtungen als Beispiele einer möglichst vollkommenen Gelenkneubildung an die Spitze gestellt. Damit ist aber keineswegs gesagt, dass zu einer guten Function jedesmal eine solch reiche Knochenreproduction nothwendig ist. Die knöchernen Hemmungen können sehr wohl auch durch fibröse Stränge ersetzt werden, und es kommt dann nur darauf an, dass diese dick und straff genug sind, um der übermässigen Bewegung nach der einen oder anderen Richtung einen kräftigen Widerstand entgegenzusetzen. Häufig sind es die normalen Kapselbänder, die bei subcapsularer Resection erhalten wurden, in anderen Fällen treten straffe Narbenstränge auf, die wie Hemmungsbänder wirken. Man findet das vor Allem nach Resectionen des Schulter- und Hüftgelenkes, aber auch an Ginglymusgelenken sind die fibrösen Hemmungen schon als ausreichend befunden worden. So hatte sich in zwei Fällen, einem von Robert, den Doutrelepont [1])

---

[1]) Doutrelepont: De resectione articulat. pedis. Diss. inaug. Berol. 1858. und Archiv f. klin. Chirurgie. Bd. IX, pag. 917, 1868.

mittheilt, und einem von Schoemaker [1]), am Fussgelenke anstatt des
Ginglymus eine Art von Arthrodie ausgebildet, so zwar, dass die kopf-
förmig abgerundete Tibia sammt der Fibula in einer pfannenartigen
Grube des Calcaneus articulirte. Die Malleolen fehlten: gleichwohl
wich der Fuss bei der Belastung nicht nach der Seite aus, weil straffe
Bandmassen Tibia und Fibula an den Calcaneus hefteten. Freilich
muss zugegeben werden, dass, wo die Hemmungen nur fibrös sind,
mit der Zeit leicht eine allgemeine Lockerung eintreten kann, sei es
durch Schrumpfung, sei es durch Dehnung der Narbenstränge.

§. 129. Mit der Nearthrose wetteifert an Stelle des resecirten
Gelenkes die fibröse, knorpelige und knöcherne Ankylose. Sie
ist zwar nicht der vollkommenste, immerhin ein recht brauchbarer,
ja zuweilen der einzig mögliche Ersatz. Das gilt für alle Gelenke, vorausgesetzt, dass die Ankylose in einer Stellung eintritt, die
dem Gebrauche des Gliedes nicht geradezu hinderlich ist.

So ist, um mit dem Schultergelenke zu beginnen, eine Ankylose in Mittelstellung zwischen Adduction und Abduction, besser noch
in leichter Abduction recht brauchbar, jedenfalls weit zweckmässiger,
als ein schlaffes Gelenk, ohne straffe Hemmungen, in welchem der Arm
nur durch eine Schleuderbewegung vom Körper entfernt werden kann.
Der Humerus ist allerdings unbeweglich mit der Scapula verbunden,
aber gerade hierdurch gewinnen die Muskeln des Schulterblattes schon
bei herabhängendem Arme den Einfluss, welchen sie sonst erst auf
den wagrecht gestellten haben; sie wirken im Sinne der Abduction
und Adduction und ihre Wirkung muss auf den Vorderarm eine
um so beträchtlichere sein, als sie an dem Ende eines langen Hebels
arbeiten.

Am Ellenbogengelenke bietet die rechtwinklige Ankylose
durchaus kein Hinderniss für den vollen Gebrauch der Hand zum
Greifen und Festhalten, und auch feinere Hantirungen, Schreiben,
Zeichnen. Nähen etc. sind bei dieser unbeweglichen Haltung im Ellenbogen sehr wohl ausführbar, wenn nur während des Ausheilens darauf
geachtet wurde, dass die Hand eine Mittelstellung zwischen Pro- und
Supination erhielt, in welcher Feder, Bleistift, Nadel etc. bequem geführt werden können. Der Werth der Ankylose wächst aber, sobald
nicht die straffe Nearthrose, sondern das Schlottergelenk ihr gegenübergestellt wird. Ist die Knochenbildung eine mangelhafte, oder sind, wie
dies bei Schussverletzungen nicht selten, grössere Stücke des Humerus
oder der Vorderarmknochen weggefallen, so ist die Ankylose das einzige
Mittel, um dem Operirten überhaupt eine brauchbare Hand zu erhalten.
Wir verweisen in dieser Beziehung auf das Seite 170 Gesagte.

Nicht viel anders steht es am Handgelenke. Die Ankylose,
hier in Streckstellung, ist weit entfernt, das Spiel der Finger zu beeinträchtigen; sie verhindert aber, und das ist nicht unwichtig, die so
häufig eintretende Abweichung der Hand nach der Ulnar- oder der
Radialseite hin.

[1]) Schoemaker, A. H.: Chirurg. Mittheilungen. I. Beschreibung eines
neugebildeten Gelenkes nach totaler Resection im Fussgelenke vor 5½ Jahren etc.
Archiv f. klin. Chirurgie. Bd. XVII, pag. 130, 1874.

Tritt nach Resectio coxae Versteifung des Gelenkes ein, so muss sie in Extension und leichter Abduction stattfinden, wenn das Gehen ermöglicht werden soll. Der untere Abschnitt der Lendenwirbelsäule übernimmt dann durch Drehung, Senkung und Hebung des Beckens die Bewegungen, die sonst im Hüftgelenke ausgeführt werden, freilich in beschränkterem Maasse, aber doch so, dass eine wechselnde Bewegung der Beine bei dem Gehen stattfindet. Flexions- und besonders Adductionsankylosen sind schwere Misserfolge der Resection.

Das Kniegelenk nimmt, was den Ersatz nach der Resection betrifft, eine Sonderstellung ein. Während an allen übrigen Gelenken, auch an dem noch zu besprechenden Fussgelenke, die Bildung einer Nearthrose das zu erstrebende Ziel sein muss, ist am Knie der Verzicht auf die Beweglichkeit unbedingt geboten. Wir haben das schon an verschiedenen Stellen hervorgehoben, ohne die Begründung zu geben. Es ist hier der Ort, darauf näher einzugehen.

Schon H. Park hat es ausgesprochen, dass am Knie die knöcherne Vereinigung der Resectionsenden in gerader Stellung das Heilungsresultat sei, welches allein das Bein zur Stütze brauchbar mache. Im gleichen Sinne äusserten sich Moreau, Vater und Sohn, sowie die übrigen zeitgenössischen Chirurgen, welche die Knieresection ausführten. So unbestritten war dieser Grundsatz, dass die Gegner dieser Resection gerade hier einen Hauptangriffspunkt suchten. Die Seltenheit der Synostose gab ihnen Anlass, eine Operation zu verwerfen, die so häufig ein schlotteriges, unbrauchbares Bein liefere. Mich. Jäger ist wohl der erste gewesen, der solchem Beweisgrunde gegenüber hervorhob, eine Beweglichkeit in engen Grenzen sei kein Nachtheil, sondern vielmehr ein Vortheil. „Ich bin der Meinung," sagt er [1], „dass die wahre Knochenvereinigung durch Callus allerdings selten erfolge, und dass sich selbst in den meisten der glücklichen Fälle ein festes, fibröses Gewebe, ähnlich den Zwischenwirbelbändern oder der Bandmasse nach vielen wahren Schenkelhalsbrüchen, bilde, wodurch aber der Gebrauch des Gliedes nicht im mindesten gestört werde, sondern vielmehr gewinne, indem ein beschränktes künstliches Gelenk entsteht, und eine Art von Bewegung stattfindet." Solche Heilungsresultate fehlten aber damals noch und Fälle, wie die von Caj. Textor [2] und Häusser [3], in welchen die Beiden genöthigt waren, wegen Pseudarthrose die Amputatio femoris auszuführen, waren wenig geeignet, zu einem Verzicht auf die Synostose aufzufordern. Da stellte Fergusson am 18. Mai 1861 der Royal Society in London ein 20jähriges Mädchen vor, welches am 16. Januar 1856 resecirt und mit Erhaltung der vollen Beweglichkeit geheilt war. Die Operirte konnte den Unterschenkel vollständig beugen und strecken und hatte daneben die normale Festigkeit beim Gehen und Stehen. Die Resection war mittelst des Moreau'schen H-Schnittes ausgeführt, die Patella erhalten und nur abgeschabt worden [4]. Dieser Erfolg war in der That

---

[1] Mich. Jäger: Rust's Handbuch der Chirurgie. Bd. V, 1831, pag. 662.
[2] Bei Fuchs, L.: Ueber Resect. im Kniegelenke. Diss. inaug. Würzburg 1854.
[3] Ebenda.
[4] Fergusson: Med. Times and Gaz. 1861. I. pag. 601.

überraschend und liess mancher Hoffnung Raum, aber es war auch das einzige Mal, dass Fergusson unter seinen zahlreichen Knieresectionen einen solchen Fall aufzuweisen hatte. Wie selten überhaupt eine Beweglichkeit nach Resectio genus beobachtet wird, welche die Festigkeit des Ganges nicht beeinträchtigt, das beweist eine Zusammenstellung Pénières [1]), der unter 300 geheilten Kniercsectionen ausser dem eben erwähnten Fergusson'schen Falle nur noch 9 verzeichnet fand. Bei allen war die Beweglichkeit nur geringfügig und beschränkte sich meist auf die Patella. Er hätte noch einen Fall von B. v. Langenbeck [2]) anführen können, bei dem trotz einer Beugungs- und Streckungsexcursion von 30 ⁰ die Festigkeit nicht gelitten hatte.

Man könnte nun trotz dieser Seltenheit versucht sein, die Nearthrose im resecirten Knie als ideales Ziel hinzustellen, wenn nicht Beobachtungen vorlägen, welche die Beweglichkeit in einem ganz anderen Lichte erscheinen lassen. Schon Crampton [3]) hatte bei seinem zweiten Falle von Knieresection die Erfahrung gemacht, dass das Bein anfangs ganz brauchbar war, dass es sich aber mit der Zeit mehr und mehr bog und schliesslich nach Jahren im rechten Winkel stand. Aehnliche Beobachtungen wurden von Barwell [4]), Humphry [5]), Gillespie [6]). Pemperton [7]), Moxhay [8]), v. Volkmann [9]), König [10]) mitgetheilt. Es waren das zum Theil Operirte, die anfangs so fest und sicher gingen, dass eine Synostose angenommen wurde, so in dem Falle von Crampton und in mehreren von v. Volkmann und König. Wenn nun bei straffer, fibröser oder knorpeliger Ankylose das functionelle Resultat sich noch nach Jahren in der Weise verschlechtern kann, so liegt der Verdacht ausserordentlich nahe, dass auch die sog. idealen Resultate der Nearthrose vor diesem Schicksal nicht bewahrt geblieben sind, und dass es eben nur einer längeren Beobachtung bedurft hätte, um dies nachzuweisen. Man wird hiernach die Synostose nach Knieresection als einziges und mit allen Mitteln zu erstrebendes Resultat aufrecht halten müssen.

Hierfür sprechen neben diesen Erfahrungen auch theoretische Gründe. Das Kniegelenk verdankt seine Festigkeit, die es bei der wechselnden Belastung und in den verschiedenen Stellungen nicht aus den Fugen weichen lässt, einzig und allein dem capsulären und intraarticulären Bandapparate. Es sind die Ligamenta lateralia und cruciata, die ein Abgleiten der Femurrollen nach der Seite, nach vorn oder

---

[1]) Pénières: Des Résections du Genou. Paris 1869, pag. 69.
[2]) B. v. Langenbeck bei A. Mitscherlich: Archiv f. klin. Chirurgie, Bd. II, pag. 599. 1861.
[3]) Crampton: Dublin. Hosp. Reports, Vol. IV, pag. 196 u. 203.
[4]) Barwell: A Treatise on Diseases of the Joints. London 1861.
[5]) Humphry: The Results in 39 Cases of Excision of the Knee. Medicochir. Transact., Vol. LII, pag. 13, 1869.
[6]) Gillespie, James: Case of Resection of the Knee-Joint, followed by fibrous Anchylosis; Amputat. etc: Brit. med. Journ., Vol. II, 1869, pag. 180.
[7]) Pemberton: Excision of the Knee etc. Lancet 1870, Vol. II, pag. 39.
[8]) Moxhay: Cases of Excision of the Knee-Joint. Brit. and foreign med.-chir. Review 1871, April, pag. 487.
[9]) v. Volkmann, R.: Beiträge zur Chirurgie, 1875, pag. 174.
[10]) Fr. König: Die chirurg. Klinik in Göttingen. Jahresbericht 1875—1879. Separatabdruck. Leipzig 1882, pag. 342. (Riedel.)

nach hinten zu verhindern haben; sie sind es ferner, durch welche in
Gemeinschaft mit den Semilunarknorpeln alle die verschiedenen Hemmungen der Bewegung zu Stande kommen. Die Zerreissung dieser
Bänder macht daher das Knie sofort kraftlos. Reisst das eine oder
andere Seitenband, so knickt das Knie nach der entgegengesetzten
Seite zusammen, die Zerreissung der Ligamenta cruciata aber erzeugt
eine vollkommene Haltlosigkeit. Das Bein lässt sich ohne Hemmung
überstrecken, ist in der Beugestellung ganz schlotterig und unfähig,
sich in Streckstellung festzustellen[1]).

Was geschieht nun bei der Resection im Knie? Alle Schnittführungen ohne Ausnahme, auch der innere Längsschnitt B. v. Langenbeck's, durchtrennen die Ligamenta lateralia und cruciata. Und wollte
man selbst durch sorgfältiges Abpräpariren, oder durch Abmeisseln der
knöchernen Ansatzstellen (Tiling) die Seitenbänder als Ganzes erhalten, die Kreuzbänder, diese straffste und festeste Verbindung von
Femur und Tibia müssen bei einer Resectio genus in jedem Falle geopfert werden. Sie sind selbst bei einer Arthrectomie wegen Gelenktuberculose selten zu erhalten. Ersetzen sich nun diese Bänder bei
der Heilung? Ein breites Anlegen der seitlichen Kapselwand an die
Resectionsenden mag der seitlichen Verschiebung vorbeugen und in
diesem Sinne die Seitenbänder ersetzen; doch hiesse es der Phantasie
einen weiten Spielraum gewähren, wollte man in den unregelmässigen
fibrösen Strängen, die bei einem beweglichen Kniegelenke die Resectionsenden verbinden, die dichtgewebten, strafffaserigen Ligamenta
cruciata erkennen.

Zu diesem mangelhaften Ersatz unentbehrlicher Gelenkbänder
kommt die mangelhafte Knochenneubildung an den Gelenkenden. Wir
wissen, dass gerade am Knie die Regeneration der Knochen eine sehr
spärliche ist; sie reicht oft nicht einmal zur Herstellung der Synostose
hin. Wie soll da eine dem Kniegelenke nur annähernd ähnliche
Nearthrose entstehen können?

Ganz anders liegen die Verhältnisse am Fussgelenke. Resecirt
man subcapsular, so werden alle seitlichen Haftbänder geschont, sowohl
diejenigen, welche vom Unterschenkel nach dem Calcaneus ziehen, als
die, welche sich am Talus festsetzen. Es sind daher die Bedingungen
für eine straffe Nearthrose gegeben, sobald die Knochenneubildung
nur einigermassen Platz greift, wie das die oben angeführten Fälle
von Robert und Schoemaker beweisen. Nun wissen wir aber,
dass gerade am Fussgelenke die Knochenreproduction eine recht rege
ist, sobald man das Periost und das Zwischenknochenband sorgfältig
zu schonen wusste. Es werden die Malleolen, es werden selbst grössere
Stücke des Fibula- und Tibiaschaftes wiedergebildet. Da ist das Bestreben, ein bewegliches Gelenk, womöglich ein Ginglymus zu erreichen, gewiss vollauf berechtigt.

Wir beklagen es gleichwohl nicht, dass die knöcherne Ankylose
das häufigere Ergebniss der Resectio pedis ist; denn an Brauchbarkeit
gibt der im Talocruralgelenke ankylotische Fuss dem straff beweglichen nichts nach. Wissen wir doch, wie schon oben, §. 107, hervor-

---

[1]) Stark, T. (Edinb. med. Journ. 1850, Octob.), hat zwei derartige Fälle
beschrieben.

gehoben wurde, dass in diesem Falle die Gelenke der Fusswurzel an Beweglichkeit zunehmen und einen Theil der verloren gegangenen Bewegung im Sinne der Beugung und Streckung übernehmen.

In dieser Beziehung ist ein Sectionsbefund sehr bemerkenswerth, den E. Müller[1] (1881) mittheilt. Er hatte die Gelegenheit, bei einem 22½jährigen Manne, dem wegen Knietuberculose das Bein dicht oberhalb der Condylen des Femur amputirt worden war, das Fussgelenk zu untersuchen, an dem 18 Jahre früher V. v. Bruns die totale Resection ausgeführt hatte. Mit zwei seitlichen Schnitten waren die Gelenkenden der Tibia und Fibula blossgelegt und subperiostal resecirt worden. Den cariösen Talus hatte man abgeschabt. In den ersten Jahren nach der Ausheilung blieb der Gang unsicher, besserte sich aber mehr und mehr, so dass der Operirte im 14. Jahre als Ziegler in die Lehre treten und nunmehr Märsche bis zu 10 Stunden am Tage machen konnte. An seinem Gang war nichts Absonderliches zu bemerken; der Fuss stand nur in leichter Valgusstellung. Bei der Section des Fusses zeigte sich eine feste Synostose zwischen Talus und Unterschenkel. Die gleichwohl vorhandenen Bewegungen waren von anderen Gelenken übernommen worden, und zwar vertheilten sie sich auf das Chopart'sche und das Talotarsalgelenk.

In dem inneren Abschnitte des Talonaviculargelenkes ging vorwiegend die Bewegung vor sich. Dieser hatte nicht nur die Thätigkeit des Chopart-schen, sondern auch zum Theil die des Talotarsalgelenkes übernommen. Die Gelenkfläche des Taluskopfes war zu dem Zweck flacher geformt und wurde von einer ziemlich weiten Gelenkkapsel umfasst. Das Talotarsalgelenk hatte seine neue Aufgabe, bei der Plantar- und Dorsalflexion mitzuwirken, dadurch gelöst, dass sein hinterer Abschnitt eine neue Gestalt, eine Sattelform angenommen hatte, deren Radius gleich dem der Krümmung des Talonaviculargelenkes war. So konnte der Talus, als Gelenkkopf, auf Calcaneus und Os naviculare, als Gelenkpfanne, eine Bewegung ausführen, deren Achse von innen-hinten nach aussen-vorne verlief, und die eine Plantar- und Dorsalflexion des Fusses gegen den Unterschenkel darstellte. Die sagittale Componente jener Bewegungsaxe fügte der Dorsalflexion in diesem Gelenke, wie im Chopart'schen eine Supination, der Plantarflexion eine Pronation hinzu. Dabei blieb die dem Talotarsalgelenke physiologisch zukommende Bewegung der Pro- und Supination mit einer Drehungsaxe von hinten-aussen nach vorn-innen erhalten.

§. 130. Der Nearthrose und Ankylose gegenüber steht als Fehlresultat das Schlottergelenk, jene schlaffe Verbindung der Resectionsenden, die ohne irgend welche Hemmung ein Bewegen nach allen Richtungen hin gestattet. Sind die Muskeln hierbei noch thätig, so kommt eine Art Schleuderbewegung zu Stande, mit welcher der periphere Gliedabschnitt empor oder zur Seite geworfen wird — actives Schlottergelenk; haben dagegen die Muskeln ihre Kraft allmälig eingebüsst, sind sie durch langen Nichtgebrauch geschwunden, so baumelt der untere Gliedabschnitt an dem oberen lose nach allen Seiten und kann nur passiv in eine andere Lage gebracht werden — passives Schlottergelenk (Löffler). Es bedarf kaum der Erwähnung, dass von der Nearthrose, der die eine oder andere Hemmung fehlt, bis zu den Fällen, in welchen ein mehrere Centimeter langer häutiger

---

[1] Müller, E. (Stuttgart): Zur Lehre von der Fussgelenkresection. Med. Correspond.-Blatt d. Württemb. ärztl. Vereins. 1881, Nr. 21, pag. 161. Mit 1 Tafel.

Strang die Resectionsenden aneinander befestigt, vielfache Uebergänge stattfinden. Allemal stellt das passive Schlottergelenk die schlimmste Form dar.

In manchen Fällen bildet sich das Schlottergelenk gleich anfangs aus, so besonders nach ausgiebigen Resectionen wegen Schussverletzung — primäres Schlottergelenk, in anderen entwickelt es sich allmälig aus einer straffen Nearthrose, selbst aus der fibrösen Ankylose — secundäres Schlottergelenk.

Ueber die Hauptursache des primären Schlottergelenkes, das Ausbleiben der Knochenregeneration, wurde bereits in §. 113 ausführlich gesprochen und auch untersucht, warum in dem einen Falle viel, in dem anderen wenig, in dem dritten gar kein Knochen angebildet wird. An dieser Stelle sei nur wiederholt darauf hingewiesen, dass die Gefahr der Schlotterverbindung mit der Grösse der resecirten Knochenstücke wächst, zumal wenn nicht subperiostal operirt wurde, oder die Beinhaut mitzerstört war. Der Werth der partiellen Resectionen, bei welchen der eine oder andere hemmende Knochenfortsatz erhalten werden konnte, bedarf hiernach keiner besonderen Betonung.

Kaum weniger, als die mangelhafte Knochenreproduction trägt die unzweckmässige und unvollkommene Lagerung Schuld an manchem Schlottergelenke. Aus Furcht, es möge eine Ankylose entstehen, werden zuweilen die Resectionsflächen absichtlich von einander entfernt gehalten, während doch gerade nach ausgedehnten Resectionen ein steifes, womöglich knöchern verheiltes Gelenk den einzig brauchbaren Ersatz darstellt. Wir denken hierbei ganz vorwiegend an die ausgedehnten Resectionen des Ellenbogengelenkes, wie sie wegen Schussverletzungen vorkommen, und für welche Löffler sehr richtig von vornherein eine feste Anlagerung der Resectionsenden verlangt hat. In anderen Fällen waren die Lagerungsapparate und Verbände so schlecht angelegt oder gewählt, dass der periphere Gliedabschnitt seitlich ausweichen oder gar Drehbewegungen ausführen konnte. Hier ist dann die Nachbehandlung allein für den Fehlerfolg verantwortlich zu machen.

Die allmälige Entwickelung des secundären Schlottergelenkes ist zuweilen auf eine Nekrose zurückzuführen, durch welche alte oder neugebildete, für die Hemmungen wichtige Knochenpartien unersetzt verloren gingen. In anderen Fällen haben wiederkehrende Wundrosen, oder stürmische Eiterungen den neugebildeten Knochen wieder zur Resorption gebracht, wie dies in ähnlicher Weise an offenen Fracturen beobachtet wird. Nach Resectionen wegen tuberculöser Caries ist das Lockerwerden einer straffen Gelenkverbindung, oder der Ankylose ein untrügliches Zeichen, dass die Krankheit ihr zerstörendes Werk im Knochen wiederum begonnen hat.

Neben diesen im Knochen selbst begründeten Ursachen muss auch hier die Nachbehandlung vielfach beschuldigt werden. Da sind die passiven und activen Bewegungen zu frühzeitig oder ohne geeignete Stützapparate begonnen worden; dort wurde das Gelenk zu früh belastet, oder man hatte es versäumt, durch Verbände und Apparate ein Ausweichen nach der Seite, nach vorn oder hinten unmöglich zu machen. So wurden straffe Narbenstränge gedehnt, Hemmungen ausgeweitet und das Endergebniss war eine schlaffe Nearthrose.

Aus allen Graden des activen Schlottergelenkes kann sich durch fortgesetzte Unthätigkeit der Muskeln ein passives entwickeln, am leichtesten natürlich da, wo infolge ausgedehnter Resection die Ursprungs- und Ansatzpunkte von Muskeln einander genähert wurden, und somit schon das kräftige Zusammenziehen beeinträchtigt ist. Doch sind auch die weniger hochgradigen Schlottergelenke nicht ausgeschlossen, wenn während der Genesung das Glied in vollständiger Ruhe verharrte, und der Operirte nach vollendeter Heilung aus Zaghaftigkeit oder Gleichgültigkeit den Gebrauch des Gelenkes unterliess. Dann schwinden Muskeln und Nerven, und aus dem Arme, der Hand, dem Beine, dem Fusse wird ein unnützes Anhängsel, welches seinem Träger nur zur Last fällt.

Es sind solch traurige Endresultate vorwiegend nach Resectionen wegen Schussverletzungen beobachtet worden, und einige sehr ausgesprochene Beispiele aus dem deutsch-dänischen Kriege 1864 haben Anlass gegeben zu einer recht unliebsamen Auseinandersetzung zwischen dem dänischen Professor A. Hannover[1]) und dem preussischen Generalarzt F. Löffler[2]), welcher der politische Beigeschmack nicht abzusprechen ist. Immerhin bleibt A. Hannover das nicht geringe Verdienst, die Frage von den Endresultaten der Gelenkresectionen so recht in Fluss gebracht zu haben. In ruhiger, sachlicher Weise hat dann später B. v. Langenbeck[3]) die Angriffe A. Hannover's zurückgewiesen und durch eine ganze Anzahl von Belegen dargethan, dass für den Ausfall der Muskelthätigkeit nicht etwa die Resection an sich, sondern theils die Nachbehandlung, theils der Operirte selbst verantwortlich zu machen sei. Nicht um eine Lähmung handelt es sich, sondern um die Inactivitätsparalyse, wie sie auch an nicht resecirten Gliedern, bei langwierigem Gelenkleiden, während der Heilung von Fracturen, kurz überall da beobachtet wird, wo ein Glied lange Zeit in vollständiger Ruhe verharrte. Es geht das schon aus den Fällen hervor, in welchen, so lange die Operirten sich noch in sachverständiger Pflege befanden, die Muskelthätigkeit eine verhältnissmässig kräftige war und erst nach der Entlassung mehr und mehr an Energie einbüsste. Den schlagendsten Beweis aber liefert die Thatsache, dass aus

---

[1]) Ad. Hannover (Copenhagen): Das Endresultat der Resectionen im Kriege 1864 in den Unterklassen der dänischen Armee. Medic. Jahrbücher (Beilage z. Wochenblatt d. k. k. Gesellschaft d. Aerzte in Wien), Bd. XVIII, 1869, pag. 109.
Derselbe: Die dänischen Invaliden aus dem Kriege 1864 in ärztlicher Beziehung. Archiv f. klin. Chirurgie. Bd. XII, 1871, pag. 886.
Derselbe: Fernere Mittheilungen über das Endresultat der Resectionen im Kriege 1864 in der dänischen Armee. Medic. Jahrbücher, herausgegeben von der k. k. Gesellschaft der Aerzte in Wien, 1875, pag. 189.
Prof. Ad. Hannover war ärztliches Mitglied und II. Vorsitzender der III. Section des Centralcomites in Copenhagen (Section für Invaliden, Wittwen und andere Hinterlassene).
[2]) F. Löffler: Generalbericht über den Gesundheitsdienst im Feldzuge gegen Dänemark 1864. I. Berlin 1867. 8.
Derselbe: Die Enthüllungen des Herrn Prof. Dr. A. Hannover über das Endresultat der Resectionen des Schulter- und Ellenbogengelenkes. Archiv f. klin. Chirurgie. Bd. XII, 1871, pag. 305.
[3]) B. v. Langenbeck: Ueber die Endresultate der Gelenkresectionen im Kriege. Archiv f. klin. Chirurgie. Bd. XVI, 1874, pag. 840.

einem passiven Schlottergelenke durch Anwendung von Elektricität und durch methodische Uebungen ein actives geschaffen werden kann. v. Langenbeck [1]) erwähnt ein sehr lehrreiches Beispiel der Art vom Ellenbogengelenke. Er hatte nach der Erstürmung der Düppeler Schanzen (19. April 1864) eine primäre Ellenbogenresection ausgeführt und sah im Sommer 1865 den Operirten mit hochgradigem Schlottergelenke wieder. Patient bekam eine Armschiene, die durch Spiralfedern die active Bewegung unterstützte und wurde längere Zeit elektrisch behandelt. Es trat wesentliche Besserung in den Bewegungen ein, und als B. v. Langenbeck 1873 Gelegenheit hatte, den Operirten wieder zu untersuchen, fand er „den ganzen Arm sehr kräftig entwickelt und zu jeder activen Bewegung fähig. Nur bei Pro- und Supination zeigte sich noch ein geringes seitliches Ausweichen in dem früheren Schlottergelenke".

Aehnlich diesem ist ein Fall von Podrazky [2]), in welchem ebenfalls durch elektrische Behandlung der Muskulatur die active Beweglichkeit zurückkehrte. Ein Artillerist war von einer Kanone überfahren worden, wobei ein Rad das untere Ende des linken Humerus zertrümmerte und das Ellenbogengelenk in weitem Umfange eröffnete. Podrazky resecirte 5½ cm. vom Humerus; Radius und Ulna blieben unversehrt. Die unter Antiseptik unternommene Resection führte in 48 Tagen zur vollständigen Heilung, aber die Knochenneubildung war gänzlich ausgeblieben, der Humerus endete in einen konischen Stumpf, der mit Radius und Ulna lose und schlotterig verbunden war. Nicht die geringste selbständige Bewegung war ausführbar, nur die Finger konnten ein wenig bewegt werden. Eine zweckmässige Nachbehandlung, insbesondere die Anwendung des elektrischen Stromes bewirkte schon in 4 Wochen, dass der Operirte trotz seines Schlottergelenkes den Vorderarm nach jeder Richtung bringen, ziemlich schwere Gegenstände heben und die Finger fast normal bewegen konnte. Es hatte sich aus dem passiven Schlottergelenke ein actives herausgebildet, der Arm war wenigstens theilweise dem Gebrauche zurückgegeben.

§. 131. Wie die fortgesetzte Unthätigkeit der Muskeln zur Inactivitätsparalyse führt, so bedingt sie auch Veränderungen der Hautgebilde, die offenbar auf Ernährungsstörungen zurückzuführen sind. Auf ihr häufiges Vorkommen, besonders nach Resectionen des Ellenbogengelenkes, hat Jul. Wolff [3]) die Aufmerksamkeit gelenkt. Er hatte Gelegenheit, alle Resecirten aus den letzten Kriegen, die sich damals in Berlin aufhielten, zu untersuchen und fand als die wichtigsten Erscheinungen: Trockenheit der Haut, fetzen- oder kleienförmiges Abschuppen des Epithels; Verdickung und ödematöse Schwellung, Verschwinden der Hautporen und Hautfalten, Livor, Röthung, Glätte und eigenthümlichen Glanz der Haut, namentlich an den Händen („peau lisse", „glossy skin", „Glanzhand", „glossy fingers", „Frost-

[1]) l. c. pag. 367.
[2]) Podrazky (Wien): Ein Fall von Ellenbogengelenkresection, nebst einigen allgemeinen Bemerkungen über diese Resection. Der Feldarzt Nr. 7, 8, 1879.
[3]) Jul. Wolff: Ueber einen Fall von Ellenbogengelenkresection, nebst Bemerkungen über die Frage von den Endresultaten der Gelenkresectionen. Archiv f. klin. Chirurgie. Bd. XX, 1877, pag. 771.

beulenähnlichkeit-). Veränderung in dem Pigment. Andere Eigenthümlichkeiten betrafen die kleinen Haare; sie hatten ihr Pigment verloren, waren länger und dichter geworden. Auch auf die Nägel erstreckten sich die krankhaften Veränderungen. Es zeigte sich Verdickung, Trockenheit, Brüchigkeit und beschleunigtes Wachsthum; ihre Krümmung war stärker, sowohl in der Querrichtung, wie auch zuweilen in der Längsrichtung. selbst bis zur Krallenähnlichkeit: tiefe Einschnitte und wallförmige Erhebungen zogen quer hindurch, der Glanz war verschwunden und hatte einer opaken, gelblichen Färbung Platz gemacht. Endlich war in einzelnen Fällen die Schweisssecretion vermehrt und der Geruch des Schweisses sauer [1]).

Es sind das Zustände der Hautgebilde, wie sie jedem Chirurgen als Nachkrankheiten tiefer Panaritien und fortkriechender Sehnenscheidenentzündungen im Handteller und am Vorderarme bekannt sind. Sie begleiten die chronischen Gelenkentzündungen der Hand, des Ellenbogens und des Fusses, besonders wenn lange Zeit Contentivverbände getragen werden. Man kann sie auch nach Fracturen der Röhrenknochen sehen, die in Gyps- oder anderen erstarrenden Verbänden zur Consolidation gelangten. Immer waren die betreffenden Gliedabschnitte durch Verbände, oder auch nur durch den Schmerz, den jede Bewegung erzeugte, zu lange dauernder, vollständiger Ruhe verdammt gewesen. Wenn man nun bedenkt, von welcher Bedeutung die Muskelthätigkeit für den regelmässigen Rückfluss des venösen Blutes und der Lymphe aus den Extremitäten ist, so kann es keinem Zweifel unterliegen, dass die Inactivität durch Anstauung theils überflüssiger, theils verbrauchter Stoffe die Ernährung der Haut mit der Zeit empfindlich schädigen muss. Der Ueberfluss an Ernährungsmaterial zeigt sich durch Verdickungen der Haut, Oedeme, Verdickungen und abnormes Wachsthum der Nägel und der Haare, Hypersecretion der Schweissdrüsen; auf die mangelhafte Abfuhr verbrauchter Stoffe aber wird man die eigentlichen Störungen in der Ernährung, wie Pigmentschwund, Brüchigkeit der Nägel, abnorme Trockenheit des Epithels, kleienartiges Abschuppen etc. zurückführen müssen. Dabei sind andere Einflüsse keineswegs ausgeschlossen, so der dauernde Druck mancher Verbände, der Mangel an Hautcultur durch Reinigen, Baden, Abreiben; doch muss die Inactivität der Musculatur in erster Linie verantwortlich gemacht werden. Das geht auch aus den Erfolgen hervor, die durch methodisches Bewegen, durch Elektricität, besonders aber durch die Massage bei derartigen Zuständen erzielt werden.

Nach Resectionen, bei welchen ja auch anfangs die Extremität vollständig ruhig gelagert wird, sind die Circulationsstörungen der Haut ganz ähnliche, und sie treten um so mehr in den Vordergrund, je länger die Muskeln, sei es in Folge der Nachbehandlung, sei es durch den Operirten selbst, in Unthätigkeit verharren. Damit stimmt dann auch, dass Jul. Wolff die eben aufgeführten Hautveränderungen in mehr oder weniger ausgeprägtem Maasse überall da fand, wo das Endresultat der Ellenbogenresection ein nur mittelmässiges oder nahezu schlechtes war. In Fällen von Resectio cubiti mit sehr gutem functionellen Resultate fehlten die trophischen Störungen der Hautgebilde

---

[1]) l. c. pag. 790.

vollkommen [1]). Uebrigens ist Jul. Wolff mit der Inactivität der
Muskeln als einziger Ursache nicht zufrieden und nimmt zur Erklärung
aller Fälle noch eine Affection der trophischen Nervenfasern
an. Diese sei nicht etwa die Folge der Resection, sie bestehe oft
schon vorher und hänge vielleicht von der Art der Verwundung ab.
Man wird die Möglichkeit einer solchen Trophoneurose nicht ganz
in Abrede stellen können, doch erscheinen uns zur Zeit die vor-
gebrachten Beweise noch zu wenig stichhaltig, um dieser Krankheit
einen wesentlichen Einfluss auf die besprochenen Hautveränderungen
einzuräumen.

§. 132. Wenn wir oben das Schlottergelenk als Fehlresultat
bezeichnen mussten, so ist damit noch nicht seine gänzliche Unbrauchbarkeit ausgesprochen. Es lässt sich vielmehr durch geeignete
Apparate von aussen her diejenige Festigkeit zum Theil herstellen, die sonst durch die knöchernen und fibrösen Hemmungen gegeben ist.

Am vollkommensten sind solche Schlottergelenkmaschinen für das
Ellenbogengelenk angefertigt worden. Sie bestehen im Allgemeinen
aus zwei den Ober- und Vorderarm umfassenden Hülsen von Leder
oder Hartgummi, die durch zwei articulirende Stahlschienen beweglich verbunden sind. Diese verhindern das seitliche Ausweichen und
das Uebereinanderschieben der Knochenenden. Für Beugung und
Streckung sind Hemmungen im Charnier angebracht. Eine Spiralfeder,
ein Gummiring oder Gummischnüre unterstützen die active Bewegung.
Die wichtigsten dieser Apparate sind bereits §. 81 näher beschrieben
worden.

Am Schultergelenke genügt oft eine Armkapsel, die den im
rechten Winkel gebogenen Arm stützt und die Hand zu allen Bewegungen frei lässt. Für Fälle sehr schlaffer Gelenkverbindung hat
man indessen auch Stützapparate angefertigt. Der Apparat von
C. Nyrop [2]) besteht aus einem Schulterpanzer aus Messingblech, an
welchem Schienen für Ober- und Vorderarm befestigt sind. Diese
Armschienen besitzen am Ellenbogengelenke ein Charnier, lassen also
hier die normale Bewegung zu; am Schultergelenke aber sind sie unbeweglich mit dem Panzer verbunden. Das Ganze ist mittelst eines
Corsets am Rumpfe befestigt.

Einen ähnlichen Stützapparat hat Billroth angegeben und durch
den Bandagisten Hammer in Wien ausführen lassen. „An der Aussenseite des Oberarms ist eine Stahlschiene durch einen breiten Gurt
fixirt, deren oberes Ende, in einen runden Knopf endigend, die Schulterhöhe etwas überragt. Mittelst eines Nussgelenkes articulirt der Knopf
dieser Schiene in der Pfanne eines epaulettenartigen Bügels, der mit
Hülfe eines, nach Art eines Mieders Achsel und Schulter umgreifenden
Thoraxgürtels über dem Akromion fixirt ist. An der Innenseite des
Oberarms ist gleichfalls eine kürzere Schiene angebracht, welche wie
die erste mit seitlichen Schienen für den Vorderarm eingelenkt ist.

---

[1]) l. c. pag. 791.
[2]) Camillus Nyrop: Bandager og Instrumenter afbildede og beskrevne.
Kjöbenhavn 1869. 8. pag. 23, Fig. 364.

Das Charniergelenk in der Ellenbogenbeuge kann im rechten Winkel fixirt werden" [1]).

v. Mosetig sah in Paris bei einem Schlottergelenke der Schulter, welches nach der durch Nélaton ausgeführten Resection der oberen Hälfte des Humerus zurückgeblieben war, die Anwendung eines vom Grafen de Beaufort construirten Stützapparates. Ohne den Apparat war der ganze Arm wie todt, mit demselben konnte der Resecirte mit Leichtigkeit eine volle Zweiliterflasche durch Flexion im Ellenbogengelenk emporheben [2]).

Für Schlottergelenke der unteren Extremitäten dienen sog. Tutoren [3]) oder besser die Hessing'schen Stützapparate, welche die Körperschwere von dem Hüft-, Knie- oder Fussgelenke weg auf einen Sitzring verlegen.

Hochgradige Schlotterverbindungen rechtfertigen, wie schon §. 48 hervorgehoben wurde, die Wiederholung der Resection, wenn sie unter günstigeren Bedingungen unternommen werden kann. Zuweilen genügt auch ein einfacherer chirurgischer Eingriff, wie in dem Falle von Schlottergelenk an der Schulter, den Chenu [4]) mittheilt. Es handelte sich um einen im italienischen Kriege 1859 verwundeten und resecirten Franzosen. Der Humerus war von der Fossa glenoidalis ca. 6 cm. entfernt und durch eine dünne fibröse Zwischenmasse locker befestigt. Der Médecin principal Dr. Maupin trennte durch einen grossen Schnitt die den Deltoides durchziehende Längsnarbe, zerriss mit dem Finger das fibröse Narbengewebe und näherte den Humerusstumpf der Scapula. In dieser Stellung wurde er durch einen Verband fest gehalten. Sechs Wochen später war bereits der Humerus in nahe Berührung mit der Fossa glenoidalis getreten. Ueber das Endresultat dieser gewiss empfehlenswerthen Behandlungsweise fehlen leider die Angaben.

Bei Schlottergelenk im Knie wetteifert mit der wiederholten Resection die Amputatio femoris, die zumal bei Gelenktuberculose nicht allzu lang verschoben werden sollte. Schlotterverbindungen im resecirten Fussgelenke lassen sich auch durch die osteoplastische Resection des Tarsus nach Wladimiroff-Mikulicz wieder gut machen.

§. 133. Als ein weiteres und zwar das schlimmste Fehlresultat muss die Ankylose in fehlerhafter, unbrauchbarer Stellung aufgeführt werden.

Adductionsankylosen am Humerus beschränken den Gebrauch des Vorderarmes und der Hand in ganz erheblichem Grade. Sie sind glücklicherweise selten, da selbst bei nachlässiger Behandlung der

---

[1]) M. Nedopil: Archiv f. klin. Chirurgie. Bd. XXI, 1877, pag. 857. Taf. XV, Fig. 1.

[2]) v. Mosetig: Der Militärarzt 1872, pag. 54. — E. Gurlt: Die Gelenkresectionen etc., pag. 1303.

[3]) Vergl. §. 95.

[4]) Chenu, J. C. (Médecin principal): Statistique médico-chirurg. de la Campagne d'Italie en 1859 et 1860. Service des ambulances et des hôpitaux militaires et civils. Paris 1869. 2 vols. 4. T. II, pag. 591 ff. — E. Gurlt l. c. pag. 151.

herabhängende Humerus an dem Thorax eine Schranke für die Adduction findet. Am Hüftgelenke kann indessen diese Form der Ankylose sehr leicht eintreten, wenn nicht von Anfang an die genaueste Aufmerksamkeit auf die Stellung des Beines verwendet wurde. Wir verweisen hier auf das in §. 94 Gesagte und heben nur hervor, dass bei hochgradiger Adduction das Gehen überhaupt unmöglich wird, da dann die Beckenhebung nicht mehr ausreicht, um die Beine parallel zu stellen.

Am Ellenbogengelenke bedeutet die Ankylose im stumpfen Winkel, mehr noch die in ganzer Streckung, eine nahezu vollständige Unbrauchbarkeit der Hand. Alles, was die Hand verrichten soll, muss in der Entfernung einer Armeslänge geschehen. Nichts kann dem Auge, dem Munde genähert werden. Die Hand kann einen Gegenstand ergreifen, aber nur so hoch heben, als es die Muskeln des Schulterblattes und des Humerus vermögen. Dabei ist eine ganz bedeutende Kraft erforderlich, da die Last weit entfernt von dem Angriffspunkte der Muskeln am anderen Ende des Armes hängt. Mit Recht darf man daher behaupten, die Streckankylose stehe functionell weit hinter dem Schlottergelenke des Ellenbogens zurück.

Das Kniegelenk heilt unmittelbar nach der Resection selten in fehlerhafter Stellung. Bildet sich überhaupt eine straff-fibröse, knorpelige oder knöcherne Ankylose, so geschieht dies in ganzer Streckung. Was aber das Endresultat in manchen Fällen verschlechtert, das ist die später erst, nach Monaten und Jahren, eintretende Beugestellung. Zeigt sich dieselbe schon sehr bald, nachdem der Resecirte ohne festen Verband und ohne Stützmaschinen umhergeht, so liegt es nahe, in der Belastung des Beines durch die Körperschwere den einzigen Grund zu suchen, und man wird gegen diese Erklärung um so weniger Einwand erheben können, wenn schon bei dem Absägen der Knochen auf eine leichte Beugestellung hingearbeitet worden war (vgl. pag. 205). Schwieriger ist die Deutung in Fällen, wo erst nach 4 und 6 Jahren die Winkelstellung beobachtet wurde, die ganz allmälig entstanden war, mit der Zeit aber einen rechten Winkel erreicht hatte. Paschen [1]) hat zuerst drei derartige Beobachtungen aus der Klinik Fr. König's mitgetheilt, und beide sind der Ansicht, dass es sich hier um Wachsthumsanomalien handelt. Paschen begründet dies folgendermassen [2]): „Wie bei den einzelnen Fällen erwähnt wurde, wurden jedesmal bei der Operation schräge Knochenschnitte in Anwendung gebracht, so dass bei Coaptirung der Knochenenden gleich anfangs ein leichter Winkel entstand. Werden nun zwei in leichtem Winkel aufeinanderstehende Knochenenden belastet, so muss am hinteren Theil der sich gegenüberstehenden Flächen der Druck ein viel grösserer sein, als am vorderen Theil. Der unregelmässige Druck pflanzt sich auf die Epiphysenlinien fort und bewirkt hier ein unregelmässiges Wachsthum in der Art, dass im hinteren Theil, des vermehrten Druckes halber, das Wachsthum hintangehalten

---

[1]) R. Paschen: Zur Pathologie der Knochen u. Gelenke. Aus der chir. Klinik in Rostock. 1. Eine knorpelige Synostose nach Knieresection, nebst Bemerkungen über die Endresultate kindlicher Kniegelenkresectionen. Deutsche Zeitschrift f. Chirurgie. Bd. IV, 1874. pag. 441.

[2]) l. c. pag. 449.

wird, während dasselbe vorn nicht gehindert ist. Die Folge eines derartigen ungleichmässigen Wachsthums an beiden Epiphysenlinien ist aber nothwendig eine vermehrte Verkrümmung des Gliedes im Sinne der Flexion." Als Beispiel eines solchen durch Druck bedingten asymmetrischen Wachsens führt Paschen das Genu valgum an. Hier wächst bekanntlich der äussere, stärker belastete Condylus in geringerem Maasse, als der innere, und in einem in der Rostocker Klinik beobachteten Falle von einseitigem, entzündlichem Genu valgum hatte der entlastete innere Condylus nicht nur mit demjenigen des gesunden Beines im Wachsthume Schritt gehalten, sondern war ihm sogar vorangeeilt. Nachdem das Bein durch permanente Extension gerade gestellt war, ergab sich neben einem sehr schlotterigen Gelenke eine Verlängerung von fast 3 cm. Es lässt sich gegen diese Beweisführung nichts einwenden, zumal in den drei angeführten Fällen die Winkelstellung im geraden Verhältnisse zur Wachsthumsenergie stand. In dem ersten und dritten Falle nämlich, in welchem der Unterschied der beiden Beine, die durch Flexion erzeugte Verkürzung nicht mitgerechnet, 8 ½ und 5 ½ cm. betrug, stand das Knie in einem Winkel von 90°, im zweiten mit einer absoluten Längendifferenz von 15 ½ cm. nur im Winkel von 140° [1]).

Sehr wichtig für die vorliegende Frage ist es natürlich zu wissen, ob bei Erwachsenen derartige späte Flexionsstellungen ebenfalls beobachtet werden, oder ob sie nur dem Wachsthumsalter angehören. Dies letztere bestätigt sich. Paschen selbst führt einen von Fr. König resecirten Erwachsenen an, der, trotz der schrägen Schnittführung am Knochen noch nach Jahren keine Beugestellung zeigte und ein dauernd brauchbares Bein behalten hatte; und aus einer Statistik Schlüter's[2]), die 100 Knieresectionen bei Erwachsenen aus der Göttinger Klinik umfasst, erfahren wir, dass von den 43 mit Synostose dauernd Geheilten keiner, auch nicht nach Jahren, eine nennenswerthe Aenderung in der Stellung hat bemerken lassen.

Tritt nach Resection des Handgelenkes Ankylose ein, so geschieht das kaum anders als in Streckstellung, da auch ohne sachverständige Nachbehandlung die extendirte Lage eingehalten wird, einfach, weil sie dem Operirten die bequemste ist. Flexions- und be-

---

[1]) Riedel führt in dem bereits erwähnten Berichte: „Die chirurgische Klinik in Göttingen. Jahresbericht 1875—1879, Leipzig 1882", einen Fall an, welcher der Annahme der Wachsthumsanomalie zu widersprechen scheint. Es heisst da pag. 343, Anmerkung: „Dem oben erwähnten Mädchen wurde im Sommer 1881, 4 Jahre nach der ersten Resection, wegen starker Flexionsstellung des ankylotischen Kniegelenkes eiu grosser, oben bis zum Schaft des Femur reichender Keil aus dem Knie entfernt; es zeigte sich, dass der Epiphyseuknorpel sowohl am Femur, wie an der Tibia vollständig fehlten. Da sie bei der ersten Operation ganz bestimmt nicht entfernt wurden (es wurden nur flache Knorpelscheiben abgetragen), so ist anzunehmen, dass sie vor der ersten Operation durch die Krankheit zerstört wurden. Trotz ihres Fehlens trat also Verkrümmung des knorpelig fest verheilten Gelenkes ein." Dieser Schluss, den übrigens König in einer Mittheilung an den Verfasser nicht zu dem eigenen macht, ist keineswegs zwingend. Man kann sich sehr wohl vorstellen, dass die Epiphyseuknorpelscheiben vorhanden waren und nur frühzeitig, d. h. in der Zwischenzeit beider Resectionen, verknöcherten.

[2]) Schlüter, O.: Ueber die Knieresection im höheren Alter, ausgeführt wegen Tuberculose. Diss. inang. Göttingen 1889. Deutsche Zeitschrift f. Chirurgie 1890, Bd. XXX, pag. 285.

sonders die radialen Winkelstellungen begleiten dagegen vielfach das Schlottergelenk, welches bis jetzt mit wenigen Ausnahmen die Resection nach Schussverletzungen geliefert hat [1]).

Ueber die Klump- und Spitzfussankylosen nach Resectio pedis ist bereits oben §§. 108 u. 109 das Wichtigste gesagt worden.

§. 134. Nachdem uns nunmehr der Ersatz bekannt ist, welchen die Resection an Stelle des früheren Gelenkes zu schaffen vermag, und wir auch die Misserfolge kennen, die weniger der Operation, als der Nachbehandlung zur Last fallen, interessirt es uns, zu wissen, wie oft seither das eine oder das andere Resultat gewonnen worden ist. Die Antwort soll uns die Statistik geben.

Für die Resection nach Schussverletzungen besitzen wir aus den vier letzten deutschen Kriegen 1848—51, 1864, 1866. 1870—71 in dem oft genannten Werke von E. Gurlt eine Zusammenstellung der Endresultate, wie sie ausführlicher und wahrheitsgetreuer wohl nicht gegeben werden kann. In seinen Nachforschungen beschränkte sich nämlich Gurlt keineswegs auf die amtlichen Protokolle, die bei der Invalidisirung über den jeweiligen Zustand und die Gebrauchsfähigkeit des Gelenkes aufgenommen worden waren — diese betreffen vielfach noch das zeitweilige Resultat und sind von mancherlei persönlichen Rücksichten beeinflusst —, er liess vielmehr mit Benutzung eines einheitlichen Fragebogens bei allen Resecirten, deren Aufenthaltsort ihm bekannt wurde, nochmals durch die heimathlichen Behörden und die Civilärzte genaue Erhebungen anstellen. „Die bezüglichen Befunde bei den noch lebenden Invaliden aus den Kriegen 1848—51, 1864, 1866 sind zum Theil erst Jahrzehnte nach der stattgehabten Verwundung und Operation erhoben worden und lassen in Folge dessen keinen Zweifel zu, dass es sich bei ihnen um Zustände handelt, die als definitive anzusehen sind; indessen auch für den Krieg 1870—71 sind diese Untersuchungen eine hinreichend lange Zeit nach demselben (meistens erst vom Jahre 1876 an) bei den Invaliden ausgeführt worden, um auch die bei ihnen festgestellten Resultate als definitive betrachten zu können. Ebenso fehlte, da die Invaliden zur Zeit ihrer Exploration fast durchweg längst ihre dauernde staatliche Versorgung erhalten hatten, die meisten Feststellungen auch durch Civilärzte geschahen, die mit der Invalidisirung nichts zu schaffen haben, ein jeder Grund zur Täuschung Seitens der Invaliden, sowie zu einer milderen Beurtheilung des Sachverhaltes Seitens der Aerzte" [2]). Im Ganzen hat Gurlt 668 genau ermittelte und ausführlich mitgetheilte Endresultate gesammelt. Sie betreffen in der überwiegenden Mehrzahl deutsche, dann die von Ad. Hannover 1874 nochmals untersuchten dänischen Invaliden aus dem Kriege 1864, ferner eine Anzahl Oesterreicher aus dem Feldzuge 1866, schliesslich einige wenige Invaliden, die in kleineren Feldzügen oder ausserhalb des Krieges verwundet und operirt wurden. Zur übersichtlichen Darstellung dieser Endresultate und, um sie untereinander vergleichen zu können, hat Gurlt 5 Klassen unterschieden, in welche der Ersatz für das resecirte

---

[1]) Siehe E. Gurlt: Die Resectionen etc. pag. 1318.
[2]) l. c. pag. 1288.

Gelenk eingetragen wurde. Hierbei legte er mit vollem Recht das Hauptgewicht auf die wiedererlangte, mehr oder minder vollkommene Functionstüchtigkeit des Gliedes in seiner Gesammtheit, nicht auf die möglichst vollständige Wiederherstellung der Function des betreffenden Gelenkes. So gilt ihm am Ellenbogengelenke die rechtwinklige Ankylose nicht weniger, als das vollkommenste neugebildete Gelenk, sobald nur der Arm mit der Hand an Brauchbarkeit dem gesunden fast gleich kommt.

Die folgende Tabelle enthält die Endresultate der Gelenkresectionen aus den vier letzten deutschen Kriegen 1848—51, 1864, 1866, 1870—71.

Deutsche Kriege 1848—51, 1864, 1866, 1870—71	Summa	I.		II.		III.		IV.		V.	
		a.	b.	a.	b.	a.	b.	a.	b.	a.	b.
Schultergelenk											
1848—51	8	—	—	7	—	1	—	—	—	—	—
1864	20	—	—	4	—	13	1	2	—	—	—
1866	29	2	—	18	3	6	—	—	—	—	—
1870—71	156	2	—	55	3	72	9	10	5	—	—
Summa	213	4	—	84	6	92	10	12	5	—	—
		4		90		102		17			
		= 1,87 %		= 42,25 %		= 47,88 %		= 7,98 %		—	—
Ellenbogengelenk											
1848—51	22	2	—	4	7	2	5	1	1	—	—
1864	28	3	—	2	—	14	—	5	—	4	—
1866	50	4	2	3	6	23	4	4	1	1	2
1870—71	255	8	1	41	21	86	55	28	11	4	—
Summa	355	17	3	50	34	125	64	38	13	9	2
		20		84		189		51		11	
		= 5,63 %		= 23,66 %		= 53,24 %		= 14,37 %		= 3,09 %	
Handgelenk											
1866	2	—	—	—	—	—	—	—	2	—	—
1870—71	14	—	—	1	—	6	2	4	—	1	—
Summa	16	—	—	1	—	6	2	4	2	1	—
		—		1		8		6		1	
		—	—	= 6,25 %		= 50,0 %		= 37,50 %		= 6,25 %	
Hüftgelenk											
1866	2	1	—	1	—	—	—	—	—	—	—
1870—71	2	—	—	1	1	—	—	—	—	—	—
Summa	4	1	—	2	1	—	—	—	—	—	—
		1		3							
		= 25,0 %		= 75,0 %		—		—		—	
Kniegelenk											
1864	1	—	—	—	1	—	—	—	—	—	—
1866	1	—	—	1	—	—	—	—	—	—	—
1870—71	7	—	5	—	1	—	—	—	—	—	1
Summa	9	—	5	1	2	—	—	—	—	—	1
		5		3						1	
		= 55,55 %		= 33,33 %		—		—		= 11,11 %	
Fussgelenk											
1864	4	—	3	—	1	—	—	—	—	—	—
1866	8	—	—	1	4	—	3	—	—	—	—
1870—71	43	1	4	6	9	11	9	1	—	1	1
Summa	55	1	7	7	14	11	12	1	—	1	1
		8		21		23		1		2	
		= 14,54 %		= 38,18 %		= 41,82 %		= 1,82 %		= 3,63 %	

Es sind im Ganzen 652 Fälle[1]). Die Bezeichnungen I, II, III,
IV, V mit ihren Unterabtheilungen erklären sich wie folgt:
I. Klasse: Die erreichbar besten Resultate. Also am Schulter-,
Ellenbogen-, Hand- und Fussgelenke die nahezu vollständige Wieder-
herstellung der normalen Form und Gebrauchsfähigkeit des Gliedes,
mindestens der letzteren; oder, wo das vollkommenste Resultat nicht
zu erreichen, z. B. eine Verkürzung des Gliedes, wie am Hüft- und
Kniegelenke, nicht zu vermeiden ist, die grösstmöglichste Wiederher-
stellung der Brauchbarkeit. — Prädicat: „Sehr gut". —
II. Klasse: Das bestmögliche Resultat ist nicht erreicht, aber
das Glied besitzt immerhin eine gute Brauchbarkeit. — Prädicat:
„Gut". —
III. Klasse: Die Gebrauchsfähigkeit ist ziemlich beschränkt,
zum Theil nur mittelst Hilfs- und Stützapparaten ermöglicht. — Prädicat: „Mittelmässig". —
IV. Klasse: Die Gebrauchsfähigkeit fehlt von Anfang an oder
wurde mit der Zeit aufgehoben. — Prädicat: „Schlecht". —
V. Klasse: Das Glied ist nicht nur ganz unbrauchbar, sondern
dem Träger geradezu zur Last. — Prädicat: „Sehr schlecht". —
In jeder Klasse wird mit a die bewegliche, mit b die unbewegliche Verbindung der Resectionsenden bezeichnet.
Bringt man aus den vier Kriegen die Gesammtsummen der einzelnen Klassen in Vergleich, so ergibt sich folgende Tabelle[2]):

$$
\begin{array}{llll}
\text{Klasse} & \text{I}: & 38 \text{ Fälle} & = 5,83\,°/° \\
„ & \text{II}: & 202 „ & = 30,98 „ \\
„ & \text{III}: & 322 „ & = 49,38 „ \\
„ & \text{IV}: & 75 „ & = 11,50 „ \\
„ & \text{V}: & 15 „ & = 2,30 „ \\
& \text{Summa} & 652 \text{ Fälle} & = 99,99\,°/°.
\end{array}
$$

Der grösseren Uebersichtlichkeit halber hat Gurlt die Klassen I
und II — „Günstige Resultate" — den Klassen III, IV und V —
„Ungünstige Resultate" — gegenübergestellt[3]).

Resectionen im	Günstige Resultate. Kl. I u. II.		Ungünstige Resultate. Kl. III, IV u. V.		Summa.
Schultergelenk . .	94 =	44,13 °/°	119 =	55,86 °/°	213
Ellenbogengelenk . .	104 =	29,29 °/°	251 =	70,70 °/°	355
Handgelenk . . .	1 =	6,25 °/°	15 =	93,75 °/°	16
Hüftgelenk . . .	4 =	100,00 °/°	— = —		4
Kniegelenk	8 =	88,88 °/°	1 =	11,11 °/°	9
Fussgelenk . . .	29 =	52,72 °/°	26 =	47,27 °/°	55
Summa	240 =	36,81 °/°	412 =	63,19 °/°	652

---

[1]) l. c. pag. 1290.
[2]) l. c. pag. 1292.
[3]) l. c. pag. 1293.

Es hat demnach nur in etwas mehr, als einem Drittel aller Fälle die Resection einen zufriedenstellenden Erfolg gehabt. Am ungünstigsten sind die Resultate der Handgelenkresection, die allerdings nur durch wenige Fälle vertreten ist; ihr folgt die Ellenbogen-, dann die Schulterresection; die Fussgelenkresection hat fast ebensoviele ungünstige, wie günstige Erfolge erzielt, und nur bei den verhältnissmässig seltenen Heilungen nach Hüft- und Kniegelenkresection sind ausschliesslich sehr gute und gute Resultate zu verzeichnen.

Im Vergleich mit den Endresultaten, wie sie, abgesehen von Rückfällen der tuberculösen Caries, nach pathologischen Resectionen beobachtet werden, sind das recht traurige Erfolge, die man um so weniger erwarten durfte, als es sich bei der Resection nach Schussverletzung ausschliesslich um gesunde, im kräftigsten Alter stehende Männer handelt. Forschen wir nach den Gründen, so sind in erster Linie die äusseren Verhältnisse zu nennen, unter welchen im Kriege die meisten Resectionen unternommen wurden. Einen gewissen Ausdruck hierfür gibt die statistische Zusammenstellung der oben erwähnten Resectionsresultate vom Schulter- und Ellenbogengelenke [1]), wenn man sie nach dem Zeitpunkte der Operation ordnet.

1. Schultergelenk [2]).

Zeitpunkt der Resection.	Günstige Resultate. Kl. I, II.	Ungünstige Resultate. Kl. III, IV.	Summa.
	Summa u. Procent.	Summa u. Procent.	Summa u. Procent.
Primäre . . .	6 = 35,29	11 = 64,70	17 = 99,99
Intermediäre .	8 = 33,33	16 = 66,66	24 = 99,99
Secundäre . .	70 = 44,87	86 = 55,12	156 = 99,99
Spätresection . .	6 = 54,54	5 = 45,45	11 = 99,99
Zeitpunkt unbek.	4 = 80,00	1 = 20,00	5 = 100,00
Summa	94 = 44,13	119 = 55,86	213 = 99,99

2. Ellenbogengelenk [3]).

Zeitpunkt der Resection.	Günstige Resultate. Kl. I, II.	Ungünstige Resultate. Kl. III, IV.	Summa.
	Summa u. Procent.	Summa u. Procent.	Summa u. Procent.
Primäre . . .	9 = 20,45	35 = 79,55	44 = 100,00
Intermediäre .	10 = 27,02	27 = 72,97	37 = 99,99
Secundäre .	81 = 30,56	184 = 69,43	265 = 99,99
Spätresection . .	4 = 57,14	3 = 42,85	7 = 99,99
Zeitpunkt unbek.	— = —	2 = 100,00	2 = 100,00
Summa	104 = 29,27	251 = 70,73	355 = 100,00

[1]) Die übrigen Resectionen sind nicht zahlreich genug vertreten.
[2]) l. c. pag. 1295.
[3]) l. c. pag. 1306.

In beiden Tabellen lieferten die Spätresectionen die besten Resultate, es folgen die Secundärresectionen, während die primär und intermediär ausgeführten den ungünstigsten functionellen Erfolg nachweisen. Die letzteren sind theils auf dem Schlachtfelde, theils in den zunächst liegenden Lazarethen, die ersteren zum grössten Theil in entfernt vom Kriegsschauplatze gelegenen Reservelazarethen ausgeführt worden, und wir dürfen ohne Widerspruch annehmen, dass sich diese, was die Operation und besonders die sorgfältige Nachbehandlung betrifft, in weit günstigeren Verhältnissen befanden. Dabei soll keineswegs das §. 113 Gesagte vergessen sein, dass nämlich zur primären und intermediären Resection meist die schwersten Fälle bestimmt werden, und dass das chronisch entzündete Periost zur Knochenneubildung im Allgemeinen mehr Neigung zeigt, als das gesunde.

Ein zweiter Grund, auf welchen schon an verschiedenen Stellen hingewiesen wurde, ist die Art der Gelenkverletzung. Sehr häufig zersprengt und splittert der Kleingewehrschuss den Knochen bis weit in die Diaphyse hinein, und die Resection muss dann mehr Knochen opfern, als es der Bildung einer straffen Nearthrose oder der Ankylose zuträglich ist. Das wird bei totaler Resection besonders fühlbar; aber auch die partielle zeigt Beispiele.

Ganz belehrend ist in dieser Beziehung die Tabelle, in welcher Gurlt die Endresultate der Ellenbogengelenkresection zusammenstellt, je nachdem total oder partiell resecirt worden ist [1]).

Art der Gelenkresection.	Straffe Geleuk-verbindung.					Schlottergelenk.					Ankylose.					Summa.
	Ia	IIa	IIIa	IVa	Va	Ia	IIa	IIIa	IVa	Va	Ib	IIb	IIIb	IVb	Vb	
Total-Resection	11	27	34	6	1	—	4	41	22	4	3	14	25	3	1	196
	Sa. 79 = 40,30%					Sa. 71 = 36,22%					Sa. 46 = 23,47%					
Partielle Resection	5	16	21	2	—	—	1	22	7	4	—	12	25	7	—	122
	Sa. 44 = 36,06%					Sa. 34 = 27,87%					Sa. 44 = 36,06%					
Resec. Theile unbek.	1	2	2	1	—	—	—	5	—	—	—	8	14	3	1	37
Summa	17	45	57	9	1	—	5	68	29	8	3	34	64	13	2	355
	129 = 36,34%					110 = 30,98%					116 = 32,67%					

Es lieferte hiernach die Total-Resection unter 196 Fällen 71. d. i. 36,22%, Schlottergelenke, während die partielle unter 122 nur 34. d. i. 27,87%, aufzuweisen hat. Zugleich erfahren wir, dass die Ankylose um 12,59% häufiger bei partieller, als bei totaler Resection vorkam.

Die Abhängigkeit des Schlottergelenkes von der Ausdehnung der Resection kommt noch deutlicher zum Ausdruck, wenn man die einzelnen Knochentheile berücksichtigt. welche resecirt worden sind [2]).

---

[1]) l. c. pag. 1307.
[2]) l. c. pag. 1306.

Resecirte Gelenktheile.	Straffe Gelenkverbindung.						Schlottergelenk.						Ankylose.						Summa.
	Ia	IIa	IIIa	IVa	Va	Sa.	Ia	IIa	IIIa	IVa	Va	Sa.	Ib	IIb	IIIb	IVb	Vb	Sa.	
Hum., Ulna, Rad.	11	27	34	6	1	79	—	4	41	22	4	71	3	14	25	3	1	46	196
Hum., Ulna	2	3	8	1	—	14	—	1	10	2	—	13	—	3	6	4	—	13	40
Hum., Radius	—	—	2	—	—	2	—	—	1	—	1	2	—	—	1	—	—	1	5
Hum. allein	2	5	8	—	—	15	—	—	9	3	2	14	—	2	8	2	—	12	41
Ulna, Radius	—	6	2	1	—	9	—	—	1	2	—	3	—	4	7	1	—	12	24
Ulna allein	1	1	1	—	—	3	—	—	1	—	1	2	—	3	3	—	—	6	11
Radius allein	—	1	—	—	—	1	—	—	—	—	—	—	—	—	—	—	—	—	1
Res. Theile unbek.	1	2	2	1	—	6	—	—	5	—	—	5	—	8	14	3	1	26	37
Summa	17	45	57	9	1	129 = 36,34%	—	5	68	29	8	110 = 30,98%	3	34	64	13	2	116 = 32,67%	355

Summirt man in dieser Tabelle die Fälle der „straffen Gelenkverbindung" und der „Ankylose" und stellt sie dem „Schlottergelenk" gegenüber, so ergibt sich Folgendes:

Resecirte Gelenktheile.	Straffe Gelenkverbindung und Ankylose.		Schlottergelenk.		Summa.
	Summa.	Procent.	Summa.	Procent.	
Humerus, Ulna, Radius .	125	63,78	71	36,22	196
Humerus, Ulna	27	67,50	13	32,50	40
Humerus, Radius . . .	3	60,00	2	40,00	5
Humerus allein	27	65,85	14	34,15	41
Ulna, Radius	21	87,50	3	12,50	24
Ulna allein	9	81,82	2	18,18	11
Radius allein	1	100,00	—	0	1
Resec. Theile unbekannt .	32	—	5	—	37
Summa	245	69,01	110	30,98	355

Es trat demnach die Schlotterverbindung am häufigsten, im Mittel in 35,72 % ein, wenn der Humerus, sei es nun mit beiden, oder einem der beiden Vorderarmknochen, sei es allein, im Ellenbogengelenke resecirt wurde; dagegen lieferte die Resection der Gelenkenden der Ulna und des Radius allein, nur in 12,50 %, die der Ulna allein in 18,18 % ein Schlottergelenk. Den einzigen Fall einer gesonderten Resection des Radiusköpfchens, der eine brauchbare, straffe Gelenkverbindung gab, lassen wir ausser Rechnung. Der Ausfall des breiten Gelenkendes des Humerus war also durch Knochenneubildung nicht so leicht zu decken, als der Verlust des Olekranon, des Processus coronoides und des Radiusköpfchens.

Am Fussgelenke ist der Einfluss einer ausgedehnten Resection auf die Entwickelung des Schlottergelenkes viel geringer. Die reichliche Knochenbildung hat es unter 55 Fällen überhaupt nur 2mal zum Schlottergelenke kommen lassen. Immerhin zeigt sich auch hier, dass die partielle Resection eher zur Ankylose führt, als die totale. Die folgenden Tabellen geben darüber Aufschluss [1]).

Art der Gelenkresection.	Ankylose.				Straffe Gelenk-verbindung.					Schlottergelenk.	Summa.
	Ib	IIb	IIIb	Vb	Ia	IIa	IIIa	IVa	Va	IIIa	
Total-Resection	2	4	4	—	1	4	4	1	—	1	21
	10 = 47,62 %				10 = 47,62 %					1 = 4,76 %	
Partielle Resection	5	9	6	1	—	2	5	—	—	1	29
	21 = 72,41 %				7 = 24,13 %					1 = 3,45 %	
Resec. Theile unbek.	—	1	2	—	—	1	—	—	1	—	5
Summa	7	14	12	1	1	7	9	1	1	2	55

Die partielle Resection hat also um 24,79 % häufiger zur Anky-lose geführt, als die totale, dagegen lieferte die letztere eine um 23,49 % grössere Anzahl straff beweglicher Gelenke.

Die folgende Tabelle [2]) nimmt Rücksicht auf die resecirten Gelenktheile und ist ohne Weiteres verständlich.

Resecirte Gelenktheile.	Ankylose.					Straffe Gelenkver-verbindung.						Schlotter-Gelenk.	Summa.
	Ib	IIb	IIIb	Vb	Summa.	Ia	IIa	IIIa	IVa	Va	Summa.	IIIa	
Tibia, Fibula, Talus	2	4	4	—	10	1	4	4	1	—	10	1	21
Tibia, Fibula	—	3	3	—	6	—	2	3	—	—	5	1	12
Tibia, Talus . . .	1	2	—	—	3	—	—	1	—	—	1	—	4
Fibula, Talus . .	2	2	—	—	4	—	—	—	—	—	—	—	4
Tibia	1	1	3	1	6	—	—	—	—	—	—	—	6
Fibula	1	1	—	—	2	—	—	1	—	—	1	—	3
Resec. Theile unbek.	—	1	2	—	3	—	1	—	—	1	2	—	5
Summa	7	14	12	1	34	1	7	9	1	1	19	2	55
					61,82 %						34,54 %	3,63 %	

So deutlich bei den mitgetheilten Endresultaten die Beziehungen hervortraten, welche zwischen der Ausdehnung der Resection und der Art des Ersatzes für das ausgefallene Gelenk bestehen, so wenig kenn-

---

[1]) l. c. pag. 1323.
[2]) l. c. pag. 1322.

zeichnet sich der Unterschied zwischen totaler und partieller Resection, wenn nur nach der Brauchbarkeit des Gliedes gefragt wird.

1. Ellenbogengelenk [1]).

Art der Gelenkresection.	Günstige Resultate. Kl. I, II.	Ungünstige Resultate. Kl. III, IV, V.	Total-Summa.
Total-Resection .	59 = 30,10 %	137 = 69,89 %	196
Partielle Resection . .	34 = 27,86 %	88 = 72,13 %	122
Summa	93 = 29,24 %	225 = 70,75 %	318

2. Fussgelenk [2]).

Art der Gelenkresection.	Günstige Resultate. Kl. I, II.	Ungünstige Resultate. Kl. III, IV, V.	Total-Summa.
Total-Resection .	11 = 52,38 %	10 = 47,61 %	21
Partielle Resection . .	16 = 55,17 %	13 = 44,82 %	29
Summa	27 = 54,00 %	23 = 46,00 %	50

Ein Blick auf die Tabellen zeigt sofort, dass bezüglich des Endergebnisses ein sehr geringer Unterschied zwischen partieller und totaler Resection hervortritt; denn am Ellenbogengelenke hat die erstere um nur 2,24 % schlechtere, am Fussgelenke um nur 2,79 % bessere Erfolge zu Wege gebracht, als die letztere. Wenn man nun in Erwägung zieht, um wie vieles günstiger die Bedingungen für straffe Arthrodie oder Ankylose bei partieller Resection sind, so drängt sich die Frage auf: Warum hier diese Gleichheit im Erfolge und im Misserfolge?

Der Schlüssel zu dem Räthsel ist in der mangelhaften Nachbehandlung zu suchen, und wir kommen damit auf den dritten und letzten Grund zu sprechen, der die schlechten Endresultate der seitherigen kriegschirurgischen Resectionen erklären dürfte. Dieser mangelhaften, unzweckmässigen Nachbehandlung sind einzig und allein die Ankylosen in fehlerhafter, unbrauchbarer Stellung zuzuschreiben, alle die Streckankylosen des Ellenbogens, die Klump- und Spitzfüsse, die Ankylosen des Schultergelenkes in Adduction. Sie verschuldet nicht

---

[1]) l. c. pag. 1307. (Die 37 Fälle, in welchen die resecirten Theile unbekannt, sind weggelassen.)
[2]) l. c. pag. 1323. (Die 5 Fälle, in welchen die resecirten Theile unbekannt, sind weggelassen.)

minder die Versteifungen des Handgelenkes und der Finger, durch die so manche vielversprechende Resection der Schulter und des Ellenbogens schliesslich erfolglos wurde. Sie ist endlich verantwortlich zu machen für die Parese und Paralyse der Muskeln, die unausbleibliche Folge der fortgesetzten Ruhigstellung des Gliedes.

Es wäre unrecht, wollte man aus diesen Folgen unzweckmässiger Pflege den Aerzten der Feld- und Reserve-Lazarethe einen Vorwurf machen. Wer jemals derartige Verwundete zu behandeln gehabt hat, der weiss, welche Schwierigkeiten die Gleichgültigkeit der Einen, der Mangel an gutem Willen Anderer unter den Resecirten dem Arzte bereiten. Aber auch abgesehen davon, wie ist eine zweckentsprechende Nachbehandlung durchzuführen, wenn es an den nöthigen Kurmitteln fehlt, oder wenn der Resecirte infolge des Zerstreuungssystems aus einer ärztlichen Hand in die andere wandert?

Gerade der letztere Punkt, die mangelhafte Stetigkeit in der Behandlung der Resecirten, hat E. Gurlt[1]) veranlasst, für einen zukünftigen Krieg „Sammelorte aller Gelenk-Resecirten" in Vorschlag zu bringen. Es sollen alle Resecirten, mit Ausnahme derjenigen im Hüft- und Kniegelenke, wie seither möglichst rasch aus der Nähe des Schlachtfeldes verbracht werden, aber nicht in beliebige Reservelazarethe und Privathospitäler, sondern in solche, die im Voraus für die Aufnahme Resecirter ausschliesslich bestimmt wurden und zu diesem Zwecke über alle nothwendigen Heil- und Pflegemittel, namentlich auch über Thermalbäder und elektrische Apparate verfügen. Eine strenge militärische Leitung solcher Lazarethe, meint Gurlt, sei dann auch wohl im Stande, allen auf Böswilligkeit oder Simulation beruhenden Bestrebungen der Patienten entgegenzutreten.

Der Vorschlag ist ebenso zweckmässig als, in Deutschland wenigstens, ausführbar, da bereits in einigen Thermalkurorten (Baden-Baden, Wiesbaden) Anstalten bestehen, die im Falle des Krieges sehr rasch zu Special-Lazarethen für Resecirte erweitert werden können. Von der Antiseptik auf dem Schlachtfelde wird es dann abhängen, ob nicht schon die Gelenkverletzten an solche Sammelorte verbracht und dort erst resecirt werden.

§. 135. Die functionellen Endergebnisse pathologischer Resectionen, sowie derjenigen, welche wegen Verletzungen im Frieden und wegen Deformität unternommen worden sind, finden sich bei H. Culbertson angegeben. Wir haben in der folgenden Tabelle aus den Statistiken der einzelnen Gelenke[2]) die Zahlen, auch diejenigen für die Resection nach Schusswunden, zusammengetragen und zum Vergleiche nebeneinander gestellt. Bei der procentischen Berechnung ist abweichend von Culbertson nicht die Summe der Resectionen überhaupt, sondern die der bekannten Resultate als Divisor genommen worden.

Was zunächst die Resultate mit dem Prädicate „sehr gut" betrifft, so sind diese am häufigsten unter den Resectionen des Hüft- und Kniegelenks vertreten; die erstere lieferte nach Schusswunden 40 %.

---

[1]) l. c. pag. 1333.
[2]) Culbertson l. c. pag. 380, 497, 630, 18, 27, 35, 173, 302.

Resection wegen		Art der Resection	Schusswunden Partiell	Total	Unbekannt	Summa	Procent	Verletzungen Partiell	Total	Unbekannt	Summa	Procent	Krankheiten Partiell	Total	Unbekannt	Summa	Procent	Deformitäten Partiell	Total	Unbekannt	Summa	Procent
Schultergelenk		Sehr gut	16	—	—	16	10,53	1	—	—	1	14,29	7	2	—	9	11,25	—	—	—	—	—
		Brauchbar	123	7	—	130	85,52	5	—	—	5	71,42	56	11	—	67	83,75	—	—	—	—	—
	Werthlos	Unbrauchbar	5	—	—	5	3,29	1	—	—	1	14,29	2	1	—	3	3,75	—	—	—	—	—
	Werthlos	Amput.	1	—	—	1	0,66	—	—	—	—	—	1	—	—	1	1,25	—	—	—	—	—
		Summa	145	7	—	152	100,00	7	—	—	7	100,00	66	14	—	80	100,00	—	—	—	—	—
		Resultat unbekannt	184	4	242	430	—	—	1	—	—	1	13	2	—	15	—	—	—	—	—	—
Ellenbogengelenk		Sehr gut	4	4	—	8	4,04	2	3	—	5	9,43	6	32	—	38	12,97	—	—	—	—	—
		Brauchbar	25	58	54	137	69,19	19	21	1	41	77,36	26	201	—	227	77,47	5	4	—	9	90,00
	Werthlos	Unbrauchbar	1	6	—	7	3,54	3	—	—	3	5,66	—	4	—	4	1,37	—	1	—	1	10,00
	Werthlos	Amput.	13	16	17	46	23,23	—	4	—	4	7,55	3	19	2	24	8,19	—	—	—	—	—
		Summa	43	84	71	198	100,00	24	28	1	53	100,00	35	256	2	293	100,00	5	5	—	10	100,00
		Resultat unbekannt	18	41	249	308	—	—	2	3	—	5	—	5	44	5	54	—	—	—	—	—
Handgelenk		Sehr gut	—	1	—	1	3,70	4	—	—	4	33,33	1	5	—	6	9,52	—	—	—	—	—
		Brauchbar	9	7	—	16	59,26	8	—	—	8	66,67	17	18	1	36	57,15	—	—	—	—	—
	Werthlos	Unbrauchbar	5	2	1	8	29,63	—	—	—	—	—	8	3	—	11	17,46	—	—	—	—	—
	Werthlos	Amput.	2	—	—	2	7,41	—	—	—	—	—	9	1	—	10	15,87	—	—	—	—	—
		Summa	16	10	1	27	100,00	12	—	—	12	100,00	35	27	1	63	100,00	—	—	—	—	—
		Resultat unbekannt	21	1	9	31	—	—	2	—	—	2	12	4	—	16	—	—	—	—	—	—
Hüftgelenk		Sehr gut	4	—	—	4	40,00	—	—	—	—	—	38	33	1	72	37,68	—	—	—	—	—
		Brauchbar	5	—	—	5	50,00	—	—	—	—	—	60	35	11	106	55,50	—	—	—	—	—
	Werthlos	Unbrauchbar	1	—	—	1	10,00	—	—	—	—	—	7	3	1	11	5,76	—	—	—	—	—
	Werthlos	Amput.	—	—	—	—	—	—	—	—	—	—	1	1	—	2	1,05	—	—	—	—	—
		Summa	10	—	—	10	100,00	—	—	—	—	—	106	72	13	191	100,00	—	—	—	—	—
		Resultat unbekannt	3	—	—	3	—	—	—	—	—	—	18	18	7	43	—	—	—	—	—	—
Kniegelenk		Sehr gut	—	—	—	—	—	—	3	—	3	18,75	3	60	—	63	18,31	—	9	—	9	22,50
		Brauchbar	3	7	—	10	71,43	7	4	—	11	68,75	4	179	—	183	53,20	8	23	—	31	77,50
	Werthlos	Unbrauchbar	—	—	—	—	—	—	—	—	—	—	—	20	—	20	5,81	—	—	—	—	—
	Werthlos	Amput.	—	4	—	4	28,57	1	1	—	2	12,50	5	73	—	78	22,68	—	—	—	—	—
		Summa	3	11	—	14	100,00	8	8	—	16	100,00	12	332	—	344	100,00	8	32	—	40	100,00
		Resultat unbekannt	1	2	—	3	—	—	1	—	1	—	2	86	—	88	—	4	2	—	6	—
Fussgelenk		Sehr gut	1	1	—	2	10,53	8	—	—	8	9,20	5	1	—	6	6,90	—	—	—	—	—
		Brauchbar	1	6	7	14	73,68	73	6	—	79	90,80	39	26	—	65	74,71	3	—	—	3	100,00
	Werthlos	Unbrauchbar	—	1	—	1	5,26	—	—	—	—	—	—	3	—	3	3,45	—	—	—	—	—
	Werthlos	Amput.	1	1	—	2	10,53	—	—	—	—	—	2	11	—	13	14,94	—	—	—	—	—
		Summa	3	9	7	19	100,00	81	6	—	87	100,00	46	41	—	87	100,00	3	—	—	3	100,00
		Resultat unbekannt	2	4	8	14	—	45	1	—	46	—	11	5	5	21	—	—	—	—	—	—

nach Krankheiten 37,69%, die letztere nach Verletzungen 18,75, nach Krankheiten 18,31%, nach Deformitäten 22,50% sehr gute Resultate. Das Minus vollkommener Erfolge am Kniegelenke ist ohne Zweifel mit dadurch bedingt, dass zur vollen Brauchbarkeit die Ankylose erforderlich ist. Es wirkt aber auch noch ein anderer Umstand mit. Am Hüftgelenke ist mancher Fehlerfolg der Resection unter den Todten zu suchen und kommt daher nicht in Rechnung; am Kniegelenke dagegen tritt als letztes Rettungsmittel die Amputation ein, die in der Tabelle unter den „werthlosen Resultaten" mit 28,57, 12,50, 22,68% aufgeführt ist.

An der oberen Extremität und am Fussgelenke sind sehr gute Resultate seltener beobachtet worden. Die Procentzahlen schwanken zwischen 3,70% (Schusswunden des Handgelenks) und 33,33 (Verletzungen des Handgelenks), oder, wenn Procentzahlen, die auf weniger als 20 Fälle gegründet sind, wegbleiben, zwischen 3,70% und 12,97 (Krankheiten des Ellenbogengelenks). Es wäre unrichtig, wollte man daraus auf die geringere Leistungsfähigkeit der Resection schliessen. Die Anforderungen an ein vollkommenes Resultat sind vielmehr am Arme sehr viel höher gestellt, als am Beine. Dort wird die Ankylose nur ausnahmsweise zu den sehr guten Erfolgen gerechnet; hier, wo die feste Stütze die Hauptsache, ist die Ankylose das Ziel der Resectio genus und wird nach Resectio coxae kaum geringer geachtet, als die straffe Nearthrose. Es scheint, dass die niedere Procentzahl sehr guter Resultate bei der Fussgelenkresection — 10,53%, 9.20%, 6,90% — auf ähnlicher Ursache beruht. Wir haben wenigstens Grund anzunehmen, dass Culbertson nur die beweglich geheilten Fussgelenke unter diese Rubrik gesetzt hat, da er als Ziel der Resectio pedis die Nearthrose bezeichnet [1].

Von ganz besonderem Interesse ist ein Vergleich der Resultate je nach den Indicationen zur Resection. Wir greifen hierbei die Endergebnisse bei Schusswunden und bei Gelenkkrankheiten heraus, weil sie am zahlreichsten vertreten sind und ziehen die Rubriken „Sehr gut" und „Brauchbar" einfach in „Brauchbar", die beiden folgenden in „Werthlos" zusammen (S. 299).

Die Tabelle zeigt eine ganz überraschende Gleichartigkeit der überhaupt brauchbaren Resectionsresultate, mag nun das betreffende Gelenk wegen einer Schusswunde, oder wegen Erkrankung resecirt worden sein. Die Unterschiede überschreiten mit einer einzigen Ausnahme am Ellenbogengelenk — 17,21% — nirgends 4%. Das scheint im Widerspruche zu stehen mit den von E. Gurlt gegebenen, oben S. 290 von uns mitgetheilten Daten. In der dort entworfenen Tabelle sind die Resultate der Klasse I und II als „günstige", den „ungünstigen" der Klassen III. IV und V gegenübergestellt. Nun enthält aber Klasse III noch entschieden brauchbare Resultate, die Gebrauchsfähigkeit ist nur beschränkt, zum Theil erst mittelst Hilfs- und Stützapparaten ermöglicht. Sollen also die Gurlt'schen Zahlenwerthe mit den von Culbertson berechneten verglichen werden. so muss man

---

[1] Culbertson l. c. pag. 308: „When the wound is beginning to close. and the parts to consolidate, passive motion should be instituted, and practised with perseverance, the object being to obtain a movable articulation."

Resection wegen		Schusswunden.					Krankheiten.				
Art der Resection.		Partiell.	Total.	Unbekannt.	Summa.	Procent.	Partiell.	Total.	Unbekannt.	Summa.	Procent.
Schultergelenk.	Brauchbar	139	7	—	146	96,05	63	13	—	76	95,00
	Werthlos	6	—	—	6	3,95	3	1	—	4	5,00
	Summa	145	7	—	152	100,00	66	14	—	80	100,00
	Resultat unbek.	184	4	242	430	—	13	2	—	15	—
Ellenbogengelenk.	Brauchbar	29	62	54	145	73,23	32	233	—	265	90,44
	Werthlos	14	22	17	53	26,77	3	23	2	28	9,56
	Summa	43	84	71	198	100,00	35	256	2	293	100,00
	Resultat unbek.	18	41	249	308	—	5	44	5	54	—
Handgelenk.	Brauchbar	9	8	—	17	62,96	18	23	1	42	66,67
	Werthlos	7	2	1	10	37,04	17	4	—	21	33,33
	Summa	16	10	1	27	100,00	35	27	1	63	100,00
	Resultat unbek.	21	1	9	31	—	12	4	—	16	—
Hüftgelenk.	Brauchbar	9	—	—	9	90,00	98	68	12	178	93,19
	Werthlos	1	—	—	1	10,00	8	4	1	13	6,81
	Summa	10	—	—	10	100,00	106	72	13	191	100,00
	Resultat unbek.	3	—	—	3	—	18	18	7	43	—
Kniegelenk.	Brauchbar	3	7	—	10	71,43	7	239	—	246	71,51
	Werthlos	—	4	—	4	28,57	5	93	—	98	28,49
	Summa	3	11	—	14	100,00	12	332	—	344	100,00
	Resultat unbek.	1	2	—	3	—	2	86	—	88	—
Fussgelenk.	Brauchbar	2	7	7	16	84,21	44	27	—	71	81,61
	Werthlos	1	2	—	3	15,79	2	14	—	16	18,39
	Summa	3	9	7	19	100,00	46	41	—	87	100,00
	Resultat unbek.	2	4	8	14	—	11	5	5	21	—

die Resultate der Klassen I, II und III addiren und sie denjenigen
der Klassen IV und V gegenüberstellen. Die folgende kleine Tabelle
veranschaulicht diese Berechnung.

Resectionen im	Brauchbar. Kl. I, II, III.		Werthlos. Kl. IV, V.		Summa.
	Summa.	Procent.	Summa.	Procent.	
Schultergelenk .	196	92,02	17	7,98	213
Ellenbogengelenk	293	82,54	62	17,46	355
Handgelenk . .	9	56,25	7	43,75	16
Hüftgelenk .	4	100,00	0	0.00	4
Kniegelenk	8	90,00	1	10,00	9
Fussgelenk .	52	94,56	3	5,44	55
Summa	562	86,20	90	13,80	652

Die Unterschiede zwischen den Angaben Gurlt's und Culbertson's sind hiernach bei weitem nicht mehr so gross, und wo sie hervortreten, darf man sie wohl durch die verschieden lange Beobachtungsdauer erklären. Während nämlich E. Gurlt seine Erhebungen über
den Zustand der Resecirten mindestens fünf Jahre nach der Operation
machen liess, entnahm Culbertson die Angaben der Literatur und
fand mit wenigen Ausnahmen (Resection wegen Verletzungen des Schultergelenks, wegen Schusswunden und Verletzungen des Fussgelenks) eine
durchschnittliche Beobachtungszeit angegeben, die 2½ Jahre nicht über-
stieg. In vielen Fällen fanden sich überhaupt keine Angaben.

Wir geben in der folgenden Tabelle eine Zusammenstellung der
Beobachtungszeiten, wie sie Culbertson in den einzelnen Statistiken
über die Brauchbarkeit der resecirten Gelenke beifügt (l. c. pag. 380,
497, 630, 18, 27, 35, 173, 302).

In der Gegenüberstellung der brauchbaren und der werthlosen Resectionsresultate gibt die Tabelle auf S. 299 noch einen recht
bemerkenswerthen Aufschluss darüber, wie weit es der conservativen
Chirurgie gelungen ist, der Amputation und Exarticulation den Boden
abzugewinnen. Die Grenze ist überall weit über die Mitte hinausgeschoben. Obenan steht die Resection des Schultergelenks mit 96,05%
und 95,00% brauchbaren Resultaten; es folgt mit 90,00% und 93,19%
die Resectio coxae; 84,21% und 81,61% brauchbare Glieder lieferte
die Fussgelenkresection, 73,23% und 90,44% die Ellenbogen-, 71,43%
und 71,51% die Kniegelenkresection. Am wenigsten gut steht es mit
der Resectio carpi; sie erzielte nur in 62,96% und 66,67% ein brauchbares Resultat.

§. 136. Die raschere Ausheilung der aseptischen Resectionswunde, das fieberfreie, kürzere Krankenlager, die zeitiger beginnende
Nachbehandlung mit passiven und activen Bewegungen — alles das
gibt die Gewähr functioneller Resultate, die an Zahl, wie an
Vollkommenheit die der vorantiseptischen Chirurgie übertreffen. Der
auf grosse Zahlen gestützte statistische Beweis hierfür ist freilich schwer

Resection wegen	Beobachtungsdauer	Schusswunden Summe der Fälle	Schusswunden Monate der Beobachtung	Schusswunden Durchschnitt	Verletzungen Summe der Fälle	Verletzungen Monate der Beobachtung	Verletzungen Durchschnitt	Krankheiten Summe der Fälle	Krankheiten Monate der Beobachtung	Krankheiten Durchschnitt	Deformitäten Summe der Fälle	Deformitäten Monate der Beobachtung	Deformitäten Durchschnitt
Schulter-Gelenk	Bekannt	151	3872	$24\,146/151$	2	98	$46\tfrac{1}{2}$	59	1781	$29\,2/59$	—	—	$28\,5/9$
	Unbekannt	481	—	—	6	—	—	36	—	—	—	—	—
	Summa	582	—	—	8	—	—	95	—	—	10	—	—
Ellenbogen-Gelenk	Bekannt	93	1750	$18\,26/93$	26	725	$27\,23/26$	169	3366	$19\,165/169$	9	257	—
	Unbekannt	413	—	—	32	—	—	178	—	—	1	—	—
	Summa	506	—	—	58	—	—	347	—	—	—	—	—
Hand-Gelenk	Bekannt	—	—	—	4	66	$16\tfrac{1}{2}$	31	770	$24\,26/31$	—	—	—
	Unbekannt	58	—	—	10	—	—	48	—	—	—	—	—
	Summa	58	—	—	14	—	—	79	—	—	—	—	—
Hüft-Gelenk	Bekannt	—	—	—	—	—	—	234	—	—	—	—	—
	Unbekannt	13	—	—	—	—	—	234	—	—	—	—	—
	Summa	13	—	—	—	—	—		—	—	—	—	—
Knie-Gelenk	Bekannt	5	$81\tfrac{1}{2}$	$16\,3/10$	9	267	$29\,2/9$	233	3901	$16\,163/233$	27	408	$15\,1/9$
	Unbekannt	12	—	—	8	—	—	199	—	—	19	—	—
	Summa	17	—	—	17	—	—	432	—	—	46	—	—
Fuss-Gelenk	Bekannt	9	433	$48\,1/9$	34	865	$25\,15/34$	60	1257	$20\,57/60$	—	—	—
	Unbekannt	26	—	—	99	—	—	48	—	—	—	—	—
	Summa	35	—	—	138	—	—	108	—	—	—	—	—

zu erbringen. Es fehlen uns zur Zeit die grossen Summen antiseptischer Gelenkresectionen wegen Verletzung und Deformität, die man mit ähnlichen Summen aus früherer Zeit im Vergleich stellen könnte. Unsere Erfahrungen beruhen vorwiegend auf den Resectionen kranker, insbesondere tuberculöser Gelenke, und hier hängt das functionelle Ergebniss zu einem guten Theil von dem Erlöschen der Krankheit ab, auf die, wie wir in §. 127 gehört haben, die Antiseptik mit ihren heutigen Mitteln nur beschränkten Einfluss hat.

Müssen wir nun auch verzichten auf die Gegenüberstellung grosser, beweiskräftiger Summen von Gelenkresectionen aus beiden Zeitabschnitten, so liefern doch die grösseren Statistiken antiseptisch ausgeführter pathologischer Resectionen unzweifelhaft den Beweis eines bedeutenden Fortschrittes im functionellen Resultat, der theils direct auf die Antiseptik zurückzuführen ist, theils indirect, weil sie eben ein früheres Eröffnen und gründlicheres Ausräumen des kranken Gelenkes gefahrlos ermöglicht. Wiederum sind es die Resectionen des Ellenbogen- und des Kniegelenkes, die ein besonders reichliches statistisches Material geliefert haben, während die Resectionen des Hand-, Hüft- und Fussgelenkes in geringerer Anzahl vertreten sind und vom Schultergelenke zur Zeit keine verwerthbaren Statistiken antiseptischer Resection vorliegen.

Wir beginnen mit den functionellen Resultaten antiseptischer Ellenbogenresectionen.

Gust. Middeldorpf[1]) hat in seiner Zusammenstellung von 563 Fällen von Ellenbogenresection 141 nicht-antiseptische, 329 antiseptische, 93 zweifelhafte Fälle aufgezählt und berechnet 58,05 % straffbewegliche, 16,52 % Schlotter-Gelenke, 25,42 % Ankylosen (aus 137 straffbeweglichen, 39 Schlotter-Gelenken, 60 Ankylosen). Die meisten straffbeweglichen Gelenke lieferten die Resectionen wegen „Formfehlern": 66,67 %, neben 26,66 % Ankylosen und 6,67 % Schlottergelenken, während die Resectionen wegen „Erkrankung" und „frischen Traumen" ziemlich ähnliche functionelle Resultate ergaben, die ersteren 55,88 %, 25,29 %, 18,82 %, die letzteren 57,14 %, 23,81 %, 19,05 % der genannten Endergebnisse[2]). Als „brauchbar" rechnete Middeldorpf im Mittel 82 %, als unbrauchbar 18 %[3]) heraus, Zahlen, die ziemlich genau übereinstimmen mit den auf S. 300 gegebenen.

Eine sehr genaue Hospitalstatistik von 108 antiseptischen Resectionen des Ellenbogengelenks wegen Tuberculose theilt Urasaburo Kosima[4]) aus der Göttinger Klinik mit. Wir geben die Resultate nach dem Alter geordnet, in der folgenden Tabelle.

Es waren also unter 49 ausgeheilten Resectionsfällen 67 % straffbewegliche, 4 % Schlotter-Gelenke, 29 % Ankylosen; und diese lieferten 86 % gut, 10 % wenig brauchbare, 4 unbrauchbare, oder 96 % brauchbare, 4 % werthlose Resultate.

---

[1]) l. c. pag. 362.
[2]) l. c. pag. 354.
[3]) l. c. pag. 356.
[4]) Urasaburo Kosima: Ueber den Verlauf und Ausgang der tuberculösen Erkrankung des Ellenbogengelenkes. Deutsche Zeitschrift f. Chirurgie. Bd. XXXV, 1893.

Alter.	Zahl der Re-secirten.	Aus-geheilt.	Straff beweg-lich.	Schlot-ter-gelenk.	Anky-lose.	Gut brauch-bar.	Wenig brauch-bar.	Werth-los.
2—10	17	11	7	—	4	10	1	—
10—20	21	10	6	—	4	9	1	—
20—30	18	12	8	1	3	11	—	1
30—40	18	4	4	—	—	4	—	—
40—50	11	5	3	1	1	4	—	1
50—60	13	5	3	—	2	2	3	—
60—70	10	2	2	—	—	2	—	—
Summen	108	49	33 $= 67\%$	2 $= 4\%$	14 $= 29\%$	42 $= 86\%$	5 $= 10\%$	2 $= 4\%$

Ueber 28 Resectionen des Handgelenks wegen Tuberculose
berichtet Fahrenbach[1]) aus der Göttinger Klinik. Vollständig ausgeheilt waren 16; mit kleiner, die Brauchbarkeit nicht schädigender
Fistel 3; ungeheilt blieben 3; bei 1 Fall musste amputirt werden;
über 5 fehlten die Nachrichten.

Von den 19 vollständig und fast vollständig Geheilten hatten 2
eine sehr gut, 11 eine gut brauchbare Hand gewonnen; bei 3 war die
Brauchbarkeit beschränkt; bei 3 endlich war nur ein Greifapparat erzielt worden. Das sind 68% gut, 16% wenig, 16% kaum brauchbare Resultate, oder 84% „brauchbare", 16% fast „werthlose"
functionelle Ergebnisse.

Die oben schon erwähnte Statistik Baehr's[2]) über 86 Fälle von
Resectio coxae wegen Gelenktuberculose enthält 46 Fälle, bei
welchen das Spätresultat ermittelt werden konnte.

Freie, active und passive Beweglichkeit zeigten 8 = 17% Resecirte, beschränkte 23 = 50% — 12 von ihnen konnten auf dem resecirten Beine frei stehen —; 11mal, 24%, wurde Ankylose nachgewiesen,
1mal, 2%, blieb ein Schlottergelenk zurück; in 3 Fällen (7%) war
das Endergebniss unbekannt.

Bezüglich der Brauchbarkeit macht Baehr die folgenden
Angaben. Von 44 gehfähigen Resecirten waren 45,45% Zehen-
gänger, 25% von ihnen mit gleichzeitiger Senkung des Beckens, da
eine Verkürzung von durchschnittlich 9,6 cm. auszugleichen war. Die
anderen 20% mit einer Durchschnittsverkürzung von 7 cm. gingen
ohne Beckensenkung. 43% traten mit der Sohle des resecirten Beines
auf, wobei sie Knie und Hüfte der gesunden Seite beugten.

Das Kniegelenk ist, wie oben S. 276 u. 277 des Näheren aus-
einandergesetzt worden ist, das einzige Gelenk, an welchem die Resection
eine feste, tragfähige, knöcherne Ankylose in Streckstellung

---

[1]) Fahrenbach, O.: Ueber modificirte Resection bei Tuberculose d. Handgelenkes. Deutsche Zeitschrift f. Chirurgie. Bd. XXV, pag. 12, 1886.
[2]) l. c.

anstrebt. Sehen wir zu, wie es der antiseptischen Chirurgie der letzten Jahrzehnte gelungen ist, dieses Ziel zu erreichen.

Die bezüglichen Angaben entnehmen wir wiederum den Hospitalberichten von Heinke, Hitzegrad, Bothe, Schlüter und Kreuz[1]). Sie sind in der folgenden Tabelle enthalten.

Berichterstatter und Klinik.	Anzahl der untersuchten Fälle.	Feste Vereinigung.		Bewegliche Vereinigung.	
Heinke, 1888, Bonner Klinik 1883—1888, 52 Resectionen	52	49	94,0 %	3	6,0 %
Hitzegrad, 1888, Kieler Klinik 1874—1886, 63 Resectionen	56	53	95,0 %	3	5,0 %
Bothe, 1890, Tübinger Klinik 1875—1888, 132 Resectionen	107	105	98,0 %	2	2,0 %
Schlüter, 1889, Göttinger Klinik 1875—1888, 100 Resectionen, alle Oper. über 20 J. alt	44	43	98,0 %	1	2,0 %
Kreuz, 1891, Würzburger Klinik 1886—1891, 31 Resectionen	26	25	96,0 %	1	4,0 %
Summen	285	275	96,5 %	10	3,5 %

Die Einzelergebnisse, wie die Schlusssummen zeigen, dass in fast allen dauernd geheilten Fällen eine feste Vereinigung erreicht wurde. Unter 285 ausgeheilten Kniegelenksresectionen stehen 275 = 96,5 % feste 10 = 3,5 % beweglichen Vereinigungen gegenüber.

Diese gewiss staunenswerthen Resultate erscheinen aber in etwas anderem Lichte, wenn man erfährt, dass eine ganze Anzahl der Streckankylosen sich allmählich mehr oder weniger in Beugestellung begeben haben.

Die folgende Tabelle gibt die Mittheilungen von 4 der oben genannten Berichterstatter wieder.

[1]) l. c.
Bei Neugebauer finden sich nur Angaben über die „Gebrauchsfähigkeit"; sie war unter 58 später untersuchten Fällen von Kniegelenkresection bei 47 gut, bei 11 gering.

Berichterstatter und Klinik.	Anzahl der untersuchten Fälle.	Streck-stellung.		Leichte Beuge-stellung 130—175°.		Starke Beuge-stellung 90—130°.		Genu valgum.		Genu varum.	
Hitzegrad, 1888, Kieler Klinik 1874—1886, 68 Resectionen	61	34	56,0%	19	31,0%	unbe-stimmt: 3		3	5%	2	3%
Neugebauer, 1889, Strassburger Klinik 1878—1887, 101 Resectionen	61	26	43,0%	28	46,0%	4	6%	1	2%	2	3%
Bothe, 1890, Tübinger Klinik 1875—1888, 132 Resectionen	52	19	36,5%	18	34,5%	9	17%	4	8%	2	4%
Kreuz, 1891, Würzburger Klinik 1886—1891, 31 Resectionen	26	20	77,0%[1])	5	19,0%	1	4%	—	—	—	—
Summen	200	99	49,5%	70	35,0%	14 unbe-stimmt 3	7% 1,5%	8	4%	6	3%

Es sind also, wie die später vorgenommene Untersuchung ergab, nur etwa 50% der in Streckstellung geheilt Entlassenen auch in Streck-ankylose verblieben; 35% resecirte Kniegelenke standen später in leichter Beugung, 7% in starker Beugung, 4% in der Stellung des Genu valgum, 3% in der des Genu varum. In 1,5% war der Grad der Beugung nicht bestimmt angegeben.

Bedeuten diese 50% Winkelstellungen auch nicht ebensoviele Fehlresultate, so zeigen sie doch, dass die Ankylose, die bei der Ent-lassung der Resecirten notirt wurde, keine durchweg knöcherne, oder wenigstens keine sehr ausgedehnt knöcherne war. Ging nun später der Geheilte ohne festen Verband oder Stützapparat, so gab in manchen Fällen der weiche, durch fibröse Stränge unterbrochene Callus nach, und das Knie sank um so leichter in Flexion, als die Beugestellung, die schon vor der Resection bestand, bei dem Gehen vielfach einen Spitzfuss ausgebildet hatte. Dieser Spitzfuss mit seinem geringen Bewegungsausschlag im Sinne der Dorsalflexion wird bei der Nachbehandlung der Resection nicht immer genügend beachtet und durch passive Bewegungen beseitigt. So kommt es, dass Mancher der geheilt Entlassenen unfähig ist, auf die volle Sohle aufzutreten; er geht mit plantarflectirtem Fusse, spannt, um die Körperlast auf dem

---

[1]) Die auffallend hohe Procentzahl von „Streckstellungen" erklärt sich wohl dadurch, dass in dem Berichte von Kreuz sehr viele Knieresectionen bei Er-wachsenen enthalten sind, bei welchen das S. 286 erwähnte asymmetrische Wachs-thum der Epiphysenscheiben nicht mehr vorkommen kann.

Metatarsus zu tragen, die Wadenmuskulatur fortwährend an und übt somit an der Rückseite des resecirten Beines einen Zug aus, der Ansatz- und Endpunkt des Gastrocnemius einander zu nähern sucht. Auf das Knie wirkt dieser dauernde Zug im Sinne der Beugung, und sobald einmal eine nur geringe Flexion erreicht ist, wird sie verstärkt durch die Belastung. Dasselbe kann bei schwacher Synostose durch eine Spitzfussstellung zu Wege gebracht werden. die ganz willkürlich angenommen wird. um eine starke Verkürzung des resecirten Beines auszugleichen.

Auf dieses allmälige Nachgeben des spärlichen Callus, anfangs unter dem einseitigen Zuge der Muskeln, dann unter dem Drucke des Körpergewichtes, sind wohl alle Beugestellungen zurückzuführen, die im ersten und zweiten Jahre nach der Kniegelenksresection auftreten, und es kann daher nicht dringend genug anempfohlen werden, dass man die Nachbehandlung in festen Verbänden und Stützapparaten noch Monate lang nach der Entlassung aus dem Hospitale auf das Sorgfältigste überwache.

Beugestellungen, die später erscheinen, oder hochgradiger werden. lassen kaum eine andere Deutung zu, als die eines verstärkten Knochenwachsthums an den von Druck entlasteten, vorderen Hälften der Epiphysenscheiben des Femur und der Tibia (König und Paschen, §. 133).

Geringe Grade von Winkelstellung beeinträchtigen den Gebrauch des Beines nur wenig, wie das auch aus der Tabelle auf S. 308 hervorgeht, in welcher die Reihe „Brauchbarkeit gut" bei drei Berichterstattern höhere Zahlen aufweist, als sie oben die Tabelle für die in Streckstellung Geheilten zeigte. Es kommt eben sehr darauf an, wie gross der Längenunterschied zwischen den Knochen des resecirten und des gesunden Beines ist, und bis zu welchem Grade der Verkürzung sich Längenunterschied der Knochen und Beugestellung verbinden. Dies führt uns auf die Frage der Verkürzung des Beines nach Knieresection (vergl. §§. 57 u. 101), die wieder an der Hand der mehr genannten Berichte geprüft werden soll.

Bei Heinke ist die durchschnittliche Verkürzung auf 5,7 cm. angegeben.

Hitzegrad fand unter 48 Fällen, die darauf genau untersucht werden konnten, 25mal 1—5 cm., 19mal 6—10 cm., 4mal 11—16 cm. Verkürzung. Die geringste Längeneinbusse des resecirten Beines fand er fast ausschliesslich nach Absägen der Gelenkenden innerhalb, die grösste nach Resection ausserhalb der Epiphysenscheiben.

Bei Bothe berechnet sich die durchschnittliche Verkürzung auf 7 cm., bei Kreuz auf 4,4 cm. Der Unterschied erklärt sich durch die verhältnissmässig grosse Zahl resecirter Erwachsener in der Kreuzschen Statistik, bei welchen eine spätere Wachsthumsverkürzung ausgeschlossen ist.

Welchen Einfluss diese Wachsthumsverkürzung auf den Grad der Längeneinbusse mit der Zeit gewinnen kann, das zeigt Neugebauer[1]) in zwei Tabellen, in welchen er 36 Fälle, und zwar die gleichen, auf ihre Verkürzung „bei der Entlassung" und „nach vier und mehr Jahren" gemessen, zusammenstellt. Totale und partielle Resection ist hier aus einander gehalten.

---

[1]) l. c. pag. 406.

Verkürzung bei der Entlassung.

Alter bei der Resection.	1—5 cm.		6—10 cm.		11—18 cm.	
	Tot. Res.	Part. Res.	Tot. Res.	Part. Res.	Tot. Res.	Part. Res.
1— 5	3 = 11%	—	—	—	—	—
6—10	6 = 22%	3 = 33%	2 = 7%	1 = 11%	1 = 4%	—
11—15	7 = 26%	3 = 33%	—	1 = 11%	2 = 7%	—
16—20	1 = 4%	1 = 11%	3 = 11%	—	—	—
21—25	—	—	1 = 4%	—	—	—
26 u. mehr	—	—	1 = 4%	—	—	—

Verkürzung nach vier und mehr Jahren.

Jetziges Alter.	1—5 cm.		6—10 cm.		11—18 cm.	
	Tot. Res.	Part. Res.	Tot. Res.	Part. Res.	Tot. Res.	Part. Res.
1— 5	—	—	—	—	—	—
6—10	1 = 4%	—	1 = 4%	—	1 = 4%	—
11—15	6 = 22%	2 = 22%	—	3 = 33%	4 = 15%	—
16—20	3 = 11%	3 = 33%	1 = 4%	—	2 = 7%	—
21—25	4 = 15%	1 = 11%	1 = 4%	—	—	—
26 u. mehr	2 = 8%	—	1 = 4%	—	—	—

Man erkennt sofort, „dass von den Totalresectionen gar bald eine Anzahl geringer Verkürzungen zu mittleren und, je weiter im Alter, desto eher aus mittleren Verkürzungen zu starken wird, während die Resultate der partiellen Operation sich ziemlich gleich bleiben". Es zeigt sich also hier deutlich der Werth einer Schonung der Epiphysenknorpel, wie er schon so oft hervorgehoben worden ist.

Fragen wir endlich nach der Brauchbarkeit des Beines nach Kniegelenkresection, so ist es klar: Das beste Resultat liefert ein in Streckstellung synostotisch geheiltes Kniegelenk, dessen Knochenverkürzung 5 cm. nicht übersteigt. Ein solches Bein dient als sichere Stütze; seine geringe Verkürzung ist durch eine hohe Schuhsohle oder auch durch Beckensenkung bequem auszugleichen.

Brauchbar, und zwar gut brauchbar müssen aber auch die Glieder bezeichnet werden, deren resecirtes Kniegelenk in leichter Flexion festknöchern verheilt ist, und deren Längeneinbusse, sowohl die mässige Verkürzung der Knochen, wie die durch Beugestellung verursachte, noch mittelst hoher Sohle und Beckensenkung corrigirt werden kann.

Die geringe Brauchbarkeit beginnt mit der Spitzfussstellung, die entweder durch eine starke Flexion, oder aber durch eine erhebliche Verkürzung der Knochen nothwendig wird. Sie macht das lange Stehen und Gehen beschwerlich und ermüdend.

Schlecht brauchbar oder selbst unbrauchbar muss endlich das Bein genannt werden, dessen Knie in starker Beugung, bis zu 90°. steht, dessen Knochenverkürzung auf keine Weise ausgeglichen werden kann, oder dessen Knie als Schlottergelenk ausgeheilt ist.

Die folgende Tabelle berichtet über die drei soeben aufgestellten Klassen von Endergebnissen. Sie zeigt 85% gute, 14% geringe, 1% schlechte Brauchbarkeit.

Berichterstatter und Klinik.	Anzahl der untersuchten Fälle.	Brauchbarkeit gut.		Brauchbarkeit gering.		Brauchbarkeit schlecht.	
Hitzegrad, 1888, Kieler Klinik 1874—1886, 63 Resectionen	56	50	89%	5	9%	1	2%
Neugebauer, 1889, Strassburger Klinik 1878—1887, 101 Resectionen	58	47	81%	11	19%	—	—
Bothe, 1890, Tübinger Klinik 1875—1888, 132 Resectionen	46	38	83%	8	17%	—	—
Kreuz, 1891, Würzburger Klinik 1886—1891, 31 Resectionen	23	20	87%	2	9%	1	4%
Summen	183	155	85%	26	14%	2	1%

Am Fussgelenke wird in neuerer Zeit die Resection wegen Tuberculose nach so verschiedener Methode, typisch und atypisch ausgeführt. dass eine grosse, zahlreiche Fälle umfassende Statistik eines und derselben, oder auch nur ähnlicher Operationsverfahren nicht vorliegt. Wir geben zwei kleinere Zusammenstellungen, eine aus der Göttinger, eine aus der Tübinger Klinik, die das gemeinsam haben, dass die Resectionen unter den gleichen Grundsätzen und fast mit dem gleichen Verfahren, dem König'schen (s. oben, S. 215) unternommen worden sind.

Fr. König [1] (1885) berichtet über 32 Fälle aus den Jahren 1882 bis Anfang 1885, von welchen 6 im Alter von 1—10 Jahren standen. Vollständig geheilt sind 11, mit kleiner Fistel geheilt 5. Alle 16 = 50% haben einen brauchbaren Fuss. Von den übrigen 16 sind 7 nachträglich amputirt worden. 1 blieb ungeheilt, 1 starb an Larynx-

---

[1] Fr. König: Ueber die Operationsmethode des Verfassers bei Tuberculose des Tibiotarsal- und des Talotarsalgelenkes. Archiv f. klin. Chirurgie. Bd. XXXII, pag. 691, 1885.

Diphtherie, 5 sind noch zu frisch resecirt, um ein Endresultat zu ergeben, von 2 fehlen die Angaben.

P. Bruns[1]) (1891) hat 11 Fussgelenkresectionen wegen Tuberculose nach dem König'schen Verfahren, 14 nach einer kleinen Abänderung desselben ausgeführt. Von diesen 25 Resecirten sind 10 ausgeheilt (³/₄—4¹/₂ Jahr beobachtet); alle (40%) haben einen brauchbaren Fuss, der in zwei Fällen im Talocruralgelenke ankylotisch ist, sonst eine Beweglichkeit bis zur Hälfte des normalen Ausschlages besitzt.

Am Schlusse der statistischen Untersuchung über die Endergebnisse der Gelenkresectionen drängt sich vielleicht dem einen oder andern Leser die Frage auf: Wie stehen denn die Resectionen der sechs grossen Gelenke betreffs der Mortalität, der dauernden Heilung, der functionellen Resultate zur streng conservativen Behandlung der Gelenke und zur beraubenden, der Amputation über, der Exarticulation in dem Gelenke?

Die Frage ist früher oft genug aufgeworfen worden, und zwar mit Recht zu einer Zeit, da die Resection der Gelenke sich Bahn zu brechen begann. An manchen Gelenken, so dem Hand-, Knie- und Fussgelenke standen lange Zeit Resection und Amputation einander geradezu gegenüber, und für jede der beiden Operationen gab es ein „Für" und „Wider". An anderen Gelenken, so besonders am Hüftgelenke, stritt die Resection mit der streng conservativen Behandlung.

Die heutige Chirurgie kennt derartige schroffe Gegensätze nicht mehr. Die Aseptik und Antiseptik gestatten, das verletzte oder erkrankte Gelenk in jedem Zustande zu eröffnen, ohne Gefahr für das Leben des anvertrauten Kranken. Der Arzt ist also ganz anders, wie früher in der Lage, jederzeit die conservative Behandlung zu unterbrechen und an ihre Stelle die Resection zu setzen. Ja mehr noch: die heutige Technik der Resection bietet so zahlreiche Abstufungen, von der Arthrectomie bis zur Totalresection, dass nach Eröffnung des Gelenkes für jeden Fall die Wahl der geeigneten Operation getroffen werden kann. Die Amputation und Exarticulation stehen endlich heute nicht mehr auf dem gleichen Boden mit der Resection, sie treten vielmehr nur da ein, wo diese nicht mehr im Stande ist, mit dem Gliede auch das Leben zu erhalten.

So sind also in der heutigen Chirurgie jeder Behandlung bestimmte Fälle zugewiesen, und wenn auch der Erfahrung des Einzelnen ein gewisser Spielraum zugestanden werden muss, so ist doch im grossen Ganzen jedem Verfahren bei Gelenkverletzung, wie bei Gelenkerkrankung seine Grenze gesteckt. Es werden somit bei gewissenhafter Prüfung kaum Fälle zu finden sein, in welchen conservative Behandlung und Resection, oder Resection und Amputation gleichberechtigt sich gegenüber stehen; wohl aber gehen sehr häufig Fälle aus dem Gebiete einer Behandlung in das der anderen über, weil eben neue Erscheinungen der Krankheit andere Massnahmen nöthig machen.

---

[1]) P. Bruns: Zur Arthrectomie des Fussgelenkes. Münchener med. Wochenschrift Nr. 24, pag. 415, 1891, und
Bornitz, G.: Ueber die Arthrectomie des Fussgelenkes nach d. König-schen Verfahren und über eine neue Modification desselben. Bruns' Beiträge z. klin. Chirurgie. Bd VIII, pag. 53, 1891.

Es liegt nach dem Gesagten auf der Hand, dass ein statistischer
Vergleich der Erfolge der drei Behandlungsverfahren von Gelenkverletzungen und Gelenkerkrankungen auf die allergrössten Schwierigkeiten stossen muss. Er birgt aber auch in sich eine Unwahrheit,
und desshalb habe ich es unterlassen, solche Gegenüberstellungen vorzunehmen, wenn auch in einzelnen Hospitalberichten das Material gesammelt vorlag. Gleiche Fälle einander entgegen zu stellen,
ist unmöglich, ungleiche zu sammeln und statistisch zu verwerthen, führt zur Unwahrheit, und diese Unwahrheit kann
durch die Menge des aufgehäuften Materiales nimmermehr
zur Wahrheit werden.

Cap. IX.

Die Resectionen in der Continuität. Indicationen und allgemeine Technik.

1. Indicationen.

§. 137. Die Resectio in continuitate ossium ist, wie wir wissen,
die älteste Form, in welcher die Resection geübt wurde. „Ein hervorstehender Knochen muss unter den folgenden Bedingungen abgesägt
werden: Wenn er gar nicht in seine Lage zurückgedrängt werden
kann, wenn es den Anschein hat, dass er zwar zurückgezogen, aber
nicht reponirt werden könne, wenn er schädlich wirkt, wenn er die
Weichtheile verwundet und Schmerzen erzeugt." So lehrten schon
die Hippokratischen Schriften in dem Capitel: „Ueber die Beinbrüche" [1]. Diese Indicationen bestehen noch heutzutage, wenn auch
in beschränkterem Maasse. Seit Einführung der Narkose gelingt es
nämlich bei Durchstossungsfracturen meist ohne Schwierigkeit,
das hervorstehende Bruchende zu reponiren und durch einen Contentivverband oder die Gewichtsextension dauernd in der richtigen Lage zu
erhalten. Bestehen aber trotz Erschlaffung der Muskeln noch Hindernisse, ist der Weichtheilschlitz zu eng, oder haben sich Muskelbündel
zwischen die Bruchstücke geschoben, so erweitert man die Wunde
aseptisch und reponirt unter Führung des Fingers. Auch hier also
ist die Resection zu umgehen. Einzig und allein an der Tibia, die
an ihrer Vorderseite nur spärlich mit Weichtheilen bedeckt ist, kann
es nothwendig werden, das widerspenstige obere Bruchende zu reseciren, weniger um ein dauerndes Aneinanderliegen der Knochenstücke
zu erreichen, als um einer dünnen, dem Callus fest aufliegenden Hautnarbe vorzubeugen, die bekanntlich sehr leicht von Druckgeschwüren
durchbrochen wird.

Ehe die Antiseptik bekannt war, musste die Resection in allen
Fällen von Durchstossungsfractur empfohlen werden, in welchen das
Periost zurückgestreift oder zerquetscht gefunden wurde. Denn die
jauchige und eiterige Periostitis war unausbleiblich, und das entblösste
Fragment verfiel, mochte es nun reponirt werden oder nicht, fast aus-

---

[1] Siehe oben Cap. II, pag. 5.

nahmslos der Nekrose. Aus demselben Grunde hatte man die Resection auch auf andere offene Fracturen auszudehnen versucht, deren Bruchenden dem Einrichten zwar keine Schwierigkeiten machten, aber von Fissuren durchzogen und der ernährenden Beinhaut beraubt, erfahrungsgemäss nekrotisch wurden. Man durfte erwarten, auf diese Weise die Eiterung um die Bruchstelle abzukürzen und eine raschere Consolidation herbeizuführen. Es wurde freilich eingewendet, dass eine solche Resection unabweislich die Verkürzung des Gliedes zur Folge habe; aber bleibt denn die Verkürzung aus, wenn die Fragmentenden der Nekrose überlassen werden? Der consolidirende Callus beginnt erst an der Grenze des Todten, und es ist oft eine beträchtliche Verschiebung ad longitudinem nothwendig, bis gesunde Knochenabschnitte an einander zu liegen kommen.

Die Antiseptik hat diese Indication wesentlich beschränkt. Seitdem offene Fracturen nicht anders heilen, als subcutane, seitdem durch antiseptisches Auswaschen und Reinigen der Bruchstelle jede Eiterung unter dem Perioste und in den Fissuren vermieden werden kann, seitdem ist die Resection entblösster Bruchenden unnöthig geworden. Unter dem gleichmässigen Drucke des Schutzverbandes legt sich die abgestreifte Beinhaut wieder an, und selbst da, wo sie zerstört ist, kommt es selten zur Nekrose, weil benachbarte Knochen-Gefässbezirke die Ernährung mit übernehmen.

§. 138. Unmittelbar an die Resection bei frischen Knochenbrüchen schliesst sich die bei veralteten, nicht zur Consolidation gelangten Fracturen an, die Resection bei Pseudarthrosen. Während in Fällen verlangsamter Heilung die weniger eingreifenden Behandlungsweisen, Reiben der Fragmente, Zerreissen der bindegewebigen Stränge, Einlegen von Elfenbeinstiften oder Stahlschrauben, zum Ziele führen, bedarf es bei ausgesprochener Pseudarthrose der innigen Berührung zweier Knochenwundflächen, soll anders die Verknöcherung zu Stande kommen. Dies wird durch die Resection der Bruchenden erreicht, wie sie nach dem Vorschlage von Charles White 1760 zum ersten Male am Humerus ausgeführt wurde. Der Gedanke, die Knochenwunde wie eine Weichtheilwunde anzufrischen und einer neuen Vernarbung entgegenzuführen, war eben so klar als einfach, und wenn trotzdem die Operation in der Folgezeit so wenig zur Anwendung kam, so lag dies wohl in der Gefahr des Eingriffes, die allerdings in vorantiseptischer Zeit nicht allzu niedrig anzuschlagen war. Daher denn auch die vielfachen Versuche, ungefährlichere Operationen zur Heilung der Pseudarthrose zu ersinnen, die freilich an Sicherheit des Erfolges die Resection keineswegs erreichen. Die Antiseptik hat über diese Bedenken hinweggeholfen, und die Resection steht heute in erster Linie unter den blutigen Verfahren zur Heilung der Pseudarthrosen.

Zuweilen wird es in der Behandlung „falscher Gelenke" nothwendig, ein Stück des Parallelknochens zu resecieren, so bei Pseudarthrosen der Tibia, der Ulna, des Radius, die nach Splitterfracturen, verbunden mit Ausfall eines Knochenstückes, zurückgeblieben sind. Der unverletzte Parallelknochen hatte in solchen Fällen das Aneinanderrücken der Fragmente verhindert und hierdurch die Consolidation nicht zu Stande kommen lassen. Diese erfolgt, oft ohne Anfrischung der Bruchenden, wenn ein dem Ausfall entsprechendes Stück aus dem anliegenden Knochen resecirt wird.

§. 139. Die acute infectiöse Osteomyelitis und Periostitis, welche die langen Röhrenknochen, mit Vorliebe die der unteren Extremität befällt, hat Holmes[1] Veranlassung zur Resection gegeben. In der Absicht, diesen phlegmonös-eiterigen Vorgang abzukürzen, empfahl er, den kranken Knochen frühzeitig mittelst eines langen Schnittes blosszulegen und, so weit das Periost abgehoben, oder auch innerhalb der beider Epiphysen subperiostal zu reseciren. Im grossen Ganzen hat Holmes wenig Nachahmer gefunden, unter diesen aber einige, wie Giraldès[2]), Duplay[3]), Faucon[4]), die sehr warm für die frühzeitige Resection eintreten. Sie heben insbesondere hervor, dass in schweren Fällen von phlegmonöser Osteomyelitis und Periostitis der Tibia weder die Demme'schen tiefen, bis auf den Knochen dringenden Incisionen, noch die bereits von J. L. Petit und neuerdings von Ollier empfohlene Trepanation der Markhöhle einen wesentlichen Erfolg aufzuweisen hätten, und man oft in der raschen Amputation das einzige Mittel sehe, den Kranken vor einer tödtlichen septischen Infection zu bewahren. Die frühzeitige Resection entferne mit dem erkrankten Knochen auch den Herd der Septicämie und sei im Stande, das Leben zu erhalten, ohne das Glied zu opfern.

Wir lassen hier die als Beweismaterial dienenden Fälle im Auszuge folgen:

1. Holmes: 10jähriges Kind; Entfernung von 7 Zoll der Tibia: Heilung mit Verkürzung von 1½ Zoll, wahrscheinlich weil das Tibiofibulargelenk infolge von Vereiterung nachgegeben hatte. Ankylose im Kniegelenk[5]).

2. Cheever: 13jähriges Mädchen mit suppurativer Periostitis der Tibia. Durchsägung im oberen Drittel, Herauslösen aus dem Tibiotarsalgelenk. Heilung nach 5 Monaten. Verkürzung des Gliedes an der Innenseite ³/₄, an der Aussenseite ¼ Zoll. Fuss in Varusstellung. Fibula oben luxirt[6]).

3. Letenneur: 12jähriges Kind; phlegmonöse Periostitis der Tibia; mehrere tiefe Einschnitte zeigen, dass die Tibia in grosser Ausdehnung bloss-liegt. 28 Tage nach Beginn der Krankheit Resection oder vielmehr Extraction der ganzen Diaphyse, die sich durch Drehbewegungen leicht von den Epiphysen abtrennen lässt. Schnelle Heilung, doch blieb in der Mitte

---

[1]) Holmes, T. (London): On subperiosteal resection of bone in the treatment of acute periosteal abscess, with the history of a case in which the whole diaphysis of the tibia was removed at the commencement of the disease. Lancet Vol. I, Nr. 13, pag. 340, 1866.

[2]) Giraldès: Sur un point du traitement de la périostite phlegmoneuse diffuse. Bull. de l'Académie de méd. Nr. 2, 1875.

[3]) Duplay, S.: De la résection précoce dans le traitement de la périostite phlegmoneuse diffuse, et notamment de la résection sous-périostée de la totalité de la diaphyse du tibia. Journal de Thérapeutique Nr. 20, pag. 777, 1875.

[4]) Faucon, A.: De la résection précoce de toute la diaphyse du tibia dans certains cas d'ostéo-myélo-périostite diffuse aiguë. Mém. présenté à l'Académie Royale de méd. d. Belg. 1879, 25 oct., 102 pp.

[5]) l. c.

[6]) Cheever: Boston med. and surg. Journal. March 25, 1869, pag. 132.

der Diaphyse die Knochenneubildung drei Querfinger breit aus, das Glied zeigte eine Concavität nach vorn und die Fibula war oben subluxirt[1]).

4. Aymers Macdougall: 7jähriger Knabe mit acuter Nekrose der Tibia; Extraction des ganzen Schaftes aus seinen Epiphysenverbindungen; Heilung mit Verkürzung von ¹/₄ Zoll[2]).

5. Duplay: 16jähriger Knabe; phlegmonöse Periostitis der Tibia; mehrere Eiterherde im Verlaufe des Schaftes eröffnet; fast die ganze Tibia wird entblösst gefunden. 25 Tage nach Beginn der Krankheit subperiostale Resection von 26 cm. der Diaphyse. Der Knochen wurde mittelst eines langen Schnittes an der Innenfläche freigelegt, im oberen Drittel durchsägt und in der unteren Epiphysenlinie durch leichte Drehung gelöst. Gypsschiene an der äusseren Seite des Unterschenkels und unter der Fussohle. Nach wenigen Tagen Fieberabfall von 40° auf 38—39°. In der Folge löste sich auch noch das obere Stück des Tibiaschaftes und wurde 17 Tage nach der ersten Operation mit Meissel und Hammer entfernt. Es waren hiermit 29 cm. der Tibia resecirt worden. Heilung nach 8 Monaten mit Zurückbleiben einer kleinen Fistel. Das Bein war etwas nach innen gekrümmt und um 2 cm. verkürzt; die neue Tibia war um 2 cm. voluminöser als die gesunde. Patient ging am Stock mit leichtem Hinken[3]).

6. Faucon: 13¹/₂jähriges Kind; acute Osteomyelitis und Periostitis der Tibia mit schweren septicämischen Erscheinungen. Subperiostale Resection eines 23 cm. langen Stückes der Diaphyse. Heilung mit Reproduction der Tibia, aber einer Verkürzung von 6 cm. Ankylose im Knie- und Fussgelenke[4]).

7. Senn: Fall von Osteomyelitis tibiae; Resection von ²/₃ des Tibiaschaftes während des acuten Stadiums der Krankheit. Heilung mit Verlängerung der Tibia[5]).

8. Holmes: 14jähriger Knabe mit acuter Periostitis der Tibia. Resection von 8 Zoll. Heilung in 7 Monaten. Verkürzung 1¹/₂ Zoll[6]).

Gegen die Behauptung, mit der Resection könne der Infectionsherd beseitigt werden, ist Nichts einzuwenden. Denn wenn auch nach unserer heutigen Anschauung die acute Osteomyelitis und Periostitis eine Infectionskrankheit ist, so muss doch die anfangs im Blute kreisende Noxe später im Knochen als angesiedelt gelten. Zudem sind die Erfolge einer rechtzeitigen Amputation doch auch nur auf diese Weise zu erklären. Was man aber der frühzeitigen Resection der Diaphyse entgegenhalten muss, das ist die mangelhafte Neubildung des Knochens. Wir wissen, dass infolge der Osteomyelitis und Periostitis der Knochen meist nekrotisch wird, ferner dass sich um ihn herum durch die osteoplastische Thätigkeit des Periostes eine Lade bildet, die in Form und Grösse dem Sequester entspricht und später an Stelle des ausfallenden Knochens tritt. Zu einer solchen ausreichenden Knochenproduction seitens der Beinhaut gehört aber die Anwesenheit des Sequesters, der sowohl als Fremdkörper einen fortwährenden Reiz

[1]) Bei Duplay l. c.
[2]) Aymers Macdongall, John: Cases illustrative of the principles of conservative surgery. Edinb. med. Journ., May 1875. pag. 931.
[3]) l. c.
[4]) l. c.
[5]) Senn, N.: Spontaneous Osteo-Myelitis of the long Bones. Chicago Medic. Journ. and Examiner 1880, January.
[6]) Holmes: St. Georges Hospital Reports. Vol. X, 1880, pag. 500.

ausübt, als auch durch allseitiges Ausspannen des Periostcylinders formbildend wirkt. Werden nun sehr frühzeitig, nämlich ehe noch das Periost in reger Knochenneubildung begriffen ist, die Diaphyse, oder Theile derselben aus der ganzen Knochendicke resecirt, so fällt und schrumpft der Periostcylinder zusammen, und es erklären sich auf diese Weise die Verkürzungen, die wir in den eben angeführten Fällen, mit Ausnahme des vorletzten, aufgezeichnet finden. Diese Verkürzungen sind selbst eingetreten, obgleich die Fibula dem leeren Periostcylinder zur Stütze diente. In zweien war der Unterschenkel nach vollendeter Heilung säbelscheidenartig verkrümmt, einmal nach vorn, einmal nach innen. Die Fibula hatte dem Narbenzuge der verkürzten Tibia nachgeben müssen; in einem der beiden Fälle stand sie zudem in Subluxation.

Noch ein anderes, wichtiges Moment darf nicht übersehen werden. Die Vertheidiger der frühzeitigen Resection nehmen immer an, dass der osteomyelitisch erkrankte Knochen in seiner ganzen Länge der Nekrose verfallen und desshalb für den Körper doch verloren sei. Das trifft nicht immer zu. Die infectiöse Osteomyelitis und Periostitis tritt bekanntlich nicht selten mehrfach auf, und zwar gleichzeitig sowohl an mehreren Skeletttheilen, als auch an verschiedenen Stellen desselben Knochens. Sondirt man nun durch die einzelnen Abscessöffnungen hindurch den Knochen und findet ihn überall entblösst, so liegt die irrthümliche Annahme sehr nahe, dass der ganze Knochenschaft erkrankt sei und nekrotisch werden müsse, während es doch nur zu einer mehrfachen partiellen Nekrose kommt. Aber selbst in den Fällen, in welchen die eiterige Periostitis den ganzen Schaft thatsächlich ergriffen hat, muss durchaus nicht immer die Totalnekrose eintreten. Wird das Periost durch tiefe Einschnitte frühzeitig entspannt und der Eiter entleert, so legt sich die Beinhaut häufig wieder an, und es kommt nur da zur partiellen Nekrose, wo während des ersten Stadiums der Eiterung Gefässbezirke durch Thrombose verödet sind.

Diese der frühzeitigen Resection anhaftenden Mängel liessen sich indessen übersehen, wenn die Heilungsdauer eine wesentlich kürzere wäre. Die Musterung der Fälle ergibt aber, dass auch nach der Resection noch mancherlei Zufälle, besonders Abscesse und Eitersenkungen die Heilung verzögerten, und durchschnittlich 9 Monate zur vollen Vernarbung erforderlich waren [1]).

Nach diesen Erfahrungen scheint es wenig rathsam, in dem ersten Stadium der acuten, infectiösen Osteomyelitis schon zur Entfernung des kranken Knochens zu schreiten. Man beschränke sich auf das frühzeitige Eröffnen der tief liegenden Abscesse, drainire sorgfältig und bespüle den blossliegenden Knochen mit antiseptischen Flüssigkeiten. In der grossen Mehrzahl der Fälle wird man auf diese Weise die Krankheit auf den ursprünglichen Herd beschränken und die Lösung des Sequesters abwarten können. Drohen indessen die Kräfte des Kranken infolge der langdauernden Eiterung zu sinken, so kann man durch eine früh-

---

[1]) Vergl. Soupart: Rapport de la commission chargée de l'examen du mémoire de M. Faucon sur la résection précoce de toute la diaphyse du tibia dans certains cas d'ostéo-myélo-périostite diffuse aiguë. Bullet. de l'Académ. de méd. de Belgique Nr. 9, pag. 916, 1879.

zeitige Nekrotomie das Ausstossen des Sequesters beschleunigen. Der Knochen wird hierbei an der Grenze des Gesunden entweder abgesägt oder abgebrochen, wobei die Bruchlinie stets mit der Demarcationslinie zusammenfällt. Die junge Knochenlade muss nach der Nekrotomie sorgfältig durch Schienen gestützt, das Bein manchmal selbst in Extension gelagert werden, damit der knochenbildende Periostcylinder ausgespannt bleibt.

§. 140. So häufig die Tuberculose die spongiösen Gelenkenden befällt, so selten tritt sie in der Compacta der langen Röhrenknochen auf. Continuitätsresectionen an cariösen Diaphysen sind daher im Ganzen selten. Wo sie indessen nöthig werden, da beschränke man sich wo möglich auf die Resection der einen Knochenwand, damit die Continuität der Diaphyse nicht unterbrochen werde. Die Knochenbildungsfähigkeit der Beinhaut lässt nämlich hier zuweilen im Stich, denn auch die osteogene Schicht wird in den tuberculösen Zerstörungsprocess mit hineingezogen und geht zu Grund.

Zahlreicher sind die Anlässe zur Resection an den Knochen des Stammes. An den zugänglichen Abschnitten des Beckens und der Wirbel, an den Rippen und dem Brustbeine, an der Scapula und Clavicula sind, wie wir aus der Geschichte der betreffenden Resectionen wissen, schon ziemlich früh Knochenstücke wegen Caries ausgesägt und ausgemeisselt worden, und die Neuzeit hat unter dem Schutze der Antiseptik diese Indication noch beträchtlich erweitert.

Am Ober- und Unterkiefer giebt die Caries selten Veranlassung zur Resection; wo sie auftritt, wird man gewöhnlich mit dem Evidement auskommen. Dagegen ist am Schädeldache in den letzten Jahrzehnten die Resection wegen tuberculöser Caries mehrfach ausgeführt worden[1].

§. 141. Von Geschwülsten, die vom Knochen und der Beinhaut ausgehen, dürfen nur die gutartigen durch Continuitätsresection entfernt werden; die malignen erfordern im Interesse der Radicalheilung die Exstirpation des befallenen Knochens, oder die Exarticulation des ganzen Gliedes im nächst höher liegenden Gelenke. Unter den ersteren nennen wir die Osteome, Chondrome, Fibrome und von den Sarkomen jene anerkannt gutartigen Riesenzellensarkome, die unter dem Namen Epulis am Alveolarfortsatze der Kiefer vorkommen. Sitzen die Tumoren als Exostosen, Ekchondrome, Fibrome und Epuliden dem Knochen auf, so besteht die Resection gewöhnlich nur in dem Abmeisseln oder Heraussägen desjenigen Stückes der Knochenwand, welches den Boden der Geschwulst abgab. Enostosen und die an den Rippen, dem Brustbeine, der Scapula, dem Unterkiefer mit Vorliebe auftretenden Enchondrome erheischen die Resection in ganzer Dicke des Knochens.

§. 142. Zur Entleerung von Eiter, Blut, seröser und serösschleimiger Flüssigkeit, zur Entfernung von Fremdkörpern aus normalen und pathologischen, von Knochen umgebenen Höhlen ist an

---

[1] R. v. Volkmann: Die perforirende Tuberculose der Knochen des Schädeldaches. Centralblatt f. Chirurgie 1880, Nr. 1, pag. 3.

verschiedenen Skeletttheilen die Resection erforderlich. Zunächst am
Schädel, wo sie als Trepanation zu den ältesten Knochenoperationen
gehört: ferner an den Stirnhöhlen, der Highmorshöhle, an Abscess-
höhlen spongiöser Knochen, des Calcaneus, des Tibiakopfes [1]), des Trochanter major etc.

Die neuere Chirurgie hat hierzu noch die Resection der
Rippen gefügt, theils um zur Entleerung von Empyemen eine weitere
Oeffnung zu gewinnen (Roser), theils um den Pleuraraum für andere
Operationen zugänglich zu machen. In letzterer Beziehung sind ins-
besondere zwei Operationen von Leberechinococcen, die eine von Israel[2])
(Berlin), die andere von R. v. Volkmann[3]) ausgeführt, zu erwähnen.
bei welchen der Zugang zu der Cyste von der Pleurahöhle aus durch
das Zwerchfell gebahnt wurde. Beide Fälle endeten mit Genesung.

§. 143. Zur endgültigen Ausheilung veralteter Empyeme
haben Gust. Simon und Heinecke[4]) die Resection grösserer Stücke
aus einer oder mehreren übereinanderliegenden Rippen empfohlen.
Solche Fälle heilen nicht, weil einerseits die Lunge sich nicht mehr
weiter ausdehnen kann, anderseits die Rippen nicht enger auf einander
zu rücken im Stande sind. Die Resection ermöglicht, dass die Rippen-
enden dem Narbenzuge nach innen folgen, und die Abscesshöhle verödet. In ausgedehntem Maasse haben M. Schede[5]) und Langenbuch[6]) derartige Operationen unter Bildung eines Hautlappens unternommen und nach Resection mehrerer Rippen auch die schwartig
verdickte Pleura costalis entfernt, so dass nunmehr die Empyemhöhle
mit dem Hautlappen ausgekleidet werden konnte.

§. 144. Aehnlichem Zwecke dient die Diaphysenresection an
den Extremitäten, insbesondere dem Vorderarme und Unterschenkel
nach Weichtheilverletzungen mit Substanzverlust. Sind
die ernährenden Blutgefässe erhalten, steht also keine Gangrän zu
befürchten, so lässt sich durch Resection von Stücken der Diaphysen
das Aneinanderrücken der Wundränder, insbesondere der Sehnen- und
Nervenstümpfe erreichen, die dann nach primärer oder secundärer
Naht ihrer Thätigkeit wiedergegeben werden.

Den ersten derartigen Fall hat Loebker[7]) mitgetheilt. Er
resecirte, um nach einer Weichtheilverletzung des rechten Vorderarmes, die zur Lähmung der Hand geführt hatte, Sehnen- und Nervenstümpfe zur Secundärnaht an einander bringen zu können, von Radius
und Ulna je 5 cm. Der Erfolg war ein günstiger.

---

[1]) Eine sehr günstig verlaufene Ausmeisselung einer Pistolenkugel aus dem
Kopf der Tibia siehe bei R. v. Volkmann: Verhandlg. d. deutsch. Gesellsch. f.
Chirurgie. VI. Congress, 1877.
[2]) Israel: Verhandlg. d. deutsch. Gesellsch. f. Chirurgie. VIII. Congress,
I, pag. 17.
[3]) R. v. Volkmann bei Genzmer: Ebenda pag. 19.
[4]) Siehe die betreffenden Angaben in §. 19, der Geschichte der Rippenresection, wo auch die Priorität für dieses Operationsverfahren von Gust.
Simon und Heinecke gegenüber Estlander gewahrt ist.
[5]) Max Schede: Verhandlg. d. deutsch. Gesellsch. f. Chirurgie. X. Congress, 1881, I, pag. 110.
[6]) Ebenda pag. 108.
[7]) Loebker, K.: Centralblatt f. Chirurgie 1884, Nr. 50, pag. 841.

§. 145. Eine äusserst selten veranlasste Resection in der Continuität dürfen wir hier nicht unerwähnt lassen. Es ist das die Resection eines Diaphysen- oder Epiphysenstückes wegen ungleichen Wachsthumes des Parallelknochens. So hat Güterbock[1]) bei einem 8jährigen Mädchen aus dem übermässig wachsenden Radius ein keilförmiges Stück resecirt, um die winklige, ulnarwärts gerichtete Knickung des Vorderarms zu bessern. In einem Falle von ungleichem Wachsthume von Tibia und Fibula, in welchem die letztere an ihrem oberen Ende luxirt war, mit ihrem unteren den Calcaneus und den Fuss nach innen gedrängt und einen Pes varus erzeugt hatte, suchte Ollier[2]) auf etwas andere Weise zu helfen. Er excidirte von den beiden Epiphysenknorpeln der Fibula eine keilförmige Schicht und suchte hierdurch das Wachsthum zu verlangsamen.

§. 146. In der Absicht, Geschwülste des oberen Rachenraumes und der Nasenhöhle an ihrer Basis zugänglich zu machen, hatten Flaubert, Michaux, Robert, Tatum, Heyfelder den gesunden Oberkiefer exstirpirt, und Nélaton hatte sich durch Spaltung des weichen und Resection des harten Gaumens den Weg gebahnt. Zum gleichen Ziele gelangt, ohne einen gesunden Knochen zu opfern, die temporäre Resection. In die theoretische Ausbildung dieser Indication theilen sich deutsche und französische Chirurgen, das Verdienst der praktischen Durchführung des Gedankens gebührt aber einzig und allein B. v. Langenbeck[3]).

Wie sich das Gebiet dieser Resection mit der Zeit erweitert hat, wie nicht nur Geschwulstexstirpationen, sondern auch Neurektomien heutzutage die temporäre Resection veranlassen, das haben wir bei Gelegenheit der Geschichte dieser Operation ausführlich angegeben und verweisen darauf.

2. Allgemeine Technik.

§. 147. Nach der eingehenden Schilderung, welche die Operations- und Verbandtechnik im Cap. V: „Allgemeine Technik der Gelenkresectionen" gefunden hat, bedarf es hier nur weniger Worte.

Die Anwendung der Antiseptik ist auch bei der Continuitätsresection selbstverständlich, und ebenso sollte man, wenn immer möglich, an den Extremitäten unter Esmarch'scher Blutabsperrung operiren.

Der Schnitt durch die Weichtheile fällt an den Diaphysen der langen Röhrenknochen ausschliesslich, an den Rippen, der Clavicula und dem Unterkiefer meist in die Längsaxe des Knochens. An den breiten und platten Knochen sind Winkel-, Kreuz-, Bogen- und Lappenschnitte die vorherrschenden. Dabei bedarf es kaum der Erwähnung, dass den conservativen Grundsätzen der Resection entsprechend, grosse Gefässe und Nerven, Sehnen und Bänder geschont

---

[1]) P. Güterbock: Verhandlg. d. deutsch. Gesellsch. f. Chirurgie. VII. Congress, 1878, I, pag. 81.
[2]) Ollier: Lyon médical, 1875, Nr. 50, pag. 545.
[3]) Vergl. oben Cap. II, pag. 63 u. 64.

werden, und die Schnitte womöglich in den Muskel- und Sehnenzwischenräumen verlaufen.

Zum Ablösen des Periostes bedient man sich der bereits bekannten Raspatorien und Elevatorien. Dies macht an den Diaphysen und in der Mitte der platten Knochen wenig Schwierigkeiten, da hier die Beinhaut, ohne von Band- und Sehnenansätzen unterbrochen zu werden, den Knochen gleichmässig überzieht. Nur an den als Lineae asperae bekannten Ursprungsstellen von Muskeln, sowie am Rande platter Knochen ist das Elevatorium zuweilen mit dem Messer zu vertauschen.

Handelt es sich um die Resection wegen Pseudarthrose, so suche man das Periost, ähnlich wie bei der Amputation, in Form einer Manchette beiderseits zu erhalten und kann es dann später über den gerade, schräg oder treppenförmig angefrischten, einfach gegeneinandergefügten, besser aber vernähten Knochenenden mittelst Knopfnähten vereinigen — Periosteoplastische Resection.

Veranlassen bösartige Geschwülste die Resection, so ist selbstverständlich von einer Erhaltung des Periostes keine Rede.

Die Durchtrennung des Knochens wird meist mit der Stich- oder der Kettensäge vorgenommen; bei schmalen und dünnen Knochenbrücken bedient man sich des Meissels oder der Liston'schen Scheere.

An den platten Knochen des Kopfes und des Stammes, sowie an den Rippen wird nach vollendeter Resection die Weichtheilwunde verschlossen und durch einen oder zwei Wundwinkel hindurch drainirt. An den langen Röhrenknochen dagegen legt man mit Vortheil zunächst die Knochennaht an. Dasselbe geschieht am Unterkiefer und der Clavicula, wenn der Knochenausfall das Zusammenführen der Resectionsenden noch gestattet. Bei der Knochennaht wird übrigens ganz in der gleichen Weise verfahren, wie wir dies nach der Resectio genus beschrieben haben. Als Nahtmaterial dient Catgut, Seide und Silberdraht.

Eine besondere Technik bezüglich des Weichtheil- und des Knochenschnittes erfordert die temporäre Resection. Da der resecirte Knochen nach Vollendung der Hauptoperation, der Exstirpation einer Geschwulst, der Neurektomie, wieder eingepflanzt werden soll, so muss er im Zusammenhange mit den ihn bedeckenden und ernährenden Weichtheilen bleiben. Dies geschieht, wenn man den Knochen oder Knochenabschnitt mit einem Winkel-, Bogen-, oder Lappenschnitte umgrenzt, den Schnitt allerseits senkrecht auf den Knochen führt und diesen dann in der Richtung des Weichtheilschnittes durchsägt. Unter der Weichtheilbrücke wird der Knochen, wenn nöthig, subperiostal durchgemeisselt oder angesägt, und setzt man nun ein Elevatorium in den gegenüberliegenden Sägespalt, so kann der Knochen sammt der Weichtheildecke aus seiner Lage herausgehebelt und an der Hautbrücke zurückgeschlagen werden. Schmale Knochenspangen unter der Weichtheilbrücke werden eingebrochen. Dem Einpflanzen des temporär resecirten Knochens folgt die sorgfältige Naht der Weichtheile, der zuweilen, z. B. am Unterkiefer, die Knochennaht vorausgeschickt wird. Ein leichter Druckverband stützt die Nähte.

Wurde durch die Resection der Zusammenhalt des Skeletabschnittes nicht unterbrochen, so genügt der antiseptische Schutzver-

band, der in der bekannten Weise angelegt und gewechselt wird. Im
anderen Falle muss für die Unterstützung und ruhige Lagerung der
Resectionsenden Sorge getragen werden. Am Unterkiefer geschieht
das durch Bindentouren, die in Form der Schleuder die Knochenenden
gegen den Oberkiefer drängen, an der Clavicula durch die für den
Bruch des Schlüsselbeins ersonnenen Verbände, an den Rippen durch
breite Cirkeltouren; bei Scapula-Resectionen empfiehlt es sich, den
Oberarm gegen den Thorax zu befestigen.

Für die Extremitäten sind die gleichen Schienen und Apparate
zu gebrauchen, die bei Gelegenheit einer Fractur der betreffenden
Diaphyse Verwendung finden. Im Interesse der Zugänglichkeit der
Wunde sollten erstarrende Verbände anfangs nicht in Gebrauch gezogen werden; dagegen sind sie nach der Vernarbung der Weichtheile
als Stützverbände von unschätzbarem Werthe.

Cap. X.

Die Exstirpation der Knochen. Indicationen und allgemeine Technik.

I. Indicationen.

§. 148. Sehr viel beschränkter, als die Indicationen der Gelenkresection und der Resectio in continuitate sind die zur Herausnahme
ganzer Knochen, zur Exstirpatio ossium.

An Kopf und Stamm geben fast ausschliesslich bösartige
Geschwülste den Anlass zur vollständigen Entfernung eines Skelet-
abschnittes, der in grosser Ausdehnung primär oder secundär von der
Geschwulst befallen wurde. So können Sarkome und Carcinome die
Totalresection des einen oder beider Oberkiefer, Sarkome und Enchon-
drome die Exarticulation der Unterkieferhälfte oder der ganzen Man-
dibula, die gleichen Tumoren die Herausnahme der Scapula oder der
Clavicula erfordern.

Traumatische, tuberculöse, syphilitische Ostitis und Periostitis
der Kopf- und Stammknochen lässt sich in der Regel durch Continuitätsresection beherrschen, oder gibt Anlass zur Nekrotomie, wie denn auch
die Totalresection des Ober- und Unterkiefers wegen Phosphornekrose im Grunde nichts anderes ist, als eine Nekrosenoperation,
bei welcher die noch nicht vollständig gelösten Sequester mit Meissel
und Stichsäge getrennt werden.

§. 149. Von den grossen Röhrenknochen der oberen Extremität können Humerus, Radius und Ulna, von den Knochen der
unteren höchstens die Fibula Gegenstand einer Exstirpation sein. Die
Knochenneubildung ist eben, ausser dem Falle, wo es sich um Totalnekrose handelt, unzureichend, um einen zur Stütze tauglichen Ober-
oder Unterschenkel zu liefern. Der Humerus wird freilich auch nicht
vollständig ersetzt; aber durch Prothesen, wie sie bei den Schlotter-
gelenken nach Resectio humeri beschrieben worden sind, ist doch der
Gebrauch der Hand ermöglicht. Günstiger sind die Ergebnisse nach

Exstirpation des Radius oder der Ulna. Wurde streng subperiostal operirt, so kann sich der Periostcylinder, gestützt durch den unversehrt gebliebenen Parallelknochen, hinreichend mit Knochenmasse füllen. Aehnlich liegen die Verhältnisse nach Exstirpation der Fibula.

Die im Ganzen seltenen Anlässe zur Totalresection sind auch hier vorwiegend **bösartige Tumoren.** Die Exstirpation des befallenen Knochens steht dann im Wettbewerb mit der Amputation des Gliedes, oder besser der Exarticulation im nächsten, höher gelegenen Gelenke und wird dieser immer zu weichen haben, wenn die Geschwulst schon die Weichtheile mit ergriffen hat.

In vereinzelten Fällen zwingt eine weitgreifende tuberculöse oder syphilitische **Ostitis** der Ulna oder des Radius zur Herausnahme des ganzen Knochens, während in der Regel das öftere Ausschaben und Ausbrennen, oder auch das Ausmeisseln der Erkrankungsherde zum Ziele führt.

§. 150. Das Hauptfeld für die Exstirpatio ossium an den Extremitäten liefern **Carpus** und **Tarsus.**

Offene Fracturen, insbesondere Schussfracturen der Hand- und Fusswurzelknochen, haben, wie die Geschichte der Resectionen berichtet, schon sehr frühzeitig zur Herausnahme der entblössten Knochen und Knochentrümmer geführt und waren gewissermassen die Vorläufer der Hand- und Fussgelenkresectionen.

Die complicirte Luxation des Talus gab die erste Veranlassung zur Exstirpation eines **verrenkten** Knochens. Man beschränkte sich indessen anfangs nur auf die hartnäckigsten Fälle und operirte im Stadium der Eiterung. Die Empfehlung der primären Exstirpation ging von **Nélaton** aus, der sie für die grosse Mehrzahl der complicirten Talusluxationen als das einzige Verfahren hinstellte. In irreponiblen Fällen subcutaner Luxation hatte sie früher schon **Dupuytren** [1]) für zulässig erklärt und einmal ausgeführt.

Ausser dem luxirten Talus kann das eine oder andere verrenkte **Keilbein** die Exstirpation veranlassen. So löste **Nélaton** [2]) in einem Falle das 1. Keilbein aus seinen Bandverbindungen heraus, weil es sich quer über das 2. gelagert hatte und nicht zu reponiren war.

§. 151. Der **tuberculösen Ostitis** als Anlass zur Exstirpation der **Carpalknochen** begegneten wir schon bei der Resectio manus (§. 42). In Friedenszeiten ist ja gerade die Tuberculose der kleinen Handwurzelknochen und ihrer vielfachen Synovialtaschen fast die einzige Veranlassung zur partiellen und totalen Resection des Handgelenkes. und unter den Verfahren (§. 84) nehmen der Dorsoradial-schnitt B. v. **Langenbeck's** und der Dorsoulnarschnitt Th. **Kocher's** auf die bequeme Herausnahme der Ossa carpi ganz besondere Rücksicht. Seltener zwingt die Tuberculose der **Metacarpalknochen** zur Exstirpation. Die Form, in welcher die Krankheit hier auftritt. ist die einer Diaphysenosteomyelitis. die selten oder überhaupt nicht

---

[1]) **Dupuytren:** Annuaire méd.-chir. des hôpitaux de Paris, 1819, pag. 28.
[2]) **Nélaton** bei **Malgaigne, J. F.:** Traité des fractures et des luxations. Deutsch von C. G. **Burger.** Stuttgart 1850—1856, II. pag. 1000.

auf die Epiphysen und die Gelenke übergreift. Ihre Heilung gelingt
in der Regel durch öfteres Auskratzen und Ausbrennen der tuberculösen Herde.

Am Fusse fällt die Exstirpation des tuberculös erkrankten Talus
zusammen mit der Resectio pedis im Talocruralgelenke, und bei Besprechung der zahlreichen Verfahren (§§. 105 u. 106) lernten wir einige
kennen, die zur Freilegung des ganzen Gelenkinnern die Entfernung
des Talus grundsätzlich verlangen — Verfahren von P. Vogt u. A.
Dagegen ist das Herauslösen des Calcaneus, des Os cuboides, Os naviculare, der Ossa cuneiformia, der einzelnen Knochen, sowie mehrerer
zusammen, ein ganz selbständiger Eingriff, der das Talocruralgelenk in
der Regel gar nicht berührt, und diese Operationen, im Allgemeinen
als „Tarsectomien", „Exstirpationes s. Resectiones tarsi"
bezeichnet, sind es, die uns hier etwas eingehender beschäftigen sollen.

Ihre Zweckmässigkeit und Zulässigkeit bei tuberculöser Ostitis.
der früheren „Caries der Fusswurzel", ist lange Zeit bestritten worden.
Am ehesten liess man noch die Exstirpation des Calcaneus gelten,
wenn dieser für sich erkrankt, und die Haut der Sohle nicht zerstört
war. An den anderen Tarsalknochen aber beschränkte man sich bei
kleinen tuberculösen Herden auf das Ausschaben und Ausbrennen und
empfahl, sobald die Tuberculose mehrere benachbarte Knochen ergriffen hatte, die Amputation im Tarsus oder dicht über dem Fussgelenke. Zog doch die Exstirpation der Tarsalknochen in der Regel
eine lang dauernde Eiterung nach sich; die Lücken füllten sich nur
spärlich, oder überhaupt nicht mit Knochenmasse und narbigem Bindegewebe, und die zurückbleibenden Fisteln zeigten, dass die Krankheit
nicht zum Stillstand gekommen sei. Ueber die Gebrauchsfähigkeit des
Fusses nach derartigen Operationen waren keine Erfahrungen zu
sammeln, doch war allgemein die Ansicht verbreitet, dass ein solcher
Fuss zur Stütze und zum Gehen kaum tauglich werden könne. Erst
der aseptischen Chirurgie war es vorbehalten, hier eine grosse Anzahl
von Misserfolgen in Erfolge umzuwandeln. Die aseptische Ausführung
der Operation, das gründliche Ausreiben und Ausspülen der Wundhöhlen mit antiseptischen Lösungen, der aseptische Verband gewähren
jetzt volle Sicherheit gegen eine stürmische Eiterung, und die Nachbehandlung mit Sublimatlösungen und Jodoform. in Pulver oder als
Jodoformglycerin, lassen Rückfälle der tuberculösen Zerstörung weniger
leicht eintreten. So sind denn im letzten Jahrzehnt die Erfolge solcher
Tarsusexstirpationen immer zahlreicher geworden.

Als ihr hervorragender Vertheidiger ist O. Kappeler (Münsterlingen) zu nennen, der schon 1880 [1]) eine Reihe erfolgreich ausgeführter
„atypischer Resectionen am Fusse" — so nannte er die Operationen —
mitgetheilt hat. Ihm gebührt vor Allem das Verdienst, gezeigt zu
haben, dass solche Operirte auf dem mehr oder weniger missgestalteten
Fusse ganz gut gehen können, dass sie mindestens ebenso gut gehen,
als solche mit einem Chopart'schen. Pirogoff'schen, Syme'schen Stumpfe
und jedenfalls weit besser als Jemand, dem der Unterschenkel amputirt
wurde und der sich nun eines künstlichen Fusses bedienen muss. An

---

[1]) O. Kappeler (Münsterlingen): Ueber grosse atypische Resectionen am
Fusse. Deutsche Zeitschrift f. Chirurgie. Bd. XIII. 1880, pag. 432.

Kappeler haben sich Conner[1], Bardenheuer[2], Obaliński[3] u. A. angeschlossen, und heute darf der Umschwung der Meinung unter den Chirurgen zu Gunsten der Tarsectomie als vollzogen betrachtet werden.

Dieser Umschwung stützt sich übrigens nicht nur auf die Empfehlungen einzelner Operateure, ihm stehen auch die Ergebnisse der Statistik zur Seite. So berichtet Iseler[4] über 16 Fälle Kappeler's aus dem letzten Jahrzehnt, welche mindestens ein Jahr nach der Operation auf den Erfolg geprüft wurden. In 4 Fällen, bei einem Alter von 8, 17, 28, 42 Jahren, war die Gebrauchsfähigkeit des Fusses eine sehr gute, d. i. der des gesunden fast gleichkommende, in 6 Fällen, bei einem Alter von 19, 22, 24, 30, 32, 46 Jahren, war sie eine gute, in 4 Fällen, bei einem Alter von 16, 19, 23, 38 Jahren, eine „ordentliche", in 2 Fällen nur, bei einem Alter von 43 und 65 Jahren, eine schlechte. Von den 16 Operirten starben im Laufe der ersten 4 Jahre nach der Operation 3. Von den 13 noch Lebenden sind 9 ganz geheilt, 4 haben eine kleine Fistel. Die Zahl der exstirpirten und resecirten Knochen des Fusses betrug in 3 Fällen 3, in 2 Fällen 4, in 1 Falle 5, in einem 6, in 2 Fällen 7, in 5 Fällen 8, in je 1 Falle 9 und 10. Die Dauer der Hospitalpflege belief sich auf mindestens 12, höchstens 57, durchschnittlich 30 Wochen.

Eine Sammelstatistik Iseler's, die, ausser den genannten 16 Fällen, 21 in der Literatur zerstreute und die in Heyfelder's, Kappeler's, Conner's Zusammenstellungen aufgeführten Fälle umfasst, zählt 145 Nummern. Von den 145 Operirten starben 15, darunter 6 an den Folgen der Operation, 7 an amyloider Degeneration und Lungenphthise, 2 an anderen Krankheiten. Ein sehr guter Erfolg wurde erzielt in 59 Fällen = 40,8 %, ein guter in 39 = 26,8 %, ein ordentlicher in 11 = 7,6 %; unbestimmt war der Erfolg bei 12 Operirten = 8,3 %, schlecht bei 9 = 6,2 %. Von den letzteren 9 wurden 7 später amputirt = 4,8 %.

Aehnliche Erfolge sah Fr. König[5] bei 11 Fällen von Tarsectomie, oder, wie er sie nennt, „querer Resection des Tarsus", durch welche bald in der Chopart'schen, bald in der Lisfranc'schen Gelenklinie mehrere Tarsalknochen, manchmal auch mit den Köpfchen einzelner oder aller Metatarsalknochen entfernt worden waren. Sieben Operirte konnten mit dem resecirten Fusse gut bis sehr gut gehen; zwei waren zur Zeit noch in Pflege, einer starb an Tuberculose der Wirbelsäule, von einem fehlte die Nachricht über die Gebrauchsfähigkeit des Fusses.

Nach allem dem muss die Tarsectomie, die Exstirpatio tarsi als eine vollberechtigte Operation bei Tuberculose des Tarsus gelten. Sie eignet sich für Fälle im jugendlichen und heranwachsenden Alter, be-

[1] Conner: Transactions of the Americ. Surg. Association 1881—83, Vol. I, pag. 305.

[2] Bardenheuer: Die Querexcision d. Fusswurzelknochen. Mittheil. aus d. Köln. Bürgerspital. 2. Hft., 1886.

[3] Obaliński, A.: Neue Schnittmethode f. d. Fusswurzelresection. Centralblatt f. Chirurgie, 1890, Nr. 43, pag. 809.

[4] Iseler, O.: Ueber grosse atypische Resectionen am Fusse. Deutsche Zeitschrift f. Chirurgie 1891, Bd. XXXI, pag. 213.

[5] Bodenwald, Ernst: Ueber quere Resection des Fusses. Diss. inaug. Göttingen 1891.

sonders für solche, in denen der übrige Körper frei von Tuberculose ist. Im späteren Alter, in welchem die Resectionen schon im Allgemeinen weniger günstige Erfolge aufweisen, ist hier die ausnehmend lange Heilungsdauer in Rechnung zu ziehen. Sie lässt an sich schon bei älteren Kranken die „osteoplastischen Resectionen" (§. 159) und die Amputationen am Fusse in den Vordergrund treten. Die Tarsectomie setzt übrigens in jedem Falle eine gesunde Sohlenhaut voraus.

§. 152. Die aseptische Chirurgie hat auch den Pes varus und Pes valgus in das Bereich der Resection und Exstirpation der Tarsalknochen gezogen [1]). Während wir die eine Form dieser Operationen als Keilosteotomie in das folgende Capitel verweisen müssen, gehört die Exstirpation des Talus (Lund u. A.) und die des Os cuboides (Davy) bei Behandlung des Klumpfusses hierher; ebenso die Exstirpation des Os naviculare, die Trendelenburg [2]) zur Richtigstellung eines hochgradigen Pes valgus ausführte, der durch nekrotisches Ausstossen des Os cuboides entstanden war.

§. 153. Exstirpationen eines oder zweier neben einander liegender Metatarsalknochen finden ihren Anlass in der tuberculösen Erkrankung des ganzen Knochens, oder aber in seiner Zertrümmerung durch ein Kleingewehrgeschoss.

2. Technik der Exstirpatio ossium.

§. 154. Die Schnittführung durch die Weichtheile unterscheidet sich nicht wesentlich von der bei Resection in der Continuität. Am Oberkiefer, Unterkiefer und Schulterblatt sind Bogen-, Winkel- und Lappenschnitte im Gebrauch, an dem Schlüsselbeine und den Rippen Längsschnitte. Wenn irgend möglich, sollen das Periost und alle Muskel- und Bandansätze erhalten werden. Wo freilich eine Geschwulst im Periost entstanden oder in dasselbe eingedrungen ist, da muss es geopfert werden. Häufig lässt sich dann auch die bedeckende Haut nicht schonen. Das Herauslösen des Knochens geschieht mit Messer und Scheere oder auch dem Elevatorium. Sind an einer Seite die Muskel- und Bandansätze durchschnitten oder abgedrängt, so fasst man den Knochen mit einer Resectionszange, zieht ihn hervor und durchtrennt dann nach und nach alle übrigen Weichtheilverbindungen. Wo ein Knochen mit Nähten zwischen andere eingefügt ist, z. B. der Oberkiefer, das Jochbein, da bedarf es zur Trennung der Säge oder des Meissels.

Für die Exstirpation der genannten Kopf- und Stammknochen mögen diese allgemeinen Angaben über die Technik genügen — die genaue Beschreibung dieser Operationen bleibt besonderen Abschnitten dieses Sammelwerkes vorbehalten —; dagegen haben wir auf die Technik der Exstirpatio ossium an den Extremitäten näher einzugehen.

---

[1]) Siehe oben: Geschichte der Exstirpation kurzer Knochen. §. 17, pag. 47.
[2]) Trendelenburg: Archiv f. klin. Chirurgie. Bd. XXIV, 1879, pag. 798.

§. 155. Die im Ganzen selten nothwendige Exstirpation grosser Röhrenknochen, des Humerus, des Radius, der Ulna, der Fibula, setzt ausgiebige Längsschnitte voraus, die in Muskelzwischenräume verlegt werden und die grossen Gefässe und Nerven vermeiden. In der Regel vereinigt der Schnitt mehrere Fisteln tuberculöser Herde, oder zieht über oder neben dem Tumor her, welcher zur Exstirpation den Anlass gibt. Schichtweise dringt das Messer bis zur Beinhaut vor, die scharf gespalten und, soweit sie gesund, mit Elevatorien und Raspatorien zurückgeschoben wird. Die Trennung des Knochens in den beiden angrenzenden Gelenken geschieht mit Messer und Scheere.

Ganz ebenso verfährt man bei der Exstirpation eines Metacarpal- oder Metatarsalknochens. In der Regel reicht zur Blosslegung ein Rückenlängsschnitt aus, dem man oben und unten einen kleinen Querschnitt anfügt. An der Hand kann man aber auch noch von einem kleinen Volarschnitt her auf den Knochen vordringen, während sich am Fusse ein solcher Schnitt wegen der Sohlennarbe verbietet.

§. 156. Zur Exstirpation der Carpalknochen dienen die bei der Resectio manus (§. 84) angegebenen Schnitte, insbesondere der Dorsoradialschnitt v. Langenbeck's und der Dorsoulnarschnitt Theod. Kocher's. Auch der metacarpale Längsschnitt Catterina's (S. 174) kann Verwendung finden, jedenfalls eine weit zweckmässigere, als der metatarsale Längsschnitt Obaliński's an der Fusswurzel, der ihm zum Muster diente.

§. 157. Von den Knochen des Tarsus wird der Talus am leichtesten durch den P. Vogt'schen Schnitt blossgelegt, den wir bei den Verfahren zur Resectio pedis (§. 105) kennen gelernt haben. Indessen sind auch eine ganze Reihe anderer dort mitgetheilter Schnitte verwendbar, so der von Albanese, Th. Kocher, Lauenstein.

Für die gesonderte Herausnahme des Calcaneus sind mehrere Schnittführungen ausgebildet worden. Ried [1]) und Erichsen [2]) empfahlen einen horizontal verlaufenden U-Schnitt. Man umkreist die plantare Fläche des Calcaneus mit einem hufeisenförmigen Schnitte, der am äusseren Fussrande, am Gelenke zwischen Os cuboides und Proc. ant. calcanei beginnt, zur Ansatzstelle der Achillessehne und von hier zum inneren Fussrande zieht und unterhalb des Talonaviculargelenkes endigt. Der Schnitt muss innen so nahe der Sohle verlaufen, dass die Art. tibial. post. nicht verletzt werden kann. v. Linhart [3]) setzte, um das Herauslösen des Fersenbeines zu erleichtern, auf diesen wagrechten Schnitt einen kurzen senkrechten, der am Innenrande der Achillessehne heraufzieht.

Den umschnittenen plantaren Lappen drängt man sammt der Aponeurosis plantaris, den kurzen Fussmuskeln und dem Periost mit

---

[1]) Fr. Ried: Die Resectionen. Nürnberg 1847.
[2]) Erichsen, John: Science and Art of Surgery. London 1861; Deutsch n. d. 4. Auflage von Osk. Thamhayn. Berlin 1864.
[3]) v. Linhart, W.: Compend. d. chir. Operationslehre. 4. Aufl. 1874.

dem Elevatorium von der unteren Fläche des Calcaneus ab. Ebenso löst man das Periost mit dem Tendo Achillis von der hinteren Fläche und von den Seiten. wobei innen die Sehnenscheiden und Sehnen des M. flexor hallucis und des M. flexor digitor. comm. long., aussen der Ursprung des M. extensor. digitor. brevis und die Sehnenscheiden und Sehnen der Mm. peronei mit abgehoben werden. Es folgt die Eröffnung des Gelenkes zwischen Proc. ant. calcanei und Os cuboides und von hinten her die der Gelenkverbindung zwischen Talus und Calcaneus. Die starken Bänder des Sinus tarsi sind nunmehr von hinten und von vorn her zugänglich und werden durchschnitten.

Ollier[1]) empfiehlt zur Exstirpation des Fersenbeines einen äusseren Winkelschnitt. Der senkrechte Theil beginnt 3 cm. oberhalb des äusseren Knöchels am äusseren Rande der Achillessehne und zieht gerade nach unten bis zur Tuberositas externa calcanei; der wagrechte Theil verläuft von diesem Punkte ab am äusseren Fussrande entlang bis zur Tuberositas ossis metatarsi V und wendet sich hier etwas nach oben.

§. 158. Bei der Exstirpation der übrigen Tarsalknochen, der Tarsectomie, sind im Allgemeinen Längsschnitte am äusseren oder inneren Fussrande, oder aber auf dem Fussrücken in Gebrauch. Im Falle einer Verletzung bestimmt die Weichtheilwunde, bei tuberculöser Ostitis ein Abscess oder eine Fistel die Lage des Hautschnittes, der nun mit Schonung der Sehnen schichtweise vertieft wird. Reicht der Längsschnitt nicht aus, so lässt sich am einen oder an beiden Enden ein kleiner Querschnitt zufügen: Г-, L-, I-Schnitte. Die Durchtrennung der einen oder anderen Sehne ist hierbei manchmal nicht zu vermeiden; man wird dann die Sehnennaht folgen lassen.

Weichtheilschnitte in der Sohle sind nicht zu empfehlen wegen der Narbe, die bei dem Gehen aufgescheuert und geschwürig werden kann. Wir können uns daher auch nicht einverstanden erklären mit dem Verfahren Obalinski's[2]), der mit einem grossen metatarsalen Längsschnitte den ganzen Fuss in zwei Längshälften zu zerlegen räth. Während die Zehen auseinander gehalten werden, dringt man mit einem mittelgrossen Amputationsmesser zwischen der 3. und 4. Zehe ein und gelangt unter kräftigem Messerzuge zwischen 3. und 4. Metatarsalknochen und weiter zwischen Würfelbein einer-, äusserem Keilbein und Kahnbein anderseits hindurch bis auf die Vorderflächen des Talus und Calcaneus. Werden die beiden Fusshälften auseinander gezogen, so sind die meisten Tarsalknochen dem Auge und dem tastenden Finger zugänglich. Dieses Freilegen der Knochen zur Untersuchung auf Krankheitsherde kann nach Obalinski auch auf Calcaneus und Talus ausgedehnt werden, wenn man den Längsschnitt bis zum Ansatz der Achillessehne verlängert und das Fersenbein der Länge nach durchsägt. Es lässt sich dann der ganze Fuss in seiner Längsaxe auseinander klappen. Man wird die Uebersichtlichkeit der Schnittmethode ohne

[1]) Ollier: Traité des résections et des opérations conservatrices qu'on peut pratiquer sur le système osseux. T. III, Paris 1892.
[2]) Obalinski, A.: Centralblatt f. Chirurgie 1890, Nr. 43, pag. 809, und Archiv f. klin. Chirurgie 1892, Bd. XLIII, pag. 448.

Weiteres zugeben müssen, nicht aber die Nothwendigkeit einer solchen
Verletzung, um einige Tarsalknochen zu exstirpiren.

Querschnitte über den ganzen Fussrücken und Lappenschnitte
sind erforderlich, wenn es sich um die Exstirpation zusammenhängender
Querreihen der Tarsalknochen mit Resection der oberen Abschnitte
der Metatarsalknochen handelt. Hierbei fällt in der Regel ein Stück
der Fussrückenhaut mit weg, und so stehen derartige Operationen den
osteoplastischen Fussresectionen sehr nahe, die wir im folgenden
Paragraphen zu besprechen haben.

§. 159. Im Wettbewerb mit ausgedehnten Tarsectomien stehen
Operationen, welche die traumatisch oder krankhaft zerstörten Knochen
des Tarsus sammt einem Theil der bedeckenden Weichgebilde in
queren Schnitten absetzen und die Knochen- und Weichtheilwund-
flächen auf einander zu heilen suchen — osteoplastische Resectionen
des Tarsus. Sie stehen den osteoplastischen Amputationen des Fusses
nach Pirogoff, Le Fort u. A. nahe, unterscheiden sich von ihnen
aber wesentlich dadurch, dass nicht etwa ein kleiner Weichtheil-
Knochenlappen den oberen Knochenstumpf deckt, sondern dass der
Metatarsus- und Zehen-Abschnitt erhalten bleibt und, aufgeheilt auf
die obere Knochenwundfläche, einen zwar verkümmerten, aber immerhin tragfähigen Fuss darstellt.

An die Spitze setzen wir die osteoplastische Resection des Tarsus
nach Wladimiroff-Mikulicz. Sie schaltet, unter Erhaltung eines
breiten dorsalen Weichtheillappens, sämmtliche Tarsalknochen, mindestens aber Calcaneus und Talus aus und lagert die Knochenwundfläche
von Tibia und Fibula auf die quer abgesägten Ossa cuboides et naviculare, auf die Knochenwundflächen der Ossa cuneiformia und des Os
cuboides, oder endlich auf die der Ossa metatarsi.

Das Verfahren wurde zuerst von Wladimiroff[1]) (Kasan) 1871
in einem Falle von tuberculöser Caries der Fusswurzel erdacht und
unternommen, blieb indessen in weiteren chirurgischen Kreisen und
jedenfalls in Deutschland gänzlich unbekannt. Es erleidet somit das
Verdienst von Mikulicz[2]) keinen Eintrag, der 1880 die gleiche
Operation, mit unwesentlichen Abweichungen in der Schnittführung,
wegen eines ausgedehnten syphilitischen Geschwüres der Fersengegend
von Neuem ersann und mit Erfolg ausführte.

Angezeigt ist die Operation bei tuberculöser Caries des Talus,
Calcaneus und der zugekehrten Gelenkflächen des Os cuboides und Os
naviculare. Aber auch diese beiden Tarsalknochen und selbst die Ossa
cuneiformia können vollkommen in den Krankheitsprocess mit hineingezogen sein. Wenn nur die Diaphysen der Ossa metatarsi gesund sind,
so lässt sich das Verfahren immer noch anwenden. Einen weiteren
Anlass liefern ausgedehnte Verletzungen der Ferse und Geschwüre
der Fersenhaut, wenn Metatarsus und Haut des Fussrückens unversehrt sind. Auch orthopädischen Zwecken hat man die Operation

[1]) Monastyrski, N.: St. Petersburger med. Wochenschrift 1886, Nr. 2,
pag. 13.
[2]) Mikulicz, Joh.: Verhandlg. d. deutsch. Gesellsch. f. Chirurgie, 1881,
I. pag. 35, und Archiv f. klin. Chirurgie 1886, Bd. XXXIII, pag. 220.

dienstbar gemacht. So führte Caselli[1]) die osteoplastische Resection aus, um das durch veraltete Hüftluxation verkürzte Bein zu verlängern, Rydygier[2]) aus dem gleichen Grunde bei einer Verkürzung, die nach Knieresection zurückgeblieben war. Zur Feststellung des paralytischen Spitzfusses operirte P. Bruns[3]) in zwei Fällen und erzielte durch diese „Arthrodese" einen tragfähigen Spitzfuss, ebenso resecirte Samter[4]) wegen Pes varus paralyticus, und Mikulicz[5]) verwendete seine zu diesem Zweck etwas abgeänderte Methode zur Heilung eines Hakenfusses, der nach Fussgelenksentzündung entstanden war, und neben welchem eine erhebliche Wachsthumsverkürzung am Unterschenkel das Gehen erschwerte.

Das Operationsverfahren von Mikulicz ist das folgende: Etwas vor der Tuberositas des Os naviculare wird das Messer an den inneren Fussrand angesetzt und ein bis auf den Knochen dringender Schnitt quer durch die Planta bis hinter die Tuberositas des Os metatarsi V geführt. Die Endpunkte dieses Schnittes werden durch einen wagrechten Schnitt verbunden, der um die Spitzen beider Malleolen und quer über die Achillessehne verläuft. Nach Durchschneidung dieser Sehne dringt man von hinten her auf das Talocruralgelenk vor und exarticulirt Talus und Calcaneus. Nun werden die beiden Malleolen und die Gelenkfläche der Tibia quer abgesägt und zuletzt von hinten her die Gelenkflächen des Os naviculare und Os cuboides. Mit den Knochen fällt auch die umschnittene, von Fisteln durchsetzte oder verletzte Haut der Fersenkappe und der seitlichen Fussränder mit fort, so dass aus der Fusswurzel gleichsam ein grosser, rechtwinkeliger Keil herausgeschnitten wird, dessen scharfe Kante nach vorn und oben gelegen ist. Schliesslich näht man die Hautränder der beiden Weichtheilschnitte zusammen, wobei die Sägefläche des Mittelfusses auf die der Tibia, also die Fussspitze senkrecht zu stehen kommt. Auf der Fussspitze soll der Geheilte später gehen; die Köpfchen der Metatarsalknochen müssen, wie in Tänzerstellung, das Körpergewicht tragen. Es ist daher schon während der Wundheilung durch allmäliges Zurückbiegen für eine starke Dorsalflexion der Zehen zu sorgen. Der Stumpf, der einen an der Spitze mit Kork ausgefüllten, gut stützenden Stiefel erhält (Fig. 48), ist in der Regel 1½ cm. länger, als das gesunde Bein, was sich durch eine erhöhte Sohle an diesem Beine leicht ausgleichen lässt.

Im Gegensatze zu diesem Auftreten auf dem Stumpfe selbst, wollte Wladimiroff den Operirten auf einem eigens hergestellten Stützapparate gehen lassen und empfahl daher, den Stumpf um mindestens 4 cm. kürzer zu formen, als das gesunde Bein. Es liegt hierin wohl der einzige durchgreifende Unterschied zwischen dem Vorgehen der beiden Operateure.

Abänderungen in dem beschriebenen Verfahren beziehen sich theils auf die Ausdehnung der Resection nach unten oder oben, theils auf die Lage der Weichtheilbrücke.

[1]) Caselli: La Riforma medica 1885, Nr. 25.
[2]) Rydygier: Verhandlg. d. deutsch. Gesellsch. f. Chirurgie. XIX. Congress, 1890.
[3]) Kohlhaas, M.: Bruns' Beiträge zur klin. Chirurgie. Bd. VIII, 1892, pag. 95.
[4]) u. [5]) Samter, E. O.: Archiv f. klin. Chirurgie. Bd. XLV, 1893, pag. 835.

So wurde je nach der Zerstörung der Tarsalknochen in der Chopart'schen, der Lisfranc'schen Gelenklinie oder in dem Metatarsus abgesägt, oben der Unterschenkel dicht über den Malleolen oder bis zu 7 cm. oberhalb abgesetzt. Eine gewisse Sparsamkeit im Wegnehmen der Knochen war geboten, wenn die Verlängerung des Beines durch die Operation erreicht werden sollte. Diesem Zwecke trägt besonders eine Abänderung des Verfahrens Rechnung, die Mikulicz selbst angegeben hat [1]). Ein hinterer Querschnitt zieht dicht über den Knöchelspitzen her von einer zur andern. Seine Endpunkte verbindet ein senkrechter Bogenschnitt durch die Weichtheile der Sohle, ein „Steigbügelschnitt", wie ihn die Amputation des Fusses nach Syme oder Pirogoff erfordert. Im Steigbügelschnitte werden Calcaneus und

Fig. 48.

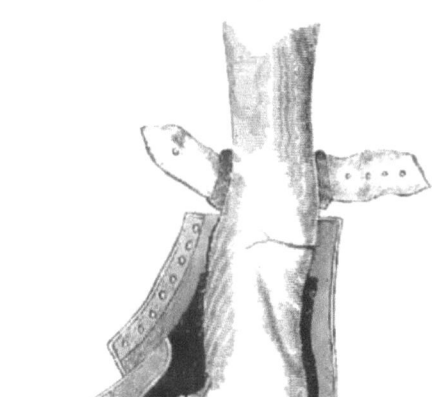

Stiefel für den Spitzfuss nach der osteoplastischen Resection von Wladimiroff-Mikulicz.

Talus durchgesägt, im hinteren Querschnitte die Malleolen und die Gelenkfläche der Tibia. Beide Sägeflächen kommen aufeinander zu liegen, was nach Durchschneidung der Dorsalsehnen ohne Schwierigkeit gelingt.

Eine Verlegung der Weichtheilbrücke an die innere Seite des Fusses kennzeichnet das Verfahren von Michaux [2]), welches im Uebrigen dem von Wladimiroff und Mikulicz gleicht. Der Weichtheilschnitt beginnt am äusseren Rande der Achillessehne, nahe ihrem Ansatze an den Fersenhöcker, zieht wagrecht unter der Spitze des Malleolus ext. her bis zum Gelenke zwischen Os naviculare und den Keilbeinen, wendet sich hier unter spitzem Winkel zum äusseren Fussrande und der Tuberosit. oss. metatarsi V und kehrt dann zu seinem Ausgangs-

[1]) Samter l. c pag. 337.
[2]) Michaux, Paul: Sur un procédé de résection ostéoplast. du pied. Ref. p. P. Berger: Bullet. de la Société de Chirurgie 1891, T. XVII, pag. 17.

punkte zurück. Die umschnittenen Weichtheile, welche die äussere Fläche des Calcaneus und des Os cuboides bedecken, werden von den Knochen abgetragen. Dann folgt die Exarticulation im Tibiotarsalgelenke, die Ablösung des Tarsus, sein Absägen in der Linie der Metatarsusköpfchen und das Abtragen der Malleolen mit der Gelenkfläche der Tibia. Den Schluss bildet die Knochennaht.

Die Endergebnisse der Wladimiroff-Mikulicz'schen osteoplastischen Resection sind im grossen Ganzen als gute zu bezeichnen. Unter 73 Fällen, die 1891 Kohlhaas [1]) aus der Literatur zusammengestellt hat, und welchen ich einen eigenen geheilten Fall hinzufügen kann [2]), werden 56 aufgezeichnet, in welchen die Operirten auf ihrem künstlichen Spitzfusse gut und sehr gut auftreten und gehen. Einige Male blieb die Synostose aus; einmal nöthigte Gangrän zur nachträglichen Amputation, einmal führte Pyämie zum Tode.

Die Exstirpation der kleinen Tarsalknochen und die Vereinigung des angesägten Metatarsus mit der Knochenwundfläche von Talus und Calcaneus bezwecken die osteoplastischen Resectionen von Bardenheuer und Link.

Bardenheuer (Köln) [3]) führt an der Basis des Metatarsus einen bis auf den Knochen dringenden Querschnitt über den Fussrücken und setzt auf beide Endpunkte am äusseren und inneren Fussrande je einen bis zur Chopart'schen Linie reichenden Längsschnitt. Nach Ablösung des viereckigen Lappens wird die ganze, kranke oder traumatisch zerstörte Knochenpartie, meist alle kleinen Tarsalia und die Köpfchen der Metatarsalia, herausgeschnitten und herausgesägt und der Boden der Wunde sorgfältig von allem Krankhaften gereinigt. Die Wunde kann, bis auf zwei Drainlöcher, sofort geschlossen werden, nachdem der Zehentheil des Fusses gegen den Rest des Tarsus angedrängt wurde. Bei Tuberculose lässt man aber die Wunde am besten ganz offen, tamponirt mit Jodoformgaze und wartet eine gesunde Granulation ab, um dann erst, nach Auffrischung der Hautwundränder, eine späte Naht anzulegen.

Die Ergebnisse solcher Operationen sind eine straffe, manchmal auch gelenkartige Verbindung des Metatarsus mit dem oberen Abschnitte des Tarsus. Der Gang auf der unverletzten Sohlenhaut ist wenig gestört. Selbst Zehenbewegung wurde in einigen Fällen gesehen, obschon die durchschnittenen Zehenstrecksehnen nicht genäht worden waren.

Aehnlich verfuhr Link [4]) (1887), trug aber die viereckig umschnittenen Weichtheile auf der Rückenfläche des Tarsus mit den Knochen ab, so dass oberer Tarsus und Metatarsus nur durch die Weichgebilde der Sohle in Zusammenhang blieben.

---

[1]) Kohlhaas, M.: Bruns' Beiträge zur klin. Chirurgie. Bd. VIII, 1891, pag. 95.

[2]) Das 11jährige Mädchen litt an Tuberculose des Talus, Calcaneus, Os cuboides und Os naviculare. Die osteoplastische Resection führte zur vollständigen Ausheilung, die nunmehr über drei Jahre bestätigt ist. Auf dem synostotischen Spitzfusse geht die Operirte ohne Schmerz und Ermüdung stundenlang.

[3]) Bardenheuer: Mittheilungen aus dem Kölner Bürgerhospital. 2. Hft.: J. Schmidt: Die Querexcision der Fusswurzelknochen. 1886.

[4]) J. Link (Lemberg): Eine neue Methode der osteoplast. Resection im Tarsus. Centralblatt f. Chirurgie 1887, Nr. 36, pag. 668.

Der erste Querschnitt über den Fussrücken verläuft in der
Chopart'schen Gelenklinie, der zweite an den Bases der Mittelfussknochen. Beide werden durch zwei an dem inneren und äusseren
Fussrande herziehende Längsschnitte verbunden. Vom oberen Querschnitte aus dringt man in die Tiefe, jedoch nicht in das Talonavicular-
gelenk, sondern auf den Kopf des Talus, der in seiner grössten Breite
in schiefer Richtung von vorn-oben nach hinten-unten quer abgesägt
wird. Es folgt die Eröffnung des Gelenkes zwischen Os cuboides und
Calcaneus, worauf die kleinen Tarsalia mit kurzen, dicht am Knochen
geführten Schnitten bis abwärts zum Metatarsus aus den Weichtheilen
der Sohle herausgelöst werden. Mit dem Absägen der Metatarsusköpfchen, in der Richtung von hinten-oben nach vorn-unten fällt das
ganze viereckig umschnittene Stück des Tarsus weg. Metatarsus und
Knochenwundfläche des Talus werden schliesslich aneinander gedrängt
und durch die Naht der Hautwundränder festgehalten. Das Endergebniss ist ein mässig verkürzter, im Talocruralgelenke vollkommen
beweglicher Fuss, welcher auf der anfangs etwas völligen, später durch
Zurückweichen der Hacke glatt gestreckten Sohlenhaut sicher und ohne
Schmerzen auftritt.

Cap. XI.

Die Osteotomie. Indicationen und allgemeine Technik.

I. Indicationen.

§. 160. Wie zur Continuitätsresection, so haben auch zu der
verwandten Osteotomie die Fracturen der Röhrenknochen den ersten
Anlass gegeben; nicht zwar die frischen, aber die veralteten, in fehlerhafter Stellung knöchern verheilten. In der Geschichte der Osteotomie
konnten wir diese Indication schon bei Paul von Aegina (um 660)
und Avicenna (980—1037) finden. Dann verliert sich die Spur, bis
in den ersten Decennien unseres Jahrhunderts Wasserfuhr (1821)
und Riecke (1826) wegen fehlerhaft geheilter Fractura femoris zur
Osteotomie griffen und damit eine längst vergessene Operation wieder
ans Tageslicht zogen.

Dank der zweckmässigeren Behandlung der Knochenbrüche mittelst erstarrender Verbände und der Gewichtsextension werden ge-
brauchstörende Verkürzungen, Verkrümmungen und Verdrehungen
allerdings sehr viel seltener beobachtet; aber ausgeschlossen sind sie
desshalb nicht, sei es nun, dass der Verletzte durch sein unruhiges
Liegen selbst Schuld trug, sei es, dass der Verband schlecht angelegt
oder schlecht gewählt war. Ober- und Unterschenkel liefern zu solch
fehlerhaften Heilungen immer noch die Mehrzahl der Fälle. Dies erklärt sich theils aus der Verschiebbarkeit des Beckens, dessen einseitige Senkung die Verkürzung verdeckt, theils aus dem leichten Um-
fallen des Fusses nach aussen, wodurch das untere Bruchende in aus-
wärtsrotirte Stellung gebracht wird und in dieser ausheilt. Im frühen
Stadium der Callusbildung lässt sich ein derartiger Fehler leicht durch
den Zug der Hände ausgleichen, in späteren kommt man auch oft
noch unter Anwendung des Flaschenzuges zum Ziele. Ist aber bereits

feste, knöcherne Vereinigung eingetreten und lässt der Flaschenzug im
Stich, so greife man nicht etwa zu jenen unter dem Namen „Osteoklasten" bekannten Apparaten, die mit roher Gewalt den Knochen zu
zerbrechen suchen, sondern schreite zur Osteotomie. Aseptisch ausgeführt ist sie zu einer wirklich ungefährlichen Operation geworden.

§. 161. An die fehlerhaft geheilte Fractur schliesst sich unmittelbar an die Ankylose, die Winkel- und Steifstellung der Gelenke. Bei Gelegenheit der Fehlresultate nach Gelenkresectionen
wurden bereits die einzelnen Ankylosen erwähnt, die als theilweise
oder ganz unbrauchbar zu bezeichnen seien. Am Schultergelenke war
das die Adductionsankylose, am Ellenbogen die Versteifung in stumpfem Winkel und in voller Streckung, an der Hand die Flexionsankylose, am Hüftgelenke die Flexions- und Adductions-Ankylose, am Knie
die in Beugung, am Fusse endlich die Versteifung als Klump- und Spitzfuss. Alle diese fehlerhaften Stellungen bleiben gelegentlich auch nach
conservativer Behandlung erkrankter Gelenke zurück, wenn während
der langen Krankheit keine Sorgfalt auf die Stellung verwendet wurde.
Zur Correction solcher Ankylosen wird nun an der oberen Extremität
am zweckmässigsten die regelrechte Resection ausgeführt; man darf
dann wenigstens hoffen, dem Gelenke mit der verbesserten Stellung
auch die Beweglichkeit wiederzugeben. Am ankylotischen Hüft-, Knie-
und Fussgelenke dagegen, bei deren Heilung es hauptsächlich darauf
ankommt, das Bein zur Stütze wieder tauglich zu machen, wetteifert
mit der Resection die Osteotomie und ist in manchen Fällen als die
weniger eingreifende Operation vorzuziehen. Dies gilt insbesondere
von der Hüfte, wo die Resection des verödeten Gelenkes ausserordentliche Schwierigkeiten machen würde; am Knie aber fällt das weitere
Moment ins Gewicht, dass die Osteotomie sehr viel leichter zur Synostose führt, als die Resection.

Auch am Unterkiefer ist zur Heilung der Ankylose die Osteotomie herangezogen worden. Man beabsichtigt, unterhalb des verödeten
Gelenkes, oder an der Grenze der narbigen Kieferklemme eine Pseudarthrose anzulegen, um den übrigen Unterkiefer der Bewegung zurück-
zugeben. Für die das Gelenk selbst betreffende Steifigkeit hat man übrigens
auch die Resection des Processus condyloides mit Erfolg angewendet.

§. 162. Die Belastungs- und Wachsthumsverkrümmungen
des Ober- und Unterschenkels geben in verschiedenen Lebensaltern
Anlass zur Osteotomie.

In frühester Jugend, vom zweiten bis fünften Lebensjahre an,
sind es die durch Rhachitis bedingten Krümmungen der Tibia und
des Femur, welche, je nachdem sie einen nach innen oder nach aussen
offenen Winkel bilden, das Genu varum oder das seltenere Genu
valgum rhachiticum veranlassen. Daneben kommen dann noch
Krümmungen nach vorn und um, besonders an der Tibia, eckige fast
rechtwinklige Umknickungen, die offenbar auf Infraction des Knochens
zurückzuführen sind. Zur Beseitigung aller dieser Curvaturen hat
man seit dem Vorgange A. Mayer's (Würzburg) die Osteotomie für
angezeigt gehalten. So lange indessen der Ausgang einer offenen
Knochenwunde noch ausser aller Berechnung lag, entschloss man sich

nur in den schwersten Fällen rhachitischer Verkrümmung zur blutigen
Operation, und auch dann erst, nachdem der sklerosirte Knochen allen
Versuchen, ihn zu brechen, widerstanden hatte. Die subcutane Methode
B. v. Langenbeck's verminderte zwar die Gefahr der Operation, aber
erst die Einführung der Antiseptik dehnte das Gebiet der Osteotomie
auf alle rhachitischen Verkrümmungen aus und hat das Durchbrechen
auf die Fälle beschränkt, in welchen die Kraft der Hände ausreicht.

Die Antiseptik war es auch, welche das Genu valgum adolescentium wieder der Osteotomie zugänglich machte, nachdem A. Mayer
schon vor 40 Jahren vergeblich für dieselbe eingetreten war. Die
Geschichte der Osteotomie gab uns Gelegenheit zu zeigen, wie rasch
dann diese Indication Verbreitung fand und wie der eine Operations-
vorschlag den andern ablöste [1]. Nicht um die Zulässigkeit der Operation drehte sich von da ab der Widerstreit der Meinungen, sondern
um die Vorzüge der einzelnen Methoden. Auf der einen Seite stehen
hierbei die Ogston'sche Osteotomie, die Durchsägung des Condylus
internus, und ihre Abänderungen von A. Schmitz und Reeves, auf
der anderen die verschiedenen Verfahren, welche die Verkrümmung
durch Trennung des Femur (Chiene, Mac Ewen, Billroth), oder
der Tibia (A. Mayer, Schede), oder beider (Mac Ewen, Barwell)
zu beseitigen suchen. Die ersteren Operationen, auch die Meissel-
Osteotomie von Reeves, sind intraarticuläre Operationen, die anderen
sämmtlich extraarticuläre. Aus dieser Unterscheidung ergibt sich
der bereits pag. 71 erwähnte Vorwurf, den man der Ogston'schen
Osteotomie machte, sie eröffne ein gesundes Gelenk und theile daher
alle Gefahren einer offenen Gelenkwunde. Wir trugen kein Bedenken,
diesen Einwurf als den schwächsten zu bezeichnen, denn bei strengem
Einhalten der Aseptik und auf diese ist das Ogston'sche Verfahren
gegründet, ist in der That die Gefahr der Gelenkvereiterung eine sehr
geringe. Das beweisen sowohl die Barker'sche [2] Statistik vom Jahre
1879 — unter 55 aseptischen Fällen 1 Todesfall. welcher der
Operation zur Last fällt — als auch ein Bericht aus der Breslauer
Klinik von Partsch [3] (1884), der unter 34 Fällen keinen einzigen
sah, bei welchem auch nur die leiseste Störung des Wundverlaufes zu
beklagen gewesen wäre. Gegenüber solchen Heilungen würden einzelne Unglücksfälle, wie sie z. B. Sonnenburg [4] und Schönborn [5]
anführen, nicht allzu schwer wiegen, wenn die Ogston'sche Osteotomie im Uebrigen die Gelenkfunction unversehrt liesse und wenn sie,
was von ihr behauptet wird, in der That die zweckmässigste Art wäre,
das Genu valgum zu beseitigen. Was den ersten Punkt betrifft, so
haben R. v. Volkmann [6] und F. König [7] gewiss mit Recht auf

[1] Siehe oben pag. 71, 72, 73.
[2] Barker, A. E.: Operations for Genu valgum. Brit. med. Journ. 1879,
Vol. II, pag. 1.
[3] Partsch: Archiv f. klin. Chirurgie. Bd. XXXI, 1884, pag. 526.
[4] Sonnenburg: Verhandlg. d. deutsch. Gesellsch. f. Chirurgie. IX. Congress. 1880, I, pag. 18.
[5] Schönborn: Ebenda pag. 19.
[6] R. v. Volkmann: Im Referat über F. Busch: Die Belastungsdeformitäten der Gelenke. Genu valgum. Centralblatt f. Chirurgie 1880, Nr. 12, pag. 189.
[7] Fr. König: Verhandlg. d. deutsch. Gesellsch. f. Chirurgie, IX. Congress.
1880, I. pag. 12.

die Arthritis deformans aufmerksam gemacht, die sich nach intraarticulären Fracturen oft sehr spät erst einstellt und die Beweglichkeit allmälig einschränkt. Der zweite Punkt aber enthält das schwerwiegendste Argument gegen das Ogston'sche Verfahren.

Bei dem Vorschlage, durch Zurückdrängen des abgesägten Condylus internus das Genu valgum zu heilen, ging Ogston von der damals allerdings fast allgemein gültigen Ansicht aus, der innere Condylus habe durch einseitiges Wachsthum den Unterschenkel in einen nach aussen offenen Winkel gestellt. Diese Ansicht ist eine irrige, wie aus den zahlreichen und genauen Untersuchungen von Mikulicz [1]) hervorgeht. Mikulicz hat an 17 Präparaten von Genu valgum adolescentium und 12 Individuen, von welchen 7 doppelte, 5 einseitige Genua valga besassen, den Winkel gemessen, welchen die Femuraxe einerseits mit der Kniebasis bildet, d. i. der Ebene, die man sich durch die Scheitel der Femurcondylen gelegt denkt — Kniebasiswinkel —, anderseits mit der Epiphysenlinie — Epiphysenwinkel. Er fand den Kniebasiswinkel, welcher normal zwischen 76° und 84° schwankt, entweder an der Grenze der normalen Schwankung oder weit, selbst bis 23° unter derselben. Dieselbe Verkleinerung zeigte der Epiphysenwinkel, sodass der normale Unterschied zwischen beiden Winkeln, die im Maximum 6°, im Durchschnitt 1—2° beträgt, nirgends überschritten wurde. Mikulicz schloss daraus: nicht in der Epiphyse des Femur liegt das ungleiche Wachsthum, sondern in der Diaphyse; nicht der Condylus internus femoris ist verlängert, sondern die ganze innere Seite des unteren Diaphysendrittels. Frontalschnitte durch Leichenpräparate bestätigten diesen Schluss. Das ungleiche Wachsthum des medialen Diaphysenabschnittes hat zu einer Verkrümmung des Schaftes nach aussen geführt, und das Maximum dieser Verkrümmung liegt immer in der Nähe der Epiphysengrenze. So war eine Täuschung am Lebenden sehr wohl möglich, und nur die genaue Messung der oben erwähnten Winkel, sowie das Studium der Präparate konnte zeigen, dass nicht die Epiphyse an sich schief gewachsen, sondern dass sie an die Diaphyse gleichsam schief angewachsen ist.

Das untere Femurdrittel ist übrigens keineswegs allein an der Verkrümmung betheiligt, auch auf die Tibia fällt ein bald kleinerer, bald grösserer Antheil. Der Werth desselben ist durch einfache Rechnung zu finden, sobald neben dem oben erwähnten Kniebasiswinkel der Aussenwinkel des Genu valgum bekannt ist, der Winkel nämlich, welchen die Tibia mit dem Femur bildet. Zieht man von letzterem den ersteren ab, so bleibt der Winkel übrig, welchen die Kniebasis mit der Axe der Tibia darstellt. Dieser Winkel schwankt normal zwischen 90° und 98° und wurde von Mikulicz bei seinen Messungen am Genu valgum ebenfalls stets kleiner gefunden. Frontalschnitte der Tibia zeigten die gleiche Verkrümmung nach aussen, wie sie am Femur beobachtet wurde; auch hier liegt dieselbe nicht in der Epiphyse, sondern im angrenzenden Theile der Diaphyse. Die Fibula ist gewöhnlich unbetheiligt; nur in hohen Graden von Genu valgum ist sie im Wachsthume zurückgeblieben.

---

[1]) Mikulicz: Die seitlichen Verkrümmungen am Knie und deren Heilungsmethoden. Archiv f. klin. Chirurgie. Bd. XXIII, 1879, pag. 561.

Die Ursachen der beschriebenen Diaphysenkrümmungen sucht Mikulicz in der Rhachitis und stützt sich hierbei sowohl auf den Nachweis rhachitischer Symptome an anderen Knochen desselben Individuums. Auftreibung der Epiphysengegenden, rhachitischer Rosenkranz, als insbesondere auf die makro- und mikroskopisch nachweisbare Verbreiterung der Epiphysenknorpelscheiben ober- und unterhalb des Knies. Wir sind überzeugt, dass die Rhachitis bei der ersten Anlage des Genu valgum mit im Spiele ist, finden aber keinen zwingenden Grund, der allgemeinen Erfahrung entgegen, eine Rhachitis adolescentium anzunehmen. Die Rhachitis infantum vielmehr hat zu einer leichten Verkrümmung des Femur und der Tibia im Sinne des Genu valgum geführt, die sich indessen in den Grenzen des Normalen bewegte und nach Abheilung der Rhachitis und Sklerosirung des Knochens nicht weiter zunahm. Derartige Genua valga, welche den Besitzern keinerlei Beschwerden verursachen und den Gang nur unwesentlich verschlechtern, kommen oft zur Beobachtung. Sie bleiben durch die ganze Wachsthumsperiode hindurch unverändert, wenn nicht besondere Schädlichkeiten einwirken. Unter diesen ist nun von hervorragendem Einflusse die abnorme Belastung der Kniegelenke zu nennen, wie sie in der Beschäftigung der Bäcker-, Schreiner-, Schlosser-, Handlungslehrlinge das lange Stehen mit sich bringt. Es ermüden hierbei alsbald die Muskeln, die sich oft genug noch durch besondere Schlaffheit auszeichnen, und Knochen und Bänder tragen dann stundenlang die ganze Körperlast. Wäre nun die Belastungslinie des Beines jederseits vom Caput femoris durch die Mitte der Condylen auf die Mitte des Talus gerichtet, wie dies in der Norm der Fall, so würde das lange Stehen höchstens ein starkes Gefühl von Ermüdung und etwas Schmerz in den Bändern des Fussgewölbes erzeugen. Hier aber fällt die Belastungslinie beiderseits durch den Condylus externus. Es muss also die ganze äussere Seite des Beines mehr tragen, als die innere, sie ist übermässig belastet, während die innere entlastet ist. Das kann während der Wachsthumsperiode nicht ohne Einfluss auf die Epiphysenscheibe bleiben. An der medialen, entlasteten Seite wird mehr Knochen angebildet, als an der äusseren, wie dies auch Mikulicz in einigen Frontalschnitten von Präparaten des Genu valgum thatsächlich gefunden hat. Dass diese Wachsthumszunahme der Diaphyse und nicht der Epiphyse zu gut kommt, das erklärt sich einfach aus der bekannten Thatsache, dass die Epiphysenscheibe ihre Knorpelzellenreihen fast ausschliesslich der Diaphyse entgegen schickt, während die Epiphysen fast nur periostales Wachsthum zeigen. Mit diesem Verhalten der Knorpelscheiben hätte schon theoretisch die Nichtbetheiligung der Epiphysen am Genu valgum bewiesen werden können, welche Mikulicz durch seine Winkelmessungen nunmehr ausser allen Zweifel gestellt hat.

Kehren wir nach dieser Abschweifung auf das Gebiet der Aetiologie des Genu valgum adolescentium, zu seiner Behandlung durch die Osteotomie zurück, so ist es klar, dass die Ogston'sche Operation ihre rationelle Basis verloren hat. Wohl kann durch Absägen des Condylus internus die Deformität gehoben werden, aber nie, ohne dass bei dem Emporschieben des Knochenstücks auch eine Verschiebung nach der Medianlinie stattfindet. Der klaffende Knochenspalt im Gelenke, der hierdurch nothwendig entsteht, den übrigens Thiersch[1]) auch an einem nach 6 Wochen gewonnenen Präparate nachweisen konnte, befördert sicherlich nicht die freie Beweglichkeit und birgt zudem die Gefahr einer Arthritis deformans in sich.

Als rationelle Verfahren zur operativen Behandlung des Genu valgum haben dagegen alle zu gelten, welche den Knochen ausserhalb des Gelenkes in den Diaphysen durchtrennen. Ob nun Femur, oder Tibia, oder beide zugleich osteotomirt werden müssen, das hängt von der grösseren oder geringeren Betheiligung des einen oder anderen Knochens ab. Die Bestimmung des Kniebasiswinkels gibt hierin jedesmal den Ausschlag.

§. 163. An der Grenze der Resection stehen Keilosteotomien, welche zur Geraderichtung veralteter Klumpfüsse nach dem Vorschlage Little's (1853) zuerst von Solly (1854) am Os cuboides, von Otto Weber aber (1866) an der grössten Wölbung des Fussrückens unternommen wurden. Sie wetteifern zum Theil mit der Exstirpation einzelner Tarsusknochen, sind aber bei hochgradigem Klumpfusse vorzugsweise am Platz.

§. 164. Als letzten Anlass zur Osteotomie erwähnen wir schliesslich die Exstirpation von Geschwülsten der Zunge, des Mundbodens und der Tonsillen, zu welchen die temporäre Durchsägung des Unterkiefers nach Sédillot und B. v. Langenbeck den Zugang schafft.

2. Allgemeine Technik.

§. 165. Der Weichtheilschnitt wird bei der Osteotomie der Diaphysen stets in der Längsaxe geführt und dringt in Muskel- und Sehnenzwischenräumen in die Tiefe. Am Trochanter und dem Caput tibiae sind zuweilen Kreuzschnitte mit Vortheil zu verwenden. Die Osteotomie der synostotischen Gelenke erfordert meist ähnliche Weichtheilschnitte, wie die betreffende Resection.

Nachdem in der Tiefe das Periost ein wenig bei Seite geschoben ist, wird zur Knochentrennung geschritten. Diese ist bald eine lineäre, d. i. sie besteht in der einfachen Durchsägung oder Durchmeisselung, bald eine keilförmige, indem aus der ganzen Dicke ein schräg oder quer liegender Knochenkeil herausgehoben wird. Beispiele der lineären Osteotomie sind die Durchsägung des Schenkelhalses nach Rhea Barton und Adams, sowie die Abänderung der letzteren durch Gant, bei welcher der Sägeschnitt unter dem kleinen Trochanter liegt, ferner die Ogston'sche Abtrennung des Condylus internus bei Genu valgum, die temporäre Osteotomie am Unterkiefer. Als Keilosteotomien dagegen sind anzuführen die Osteotomia subtrochanterica R. v. Volkmann's, die Osteotomien wegen Knieankylose von Gurdon Buck, wegen Pes varus von Solly und

---

[1]) Thiersch: Verhandlg. d. deutsch. Gesellsch. f. Chirurgie. VII. Congress, 1878, II, pag. 108, m. Abbildung.

Otto Weber, sowie die verschiedenen Verfahren, die durch Dia-
physentrennung das Genu valgum gerade richten[1]).

Wie bereits bemerkt wurde, bedient man sich zur Knochentren-
nung theils der Säge, und zwar der Stichsäge, seltener, z. B. am
Unterkiefer, der Kettensäge, theils des Meissels und Hammers.
Der Meissel (Fig. 49 a, b, c) ist entweder hohlschneidig (Hohlmeissel)
oder geradschneidig; im letzteren Falle verläuft die Schneide bald
senkrecht, bald schief zur Längsaxe. Billroth hat schmale, lange
Bildhauermeissel in die Technik der Osteotomie eingeführt, welche
Reeves mit Massstrichen versehen lässt. um das Eindringen der

Fig. 49.

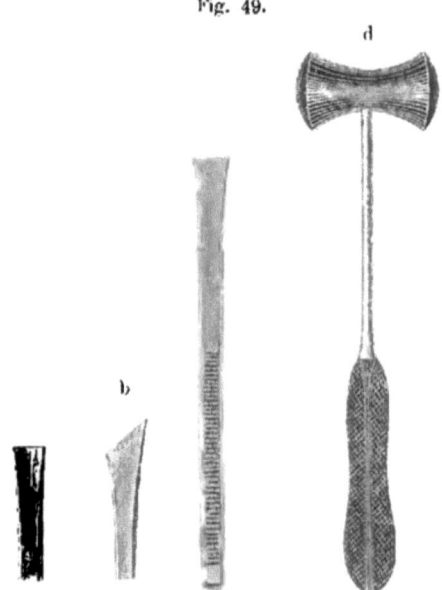

Schneide zu messen. Andere wiederum bevorzugen breite Meissel.
Fr. König solche von 3—5 cm. breiter Schneide.

Das Eintreiben des Meissels geschieht mit einem eisernen Hammer, dessen Schlagflächen mit Blei belegt sind (Fig. 49 d) oder besser
mit einem Holzhammer. Die rechte Hand schwingt dabei den Hammer,
während die linke den Meissel in voller Faust hält und richtet.
W. Roser[2]) hat als „dreihändiges Meisseln" ein Verfahren angegeben.
bei welchem der Operateur mit beiden Händen den Meissel hält und
leitet. das Zuschlagen aber von einem Gehülfen besorgt wird. In
Fällen, in welchen das Voranschreiten des Meissels durch den zufühlenden Finger stets überwacht werden muss, hat diese Methode
gewiss ihre nicht zu unterschätzenden Vortheile.

---

[1]) Vergl. alle diese Osteotomien und ihre Beschreibung oben pag. 66 ff.
[2]) W. Roser: Das dreihändige Meisseln. Archiv f. klin. Chirurgie. Bd. XXI,
pag. 145, 1877.

Gewöhnlich ist es nicht nothwendig, den Knochen in seiner ganzen Dicke zu durchtrennen. Man sägt und meisselt die eine Wand des Röhrenknochens ganz. die andere bis auf eine dünne Knochenspange durch und bricht dann den Rest entzwei, indem man winklig biegt. Der Widerstand, welchen der Knochen den Instrumenten entgegensetzt, lässt es unschwer erkennen, in welchem Abschnitte man gerade operirt. ob Compacta, Spongiosa oder Markhöhle durchsetzt wird.

Ein etwas anderes Verfahren, als das beschriebene, erfordert die subcutane Osteotomie (B. v. Langenbeck). Mittelst eines

Fig. 50.

a b

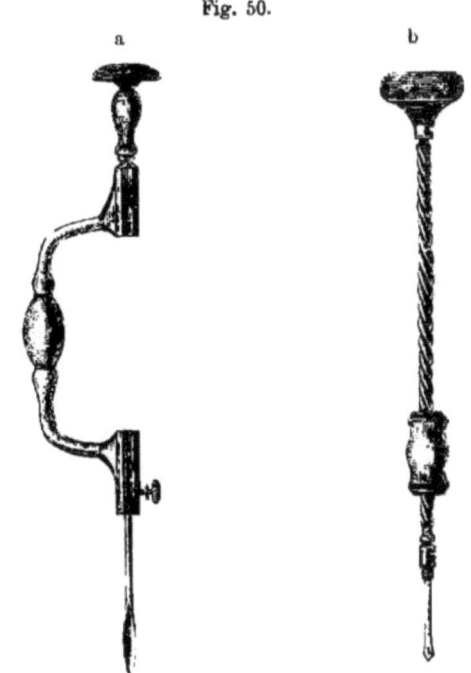

Knochenbohrer nach B. v. Langenbeck.   Drillbohrer.

möglichst kleinen Schnittes wird die betreffende Knochenstelle blossgelegt, dann mit einem Knochenbohrer oder Drillbohrer (Fig. 50 a, b) durchbohrt und nun im Bohrloche mit einer feinen Stichsäge nach beiden Richtungen fast ganz durchsägt. Der Rest wird sofort, oder nach Heilung der Weichtheilwunde durchgebrochen.

Wie die Continuitätsresection, so wird auch die Osteotomie an den Extremitäten ausserordentlich erleichtert, wenn man sich der Esmarch'schen Blutabsperrung bedient. Die Operation ist viel reinlicher und genauer auszuführen und bedarf sehr viel weniger Zeit, da das fortwährende Austupfen der tiefen Fleischwunde wegfällt.

Als unbedingte Forderung muss schliesslich hingestellt werden: dass man nur unter Anwendung der Aseptik osteotomire. Unter Aseptik ist die Osteotomie eine völlig ungefährliche Knochenoperation geworden; das beweisen Statistiken aseptischer Osteotomien von R. v. Volkmann[1]. Mac Ewen[2] u. A. Unter 57 Osteotomien der Tibia, die v. Volkmann ausführte, 36 wegen rhachitischer Verkrümmung derselben bei Kindern von 2—5 Jahren, 2 wegen Genu valgum infantum, 19 wegen Genu valgum adolescentium, ist kein Fall gewesen, der mit Eiterung und Fieber verlaufen wäre. Alle endeten mit Genesung und dauernder Beseitigung der Deformität, bis auf einen, der wegen Gangrän des Unterschenkels, wahrscheinlich infolge der allzu gewaltsamen Reduction des Genu valgum, amputirt werden musste. Mac Ewen hatte bis zur Zeit seiner Mittheilung an 40 Gliedern über 50 Osteotomien ausgeführt und keinen einzigen Todesfall zu beklagen. 30 betrafen Genu valgum (Osteotomie des Femur), die übrigen Genu varum, rhachitische Verkrümmungen der Tibia und spitzwinklige Knicankylose. Das sind beachtenswerthe Resultate, freilich nur unter dem sicheren Schutze der Aseptik.

Die Nachbehandlung der Osteotomirten bedarf der gleichen Verbandmittel und Lagerungsapparate, wie die Resection in der Continuität.

---

[1] R. v. Volkmann bei H. Heise: Ueber Osteotomie bei rhachitischen Curvaturen des Unterschenkels. Diss. inaug. Halle 1881, und
A. Schäfer: Ueber die Osteotomie bei Genu valgum. Diss. inaug. Halle 1881.
[2] Mac Ewen: Lecture on antiseptik Osteotomy for Genu valgum. Genu varum and other osseous deformities. Lancet 1878, Vol. II, pag. 911.